U0279286

ICU专科医师文库

ICU
速查手册

名誉主编 | 邱海波

主　　编 | 杨　毅　康　焰

执行主编 | 杨从山

副 主 编 | 许　媛　徐　磊
　　　　　秦秉玉　刘　健

上海科学技术出版社

图书在版编目(CIP)数据

ICU 速查手册 / 杨毅,康焰主编. —上海:上海科学
技术出版社,2020.1（2023.4 重印）
（ICU 专科医师文库）
ISBN 978 - 7 - 5478 - 4627 - 8

Ⅰ.①I…　Ⅱ.①杨…②康…　Ⅲ.①险症-诊疗-手册
Ⅳ.①R459.7 - 62

中国版本图书馆 CIP 数据核字(2019)第 233974 号

ICU 速查手册

主编　杨毅　康焰

上海世纪出版(集团)有限公司
上 海 科 学 技 术 出 版 社 出版、发行
(上海市闵行区号景路 159 弄 A 座 9F-10F)
邮政编码 201101　www.sstp.cn
浙江新华印刷技术有限公司印刷

开本 889×1194　1/40　印张 16
字数：570 千字
2020 年 1 月第 1 版　2023 年 4 月第 4 次印刷
ISBN 978 - 7 - 5478 - 4627 - 8/R · 1949
定价：88.00 元

内容提要

　　本书根据重症医学专科医师临床工作特点，以 ICU 中可能遇到的疾病、症状、病理生理紊乱状况及常用操作技术为主题，通过精要式的编写方式，为 ICU 医师提供临床问题的速查工具。本书内容全面，编写形式精炼、简洁，口袋书形式便于携带及快速查询，能帮助 ICU 医师即刻解决临床问题。

　　本书可供 ICU 医师参考，同时也可供急诊、内科、外科医师参考使用。

作者名单

名誉主编·邱海波

主　编·杨　毅　康　焰

执行主编·杨从山

副主编·许　媛　徐　磊　秦秉玉　刘　健

编写者·以姓氏笔画排序

马绍磊　东南大学附属中大医院

王洪亮　哈尔滨医科大学附属第二医院

尹海燕　暨南大学医学院附属广州红十字会医院

甘　泉　武汉大学中南医院

左祥荣　南京医科大学第一附属医院

朱桂军　河北医科大学第四医院

刘　军　苏州市立医院北区

刘　玲　东南大学附属中大医院

刘　健　兰州大学第一医院

刘艾然　东南大学附属中大医院

刘松桥　东南大学附属中大医院

许　媛　清华大学附属北京清华长庚医院

许强宏　浙江医院

孙立群　南京医科大学第二附属医院

李　伟　东南大学附属中大医院

李　卿　东南大学附属中大医院

杨　晓　武汉大学中南医院

杨　毅　东南大学附属中大医院

杨从山　东南大学附属中大医院

邱海波　东南大学附属中大医院

张丽娜　中南大学湘雅医院

张利鹏　内蒙古医科大学附属医院

陈敏英　中山大学附属第一医院

尚　游　华中科技大学同济医学院附属协和医院

罗永朝　东南大学附属中大医院

周　静　南京中医药大学第三附属医院

周飞虎　中国人民解放军总医院

周丽华　内蒙古医科大学附属医院

郑瑞强　扬州大学附属苏北人民医院

胡　波　武汉大学中南医院

胡宗风　东南大学附属中大医院

秦秉玉　河南省人民医院

袁宝玉　东南大学附属中大医院

莫　敏　东南大学附属中大医院

徐　磊　天津市第三中心医院

徐远达　广州医科大学附属第一医院

徐昌盛　东南大学附属中大医院

徐晓婷　东南大学附属中大医院

徐静媛　东南大学附属中大医院

郭　焱　山西医科大学第一医院

郭　强　苏州大学附属第一医院

郭凤梅　东南大学附属中大医院

郭兰骐　东南大学附属中大医院

黄　伟　大连医科大学第一附属医院

黄丽丽　东南大学附属中大医院

黄英姿　东南大学附属中大医院

康　焰　四川大学华西医院

董　亮　山东大学齐鲁医院

董丹江　南京大学附属鼓楼医院

谢剑锋　东南大学附属中大医院

詹庆元　首都医科大学北京朝阳医院

翟　茜　山东大学齐鲁医院

潘　纯　东南大学附属中大医院

ICU 专科医师文库
序

随着现代医学的发展，重症医学（critical care medicine）作为临床医学的一门新兴学科，逐步发展壮大。重症监护治疗病房（intensive care unit，ICU）作为重症医学专业的临床基地，在医院重症患者救治中，发挥着特殊的医疗功能。ICU 已成为医院现代化和重症患者救治水平的标志。

重症医学专科医师梯队已经逐步形成，专业规范化培训逐步走上正轨，国内 ICU 建设正在高速发展，客观形势需要一套规范的教材，指导从事重症医学专业的中青年医师，为他们搭建临床与基础医学之间的桥梁，把临床思维提升到更高的水平。

在邱海波、陈德昌（上海瑞金医院）、杨毅等重症医学资深教授带领下，经过临床一线中青年专家共同努力，"ICU 专科医师文库"终于问世了。丛书共包括 4 本：《重症医学病理生理紊乱：诊断与治疗临床思路》《ICU 监测与治疗技术》《ICU 临床思维与病例演练》和《ICU 速查手册》。丛书切合 ICU 医师临床工作和思维的特点，以及读者的认知过程，循序渐进。丛书内容精炼，理论联系实际，探求知识更新，体现学科发展，旨在培养临床医师的临床思维,提高逻辑推理和独立思考的能力。

本套丛书强调临床医师应做好切实的观察,从临床实践中去发现问题。同时,要求临床医师重视基础医学理论的学习,运用病理生理学理论去理解重症疾病的演变过程,从而做出合理的判断和及时有效的治疗。《重症医学病理生理紊乱:诊断与治疗临床思路》根据 ICU 医师临床工作特点,以重症患者多种病理生理紊乱为主线,介绍相关的基本问题及知识、临床表现、监测及数据解读、处理方法等。《ICU 监测与治疗技术》则通过大量的图片和流程图,帮助临床医师方便地学习、掌握重症医学相关技术,不仅介绍 ICU 常用技术,更重点介绍了重症超声、体外膜氧合(ECMO)等临床新技术及新进展。《ICU 临床思维与病例演练》选择重症医学典型病案,根据具体病例的临床表现及诊疗的不同阶段中各种监测数据的改变和治疗效应,结合重症医学的理念、最新的指南及循证医学的原则,形成临床诊疗的流程化模式。《ICU 速查手册》以简明的编写方式,为年轻医师提供一本速记和速查的实用工具书。

本套丛书的诸位作者,以邱海波教授为首,30 余年来,专心致志地为我国重症医学的开拓和发展做出了重要的贡献。虽然工作繁忙而紧张,他们仍不遗余力著书立说,以莫大的热忱推进重症医学教学事业。对这种精神我深表钦佩。

我们不能忘记我国重症医学是怎么走过来的。在 21 世纪这个新时代,我们正面临着新的挑战,必须超脱已有的基础,敢于探索知识的新领域,鼓励不同学术见解的辩论和交锋,不迷信,不追风。为争取重症医学的创新，我们大家要坚持不懈地努力工作，不要急功近利。感谢丛书的诸位编著者，我祝他们取得成功！

陈德昌

北京协和医院

2018 年 11 月 7 日

前　言

　　随着现代医学的发展,重症医学作为临床医学专业中的一个新兴学科,在重症患者抢救中发挥着越来越重要的作用。随着医院规模的不断扩大,从事重症医学的人员不断增多,各地区、医院和医务人员的救治水平差异也逐步显现。在重症患者的救治过程中常常会遇到各种各样的疾病,患者的病情往往会在短期内迅速变化,需要医护人员快速、准确地掌握患者临床特征,正确地进行监测,同时准确地"翻译"各种数据,即刻在床边做出临床判断,分秒必争,使患者最终受益。

　　《ICU速查手册》介绍了重症医学领域相关亚专科疾病的识别和快速诊治策略,共16章,融入了编著者们的临床经验及缜密、清晰的临床思路。本书内容重点突出、新颖、实用性强,口袋书大小便于快速查询。

　　本书采用精要式的编写方式,为年轻医师提供了一本可速记和速查的工作用书,为重症医学的人才培养和危重病患者的救治提供宝贵、便捷、实用的指导。

　　作为本书的主编之一,我衷心感谢曾经提供帮助的各位前辈和同道。编写过程中亦承蒙重症医学界各位前辈的鼓励和关心,在此深表感谢。由于本书编写人员较多，一定存在许多不足之处，殷切期望各位专家和同道给予批评、指正。

杨 毅

2019 年 8 月

目 录

第三章 · 消化系统重症

—— 101 ——

第四章 · 肾脏重症

———151———

第五章 · 神经系统重症

———177———

第六章 · 血液系统重症

第七章 · 代谢紊乱

259

第八章 · 内分泌系统重症

307

第九章 · 重症营养

——335——

第十章 · 重症感染

——349——

第十一章 · 中毒

——389——

第十二章 · 重症创伤

—— 429 ——

第十三章 · 妇科和产科重症

—— 449 ——

第十四章 · 其他重症疾病
483

第十五章 · 复苏
503

第十六章 · 重症监测与治疗技术
513

第一章
呼吸系统重症

一、呼吸困难

▶ **概述**

1. 定义·呼吸困难(dyspnea)是指主观上感觉呼吸费力及不适,客观上表现为呼吸节律变化,呼吸频率、深度增加,辅助呼吸肌参与呼吸动作。

2. 类型·根据呼吸困难的发病机制,可以分为肺源性呼吸困难、心源性呼吸困难、中毒性呼吸困难、血源性呼吸困难和神经精神性与肌病性呼吸困难。

▶ **诊断及鉴别诊断**

呼吸困难是患者主观感受,临床上往往通过病史、伴随症状与体征,结合实验室及辅助检查进行诊断及鉴别诊断。

1. 呼吸困难的诊断及性质描述·呼吸困难的诊断主要依靠患者的自我描述进行判定。患者对呼吸困难的描述可能对呼吸困难的病因诊断有一定的提示作用,但呼吸困难的具体表述在患者间存在差异。

2. 呼吸困难的鉴别诊断·呼吸困难最常见于呼吸系统、心血管系统和神经肌肉的疾病。呼吸困难的鉴别诊断需要综合判断。首先应区分急性、慢性和发作性呼吸困难。其次应区分两类呼吸困难:一类为病因尚未明确的新发呼吸困难;另一类为已有心肺、神经系统疾病等基础疾病的呼吸困难加重。急性呼吸困难常见病因及诊断要点见表 1-1-1。

表 1-1-1　急性呼吸困难常见病因的诊断要点

病因	诊断要点
气道阻塞:喉痉挛,异物吸入	有异物吸入或呛咳史;明显三凹征;听诊可在喉部或大气道闻及吸气相哮鸣音
急性呼吸窘迫综合征	有肺部感染、误吸、脓毒症等高危因素;呼吸增快、窘迫;胸部 X 线示两肺浸润阴影;动脉血氧分压(PaO_2)/吸入氧比例(FiO_2)<300 mmHg;排除心源性肺水肿

(续表)

病因	诊断要点
肺栓塞	有制动、创伤、肿瘤、长期口服避孕药等诱发因素；常有深静脉血栓形成的症状与体征；血 D-二聚体测定有排除意义
肺炎	伴有咳嗽、咳痰、发热、胸痛等；肺部听诊闻及湿啰音及哮鸣音
慢性阻塞性肺疾病急性加重	有吸烟史、粉尘接触史；慢性咳嗽、咳痰及喘息病史；进行性呼吸困难，呼气相延长；桶状胸、肺气肿等体征
支气管哮喘急性加重	过敏史、支气管哮喘病史，双肺呼气相哮鸣音
气胸	有抬举重物等用力动作或咳嗽、屏气等诱发因素；合并一侧胸痛；体检发现气管向健侧移位，患侧胸部膨隆，呼吸运动减弱，叩诊呈过清音或鼓音，听诊呼吸音减弱或消失
间质性肺疾病	有职业及环境暴露史；进行性呼吸困难；干咳；肺部吸气相湿啰音；杵状指(趾)
精神性原因	有情绪异常、神经质、焦虑和抑郁等表现；伴有叹气
心功能不全	多有高血压、冠状动脉粥样硬化性心脏病(冠心病)、糖尿病等基础疾病；有感染、劳累、过量或过快输液等诱因；体检发现双肺湿啰音，左心扩大，可闻及奔马律或心脏杂音；胸部 X 线见肺淤血、心脏增大等征象

注：1 mmHg = 0.133 kPa(全书同)。

▶ 治疗

对任何原因引起的呼吸困难，最根本的处理措施为针对原发病进行治疗，即病因治疗。

对病因暂时未明的急性呼吸困难者，首先应迅速对其气道、呼吸和循环状况进行评估判断，然后针对可能病因进行进一步诊治(图 1-1-1)。

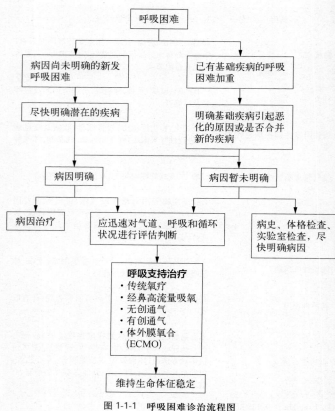

图 1-1-1　呼吸困难诊治流程图

(刘　玲)

二、大咯血

▶ 概述

1. 定义 · 咯血(haemoptysis)是指喉部以下的呼吸器官(即气

管、支气管或肺组织）出血，并经咳嗽动作从口腔排出的过程，常由呼吸系统、循环系统、血液系统或其他系统性疾病引起。

大咯血并无统一定义，临床常根据 24 h 出血量定义大咯血，具体数值从 100 ml 到 1 000 ml 不等。从重症医学的角度认识大咯血，则应该从咯血量及其病理生理影响两个方面进行评估，例如是否出现危及生命的气道阻塞或血流动力学紊乱。由于气道的解剖死腔为 100~200 ml，将 24 h 咯血超过 500 ml 或者出血速度>100 ml/h 作为大咯血的定义。

2. 病理生理 · 咯血的血管来源：肺的血供来自肺动脉与支气管动脉共同构成的双动脉系统，通常 90% 的大咯血来自支气管动脉，其他如肺动脉、锁骨下动脉、腋下动脉、肋间动脉、乳内动脉、膈动脉、支气管静脉来源者不足 10%。不同的肺内、外疾病或全身性疾病所致咯血的机制并不相同。

▶ **诊断与鉴别诊断**

（一）诊断

1. 病史 · 详细询问病史，了解咯血量、发生和持续时间、出血及痰的性状，这对咯血病因的诊断有重要价值。

2. 临床症状 · 咯血前患者多先有喉痒、胸闷等症状，少量咯血多为痰中带血，大咯血时随病因的不同性状也不同，可为间断或连续不等的新鲜血液或暗红色血液，后期可见少量暗红色血块或血痂咳出。咯血的同时常伴咳嗽、出冷汗、脉速、呼吸急促、面色苍白或恐惧感。

3. 体格检查 · 应进行全面的体格检查，详细检查肺部。一侧肺部呼吸音减弱和（或）出现啰音，且对侧肺野呼吸音良好，常提示出血即在该侧。

4. 辅助检查 · 应行三大常规与凝血机制、X 线、支气管镜、支气管碘油造影、CT 三维成像、虚拟气管镜和 CT 血管造影等检查，还可采用选择性支气管动脉造影，这是支气管动静脉蔓状血管瘤的唯一确诊手段。

（二）鉴别诊断

大咯血主要应与严重的鼻出血和呕血相鉴别，三者的鉴别具体见表 1-2-1。

表 1-2-1　咯血与呕血、鼻出血的鉴别

鉴别点	咯血	呕血	鼻出血
病史	常有支气管肺癌或心脏病史	常有上腹部疼痛等胃病或肝病史	可有鼻部干燥、鼻阻塞等病史，或有高血压等全身性疾病史
引起出血的基础疾病	肺结核、肺脓肿、支气管扩张、肺癌、二尖瓣狭窄等	消化性溃疡、肝硬化、食管胃底静脉曲张、糜烂性出血性胃炎、胃黏膜脱垂、食管癌、胃癌等	鼻炎、鼻窦炎、鼻腔或鼻窦肿瘤、鼻中隔偏曲、毛细血管扩张、特发性出血等
出血前的先兆症状	咳嗽、胸闷、胸部不适、喉痒感	上腹部疼痛、恶心、呕吐	鼻部热胀感或鼻腔异物感
出血的排出形式	咳出，凶猛时可同时从口、鼻涌出	呕出，也可呈喷射状，凶猛时可同时从口、鼻中涌出	多从前鼻孔溢出，剧烈时常同时从口、鼻涌出
排出血液的性状	暗红至鲜红色，混有气泡或痰液，常呈碱性	胃或十二指肠性呕血多为咖啡样或棕褐色，无泡沫，但常混有食物残渣和胃液，常呈酸性；食管性呕血则为鲜红或暗红色	鲜红色，一般无混杂物，有时可混有鼻涕或痰液
出血的后续症状	痰中带血，可持续数日，除非血液咽下，一般无血便	有血便，很少有痰中带血	一般出血后数日内可有鼻涕中带血丝
检查	肺部叩诊及听诊、X线检查、支气管镜检查可明确诊断	急诊纤维胃镜检查、X线钡餐检查常可确诊	鼻腔前部出血易发现；出血点位于鼻腔后部时，可见血液从后鼻孔沿咽壁向下流动，后镜检查可确诊

▶ **治疗**

大咯血最主要的治疗原则包括：维持气道通畅、确定出血部位和控制出血。

1. 一般处理·建议采取持续头低侧卧位，禁止向健侧卧位或坐位。

2. 气道管理·尽快清除口腔和气道内的积血，维持呼吸道通畅，防止窒息。

3. 抗休克治疗。

4. 止血治疗·止血是急救处理的重点，包括应用药物止血、

支气管镜下止血、选择性支气管动脉栓塞、手术切除病变肺叶（或肺段）等。

5. 病因治疗。

大咯血诊治流程见图 1-2-1。

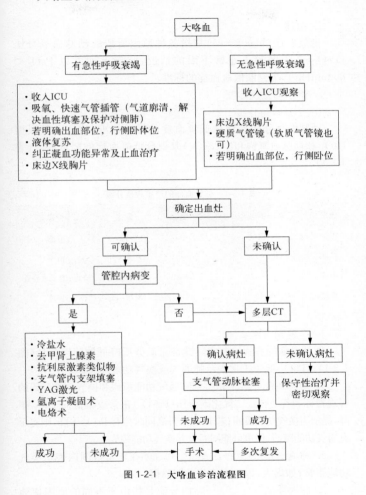

图 1-2-1　大咯血诊治流程图

（黄　伟）

三、低氧血症

▶ **概述**

低氧血症（hypoxemia）是指各种原因所致的动脉血氧分压（PaO_2）低于同龄人正常下限的情况，临床上通常以 $PaO_2 < 80\ mmHg$ 作为判断低氧血症的标准。

▶ **诊断与鉴别诊断**

（一）诊断与分级

动脉血气分析是评估低氧血症的唯一标准，临床上常根据 PaO_2 和动脉血氧饱和度（SaO_2）来划分低氧血症的严重程度（表 1-3-1）。

表 1-3-1 低氧血症的严重程度分级

级别	PaO_2(mmHg)	SaO_2(%)	发绀	神志
正常	80~100	>95	无	清醒
轻度	60~79	90~94	常无发绀	清醒
中度	40~59	75~89	常有发绀	嗜睡、谵妄或昏迷
重度	<40	<75	发绀明显	昏迷

（二）鉴别诊断

低氧血症的鉴别诊断实际就是血氧分压降低的原因分析（图 1-3-1）。PaO_2 低于正常表示肺通气或换气功能障碍。

1. 动脉血气分析·是鉴别肺通气功能障碍和换气功能障碍的客观指标。若动脉血二氧化碳分压（$PaCO_2$）正常或偏低而 PaO_2 下降，提示为换气功能障碍；若 $PaCO_2$ 升高同时伴有 PaO_2 下降，则提示有通气功能障碍，但也可能同时合并换气功能障碍。

2. 肺泡-动脉血氧分压差（$P_{A-a}O_2$）·在正常范围内表示换气功能正常；如增大，提示有换气功能障碍。

3. 肺内分流（Qs/Qt）·肺内分流是指由于不同的原因使肺内血流未经氧合便直接与已氧合的、动脉化的血相混合，使血氧下降,也称为静脉血掺杂。正常支气管静脉和心脏最小静脉的血不经气体交换,直接进入左心,形成肺内分流,但其量占心排血量的 2%～5% 以下,若超过 7% 可认为异常。

吸氧时改变氧分压可对是否存在病理性分流等换气功能障碍的原因进行鉴别。吸入低浓度氧(氧流量 1～3 L/min,FiO_2 25%～33%)后 PaO_2 变化可大致鉴别 3 种不同的换气功能障碍:弥散功能障碍者吸氧后 PaO_2 明显上升;通气/血流(V/Q)失调引起的低氧血症在吸氧后 PaO_2 有一定程度升高;肺内有病理性分流导致的低氧血症在吸氧后 PaO_2 升高不明显。

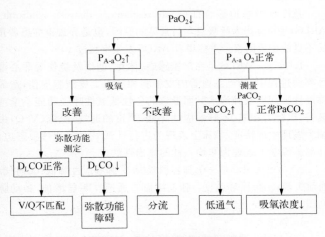

图 1-3-1　低氧血症的鉴别诊断流程

注:D_LCO,一氧化碳弥散量。

▶ 治疗

低氧血症的治疗主要包括原发病的治疗和提高氧分压、改善氧代谢相关的治疗,如氧气疗法、气道管理和呼吸支持治疗等,这里主要介绍氧气疗法(简称氧疗)。

氧疗应限于中度以上的缺氧和有临床表现的患者,目前较公认的氧疗的标准是 $PaO_2 < 60$ mmHg。此外,因急性心肌梗死等造成的心排血量减少、严重贫血、一氧化碳(CO)中毒、氰化物中毒、严重创伤、休克、代谢紊乱等疾病和麻醉后恢复等情况,一般

无论 PaO_2 处于何种水平都可考虑氧疗,尤其是 CO 中毒者可给予高压氧治疗。

(黄 伟)

四、急性呼吸窘迫综合征

▶ **概述**

急性呼吸窘迫综合征(acute respiratory distress syndrome, ARDS)是重症患者呼吸衰竭最常见的原因,也是导致重症患者预后不良的主要因素。重症患者 ARDS 发生率超过 10%。

1. **定义** · ARDS 是在严重感染、休克、创伤及烧伤等非心源性疾病过程中,肺毛细血管内皮细胞和肺泡上皮细胞损伤,造成弥漫性肺间质及肺泡水肿而导致的急性低氧性呼吸功能不全或衰竭,以肺容积减少、肺顺应性降低、严重的通气/血流(V/Q)失调为病理生理特征,临床上表现为进行性低氧血症和呼吸窘迫,肺部影像学上表现为非均一性的渗出性病变。

2. **病理生理特征** · ①肺容积减少;②肺顺应性降低;③通气/血流失调;④肺循环改变:肺毛细血管通透性明显增加,肺动脉高压。

3. **临床表现**

(1) **症状**:呼吸频速、呼吸窘迫是 ARDS 的主要临床表现。ARDS 起病急,呼吸频速和呼吸困难进行性加重是其临床特点。

(2) **体征**:疾病初期除呼吸频速外,可无明显的呼吸系统体征。随着病情进展,出现口唇及指甲发绀,有的患者两肺听诊可闻及干、湿啰音与哮鸣音,后期可出现肺实变体征,如呼吸音减低或水泡音等。

▶ **诊断与鉴别诊断**

(一) **诊断标准**

柏林标准发布以来,其应用日益广泛(表 1-4-1)。该标准将 ARDS 依据氧合指数分为轻、中及重度,并且去除了急性肺损伤的诊断标准。

表 1-4-1　ARDS 的柏林诊断标准

项目	程度		
	轻度	中度	重度
起病时间	1 周之内急性起病的已知损伤或者新发的呼吸系统症状		
低氧血症	PaO_2/FiO_2 201～300 mmHg 并且 PEEP≥5 cmH_2O	PaO_2/FiO_2 ≤ 200 mmHg 并且 PEEP≥5 cmH_2O	PaO_2/FiO_2 ≤ 100 mmHg 并且 PEEP≥5 cmH_2O
肺水肿来源	不能被心功能不全或液体过负荷解释的呼吸衰竭[a]		
X 线胸片	双侧浸润影[b]	双侧浸润影[b]	至少累及 3 个象限的浸润影[b]

注：a 如果没有危险因素，需要客观指标的评估。b 读片者通过专业影像学培训，影像改变不能被胸腔积液、结节、肿块、肺叶塌陷所完全解释。
　　PEEP：呼气末正压；1 cmH_2O = 0.098 kPa。

(二) 鉴别诊断

　　ARDS 突出的临床征象为肺水肿和呼吸困难。ARDS 在诊断标准上无特异性，因此需要和其他能够引起与 ARDS 类似症状的疾病相鉴别；主要应与心源性肺水肿鉴别（表 1-4-2），也需与其他非心源性肺水肿、急性肺栓塞、特发性肺间质纤维化、慢性阻塞性肺疾病并发呼吸衰竭等相鉴别。

表 1-4-2　ARDS 与心源性肺水肿的鉴别诊断

鉴别要点	ARDS	心源性肺水肿
发病机制	肺实质细胞损害、肺毛细血管通透性增加	肺毛细血管静水压升高
起病	较缓	急
病史	感染、创伤、休克等	心血管疾病
痰的性质	非泡沫状稀血样痰	粉红色泡沫痰
痰内蛋白质浓度	高	低
BALF 蛋白/血浆蛋白值	＞0.7	＜0.5
体位	能平卧	端坐呼吸

（续表）

鉴别要点	ARDS	心源性肺水肿
胸部听诊	早期可无啰音;后期湿啰音广泛分布,不局限于下肺	湿啰音主要分布于双肺底
PAWP	≤18 mmHg	>18 mmHg
X 线		
心脏大小	正常	常增大
血流分布	正常或对称分布	逆向分布
叶间裂	少见	多见
支气管血管袖	少见	多见
胸膜渗出	少见	多见
支气管充气征	多见	少见
水肿液分布	斑片状,周边区多见	肺门周围多见
治疗		
强心利尿	无效	有效
提高吸入氧比例	难以纠正低氧血症	低氧血症可改善

注：PAWP,肺动脉楔压;BALF,肺泡灌洗液。

▶ **治疗**

治疗包括病因治疗和支持治疗。

1. *病因治疗* · 有效的病因治疗是缓解 ARDS 的基本前提,包括：①控制致病因素;②调控机体炎症反应。

2. *呼吸支持治疗* · 呼吸支持治疗主要包括纠正低氧血症,提高全身氧输送,防止组织缺氧,以及尽早进行营养支持。

早期有力的呼吸功能支持包括氧疗、无创机械通气、有创机械通气等治疗。其中有创机械通气时注意：①机械通气的时机选择;②小潮气量并限制气道平台压;③肺可复张性评估及肺复张;④合适的呼气末正压(PEEP)设置;⑤俯卧位通气;⑥体外膜氧合(ECMO)技术。

ARDS 诊治流程见图 1-4-1。

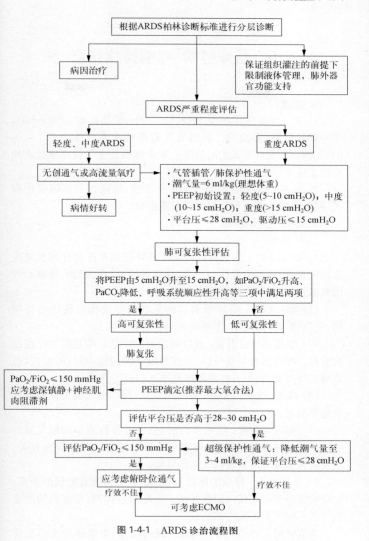

图 1-4-1 ARDS 诊治流程图

（刘　玲）

五、重症哮喘/哮喘持续状态

▶ **概述**

1. 定义·支气管哮喘(bronchial asthma)简称哮喘(asthma)，是一种常见病、多发病。我国支气管哮喘的患病率为 0.5%～6%。该病严重危害人类的健康。重症哮喘是支气管哮喘患者死亡的主要原因之一。

2. 病因·哮喘的病因还不十分清楚，多认为与基因遗传有关，同时受遗传因素和环境因素双重影响。

▶ **诊断与鉴别诊断**

(一)诊断

1. 临床症状·几乎所有的支气管哮喘都有长期性和反复发作性的特点，哮喘的发作与季节、周围环境、饮食、职业、精神心理因素、运动和服用某些药物有密切关系。

(1)前驱症状：变应原引起的急性哮喘发作前往往有打喷嚏、流鼻涕、眼痒、流泪、干咳或胸闷等前驱症状。

(2)喘息和呼吸困难：是哮喘的典型症状。喘息的发作往往较突然。呼吸困难呈呼气性，表现为吸气时间短、呼气时间长，患者感到呼气费力，但有些患者感到呼气和吸气都费力。

(3)咳嗽、咳痰：咳嗽是哮喘的常见症状，由气道炎症和支气管痉挛引起。

(4)胸闷和胸痛：哮喘发作时，患者可有胸闷和胸部发紧的感觉。如果哮喘发作较重，可能与呼吸肌过度疲劳和拉伤有关。突发的胸痛要考虑自发性气胸的可能。

2. 体格检查·哮喘的体征与哮喘的发作情况有密切的关系，在哮喘缓解期可无任何阳性体征。在哮喘发作期，根据病情严重程度的不同可有不同的体征。

重症哮喘的体征：随着气流受限的加重，患者呼吸变得更窘迫，说话不连贯，皮肤潮湿，呼吸和心率增加，并出现奇脉和呼吸肌疲劳的表现。呼吸频率≥25 次/分、心率≥110 次/分、奇脉≥25 mmHg 是重症哮喘的指征。

3. 辅助检查

(1) 血液学检查：发作时可有嗜酸性粒细胞增高，但多不明显，如并发感染可有白细胞计数增高，分类中性粒细胞比例增高。

(2) 痰液涂片检查：在显微镜下可见较多嗜酸性粒细胞。

(3) 呼吸功能检查：第 1 秒用力呼气容积（FEV_1）、第 1 秒用力呼气容积占用力肺活量（FVC）比值（$FEV_1/FVC\%$）、最大呼气中期流量（MMEF）、25% 与 50% 肺活量时的最大呼气中期流量（$MMEF_{25\%}$、$MMEF_{50\%}$）以及最大呼气流量（PEF）均减少。

(4) 动脉血气分析：哮喘严重发作时可有缺氧，PaO_2 降低。由于过度通气可使 $PaCO_2$ 下降，pH 上升，表现为呼吸性碱中毒。如果重症哮喘病情进一步发展，气道阻塞严重，可有缺氧及二氧化碳潴留，$PaCO_2$ 上升，表现呼吸性酸中毒。如果缺氧明显，可合并代谢性酸中毒。

(5) 胸部 X 线检查：早期在哮喘发作时可见两肺透亮度增加，呈过度充气状态；缓解期多无明显异常。如并发呼吸道感染，可见肺纹理增加及炎性浸润阴影。要注意有无肺不张、气胸或纵隔气肿等并发症的存在。

(6) 支气管激发试验：用于测定气道反应性。哮喘患者的气道处于异常敏感状态，对某些刺激表现出过强和（或）过早的反应，称为气道高反应性。

(7) 支气管舒张试验：测定气流受限的可逆性。若患者吸入支气管舒张药物后，FEV_1 或 PEF 改善率≥15%，则支气管舒张试验阳性。

(8) PEF 的测定和监测：PEF 是反映哮喘患者气流受限程度的一项客观指标，主要测定大气道的阻塞情况，对于支气管哮喘诊断和治疗具有辅助价值。哮喘患者 PEF 的变化规律是凌晨最低、午后或晚上最高，昼夜变异率≥20% 提示哮喘。

(9) 特异性变应原检测：变应原是一种抗原物质，能诱导机体产生 IgE 抗体。变应原检测可分为体内试验（变应原皮试）、体外特异性 IgE 抗体检测、嗜碱性粒细胞释放能力检测、嗜酸性粒细胞阳离子蛋白检测等。

4. 诊断标准

(1) 反复发作喘息、气急、胸闷或咳嗽，多与接触变应原、冷空气、物理或化学刺激以及病毒性上呼吸道感染、运动等有关。

（2）发作时在双肺可闻及散在或弥漫性、以呼气相为主的哮鸣音,呼气相延长。

（3）上述症状和体征经治疗缓解或自行缓解。

（4）除外其他疾病所引起的喘息、气急、胸闷和咳嗽。

（5）临床表现不典型者(如无明显喘息或体征),应至少具备以下1项试验阳性:支气管激发试验或运动激发试验阳性;支气管舒张试验阳性,FEV_1 增加 $\geqslant 12\%$,且 FEV_1 增加绝对值 $\geqslant$ 200 ml;PEF 1 天内(或 2 周)变异率 $\geqslant 20\%$。

（6）哮喘持续状态指哮喘严重发作并持续 24 h 以上者。

（二）鉴别诊断

需与以下疾病鉴别:①心源性哮喘;②喘息型慢性支气管炎;③肺嗜酸性粒细胞浸润症;④变态反应性支气管肺曲霉病;⑤气管、支气管软化及复发性多软骨炎。

► 治疗

1. 脱离变应原·部分患者能找到引起哮喘发作的变应原或者其他非特异性刺激因素,应立即使患者脱离变应原的接触。

2. 药物治疗·治疗哮喘的药物可以分为控制药物和缓解药物。①控制药物:是指需要长期每天使用的药物,包括吸入用糖皮质激素、全身用激素、白三烯调节剂、长效 β_2 受体激动剂、缓释茶碱、色甘酸钠、抗 IgE 抗体及其他有助于减少全身激素用量的药物。②缓解药物:是指按需使用的药物,包括速效吸入 β_2 受体激动剂、全身用激素、吸入性抗胆碱能药物、短效茶碱及短效口服 β_2 受体激动剂。

3. 重症哮喘发作的治疗·重症哮喘急性发作时应尽早使用全身用激素,特别是对速效 β_2 受体激动剂初始治疗反应不完全或疗效不能维持,以及在口服激素基础上仍然出现急性发作的患者。可采用静脉注射或滴注,如甲泼尼龙 80～160 mg,或氢化可的松 400～1 000 mg,分次给药。

重症和危重哮喘发作经过上述药物治疗,临床症状和肺功能无改善甚至继续恶化者,应及时给予机械通气治疗。其指征主要包括:意识改变、呼吸肌疲劳、$PaCO_2 \geqslant 45$ mmHg 等。可先采用经鼻(面)罩无创机械通气,若无效应及早行气管插管机械通气。重症哮喘发作时机械通气需要较高吸气压,可使用适当水平的 PEEP 治疗。如果需要过高的气道峰压和平台压才能维持正常通气容积,可试用允许性高碳酸血症通气策略以减少呼吸机相关性肺损伤。

重症哮喘诊治流程见图 1-5-1。

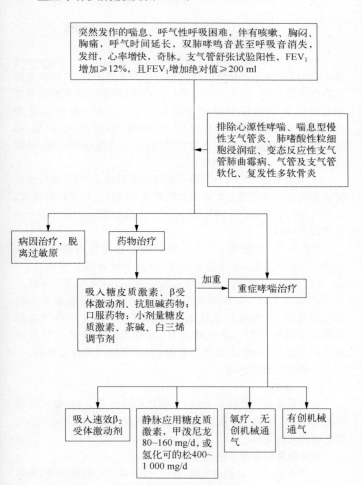

图 1-5-1　重症哮喘诊治流程图

（郑瑞强）

六、慢性阻塞性肺疾病急性加重期

▶ **概述**

1. 定义 · 慢性阻塞性肺疾病（chronic obstructive pulmonary disease, COPD）是一种可以预防和治疗的常见疾病，其特征是持续存在气流受限。气流受限呈进行性发展，伴有气道和肺对有害颗粒或气体所致慢性炎症反应的增加。COPD 急性加重期（AECOPD）是指在疾病过程中，短期内咳嗽、咳痰、气短和（或）喘息加重，痰量增多，呈脓性或黏液脓性痰，可伴发热等症状，并需改变 COPD 的基础日常用药者。

2. 危险因素 · COPD 的确切病因尚不清楚，所有与慢性支气管炎和阻塞性肺气肿发生有关的因素都可能参与 COPD 的发病。已经发现的危险因素可以分为外因（即环境因素）与内因（即个体易患因素）两类。

（1）外因：①吸烟；②吸入职业粉尘和化学物质；③空气污染；④生物燃料；⑤呼吸道感染；⑥社会经济地位欠佳。

（2）内因：①遗传因素；②气道高反应性；③肺发育、生长不良。

3. 病理生理 · 气道阻塞和气流受限是 COPD 最重要的病理生理改变，其引起阻塞性通气功能障碍。通气和换气功能障碍可引起缺氧和二氧化碳潴留，导致不同程度的低氧血症和高碳酸血症，最终出现呼吸衰竭，继发慢性肺源性心脏病。

▶ **诊断与鉴别诊断**

（一）诊断

根据吸烟等高危因素史、临床症状和体征等资料，临床可以怀疑 COPD。明确诊断依赖于肺功能检查证实有不完全可逆的气道阻塞和气流受限。

急性加重期患者诊断依据如下。

1. 临床症状 · 短期内咳嗽、咳痰、气短和（或）喘息加重，痰量增多，呈脓性或黏液脓性痰，可伴有发热等症状。

2. 体格检查 · COPD 患者早期体征不明显。随着病情的发展，视诊可见胸廓前后径增大，剑突下胸骨下角增宽（桶状胸），呼吸运动减弱,部分患者呼吸变浅、频率增快,严重者可有缩唇呼吸等;触觉语颤减弱或消失;叩诊呈过清音,心浊音界缩小或不易叩出,肺下界和肝浊音界下移,肺下界活动度减少;听诊呼吸音普遍减弱。

3. 辅助检查

(1)肺功能检查:肺功能检查是判断气道阻塞和气流受限的主要客观指标,主要是用于稳定期 COPD 患者的诊断,同时可以评价患者疾病严重程度、疾病进展状况、预后及治疗反应。

(2)胸部 X 线检查:COPD 早期胸片可无异常变化,以后可出现慢性支气管炎和肺气肿的影像学改变。

(3)血气检查:COPD 晚期患者或者急性加重期患者可以发生低氧血症、高碳酸血症、酸碱平衡失调以及呼吸衰竭等改变,血气分析对其判断具有重要价值。

(4)其他:COPD 急性加重期合并感染时,血白细胞增高、核左移,血 C 反应蛋白、降钙素原浓度可增高。

目前评价 COPD 严重程度的肺功能分级主要针对 COPD 稳定期,对急性加重期的严重程度评价尚未达成共识。表 1-6-1 根据临床症状、动脉血气及重要器官的功能障碍进行 COPD 急性加重期分级,可供参考。

表 1-6-1　COPD 急性加重期的临床严重程度分级

分级	特征
Ⅰ级(轻度)	咳嗽加剧,痰量增加或者发热等症状;吸空气时 PaO_2 基本正常
Ⅱ级(中度)	上述 COPD 急性加重症状;吸空气时 $PaO_2 < 60$ mmHg 和(或)$PaCO_2 > 50$ mmHg
Ⅲ级(重度)	上述 COPD 急性加重症状;吸空气时 $PaO_2 < 60$ mmHg 和(或)$PaCO_2 > 50$ mmHg;伴其他重要器官的功能衰竭,如意识障碍、休克,肝、肾功能衰竭和上消化道出血等

(二)鉴别诊断

COPD 需要与其他一些已知病因或具有特征性病理表现的气道阻塞和气流受限的疾病相鉴别,如支气管哮喘、支气管扩张症、肺结核、间质性肺疾病、急性左心衰竭。

▶ 治疗

应积极进行病因治疗。引起 COPD 急性加重最常见的诱因是气管、支气管感染,主要病原体为病毒、细菌等,其他原因还有痰液干结潴留、气胸、不合理应用镇静安眠药物、脱水、电解质紊乱、高浓度氧气吸入等。应明确诱因并进行相应的处理。

1. 控制性氧疗・保证氧饱和度 88%～92% 为目标,一般吸入氧比例为 28%～30%。

2. 抗菌药物。

3. 支气管舒张药物。

4. 糖皮质激素・可静脉给予甲泼尼龙,一般 40～80 mg/d,3～5 d,有效后尽快减量。

5. 氨茶碱・COPD 急性加重期患者酌情静脉使用氨茶碱 500～1 000 mg/d,同时动态监测血清氨茶碱浓度,使其保持在 10～15 mg/L。

6. 机械通气・对于有并发较严重呼吸衰竭或者二氧化碳明显潴留、pH 下降至 7.30、呼吸肌明显疲劳等情况的患者可使用机械通气治疗。

(1) 无创机械通气(NPPV)适应证及禁忌证见表 1-6-2。

表 1-6-2　NPPV 在 COPD 急性加重期的应用指征

适应证
中至重度呼吸困难,伴辅助呼吸肌参与呼吸,并出现胸腹矛盾运动
酸中毒(pH 7.30～7.35)和高碳酸血症($PaCO_2$ >50 mmHg)
氧疗后仍难纠正的低氧血症(SpO_2 <85% 或 PaO_2 <50 mmHg)
禁忌证
呼吸抑制或停止
循环不稳定
昏迷或全身麻醉意识丧失
痰液黏稠或有大量分泌物
头面部明显创伤、烧伤
严重胃肠胀气
近期上消化道手术(相对禁忌证)

(2) 有创机械通气(IPPV):在积极药物和 NPPV 治疗后,患者呼吸衰竭仍进行性加重,出现危及生命的酸碱失衡和(或)神志改变时宜用有创机械通气治疗,见表 1-6-3。

表 1-6-3　IPPV 在 COPD 急性加重期的应用指征

严重呼吸困难,伴辅助呼吸肌参与呼吸并出现胸腹矛盾呼吸

严重的呼吸性酸中毒(pH <7.25)及高碳酸血症

危及生命的低氧血症(PaO$_2$<40 mmHg)

呼吸抑制或停止

循环不稳定或有严重心血管系统并发症

昏迷或全身麻醉意识丧失

痰液黏稠或有大量分泌物

NPPV 失败或存在 NPPV 禁忌证

7. 其他治疗措施·合理补充电解质以保持水、电解质平衡,注意补充营养。

AECOPD 诊治流程见图 1-6-1。

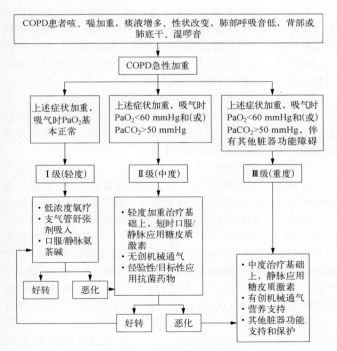

图 1-6-1　AECOPD 诊治流程图

(郑瑞强)

七、重症社区获得性肺炎

▶ **概述**

1. 概述 · 由于患病环境对肺炎治疗及预后的显著影响,目前依据患病环境可将肺炎分为社区获得性肺炎(community acquired pneumonia, CAP)及医院获得性肺炎(hospital acquired pneumonia, HAP)。肺炎严重程度主要决定于三个因素:肺部局部炎症程度、肺部炎症的播散情况和全身炎症反应程度。对于需要接受通气支持、循环支持或需要加强监测及进一步治疗的患者,应当收入重症监护治疗病房,此类肺炎常被称为重症肺炎。

2. 致病因素 · 肺炎的发生主要与两个因素有关:病原体和宿主因素。当出现病原体数量较多、毒性大和(或)宿主呼吸道局部和全身免疫系统受损,即可出现肺炎。感染途径包括空气吸入、血行播散、邻近感染的蔓延、上呼吸道定植菌的移位或误吸以及胃食管反流造成的胃肠道定植菌的误吸等。

3. 临床表现 · 重症社区获得性肺炎的临床表现无特异性,多数表现为肺炎的相关症状:咳嗽、咳痰、发热,伴或不伴有胸痛;肺部查体可出现肺实变体征和(或)湿啰音,并发胸腔积液者可出现患侧叩诊浊音、语颤及呼吸运动减弱。

▶ **诊断及鉴别诊断**

1. 确定社区获得性肺炎诊断 · CAP 是指在医院外罹患的感染性肺实质炎症,包括具有明确潜伏期的病原体感染而在入院后平均潜伏期内发病的肺炎。2013 年中华医学会呼吸病学分会公布的《社区获得性肺炎诊断和治疗指南》中,CAP 的诊断标准如下:①新近出现的咳嗽、咳痰,或原有呼吸道疾病症状加重,并出现脓性痰,伴或不伴胸痛;②发热;③肺实变体征和(或)闻及湿性啰音;④白细胞 $>10\times10^9$/L 或 $<4\times10^9$/L,伴或不伴核左移;⑤胸部 X 线检查示片状、斑片状浸润性阴影或间质性改变,伴或不伴胸腔积液。以上 1～4 项中任何一项加第 5 项(除外肺结核、肺部肿瘤、非感染性肺间质性疾病、肺水肿、肺不张、肺栓塞、肺嗜

酸性粒细胞浸润症及肺血管炎等),可诊断 CAP。

2. **重症 CAP 诊断** · 2013 年中华医学会呼吸病学分会公布的《社区获得性肺炎诊断和治疗指南》中,重症 CAP 的诊断标准如下:①意识障碍;②呼吸频率≥30 次/分;③PaO_2<60 mmHg,氧合指数(PaO_2/FiO_2)<300 mmHg,需行机械通气治疗;④动脉收缩压<90 mmHg;⑤并发脓毒性休克;⑥胸部 X 线检查显示双侧或多肺叶受累,或入院 48 h 内病变扩大≥50%;⑦少尿,尿量<20 ml/h 或<80 ml/4 h,或并发急性肾功能衰竭需要透析治疗。

3. **确定病原学诊断** · 对于已经诊断为重症肺炎的患者,应尽早完成病原学诊断,同时送检血培养及呼吸道标本,并尽可能在应用抗菌药物之前完成,以减少抗菌药物对病原体培养结果的影响,但不应耽误治疗。

▶ **治疗**

重症 CAP 的治疗包括抗感染药物的应用(表 1-7-1)、呼吸支持、循环支持、营养支持、免疫调节等多方面,由于重症肺炎易导致多脏器功能障碍,还应密切监测各脏器相关指标,及时调整治疗方案。

表 1-7-1　重症社区获得性肺炎抗感染药物选择

人群	常见病原体	初始经验性治疗药物选择
无铜绿假单胞菌感染危险因素的 CAP 患者	肺炎链球菌、需氧革兰阴性杆菌、嗜肺军团菌、肺炎支原体、流感嗜血杆菌、金黄色葡萄球菌等	①头孢曲松或头孢噻肟联合静脉注射大环内酯类;②静脉注射喹诺酮类联合氨基糖苷类;③静脉注射 β-内酰胺类/β-内酰胺酶抑制剂联合静脉注射大环内酯类;④厄他培南联合静脉注射大环内酯类
有铜绿假单胞菌感染危险因素的 CAP 患者	上述病原体＋铜绿假单胞菌	①具有抗假单胞菌活性的 β-内酰胺类抗菌药物联合静脉注射大环内酯类,必要时联合氨基糖苷类;②具有抗假单胞菌活性的 β-内酰胺类抗菌药物联合静脉注射喹诺酮类;③静脉注射环丙沙星或左氧氟沙星联合氨基糖苷类

(詹庆元)

八、深静脉血栓形成和肺栓塞

▶ **概述**

1. **流行病学** · 静脉栓塞性疾病是继心脏缺血综合征和卒中后的第三常见的急性心血管疾病,包括深静脉血栓形成(deep venous thrombosis,DVT)和肺栓塞(pulmonary embolism,PE)。住院治疗会使静脉栓塞性疾病发生风险增加 260 倍。ICU 中大约 10% 的患者入院时就有深静脉血栓形成,30% 未经预防治疗的 ICU 患者在第一个星期内发生深静脉血栓形成,而经过预防治疗的患者也有 11% 的深静脉血栓形成发病率。30% 深静脉血栓形成的患者有肺栓塞的症状。肺栓塞患者 3 个月总病死率是 17%,如同时合并血流动力学不稳定,则病死率为 31%。

2. **病理生理学**

(1)引起静脉血栓形成的 3 种潜在因素为静脉淤滞、高凝状态和血管内皮受损。

(2)引起深静脉血栓形成和肺栓塞的临床危险因素包括:大手术、创伤、心肌梗死、卒中、机械通气、使用神经肌肉阻滞剂、中心静脉导管置入、输血、使用血管加压药。

▶ **诊断与鉴别诊断**

(一)**诊断**

1. **病史与临床症状** · 有引起肺栓塞的高危因素,出现胸痛和呼吸困难等。咯血、呼吸困难、胸痛是经典的肺栓塞三联征,但缺乏特异性和敏感性。

2. **体格检查** · 呼吸急促是最常见的阳性体征,心动过速、休息时或运动时呼吸困难、下肢水肿、小腿压痛等也常常存在。

3. **实验室检查** · 肺栓塞常规的实验室检查包括血气分析、心电图、D-二聚体等。肺栓塞最经典的心电图表现是 $S_1Q_{III}T_{III}$,但只有 26% 的肺栓塞患者出现;心电图还可以表现为 V1~V4 导联 T 波倒置、V1 导联呈 QR 型、不完全性右束支传导阻滞等。脑钠肽(BNP)或者 N 末端脑钠肽原(NT-proBNP)升高提示右心室功能紊乱和衰竭。血清肌钙蛋白水平的升高提示死亡风险的增加。

4. 影像学检查

(1) 胸部平片：肺栓塞患者通常正常，偶尔出现肺不张；肺梗死时可见患侧膈肌抬高。

(2) 加压超声已经取代了静脉造影来诊断深静脉血栓形成。由重症医师完成的目标导向性超声检查在发现深静脉血栓形成方面具有良好特异性和中度敏感性。

(3) 超声心动图对急性右心室功能不全的诊断和管理有重要意义。

(4) 肺血管成像（CTA）是生命体征稳定并且肾功能正常患者的首选，其敏感性为 $96\%\sim100\%$，特异性为 $89\%\sim98\%$。

(5) V/Q 扫描从 PIOPED 研究（一项肺栓塞诊断的前瞻性研究）后就不再受欢迎了，因为其敏感性较差。有报道称 SPECT V/Q 成像可能具有更高的敏感性，也许未来能提高检测肺部异常的精确度，特别是对肺底及亚段病变。

（二）鉴别诊断

1. 急性低氧血症·包括气胸、肺炎/吸入性肺炎、肺水肿、急性呼吸窘迫综合征/急性肺损伤、严重脓毒症、肺内分流、肝肺综合征、阻塞性睡眠呼吸暂停、肺不张等。

2. 其他·包括急性冠状动脉综合征、主动脉夹层、肺炎、心包炎。

▶ 治疗与预防

（一）治疗

1. 一线治疗

(1) 初始药物治疗：根据体重给予静脉注射肝素，可皮下注射低分子肝素（LMWH），也可皮下注射普通肝素（UFH），或者皮下注射 Ⅹa 因子抑制剂（磺达肝葵）。肝素可以减缓或者阻止凝血的发生并减少远期栓塞的危险，因此可以降低肺栓塞患者的病死率。有症状的浅表静脉血栓治疗可选择皮下注射磺达肝葵 2.5 mg/d。及时有效的抗凝可以将总病死率从 30% 降至 10% 以下。推荐使用肝素至少 5 d，直到使用华法林维持 INR$\geqslant$2 超过 24 h。对可逆性原因者，需 3 个月抗凝治疗。

(2) 溶栓治疗：肺栓塞患者是否需要溶栓治疗取决于肺栓塞的严重程度、预后以及出血危险性。对大多数急性肺栓塞患者并不推荐溶栓治疗。溶栓治疗建议在下列两类患者中使用可能会获得潜在的疗效：无出血风险或溶栓禁忌证的血流动力学不稳定的患者和右心衰竭患者。

2. 下腔静脉滤器（Greenfield 静脉滤器）· 适用于下列情况：急性静脉血栓栓塞患者有抗凝治疗的绝对禁忌证时（例如近期手术、出血性卒中、严重活动性出血或者近期出血）；存在栓塞复发高风险直接导致致命的大面积肺栓塞的患者；静脉血栓栓塞复发的患者。

3. 临床注意事项· 任何患者均不推荐单独应用阿司匹林预防深静脉血栓形成。肺灌注扫描和 CT 肺血管造影是诊断肺栓塞的最常用手段。

（二）预防

（1）静脉血栓栓塞预防是住院患者最重要的安全保障治疗；重症患者发生静脉血栓栓塞的风险高，所有 ICU 患者都应该在入院时接受血栓预防治疗。

（2）标准预防方案：UFH 5 000 U 皮下注射，每 8 h 1 次（高风险患者）或者每 12 h 1 次（中风险患者）。

（3）对于 ICU 中发生静脉血栓栓塞的中度风险患者（例如内科疾病、术后患者），推荐应用 UFH 或者 LMWH。

（4）对于高风险的重症患者，推荐应用 LMWH 预防血栓栓塞。

（5）皮下注射肝素能预防 1/2 的肺栓塞以及 2/3 的深静脉血栓形成。

（6）对于普外科、妇产科或者矫形外科手术的高危患者，推荐延长预防性治疗时间至 28 d。

（张丽娜）

九、肺泡出血、弥漫性肺泡出血

▶ 概述

1. 定义· 弥漫性肺泡出血（diffuse alveolar hemorrhage, DAH）是以咯血、缺铁性贫血和胸部影像学表现呈暂时性弥漫性肺泡浸润或实变为特征的临床综合征。

2. 病因· 主要包括以下几类：①肺小血管炎；②免疫性疾病；③凝血功能障碍；④原发性肺含铁血黄素沉着症；⑤除上述疾病外，感染、中毒、药物、化学性因素、细胞毒制剂、结缔组织疾病以及造血干细胞骨髓移植等疾病或致病因素均可通过不同的发病机制造成肺损害而出现 DAH。

▶ **诊断与鉴别诊断**

(一) 诊断

1. **临床表现** · DAH 主要表现为咯血,咯血量可从无或极少量咯血至致命性大咯血。

2. **实验室检查**

(1) 血常规:DAH 患者的显著特点是与咯血量极不相称的缺铁性贫血,或短期内贫血加重(24 h 血红蛋白降低 2 g/dl 以上)。

(2) 肺功能:显示弥散功能中一氧化碳弥散量(D_LCO)高于基线值 30%。贫血患者通常 D_LCO 下降,DAH 患者贫血但 D_LCO 升高。

(3) 胸部 X 线及 CT(HRCT):是诊断的必要条件。DAH 肺浸润有时与肺水肿表现非常类似。DAH 影像学表现为双肺弥漫或局限浸润,可见支气管含气征;一般 2~3 d 内吸收而呈网状,1~2 周内可望吸收。

(4) 支气管肺泡灌洗(BAL)检查:目的是确定有无肺泡出血及出血范围。

3. **诊断标准** · 凡符合以下临床表现者可确诊为 DAH。①临床表现:咯血,伴不同程度的呼吸困难,咯血量可有很大差异。②胸部影像学表现:弥漫性双侧或单侧肺及肺泡充填性、融合性实变影。③缺铁性贫血:原因不明下 24 h 内血红蛋白降低 20 g/L 以上,与咯血量不匹配。④肺弥散功能:D_LCO 升高,超过基线值 30%。⑤支气管肺泡灌洗:多肺段回收液呈血性,出血 48 h 后吞噬含铁血黄素的肺巨噬细胞比例>20%,普鲁士蓝染色(+)。

(二) 鉴别诊断

DAH 常见鉴别诊断如下。①常见的咯血病因:如肺炎、结核、支气管扩张、肿瘤等;②肺水肿;③肺栓塞。

▶ **治疗**

1. **糖皮质激素冲击治疗** · 对严重病例,可行"糖皮质激素冲击治疗",如甲泼尼龙(甲强龙)1 g/d,共 3 d,静脉滴注治疗结束后,如病情有所缓解,可改为泼尼松(强的松)1 mg/(kg·d)口服。

2. **免疫抑制剂** · 单用糖皮质激素冲击治疗效果不佳者,可联用环磷酰胺冲击治疗,750~1 000 mg/m² 静脉滴注,3~4 周 1 次;病情有所缓解时可改为维持剂量 1~2 mg/(kg·d),可与泼尼松维持剂量合用。

3. 血浆置换·采用血浆置换联合环磷酰胺冲击治疗,疗效可能优于单用糖皮质激素治疗。

4. 静脉注射免疫球蛋白或丙种球蛋白·我国常采用丙种球蛋白 0.4 g/(kg·d),3~5 d 为 1 个疗程。人免疫球蛋白的半衰期为 16~24 d,因此必要时可 3 周重复治疗。

5. 支持治疗。

弥漫性肺泡出血诊治流程见图 1-9-1。

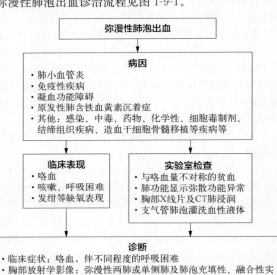

图 1-9-1 弥漫性肺泡出血诊治流程图

（刘 玲）

十、肺纤维化

► **概述**

1. 定义·肺纤维化(pulmonary fibrosis，PF)，是以细胞浸润、瘢痕和(或)肺实质结构破坏为特征的，具有临床相关性的，在临床、影像、病理和生理上具有重叠性的一组疾病。

肺纤维化包括特发性肺纤维化(IPF)、结节病、尘肺、过敏性肺炎、间质性肺炎、药物或放射线导致的肺纤维化等。

肺纤维化终末期的病理学改变目前被称为弥漫性肺实质疾病(diffuse parenchymal lung disease，DPLD)。

2. 流行病学·本病多发于年龄>50岁人群，发病率和患病率均随年龄增长。目前儿童的发病情况不明确。有报道其发病率为(7~16)/10万，患病率为(14~43)/10万。

► **诊断与鉴别诊断**

(一)诊断

1. 病史和临床症状·患者可有进行性呼吸困难、干咳、胸片异常等。询问职业、家族史等病史有助诊断。所有表现为原因不明的慢性劳力性呼吸困难，并且伴有咳嗽、双肺底爆裂音和杵状指(趾)的成年患者，均应考虑IPF的可能性。

2. 体格检查·肺部听诊可闻及爆裂音(IPF最常见)，可伴有肺动脉高压的心脏听诊表现；杵状指(趾)可见于50%的IPF患者。

3. 实验室检查·血常规检查无特异性。红细胞沉降率(血沉)可升高，可出现高丙种球蛋白血症，但缺乏特异性诊断价值。

4. 影像学检查·所有的IPF患者均有异常的胸部影像学表现。高分辨率CT(HRCT)在IPF的诊断中具有重要价值，特征表现为胸膜下和肺基底部的网格状阴影和蜂窝影，常伴有牵张性支气管扩张，尤其是蜂窝影对IPF的诊断有很重要的意义。

5. 诊断流程

(1)外科手术或纤维支气管镜活组织检查诊断困难者，可采用活组织检查的方法确定诊断。

(2)肺功能检查：限制性通气功能障碍，肺活量(VC)、残气量

(RV)和肺总量(TLC)降低,一氧化碳弥散量(D_LCO)下降,肺泡-动脉氧分压差增加。

(3)诊断标准:①排除其他已知病因的间质性肺疾病(ILD),如家庭和职业环境暴露、结缔组织疾病和药物等;②未行外科肺活检的患者,HRCT 呈现间质性肺炎表现;③接受外科肺活检的患者,HRCT 和肺组织活检病理类型符合特定的组合。

(4)急性加重的诊断标准:①过去或现在诊断为 IPF;②1 个月内发生无法解释的呼吸困难加重;③低氧血症加重或气体交换功能严重受损;④新出现的肺泡浸润影;⑤无法用感染、肺栓塞、气胸或心力衰竭解释。

(二)鉴别诊断

特发性肺纤维化需要和其他类型的弥漫性肺实质疾病(DPLD),以及其他类型的特发性间质性肺炎(IIP)、结缔组织病、放射性肺炎、进展性结节病、感染性疾病、淋巴管转移癌鉴别。

▶ 治疗

目前尚无治疗 IPF 的有效药物,但一些临床药物试验的结果提示某些药物可能对 IPF 患者有益。临床上可依据具体情况选用药物(表 1-10-1)。

表 1-10-1 2015 年与 2011 年 ATS/ERS/JRS/ALAT 四学会 IPF 治疗指南推荐变化情况

治疗	2015 指南	2011 指南
新增及修订的推荐		
抗凝药物(华法林)	强不推荐[1]	有条件不推荐[3]
泼尼松+硫唑嘌呤+N-乙酰半胱氨酸联合疗法	强不推荐[2]	有条件不推荐[2]
选择性内皮素受体拮抗剂(安贝生坦)	强不推荐[2]	未提及
单靶点酪氨酸激酶抑制剂(伊马替尼)	强不推荐[1]	未提及
多靶点酪氨酸激酶抑制剂(尼达尼布)	有条件推荐[1]	未提及
吡非尼酮	有条件推荐[1]	有条件不推荐[2]

（续表）

治疗	2015 指南	2011 指南
双重内皮素受体拮抗剂（波生坦、马西替坦）	有条件不推荐[2]	强不推荐[1]
磷酸二酯酶-5 抑制剂（西地那非）	有条件不推荐[1]	未提及
无变化的推荐		
抑酸治疗	有条件推荐[3]	有条件推荐[3]
N-乙酰半胱氨酸单药治疗	有条件不推荐[2]	有条件不推荐[2]
对于伴肺动脉高压 IPF 患者的肺动脉高压相关治疗	推迟对以前推荐的重新评定	有条件不推荐[3]
肺移植（单侧或双侧）	推迟此推荐的提出	未提及

注：1 示证据等级为中，2 示证据等级为低，3 示证据等级为非常低。

肺纤维化诊断流程见图 1-10-1。

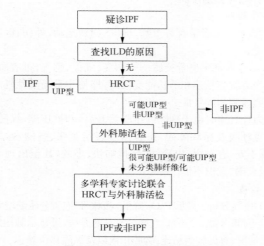

图 1-10-1　肺纤维化诊断流程图

注：IPF，特发性肺纤维化；ILD，间质性肺疾病；HRCT，高分辨率 CT；UIP，普通型间质性肺炎。

（朱桂军）

十一、气胸

▶ **概述**

1. 定义 · 气胸(pneumothorax)是指脏层胸膜破裂,气体进入胸膜腔导致胸腔积气而引起的病理生理状况。

2. 流行病学和危险因素 · 据报道气胸在健康人群中发生率为 8/10 万,气胸复发为临床上主要关心的问题,文献报道气胸的复发率可达 20%～60%。

3. 分类 · 气胸可分为自发性气胸和创伤性气胸。根据脏层胸膜破口的情况及其发生后对胸腔内压力的影响,按病理生理变化又可将气胸分为闭合性(单纯性)气胸、开放性(交通性)气胸和张力性(高压性)气胸 3 类。

▶ **诊断与鉴别诊断**

(一) 诊断

1. 病史 · 患者常有持重物、屏气、剧烈运动、外伤、医源性操作等病史。

2. 临床表现 · 患者突感一侧胸痛、气促、憋气,可有咳嗽,但痰少。当有胸膜粘连和肺功能受损时,即使小量局限性气胸也可能出现明显胸痛和气促。

张力性气胸时由于胸腔内压骤然升高,肺被压缩,纵隔移位,出现严重呼吸及循环障碍,患者出现表情紧张、胸闷,常挣扎坐起、烦躁不安,有发绀、出冷汗、脉搏加快、虚脱,甚至出现心律失常、呼吸衰竭、意识不清。

3. 检查

(1) 血气分析:显示 PaO_2 降低,动脉-肺泡氧分压差增大。

(2) 胸部 X 线:为诊断气胸最可靠的方法,可显示肺压缩的程度、肺部情况、有无胸膜粘连、胸腔积液以及纵隔移位等。

(3) 胸部 CT 检查:气胸的基本 CT 表现为胸膜腔内出现极低密度的气体影,伴有不同程度的肺组织压缩改变。

(4) 胸部 MRI 检查:气胸在 MRI 上表现为低信号;如气体量很少,肺组织压缩不明显,MRI 表现呈低信号,有时可能漏诊。

（5）超声：可以看到肺点。

（二）鉴别诊断

自发性气胸有时酷似其他心、肺疾病，如支气管哮喘和阻塞性肺气肿、急性心肌梗死、肺栓塞、肺大疱，应注意鉴别。

其他疾病，如消化性溃疡穿孔、膈疝、胸膜炎和肺癌等，有时表现为急性发作的胸痛、上腹痛和气促等，亦应注意与自发性气胸鉴别。

▶ 治疗

治疗原则包括根据气胸的不同类型适当排气，以解除胸腔积气造成的呼吸及循环障碍，使肺尽早复张，恢复功能，同时注意治疗并发症和原发疾病。

1. 排气疗法 · 根据症状、体征、X线表现以及胸腔内压力测定结果，判断气胸类型及是否需要即刻排气治疗，如需排气，应判断采用何种方法较适宜。

（1）闭合性气胸（单纯性气胸）：积气量少于该侧胸腔容积的20%时，气体可在2~3周内自行吸收，无需抽气，但应动态观察积气量变化。积气量较多时，可每日或隔日抽气1次，每次抽气不超过1L，直至肺大部分复张，余下积气可任其自行吸收。

（2）张力性气胸（高压性气胸）：该病病情急重，可危及生命，必须尽快排气。

为了有效地持续排气，通常应安装胸腔闭式水封瓶引流。插管部位一般多取锁骨中线外侧第2肋间或腋前线第4~5肋间处。水封瓶应放在低于患者胸部的地方（如病床下），以免瓶内的水反流入胸腔。在用各式插管引流排气过程中应注意严格消毒，以免发生感染。

（3）开放性气胸（交通性气胸）：积气量小且无明显呼吸困难者，在卧床休息并限制活动，或者安装水封瓶引流后，有时胸膜破口可自行封闭而转变为闭合性气胸。

2. 外科手术 · 手术指征如下：①复发性气胸；②胸部X线或CT证实存在肺大疱；③气胸合并胸腔内出血；④有效胸腔闭式引流72 h后仍持续有气体溢出；⑤患者从事特殊职业，如飞行员、潜水员、高空作业等。

3. 其他治疗 · 主要包括：①吸氧，保证充足的氧供；②稳定循环系统，防止休克；③选择合适体位，减少呼吸功耗；④依据可能的病因和范围选择胸腔穿刺和胸腔引流术;⑤给予相应的液体输注,防治感染等并发症。

气胸的诊治流程见图 1-11-1。

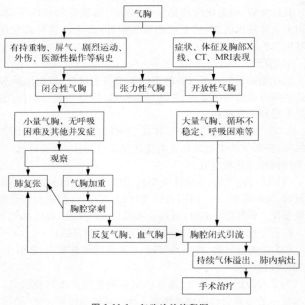

图 1-11-1　气胸诊治流程图

（朱桂军）

十二、胸腔积液

▶ 概述

1. 定义·任何原因导致胸膜腔内出现过多的液体称胸腔积液(pleural effusion)。人们常说的胸腔积液,实际上是胸膜腔(脏层胸膜和壁层胸膜之间的腔隙)积液。

2. 发病率·美国每年的胸腔积液发病例数约为 130 万例,其中心力衰竭是最主要的原因,每年的发病例数约为 50 万例。

3. 病因

(1)胸腔漏出液:常见病因有充血性心力衰竭、肝硬化、肺不张、肺栓塞、肾病综合征、低蛋白血症、腹膜透析、黏液性水肿和缩窄性心包炎等。

(2)胸腔渗出液:常见病因有肺部炎性积液、肿瘤(特别是肺癌、乳腺癌、胃肠道肿瘤和淋巴瘤)、结核、肺栓塞、食管破裂、结节病、胸导管损伤所致乳糜胸和自身免疫性疾病(如类风湿关节炎)等。

(3)最常见的伴随疾病和病史:如充血性心力衰竭、肺炎、脓胸、肝硬化、恶性肿瘤、创伤和冠状动脉搭桥手术等。

▶ **诊断与鉴别诊断**

(一)诊断

1. 临床症状・询问病史,患者可有进展性呼吸困难、咳嗽或者胸痛病史。

结核性胸膜炎多见于青年患者,常有发热病史。中老年患者出现胸腔积液时,应提高警惕,排除恶性病变可能。肿瘤患者可有气短和体重减轻。

炎性胸腔积液多为渗出性,如为肺炎,患者可有发热、胸痛、咳嗽等表现。由心力衰竭所致的胸腔积液为漏出液,可有心力衰竭症状,如下肢水肿、端坐呼吸等。肝脓肿所伴右侧胸腔积液可为反应性胸膜炎,亦可为脓胸。

2. 体格检查・极少量胸腔积液时,体格检查多无特异性。当胸腔积液量>0.3 L 时可有患侧呼吸运动减弱、触觉语颤减弱、局部叩击呈浊音、呼吸音降低等表现。积液量多时,两层胸膜被隔开,不再随呼吸而摩擦,胸痛渐缓解,但呼吸困难会逐渐加剧。若积液量进一步增多,使纵隔脏器受压,气管和纵隔向健侧移位,患侧呼吸音进一步减低甚至消失,患者会出现明显的心悸及呼吸困难。

3. 影像学表现・胸腔积液量 0.3~0.5 L 时,X 线仅见肋膈角变钝;积液量更多时,X 线显示有向外侧、凹面向上的积液影。B 超检查可探查液性暗区、被胸腔积液掩盖的肿块,并可协助胸腔穿刺定位。CT 检查能根据胸腔积液的密度不同帮助判断其是否为渗出液、血液或脓液,并可显示纵隔与气管旁淋巴结、肺内肿块以及胸膜间皮瘤与胸内转移性肿瘤。

4. 实验室检查·胸腔渗出液及胸腔漏出液实验室检查及鉴别见表 1-12-1。

表 1-12-1　渗出液和漏出液的鉴别

类别	漏出液	渗出液
病因	非炎症所致(由血浆渗透压、心力衰竭、肝硬化、静脉淤血等引起)	炎性积液(炎症性、肿瘤、化学或物理性刺激等引起,如感染、恶性肿瘤、外伤、自身免疫性疾病、结缔组织病等)
外观	透明,淡黄色,不能自凝	透明或浑浊,脓性或血性,可自凝黄色:提示化脓性细菌感染乳白色:提示丝虫病、淋巴结结核及肿瘤等绿色:提示铜绿假单胞菌感染黑色:提示胸膜曲霉感染
比重	<1.018	>1.018
pH	>7.3	6.8~7.3
李凡他试验	阴性	阳性
细胞总数	<100×10^6/L	>500×10^6/L
细胞分类	以淋巴细胞为主,偶见间皮细胞,单核细胞>50%	炎症早期以中性粒细胞为主,慢性期以淋巴细胞为主;恶性胸腔积液以淋巴细胞为主淋巴细胞增多:提示慢性炎症中性粒细胞增多:提示急性炎症嗜酸性粒细胞增多:提示过敏状态及寄生虫感染大量红细胞:提示出血、肿瘤、结核少量红细胞:提示穿刺损伤肿瘤细胞:提示恶性肿瘤
葡萄糖	和血糖值相近	低于血糖值
淀粉酶		>500 U/L;若胸腔积液淀粉酶/血浆淀粉酶>2,约 10% 可能为癌
细菌	阴性	可培养出相应致病菌
蛋白总量	<25 g/L	>25 g/L
胸腔积液蛋白/血清蛋白	<0.5	>0.5

（续表）

类别	漏出液	渗出液
乳酸脱氢酶（LDH）	<200 U/L	>200 U/L,如>500 U/L 提示癌性
胸腔积液 LDH/血清 LDH	<0.6	>0.6
腺苷酸脱氨酶（ADA）	阴性	感染、结核 > 45 U/L, 肿瘤 <40 U/L
胆固醇	<1.56 mmol/L	>1.56 mmol/L
特殊蛋白	无	SLE、类风湿等 C3、C4 水平降低
癌胚抗原（CEA）	阴性	癌性胸腔积液时升高,胸腔积液 CEA>血清 CEA

5. Light 标准·若胸腔积液中蛋白质在 25～35 g/L 者,符合以下任何 1 条可诊断渗出液：①胸腔积液蛋白/血清蛋白比例>0.5；②胸腔积液 LDH/血清 LDH 比例>0.6；③胸腔积液 LDH 水平高于血清正常高值的 2/3。

（二）鉴别诊断

胸腔积液一般不难诊断,应首先鉴别渗出液与漏出液,然后再依据病史、体征、实验室检查、影像学检查进一步确定胸腔积液的病因。

▶ 监测与治疗

1. 药物治疗

（1）无症状的轻度心力衰竭患者和病毒性胸膜炎患者,在严密的监测及适当的治疗下胸腔积液可自行吸收。

（2）抗菌药物治疗：适应证是炎性积液、脓胸、食管破裂穿孔、手术后的瘘等。

（3）抗结核药物治疗：适用于结核性胸膜炎导致的胸腔积液。

（4）利尿剂治疗：适用于充血性心力衰竭、肝硬化等。

（5）抗凝药物治疗：适用于肺栓塞。

（6）胸膜粘连药物治疗：如盐酸多西环素、无菌滑石粉、博来霉素等有助于治疗胸膜粘连硬化,从而使胸腔积液产生减少甚至消失。但应选择合适适应证,在肿瘤导致的胸腔积液其他治疗方法疗效不佳时可选用。

(7) 纤溶药物治疗。

2. 胸腔穿刺和胸腔引流管放置。

3. 外科和其他治疗手段·胸腔闭式引流术和胸腔引流管放置术应视病情需要进行选择。胸腔镜、开胸手术、胸膜切除术在病情需要时应及时选择并实施。

4. 其他治疗·包括：①吸氧，保证充足的氧供；②稳定循环系统，防止休克；③选择合适体位，减少呼吸消耗。

胸腔积液诊治流程见图 1-12-1。

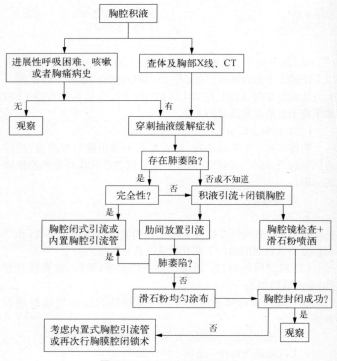

图 1-12-1　胸腔积液诊治流程图

（朱桂军）

第二章
心脏重症

一、胸痛

▶ 概述

1. 定义·胸痛(chest pain)是临床上常见的症状,主要由心血管和胸部疾病所致,少数情况下由其他疾病引起。胸痛的程度与疾病的严重程度不完全一致,常因个体痛阈的差异而不同。

2. 常见病因·引起胸痛的常见原因为心血管和胸部疾病,常见有:①心血管疾病;②呼吸系统疾病;③胸壁疾病;④纵隔疾病;⑤其他,如食管炎、食管癌、食管裂孔疝等。

▶ 诊断与鉴别诊断

1. 临床表现

(1) 发病年龄:青壮年胸痛多考虑自发性气胸、胸膜炎、心肌炎、心肌病、风湿性心瓣膜病,40 岁以上需注意心绞痛、心肌梗死和支气管肺癌。

(2) 胸痛部位:心绞痛及心肌梗死的疼痛多在胸骨后方、心前区或剑突下,可向左肩和左臂内侧放射。夹层动脉瘤引起的疼痛多位于胸背部。肺尖部肺癌(肺上沟癌、Pancoast 癌)引起的疼痛多以肩部、腋下为主,向上肢内侧放射。胸膜炎引起的疼痛多在胸侧部。肋软骨炎引起的胸痛,常在第一、二肋软骨处见单个或多个隆起,局部有压痛,但无红肿表现。食管及纵隔病变引起的胸痛多在胸骨后。带状疱疹所致胸痛,可见沿一侧肋间神经分布的成簇的水泡,伴剧痛,且疱疹不超过体表中线。肝胆疾病及膈下脓肿引起的胸痛多在右下胸,侵犯膈肌中心部位时疼痛放射至右肩部。

(3) 胸痛性质:心绞痛常呈绞窄样并有重压窒息感,心肌梗死时则疼痛更为剧烈,并有恐惧、濒死感。夹层动脉瘤常表现为突然发生的胸背部撕裂样疼痛或锥扎样痛。肺梗死亦常突然发生胸部剧痛或绞痛,并伴呼吸困难与发绀。气胸在发病初期有撕裂样疼痛。胸膜炎常呈隐痛、钝痛和刺痛。肋间神经痛为阵发性灼痛或刺痛。

(4) 疼痛持续时间:平滑肌痉挛或血管狭窄所致的疼痛为阵发性。炎症、肿瘤、栓塞或梗死所致疼痛为持续性。

(5) 影响疼痛的因素:心绞痛发作可在劳累或精神紧张时诱发,休息或含服硝酸酯类药物后 1~2 min 内缓解,若为心肌梗死所致疼痛则服上述药物无效。食管疾病多在进食时发作或加剧，服用促动力药和抗酸剂症状可减轻或消失。

2. 伴随症状

（1）胸痛伴面色苍白、大汗，甚至休克表现：多见于心肌梗死、夹层动脉瘤、主动脉窦瘤破裂和大面积肺栓塞。

（2）胸痛伴呼吸困难：常提示病变累及范围较大，如大叶性肺炎、自发性气胸、渗出性胸膜炎和肺栓塞等。

（3）胸痛伴有咳嗽、咳痰和（或）发热：常见于气管、支气管和肺部疾病。

（4）胸痛伴咯血：主要见于肺炎、肺栓塞、支气管肺癌。

（5）胸痛伴吞咽困难：多提示食管疾病，如反流性食管炎等。

▶ 治疗

心绞痛和心肌梗死的治疗需对冠状动脉病变进行处理。夹层动脉瘤需急诊行血管夹层介入治疗或手术处理。肺栓塞的治疗需采用溶栓或抗凝以解除血管梗阻。肺炎患者则需抗感染治疗。

胸痛诊治流程见图 2-1-1。

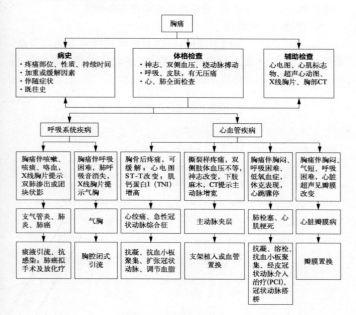

图 2-1-1　胸痛诊治流程图

（郭凤梅）

二、休克

▶ 概述

1. 定义 · 休克(shock)是各种原因导致的全身有效循环血量明显下降,引起组织器官灌注量急剧减少,造成组织细胞缺氧以及器官功能障碍的临床病理生理过程。有效循环血量明显降低和组织器官低灌注是休克的血流动力学特征;组织缺氧是休克的本质;多器官功能障碍综合征(MODS)是最终结果。

2. 病理生理 · 目前,对于休克发病的病理生理机制包括 3 个学说:休克的微循环学说、休克的氧代谢学说以及休克的炎症反应和多器官功能障碍学说。

3. 血流动力学分类 · 按血流动力学变化,可将休克分为低血容量性休克、心源性休克、分布性休克和梗阻性休克。

▶ 诊断与鉴别诊断

1. 临床表现 · 不同类型的休克,其临床过程有不同的特点。根据病程演变,休克可分为两个阶段,即休克代偿期和休克抑制期,或称休克前期和休克期(表 2-2-1)。

表 2-2-1 休克代偿期和抑制期的临床特征

项目	休克代偿期	休克抑制期
休克程度	轻	重
神志与精神情况	神志清楚,伴有痛苦的表现,精神紧张、烦躁	意识模糊,甚至昏迷
口渴	有口渴	非常口渴,但可能无主诉
皮肤、黏膜色泽	开始苍白	显著苍白,肢端发绀
皮肤、黏膜温度	正常,可发凉	冰冷(肢端更明显)
脉搏	100 次/分以下,有力	速而细弱,或摸不清
血压	收缩压正常或稍升高,舒张压增高,脉压缩小	收缩压在 90 mmHg 以下或测不到

（续表）

项目	休克代偿期	休克抑制期
周围循环情况	正常	毛细血管充盈非常迟缓，浅表静脉塌陷
尿量	正常	少尿或无尿
估计失血量约占全身血容量的百分比（成人）	20%以下（800 ml以下）	20%～40%以上（800～1 600 ml以上）

2. 诊断·休克的诊断至少应包括几方面的内容：休克的病因、血压是否下降、组织灌注不足与组织缺氧的程度和表现以及器官功能的改变。

（1）休克的发生发展是一个连续的病理生理过程，诊断治疗应当强调"早"。

（2）凡遇到严重损伤、大出血、严重感染以及过敏的患者和有心脏病史者，应想到发生休克的可能。

（3）如出现出汗、兴奋、心率加快、脉压差减小或尿量减少等症状者，应怀疑存在休克。

（4）若患者出现神志淡漠、反应迟钝、皮肤苍白、呼吸浅快、收缩压降至 90 mmHg 或原有高血压的患者收缩压下降 40 mmHg 及尿量减少，则标志着患者已进入休克失代偿期。

▶ **监测与治疗**

（一）监测

1. 一般监测·包括心率、血压、意识、尿量等，是休克监测最基本的指标和内容。

2. 血流动力学和氧代谢监测·休克是各种原因引起的有效循环血量减少导致的病理生理改变，本质是组织器官缺血、缺氧，血流动力学和氧代谢监测是休克监测的关键环节和内容。

（1）中心静脉压（CVP）：是反映患者血容量状态的指标，正常值为 5～10 cmH$_2$O。一般认为，CVP<5 cmH$_2$O 提示血容量不足，CVP>15 cmH$_2$O 提示输液过多或心功能不全。然而，对于重症患者，CVP 的绝对值并不能反映容量状态，连续、动态监测 CVP 可能更具有临床意义（2～5 cmH$_2$O 原则）。

（2）肺动脉楔压（PAWP）：可通过 Swan-Ganz 肺动脉漂浮导管

进行监测,是反映左心室前负荷水平的指标。与 CVP 相比,PAWP 能够更准确地反映机体容量状态。PAWP 正常值为 8~15 mmHg,动态观察 PAWP 的改变具有更高价值(3~7 mmHg 原则)。

(3)氧代谢监测:主要包括氧输送、氧耗量、氧摄取率及混合静脉血氧分压或饱和度等监测指标。氧输送(DO_2)指单位时间内心脏泵血所提供给组织细胞的氧量,由呼吸功能(动脉血氧饱和度和氧分压)、血液功能(血红蛋白浓度)和心脏泵血功能(心排血指数)3 个因素决定。DO_2 正常值为 $500 \sim 600 \ ml/(m^2 \cdot min)$;氧耗量($VO_2$)正常值为 $160 \sim 220 \ ml/(m^2 \cdot min)$。氧摄取率($O_2ER$)指单位时间内组织的氧耗量占氧输送的比例,正常值为20%~30%。

血乳酸浓度是休克患者氧代谢监测的重要指标,正常值为 $1 \sim 1.5 \ mmol/L$。休克时间越长,组织器官低灌注越严重,动脉血乳酸浓度越高,表示病情严重。

(二)治疗

1. 休克治疗的基本原则·尽早去除休克病因的同时,尽快恢复有效循环血量,纠正微循环障碍及组织缺氧和氧债,防止发生 MODS。

2. 治疗方法·病因治疗和支持治疗。

3. 休克的复苏目标·确立正确的休克复苏目标是休克治疗的关键。

休克复苏应以纠正组织缺氧和氧债为目标,不同阶段复苏目标不同(表 2-2-2)。

表 2-2-2　休克复苏各阶段的病理生理特征及复苏目标

休克复苏阶段	病理生理特征	阶段目标	具体复苏目标
ABC 阶段(血流动力学恢复阶段)	血流动力学不稳定,全身器官均存在缺氧	血流动力学稳定	心率<90 次/分钟,动脉收缩压>120 mmHg,平均动脉压>80 mmHg,每小时尿量>50 ml,四肢温暖,动脉血气正常
DE 阶段(氧代谢恢复阶段)	血流动力学稳定,内脏器官仍存在氧债	纠正氧代谢紊乱	氧输送>600 ml/($m^2 \cdot$ min),氧摄取率<30%,动血乳酸正常,混合静脉血氧饱和度>65%,混合静脉血氧分压>35 mmHg,胃黏膜 pH>7.35

（续表）

休克复苏阶段	病理生理特征	阶段目标	具体复苏目标
F阶段（MODS防治阶段）	血流动力学稳定，氧代谢紊乱基本纠正，机体炎症反应激活，肠道毒素、细菌移位，缺血再灌注损伤	防止发生MODS	恢复炎症反应平衡，抑制肠道毒素、细菌移位，避免再灌注损伤

休克诊治流程见图 2-2-1。

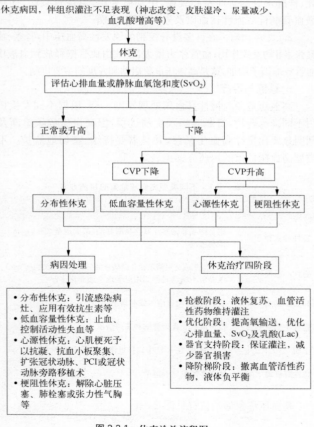

图 2-2-1　休克诊治流程图

（郭凤梅）

三、高血压危象

▶ **概述**

1. 定义·高血压危象（hypertensive crisis）又称高血压急症，是指需要立即采取措施降低血压以减轻靶器官损害的临床情况，具体包括高血压脑病、颅内出血、不稳定型心绞痛、急性心肌梗死、伴肺水肿的急性左心衰竭、主动脉夹层、急性肾衰竭、症状性微血管病性溶血性贫血以及先兆子痫/子痫。

2. 发病机制·在许多没有控制的原发性高血压中，肾素-血管紧张素 II 均发挥作用；血管张力增大，导致由血管壁释放到血液中的血管收缩因子增加，这是高血压危象启动和发展的主要机制。

▶ **诊断与治疗**

高血压危象与慢性高血压处理原则一样，根据不同发病机制用不同降压药物，打断其病理生理过程，但高血压危象诊断及处理明显要比慢性高血压紧急，并且需要持续、密切地监护。不同类型高血压危象的用药方案见表 2-3-1。

表 2-3-1   不同类型高血压危象的用药方案

类型	推荐方案
急性肺水肿	硝普钠或非诺多泮联合硝酸甘油（最大剂量 200 μg/min）和襻利尿剂
急性心肌梗死	拉贝洛尔或艾司洛尔联合硝酸甘油（最大剂量 200 μg/min）；血压控制不满意时可加用尼卡地平或非诺多泮
高血压脑病	尼卡地平、拉贝洛尔或非诺多泮
急性主动脉夹层	拉贝洛尔联合硝普钠和艾司洛尔
子痫	肼苯哒嗪，在 ICU 中以拉贝洛尔或尼卡地平为首选
急性肾衰竭	非诺多泮或尼卡地平

高血压危象诊治流程见图 2-3-1。

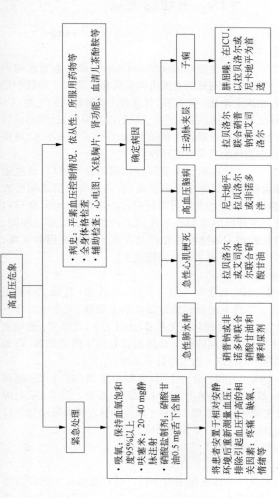

图 2-3-1 高血压危象诊治流程图

（郭凤梅）

四、主动脉夹层

▶ **概述**

1. 定义·主动脉夹层(dissection of aortic)是心血管疾病的灾难性危重急症,系主动脉的血流由内膜撕裂口流入主动脉中层并逐渐扩展,出现主动脉中层解离,并导致主动脉破裂的可能。

2. 危险因素·包括:高血压病、吸烟、血脂异常、已知的动脉瘤、吸毒、动脉壁炎症、心脏或主动脉手术、心导管介入手术、妊娠晚期(可能由未明确的遗传因素导致)。

3. 病理生理·常起源于主动脉壁内膜的原发破口,血流随着压力的驱动在主动脉壁中层内扩展,在内膜与中层之间形成夹层腔,即假腔。撕裂的夹层可顺行向远心端发展,也可逆行向近心端发展。遗传性因素与获得性因素所致夹层的途径相同。主动脉壁内血肿和主动脉溃疡往往是发生主动脉夹层的先兆。一旦有症状出现,则提示主动脉撕裂发生。

4. 分级

(1) 标准分级:可分为 A 型与 B 型。①A 型:近端主动脉夹层,夹层累及左锁骨下动脉起始处以上的主动脉,无论左锁骨下动脉起始处以下的降主动脉有无累及,约占 2/3。②B 型:远端主动脉夹层,夹层仅累及左锁骨下动脉起始处以下的主动脉,而无左锁骨下动脉起始处以上的主动脉累及,约占 1/3。

(2) De Bakey 分级:分为 Ⅰ 型、Ⅱ 型与 Ⅲ 型。①Ⅰ 型:起源于升主动脉,累及大部或整个主动脉,此型最多见。②Ⅱ 型:起源并局限于升主动脉。③Ⅲ 型:起源于降主动脉左锁骨下动脉开口远端,并向远端发展,可直至腹主动脉。

▶ **诊断与鉴别诊断**

(一) 诊断

1. 临床症状·临床表现多种多样。可有突然发生的剧烈疼痛,患者常表述为特征性的刀割样疼痛,有时呈撕裂样(胸痛、背痛、腹痛)。此外还可有晕厥、充血性心力衰竭或脑血管意外的症状。无痛性主动脉夹层占 4.5%。

2. 体格检查 · 可有血压下降，B 型更多见。亦可有脉搏短绌，A 型多于 B 型。A 型主动脉夹层可出现心脏压塞的临床征象，双侧上肢收缩压差异超过 20 mmHg；少数可出现急性主动脉瓣关闭不全表现，心前区可闻及舒张期杂音。

3. 实验室及辅助检查

（1）心电图（ECG）：31% 患者正常，42% 患者出现非特异性 ST 段、T 波改变。

（2）胸部 X 线：部分患者可发现纵隔影或主动脉影增宽。

（3）经胸超声心动图（TTE）：不能显示升主动脉远端和降主动脉病变，对诊断夹层有局限性；有助于发现心脏压塞或其他导致休克的原因。

（4）经食管超声心动图（TEE）：避免了胸壁、肺部气体等因素的干扰，对胸腔内主动脉的显示更清晰。

（5）CT 血管造影（CTA）扫描：是最常用的诊断本病的方法，但需要使用造影剂，有潜在的肾损伤风险。

（6）数字减影血管造影（DSA）：仍有诊断主动脉夹层"金标准"的地位，由于是有创检查且操作耗时，故其应用受限。

（二）鉴别诊断

本病主要需与以下疾病鉴别：心肌梗死、心包炎、胸膜炎、肺动脉栓塞、主动脉瘤未破裂、主动脉瓣关闭不全、肌痛、骨骼痛、胰腺炎等。

▶ 治疗

1. 内科治疗

（1）首选治疗：①β受体阻滞剂，降低血压至患者能耐受并能维持器官灌注的最低水平；②镇痛治疗，吗啡或其他阿片类药物。

（2）二线治疗：①血管扩张剂，可使用硝普钠，应与β受体阻滞剂联用；长期应用需警惕氰化物中毒风险，尤其是有肾脏损害的患者；②钙通道阻滞剂，不能耐受β受体阻滞剂患者的替代药物，可有效降低血压，可使用地尔硫䓬、维拉帕米、尼卡地平。

2. 外科治疗

（1）A 型主动脉夹层：紧急外科手术治疗，也可选择合适患者进行血管内支架介入治疗。

（2）B 型主动脉夹层：如无内脏器官缺血的患者，一般可考虑内科药物治疗。慢性 B 型主动脉夹层患者可选择介入治疗。

3. 住院期间注意事项 · 所有主动脉夹层患者均应住院治疗，注意维持合适的灌注，并需严密监测肺水肿出现。

主动脉夹层处理流程见图 2-4-1。

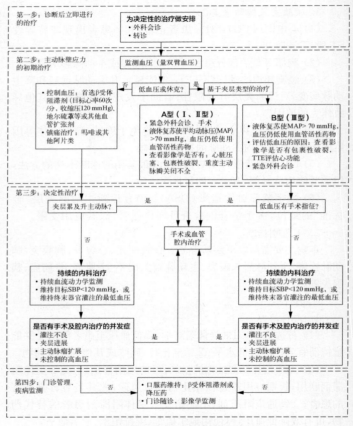

图 2-4-1 主动脉夹层处理流程图

（董丹江）

五、非 ST 段抬高型急性冠脉综合征

▶ **概述**

1. **定义**·急性冠脉综合征（acute coronary syndrome，ACS）是冠状动脉粥样硬化性心脏病（简称冠心病）的危重状态，是一组以冠状动脉粥样硬化、斑块破裂或糜烂、继发闭塞或非闭塞性血栓形成为病理基础，以胸痛为主要表现的临床综合征。

按照心电图上 ST 段是否抬高，ACS 可分为：①非 ST 段抬高型 ACS（non-ST elevation ACS，NSTE-ACS）；②ST 段抬高型 ACS（ST elevation ACS，STE-ACS）（图 2-5-1）。

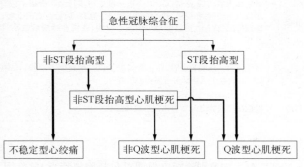

图 2-5-1 急性冠脉综合征命名

注：箭头粗细代表发展的可能性大小。

2. **危险因素**·包括：①血脂异常、高血压、糖尿病和吸烟（三高一吸）；②年龄（如中老年）；③性别（如男性）；④肥胖；⑤体力活动减少；⑥大量饮酒；⑦A 型性格；⑧遗传。

3. **病理生理**·冠状动脉易损斑块破裂，激活血小板和凝血因子活化，导致血栓形成，造成冠状动脉不完全性堵塞，引起心肌缺血或坏死，是 NSTE-ACS 共同的病理生理基础。此外，血管痉挛也参与了 NSTE-ACS 形成（血管动力性因素）。

► **诊断与鉴别诊断**

（一）诊断

1. **典型心绞痛** · 是 NSTE-ACS 的主要症状。通常表现为发作性胸骨后闷痛或紧缩压榨感，可放射至左肩、下颌部等，呈间断性或持续性，伴有出汗、恶心、呼吸困难、窒息感，甚至可出现晕厥。

2. **加拿大心血管病学会（CCS）心绞痛分级** · 见表 2-5-1。

表 2-5-1 加拿大心血管病学会（CCS）心绞痛分级

级别	临床表现
Ⅰ级	一般体力活动（如行走和上楼）不引起心绞痛，但紧张、快速或持续用力可引起心绞痛发作
Ⅱ级	日常体力活动（正常情况下以一般速度平地步行 200 m 以上或登 2 层或以上楼梯）稍受限，快步行走或上楼、登高、饭后行走或上楼、寒冷或冷风中行走、情绪激动可引发心绞痛，或仅在睡醒后数小时内发作
Ⅲ级	日常体力活动明显受限，在正常情况下以一般速度平地步行 100～200 m 或登 1 层楼梯时可发作心绞痛
Ⅳ级	轻微活动或休息时即可出现心绞痛症状

（二）鉴别诊断

NSTE-ACS 的鉴别诊断应强调对包括胸痛特点、危险因素、家族史在内的病史询问，全面考虑心源性和非心源性胸痛。

► **治疗**

NSTE-ACS 的处理主要是根据危险分层采取适当的药物治疗和冠状动脉血运重建策略，以改善心肌耗氧与供氧的严重失平衡，缓解缺血症状，同时稳定斑块，防止冠状动脉血栓形成发展。

1. 监护和一般治疗

（1）休息和护理：严格休息，卧床。

（2）吸氧：改善心肌缺血、缺氧，减轻疼痛。

（3）监测：进行心电图、血压和呼吸的监测，观察神志、出入量和末梢循环,必要时放置 Swan-Ganz 漂浮导管进行血流动力学监测。

(4)饮食:在最初 2～3 d 应以流质饮食为主,以后随着症状的减轻而逐渐改为普通饮食。

(5)镇痛及镇静:缓解疼痛、避免焦虑和紧张能降低心肌耗氧量,可考虑使用吗啡等。

2. 抗心肌缺血治疗·药物治疗是 NSTE-ACS 抗心肌缺血的基础措施和最重要的内容之一,不仅可缓解缺血症状,更重要的是改善预后,提高远期生存率。NSTE-ACS 抗心肌缺血治疗包括:①β受体阻滞剂;②硝酸酯类;③钙通道阻滞剂(CCB);④血管紧张素转换酶抑制剂(ACEI);⑤主动脉内球囊反搏术(IABP)。

3. 抗血小板治疗·NSTE-ACS 患者入院后应尽快给予阿司匹林(ASA;负荷剂量 150～300 mg),如能耐受,应长期持续治疗(75～100 mg/d)。对 ASA 过敏或因胃肠道疾病而不能耐受 ASA 时,应使用氯吡格雷(给予负荷剂量后序贯每日维持量)。对有胃肠道出血史、溃疡或存在多个消化道出血危险因素的患者(如幽门螺杆菌感染、65 岁以上、同时使用抗凝剂或类固醇激素),应使用质子泵抑制剂和胃黏膜保护剂,降低胃肠道出血风险(应注意尽量不使用奥美拉唑)。

4. 抗凝治疗·无明确的禁忌证时推荐接受抗凝治疗,以抑制凝血酶生成和(或)其活性,减少相关心血管事件。

5. 血运重建治疗·心肌血运重建可使 NSTE-ACS 患者缓解症状、缩短住院期和改善预后。其指征和最佳时间以及优先采用的方法[经皮冠状动脉介入治疗(PCI)或冠状动脉旁路移植术(CABG)]取决于临床情况、危险分层、并发症和冠状动脉病变的程度和严重性。

急性冠脉综合征诊治流程见图 2-5-2。

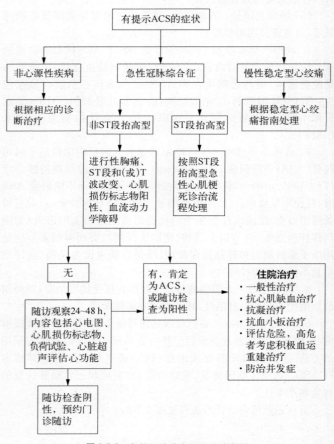

图 2-5-2　急性冠脉综合征诊治流程图

（刘　军）

六、ST 段抬高型急性心肌梗死

▶ **概述**

1. 定义 · 急性心肌梗死（acute myocardial infarction，AMI）是在冠状动脉病变的基础上，由于动脉粥样斑块破裂、溃疡、裂纹、糜烂或夹层，引起一支或多支冠状动脉血栓形成，发生冠状动脉血供急剧减少或中断，使相应的心肌出现急性严重而持久的缺血并伴心肌坏死。临床表现为胸痛和急性循环功能障碍。

心电图上 ST 段抬高的 AMI 称为 ST 段抬高型心肌梗死（ST elevation myocardial infarction，STEMI）。

2. 危险因素 · 主要危险因素包括高血压、血脂异常、糖尿病和吸烟（三高一吸）。

3. 病理生理 · 依据心肌梗死范围，AMI 梗死灶分为 3 种类型：①透壁性心肌梗死；②非透壁性心肌梗死（心内膜下心肌梗死）；③灶性心肌梗死。STEMI 为透壁性心肌梗死。

▶ **诊断与鉴别诊断**

根据典型的临床表现、特征性心电图改变、血清心肌结构蛋白和酶水平等动态改变，三项中具备两项即可确诊。凡年老患者突然发生休克、严重心律失常、心力衰竭、上腹胀痛或呕吐等表现而原因未明者，或原有高血压突然血压降低且无原因可寻者，都应考虑心肌梗死的可能。

▶ **治疗**

治疗原则是保护和维持心脏功能，挽救濒死的心肌，防止梗死面积扩大，缩小心肌缺血范围，及时处理严重心律失常、泵衰竭和各种并发症，防止猝死，使患者不但能度过急性期，且康复后还能保持尽可能多的有功能的心肌。

1. 监护和一般治疗 · 监护与一般治疗同非 ST 段抬高型急性冠脉综合征。

2. 再灌注治疗 · 再灌注治疗包括溶栓治疗、PCI 和 CABG 治疗。

（1）溶栓治疗

1）溶栓治疗适应证及注意事项：①发病 12 h 以内，预期首次医疗接触（FMC）至 PCI 时间延迟超过 120 min，无溶栓禁忌证。②发病 12～24 h，仍有进行性缺血性胸痛和至少 2 个胸前导联或肢体导联 ST 段抬高＞0.1 mV，或血流动力学不稳定的患者，若无直接 PCI 条件，溶栓治疗是合理的。③对于计划进行直接 PCI 的，不推荐溶栓治疗。④非 ST 段抬高型心肌梗死（NSTEMI）（除正后壁心肌梗死或合并 aVR 导联 ST 段抬高）不应采取溶栓治疗。⑤STEMI 发病超过 12 h，症状已缓解或消失的患者不应给予溶栓治疗。

2）溶栓治疗绝对禁忌证：①既往脑出血史或不明原因的卒中；②已知脑血管结构异常；③颅内恶性肿瘤；④3 个月内缺血性卒中（不包括 4.5 h 内急性缺血性卒中）；⑤可疑主动脉夹层；⑥活动性出血或出血素质（不包括月经来潮）；⑦3 个月内严重头部闭合伤或面部创伤；⑧2 个月内颅内或脊柱内外科手术；⑨严重未控制的高血压[收缩压＞180 mmHg 和（或）舒张压＞110 mmHg，对紧急降压治疗无反应]。

3）溶栓治疗相对禁忌证：①年龄≥75 岁；②3 个月前有缺血性卒中；③创伤（3 周内）或持续＞10 min 的心肺复苏；④3 周内接受过大手术；⑤4 周内有内脏出血；⑥近期（2 周内）不能压迫止血部位的大血管穿刺；⑦妊娠；⑧不符合绝对禁忌证的其他已知颅内病变；⑨活动性消化性溃疡；⑩正在使用抗凝药物。

4）溶栓治疗步骤：①溶栓前检查血常规、血小板计数、凝血时间、活化部分凝血活酶时间（APTT）及血型，配血备用；②即刻口服阿司匹林 300 mg，以后每天 100 mg，长期服用；③进行溶栓治疗。

5）溶栓药物剂量和用法：①阿替普酶，全量 90 min 加速给药法，静脉推注 15 mg，随后按 0.75 mg/kg 在 30 min 内持续静脉滴注（最大剂量不超过 50 mg），继之以 0.5 mg/kg 于 60 min 内持续静脉滴注（最大剂量不超过 35 mg）；半量给药法，50 mg 溶于 50 ml 专用溶剂，首先静脉推注 8 mg，其余 42 mg 于 90 min 内滴完。②尿激酶，150 万 U 溶于 100 ml 生理盐水，30 min 内静脉滴入；溶栓结束后 12 h 皮下注射普通肝素 7 500 U 或低分子肝素，共 3～5 d。

6）溶栓治疗效果评估：血管再通的间接判定指标包括如下

几项。①60～90 min 内心电图抬高的 ST 段至少回落 50％。②心肌肌钙蛋白（cTn）峰值提前至发病 12 h 内，肌酸激酶同工酶（CK-MB）峰值提到到 14 h 内。③2 h 内胸痛症状明显缓解。④2～3 h 内出现再灌注心律失常，如加速性室性自主心律、房室传导阻滞（atrio-ventricular block，AVB）、束支阻滞突然改善或消失，或下壁心肌梗死患者出现一过性窦性心动过缓、窦房传导阻滞，伴或不伴低血压。上述 4 项中，心电图变化和心肌损伤标志物峰值前移最重要。

（2）PCI

1）直接 PCI 适应证与注意事项：①发病 12 h 内（包括正后壁心肌梗死）或伴有新出现左束支传导阻滞的患者；②伴心源性休克或心力衰竭时，即使发病超过 12 h 者；③发病 12～24 h 内具有临床和（或）心电图进行性缺血证据；④除心源性休克或梗死相关动脉 PCI 术后仍有持续性缺血外，应仅对梗死相关动脉病变行直接 PCI；⑤对于病史超过 24 h，无心肌缺血、血流动力学和心电稳定的患者不宜直接 PCI。

2）溶栓后 PCI：①溶栓后应尽早将患者转运到有 PCI 条件的医院，溶栓成功者于 3～24 h 进行冠状动脉造影和血运重建治疗；溶栓失败者尽早实施挽救性 PCI。②溶栓治疗后无心肌缺血症状或血流动力学稳定者不推荐紧急 PCI。③对 STEMI 合并心源性休克患者，不论发病时间及是否曾溶栓治疗，均应行紧急冠状动脉造影；药物治疗后血流动力学不能迅速稳定者应行主动脉内球囊反搏治疗。

（3）CABG：当 STEMI 患者出现持续或反复缺血、心源性休克、严重心力衰竭，而冠状动脉解剖特点不适合行 PCI 或出现心肌梗死机械性并发症需外科手术修复时可选择急诊 CABG。

3. 抗栓治疗

（1）抗血小板治疗：①阿司匹林，所有无禁忌证的 STEMI 患者均应立即口服水溶性阿司匹林或嚼服肠溶阿司匹林 300 mg，之后以 75～100 mg/d 长期维持。②二磷酸腺苷（ADP）受体拮抗剂，其作用机制为干扰 ADP 介导的血小板活化，氯吡格雷为前体药物，需肝脏细胞色素 P450 代谢形成活性代谢物，替格瑞洛和普拉格雷具有更强和快速抑制血小板的作用，且前者不受基因多态性的影响。③血小板糖蛋白（glycoprotein，GP）Ⅱb/Ⅲa 受体拮抗剂,在有效的抗血小板及抗凝双联治疗情况下,不推荐 STEMI 患者造影前常规应用 GPⅡb/Ⅲa 受体拮抗剂。

(2) 抗凝治疗:①直接 PCI 患者,应静脉推注普通肝素(剂量为 70～100 U/kg),维持活化凝血时间(activated clotting time, ACT)为 250～300 s;联合使用 GPⅡb/Ⅲa 受体拮抗剂时,静脉推注普通肝素(剂量为 50～70 U/kg),维持 ACT 为 200～250 s。②静脉溶栓患者,建议应至少接受 48 h 抗凝治疗(最多 8 d 或至血运重建)。③溶栓后 PCI 患者,可继续静脉应用普通肝素,根据 ACT 结果及是否使用 GPⅡb/Ⅲa 受体拮抗剂调整剂量。④发病 12 h 内未行再灌注治疗或发病>12 h 的患者,须尽快给予抗凝治疗,磺达肝癸钠有利于降低死亡和再梗死风险。

4. 抗心肌缺血药物治疗

(1) β受体阻滞剂

(2) 硝酸酯类:静脉滴注硝酸酯类药物有利于缓解缺血性胸痛、控制高血压或减轻肺水肿。

(3) 钙拮抗剂:不推荐 STEMI 患者使用短效二氢吡啶类钙通道阻滞剂。对无左心室收缩功能不全或 AVB 的患者,为缓解心肌缺血、控制心房颤动或心房扑动的快速心室率,当 β受体阻滞剂无效或禁忌使用(如支气管哮喘)时,可应用非二氢吡啶类钙通道阻滞剂。

(4) 肾素-血管紧张素系统(RAS)阻断剂:①ACEI 和血管紧张素Ⅱ受体拮抗剂(ARB),ACEI 主要通过影响心肌重构、减轻心室过度扩张而减少慢性心力衰竭的发生,从而降低死亡率;所有无禁忌证的 STEMI 患者均应给予 ACEI 长期治疗。②醛固酮受体拮抗剂,通常在 ACEI 治疗的基础上使用;对 STEMI 后 LVEF ≤0.40、有心功能不全或糖尿病、无明显肾功能不全[男性血肌酐 ≤ 221 μmol/L(2.5 mg/dl)、女性血肌酐 ≤ 177 μmol/L (2.0 mg/dl),血钾≤5.0 mmol/L]的患者,应给予醛固酮受体拮抗剂。

(5) 他汀类药物:他汀类药物除有调节脂代谢作用外,还具有抗炎、改善内皮功能、抑制血小板聚集的多效性。因此,所有无禁忌证的 STEMI 患者入院后应尽早开始他汀类药物治疗,且无需考虑胆固醇水平。

5. 及时识别右心室梗死·右心室梗死可导致低血压、休克,其处理原则不同于严重左心室功能障碍引起的心源性休克，因此及时识别右心室梗死颇为重要。

6. 并发症处理·主要包括以下并发症的治疗：①心力衰竭；②心源性休克；③心律失常；④机械性并发症：如左心室游离壁破裂、室间隔穿孔、乳头肌功能不全或断裂。

急性 ST 段抬高型心肌梗死诊治流程见图 2-6-1。

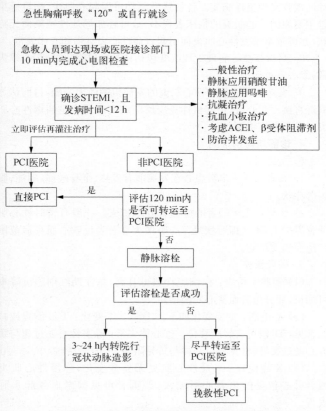

图 2-6-1　急性 ST 段抬高型心肌梗死诊治流程图

（刘　军）

七、病毒性心肌炎

▶ **概述**

1. 定义・心肌炎（myocarditis）是指多种病因引起的心肌局灶性或弥漫性炎性病变。各种感染原都可引起心肌炎,病毒感染是主要原因。心肌炎的临床表现不一,可轻如局灶性感染而无症状,亦可重至暴发性心肌炎而引起致命性心力衰竭和心律失常。

2. 病理生理・病理生理改变包括：①心功能减退;②心律失常;③心室重构。

3. 发病机制・病毒性心肌炎的发病机制尚未明确,目前认为病毒直接侵犯心脏,引起机体免疫反应或变态反应是病毒性心肌炎的主要发病机制。

▶ **诊断与鉴别诊断**

（一）诊断

1. 临床症状・多数患者在发病前有发热、全身酸痛、咽痛、腹泻等症状。

2. 体格检查・轻者心脏浊音界不扩大。一般有暂时性心脏浊音界扩大,不久即可恢复。心脏增大显著者反映心肌炎症范围广泛而病变严重。

3. 辅助检查

（1）实验室检查：白细胞计数可升高,急性期红细胞沉降率可加快,部分患者血清心肌酶增高。

（2）心电图：主要变化如下。①ST-T变化：T波倒置或减低常见,ST段可有轻度移位。②心律失常：除窦性心动过速与窦性心动过缓外,常见异位心律与传导阻滞。

（3）X线检查：局灶性心肌炎无异常变化;弥漫性心肌炎或合并心包炎的患者心影增大,严重者可见肺淤血或肺水肿表现。

（4）超声心动图：左心室扩张多不明显,可有收缩或舒张功能异常、节段性及区域性室壁运动异常、室壁厚度增加、心肌回声反射增强和不均匀、右心室扩张及运动异常表现。

（5）核磁共振显像：该检查安全可靠，能够进行心脏结构、功能、心肌灌注等一站式扫描以及准确地定量评价。

（6）核素检查：2/3患者可见到左心室射血分数减低。

（7）心内膜心肌活检及心肌组织学诊断：是公认的心肌炎诊断的"金标准"。

（8）病毒学检查：包括从咽拭子、粪便或心肌组织中分离出病毒，检测血清中特异性抗病毒抗体滴度，在心肌活检标本中用免疫荧光法找到特异性抗原或在电镜下发现病毒颗粒及用聚合酶链反应（PCR）从粪便、血清、心肌组织中检测病毒RNA。

（二）诊断依据

心肌炎诊断依据包括：出现胸闷、心悸等症状，有心脏增大、心律失常或心力衰竭表现，心电图上有ST-T改变与异位心律或传导障碍等反映心肌病变的表现。

（三）鉴别诊断

心肌炎主要需与风湿性心瓣膜病、急性心肌梗死、克山病等疾病鉴别。

▶ **治疗**

1. **一般治疗**·早期卧床休息，一般应卧床至患者症状消失、心电图恢复正常。应给予富含维生素、蛋白质的易消化饮食。

2. **免疫抑制治疗**·糖皮质激素可能通过抑制心肌炎症和水肿、消除变态反应的作用，改善严重心力衰竭，减轻或消除严重心律失常（如高度房室传导阻滞）。

3. **抗病毒治疗**·目前各种抗病毒药物的疗效均不理想，该类药物能否进入心肌细胞杀灭病毒尚不明确。抗病毒治疗仅用于暴发性心肌炎。

4. **控制心力衰竭**·病毒性心肌炎患者多存在心力衰竭，可按标准抗心力衰竭方案治疗。

5. **抗心律失常**·频发室性期前收缩、快速型心房颤动可考虑用胺碘酮。如出现二度Ⅱ型或三度房室传导阻滞可根据病情安置心脏临时起搏器。

6. 中医药治疗。

7. 营养心肌。

病毒性心肌炎诊治流程见图2-7-1。

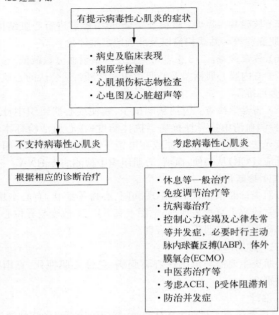

图 2-7-1　病毒性心肌炎诊治流程图

（刘　军）

八、感染性心内膜炎

► 概述

1. 定义・感染性心内膜炎（infective endocarditis，IE）指因细菌、真菌和其他微生物（如病毒、立克次体、衣原体、螺旋体等）直接感染而产生的心瓣膜或心室壁内膜的炎症。

2. 病理生理・感染栓子随循环血流播散到身体各处产生栓塞，以脑、脾、肾和肢体动脉为多，引起相应脏器的梗死或脓肿。

3. 发病机制・本病多见于器质性心脏病患者。血流动力学因素和机械因素等造成心内膜损伤，非细菌性血栓性心内膜炎，菌血症及细菌的数量、毒力、侵袭性和黏附于黏膜的能力等均与心内膜炎发病有关。血液中细菌可直接侵入心内膜，或黏附于内皮受损的心内膜，在心内膜局部生长、繁殖，病原体、心脏瓣膜表面内皮细胞、血小板、凝血因子及血浆蛋白等通过复杂的相互作用诱导瓣膜炎症反应和瓣膜损伤，导致感染性心内膜炎的发生。

▶ **诊断与鉴别诊断**

（一）诊断

1. 临床症状·感染性心内膜炎分为急性和亚急性两类。

（1）急性感染性心内膜炎：多发生于正常的心脏。病原菌通常是高毒力的细菌，如金黄色葡萄球菌或真菌。起病往往突然，伴高热、寒战，全身毒血症状明显。

（2）亚急性感染性心内膜炎：多数起病缓慢，有全身不适、疲倦、低热及体重减轻等非特异性症状。

2. 体格检查·发热最常见，热型以不规则热多见，也可为间歇热或弛张热，伴有畏寒和出汗。体格检查可闻及原有心脏疾病的杂音发生变化或原来正常的心脏出现杂音，多出现瓣膜关闭不全的反流性杂音。

3. 并发症·主要包括：①充血性心力衰竭；②心律失常；③栓塞；④菌性动脉瘤；⑤神经、精神相关并发症；⑥其他并发症，如金黄色葡萄球菌感染常见的心肌脓肿。

4. 辅助检查

（1）一般化验检查：红细胞计数下降，白细胞和中性粒细胞计数升高。

（2）血培养：75%～85%患者血培养阳性。血培养阳性是诊断本病的最直接证据。

（3）心电图检查：一般无特异性。在并发栓塞性心肌梗死、心包炎时可显示特异性改变。

（4）超声心动图检查：能探测到赘生物所在部位、大小、数目和形态，对血培养阴性的患者有诊断价值。经食管超声心动图检查显著优于经胸壁检查，检出率达90%。

（5）影像学检查：胸部X线检查仅对心力衰竭、肺梗死等并发症的诊断有帮助。

（6）心导管检查和心血管造影：对诊断原有的心脏病变、评估瓣膜功能、了解有无冠心病有帮助。但检查可能使赘生物脱落引起栓塞及加重心力衰竭，须慎重考虑、严格掌握适应证。

（7）血清免疫学检查：常显示免疫功能应激和炎症反应。

（二）诊断标准

感染性心内膜炎 Duke 诊断标准见表 2-8-1。

表 2-8-1　感染性心内膜炎 Duke 诊断标准

确定为感染性心内膜炎
1. 病理学标准
微生物：赘生物或栓塞性赘生物或心内脓肿进行培养，或组织学证实有细菌；或
病理改变：组织病理证实赘生物或心内脓肿有活动性心内膜炎改变
2. 临床标准：2 项主要诊断标准[a]，或 1 项主要诊断标准加 3 项次要诊断标准[b]，或 5 项次要诊断标准
可能为感染性心内膜炎
有心内膜炎表现，但不明确，且不能排除
排除感染性心内膜炎
心内膜炎的表现符合其他疾病的诊断，或抗菌药物治疗≤4 d 而"心内膜炎"症状完全消失者，或抗菌药物治疗≤4 d，手术或活检没有发现感染性心内膜炎证据

注：[a] 主要诊断标准：①2 次血培养阳性，而且病原菌完全一致，为典型的感染性心内膜炎致病菌；②超声心动图发现赘生物，或新的瓣膜关闭不全。[b] 次要诊断标准：①有基础心脏病或静脉滥用药物史；②发热，体温＞38 ℃；③血管征象，如栓塞、细菌性动脉瘤、颅内出血、结膜瘀点以及 Janeway 损害；④免疫反应，如肾小球肾炎、Osier 结节、Roth 斑以及类风湿因子阳性；⑤血培养阳性，但不符合主要诊断标准；⑥超声心动图发现符合感染性心内膜炎，但不符合主要诊断标准。

（三）鉴别诊断

以发热为主要表现而心脏体征轻微者需与伤寒、结核、上呼吸道感染、肿瘤、结缔组织疾病等鉴别。以神经或精神症状为主要表现者，尤其是老年人，应注意与脑动脉硬化所致脑血栓形成、脑出血及精神改变相鉴别。

▶ **治疗**

尽早治疗可以提高治愈率，但在抗菌药物治疗前应抽取足够的血培养。根据病情的轻重推迟抗菌药物治疗几小时乃至 1～2 d，并不影响本病的治愈率和预后。明确病原体，选用最有效的抗菌药物是治愈本病最根本的措施。

一般选择大剂量的青霉素类、链霉素、头孢菌素类等杀菌剂，并维持血中有效杀菌浓度，使其能穿透血小板纤维素的赘生物基质，杀灭深埋在赘生物中、被纤维蛋白和血栓等掩盖的细菌，达到根治瓣膜感染、减少复发危险的目的。抑菌剂和杀菌剂的联合应用有时可获得良好的疗效，疗效取决于致病菌对抗菌药物的敏感性。若血培养阳性,可根据药敏试验选择药物。

尽管抗菌药物治疗方案已使本病预后改观,但手术治疗去除感染组织、恢复瓣膜功能或置换瓣膜,可使病死率进一步下降,尤其是在伴有心力衰竭的患者中。

感染性心内膜炎诊治流程见图 2-8-1。

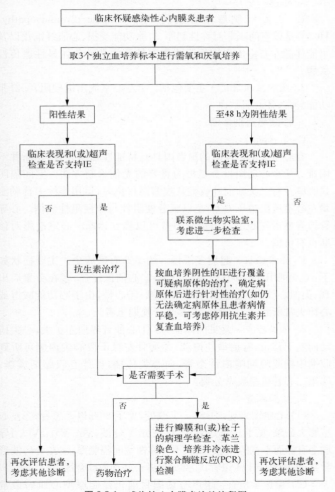

图 2-8-1 感染性心内膜炎诊治流程图

(刘 军)

九、肥厚型心肌病

▶ 概述

1. 定义 · 肥厚型心肌病（hypertrophic cardiomyopathy, HCM）是以室间隔非对称性肥厚、舒张功能受损、心肌纤维化以及可能伴随左心室流出道梗阻为主要特征的常染色体显性遗传性疾病。

2. 病理生理改变 · 主要包括：①左心室流出道梗阻；②舒张功能异常；③心肌缺血。

▶ 诊断与鉴别诊断

（一）诊断

有心室流出道梗阻的患者因具有特征性临床表现，诊断并不困难。超声心动图检查是极为重要的无创诊断方法。室间隔明显肥厚并有二尖瓣前叶或腱索收缩期移位时，运用连续多普勒测量左心室流出道压力差，足以区分梗阻性与非梗阻性病例。心导管检查显示左心室流出道压力差可以确立诊断。心室造影对诊断也有价值。

1. 临床症状 · 起病多缓慢。约 1/3 有家族史。主要症状如下：①呼吸困难，多在劳累后出现；②心前区疼痛，多在劳累后出现，类似心绞痛；③乏力、头晕与晕厥；④心悸，由于心功能减退或心律失常所致；⑤心力衰竭，多见于晚期患者。

2. 体格检查 · 常见的体征为：①心浊音界向左扩大，心尖搏动向左下移位，有抬举性搏动；②胸骨左缘下段心尖内侧可听到收缩中期或晚期喷射性杂音，向心尖传播，可伴有收缩期震颤；③第二心音可呈反常分裂。

3. 辅助检查

（1）心电图表现：①ST - T 改变，见于 80% 以上患者；②左心室肥大征象，见于 60% 患者；③存在异常 Q 波，V6、V5、aVL、Ⅰ导联上有深而不宽的 Q 波，反映不对称性室间隔肥厚；④左心房波形异常，可能见于 1/4 患者；⑤部分患者合并预激综合征。

（2）影像学检查：超声心动图目前仍是肥厚型心肌病最常

用、可靠和经济的诊断方法。X线胸片可能发现左心室增大。放射性核素心血管造影可显示室间隔增厚,左心室腔缩小。心导管检查示左心室舒张末压增高,有左心室流出道梗阻者在心室腔与流出道之间有收缩期压力阶差。

(3) 基因诊断:准确性达99.9%,敏感性为50%~70%,是肥厚型心肌病诊断的金标准。

(二) 鉴别诊断

本病需与高血压性心脏病、室间隔缺损、主动脉瓣狭窄、风湿性心脏病(二尖瓣关闭不全)和冠心病等相鉴别。

▶ 治疗

肥厚型心肌病治疗目的是缓解症状,改善心功能,防止并发症。

1. 药物治疗·肥厚型心肌病目前尚无理想的治疗措施,药物治疗为首选。

(1) β受体阻滞剂:使心肌收缩减弱,减轻流出道梗阻,减少心肌氧耗,增加舒张期的心室扩张,且能减慢心率,增加心搏出量。窦性心动过缓或严重传导阻滞的患者应慎用。

(2) 钙离子拮抗剂:既有负性肌力作用以减弱心肌收缩,又能改善心肌顺应性而有利于心肌舒张。血压过低、窦房结功能障碍或房室传导障碍者慎用。

(3) 抗心律失常药:用于控制快速室性心律失常与心房颤动。

(4) 控制心力衰竭:对晚期已有心室收缩功能损害而出现充血性心力衰竭者,其治疗与其他原因所致的心力衰竭相同。对发生了收缩功能不全、射血分数(EF)≤50%的非梗阻性肥厚型心肌病患者,应同其他类型心力衰竭伴EF降低的成人患者一样,根据循证证据水平来治疗。

2. 非药物治疗

(1) 手术治疗:手术治疗的指征如下。①左心室流出道压力差(休息或激发)≥50 mmHg;②室间隔厚度>18 mm;③无症状患者,当休息时压力差在75~100 mmHg以上时,才考虑手术。

(2) 介入治疗:经皮穿刺腔内室间隔心肌消融术是通过导管注入无水乙醇,闭塞冠状动脉的间隔支,造成其支配的肥厚的室间隔部位心肌缺血、坏死、变薄、收缩力下降,使心室流出道梗阻消失或减轻。

(3) 植入起搏器:近年来应用双腔永久起搏器行右心房顺序

起搏,以缓解梗阻型患者的症状,取得了一定疗效。

肥厚型心肌病诊治流程见图 2-9-1。

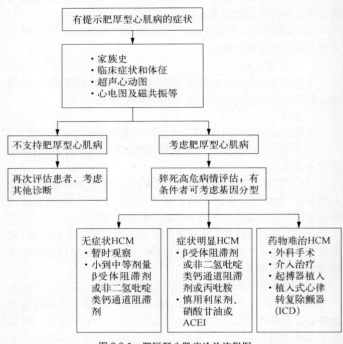

图 2-9-1　肥厚型心肌病诊治流程图

（刘　军）

十、扩张型心肌病

▶ **概述**

1. 定义·扩张型心肌病(dilated cardiomyopathy, DCM)是一种原因未明的原发性心肌疾病。本病的特征为左或右或双侧心室扩大,并伴有心室收缩功能减退,伴或不伴充血性心力衰竭。

室性或房性心律失常多见。病情呈进行性加重,死亡可发生于疾病的任何阶段。

2. 病因 · 扩张型心肌病的病因主要包括:①病毒感染(肠道病毒、巨细胞病毒);②基因及自身免疫原因,家族性原因至少占40%～60%;③细胞免疫,抑制性 T 淋巴细胞数量及功能减低;④冠状动脉微循环栓塞引起的心肌缺血;⑤酒精中毒及原虫感染;⑥某些代谢过程的障碍。

3. 病理生理 · 主要有:①非特异性心肌细胞肥大、变性,混合有不同程度的纤维化病变;②心腔扩张为主,心室扩张、室壁变薄,纤维瘢痕形成;③心腔内有附壁血栓;④室壁运动减弱,二尖瓣、三尖瓣反流;⑤体循环、肺循环淤血;⑥慢性心力衰竭(左心衰竭、右心衰竭)。

▶ **诊断与鉴别诊断**

(一)诊断

1. 病史

(1)起病多缓慢,有时可达 10 年以上。

(2)气短最为常见,呈进行性加重,可有夜间阵发性呼吸困难。

(3)乏力,活动耐力下降。

(4)食欲下降,腹胀,水肿。

(5)偶有栓塞或猝死。

2. 体格检查

(1)心率加快,心尖搏动向左下移位,可有抬举性搏动,心浊音界向左扩大,常可闻及第三或第四心音,心率快时呈奔马律。

(2)心腔扩大,可有相对性二尖瓣或三尖瓣关闭不全所致的收缩期吹风样杂音,此种杂音在心功能改善后减轻。

(3)晚期病例有血压降低,脉压减小,出现心力衰竭时舒张压可轻度升高。交替脉提示左心衰竭,脉搏常较弱。

(4)心力衰竭时两肺可有啰音。右心衰竭时肝脏肿大,水肿常从下肢开始出现。

(5)晚期可有胸腔、腹腔积液及心律失常;高度房室传导阻滞、心室颤动、窦房阻滞可导致阿-斯综合征,成为致死原因之一。

(6)除上述体格检查表现外,尚可有脑、肾、肺等处的栓塞表现。

3. 辅助检查

(1) X线检查：心脏扩大为突出表现,心胸比>0.5,另有肺淤血表现。

(2) 心电图：可见各种心律失常。心电图表现主要包括：①不同程度的房室传导阻滞,右束支传导阻滞常见；②广泛ST-T改变,左心室高电压,左心房肥大；③由于心肌纤维化,可出现病理性Q波；④各导联低电压。

(3) 超声心动图：可见心腔扩大,室壁运动普遍减弱,二尖瓣、三尖瓣反流。

(4) 放射性核素检查：放射性核素心肌灌注显影主要表现有心腔扩大(尤其双侧心室扩大),心肌显影呈弥漫性稀疏。

(5) 心内膜心肌活检：近年来国内外开展了心内膜心肌活检,诊断本病的敏感性较高,但特异性较低。该检查有助于诊断心肌炎。

(6) 冠状动脉CT血管造影(CTA)：可用于排除缺血性心肌病。

(7) 血液和血清学检查：脑钠肽(BNP)或氨基末端脑钠肽(NT-proBNP)有助于鉴别呼吸困难的原因。

(8) 冠状动脉造影和心导管检查：有助于排除冠心病。

(二) 鉴别诊断

本病主要需与病因明确的器质性心脏病鉴别,包括：①心脏瓣膜病；②高血压性心脏病；③冠心病；④先天性心脏病。

▶ 治疗

1. 治疗原则

(1) 保持正常休息,必要时使用镇静剂,心力衰竭时低盐饮食。

(2) 防治心律失常和心功能不全。

(3) 有栓塞病史者应抗凝治疗。

(4) 有大量胸腔积液者应胸腔穿刺抽液。

(5) 病情严重者可考虑人工心脏辅助装置或心脏移植,可行心脏再同步化治疗(CRT)。

(6) 对症支持治疗。

2. 心力衰竭治疗

(1) 必须强调休息及避免劳累。

（2）有心力衰竭者可采用以下药物治疗：①ACEI/ARB；②β受体阻滞剂；③强心剂；④利尿剂；⑤血管扩张剂，如二硝酸异山梨酯；⑥盐皮质激素受体拮抗剂。

（3）有心律失常，尤其有症状者需用抗心律失常药或电生理学方法治疗，对快速室性心律与高度房室传导阻滞而有猝死危险者应积极治疗。

（4）为预防栓塞性并发症，可口服抗凝药或抗血小板聚集药。

3. 特殊治疗 · 扩张型心肌病的心脏移植治疗可延长患者生命。

扩张型心肌病诊治流程见图 2-10-1。

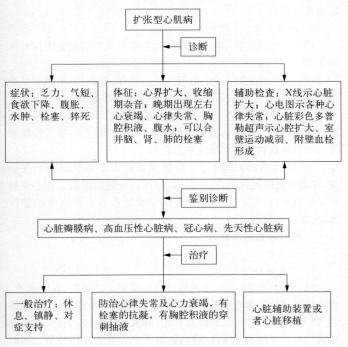

图 2-10-1　扩张型心肌病诊治流程图

（刘　军）

十一、风湿性心瓣膜病

▶ 概述

1. 定义·风湿性心瓣膜病（rheumatic valvular heart disease）亦称慢性风湿性心脏病，是指急性风湿性心肌炎后遗留的以心脏瓣膜病变为主的一种心脏病。

2. 病因·风湿性心瓣膜病患者一般先有风湿热病史，如风湿性咽喉炎、风湿性关节炎、风湿性心肌炎等，其致病微生物是 A 型溶血性链球菌。

3. 病理生理

（1）二尖瓣狭窄：为慢性风湿性心瓣膜病瓣膜损害中最常见的病变。

（2）二尖瓣关闭不全：由于二尖瓣瓣叶、腱索、乳头肌等纤维变性而缩短、粘连和变形，导致瓣膜不能很好地关闭。

（3）主动脉瓣狭窄：正常成人主动脉瓣口面积≥3.0 cm²，当瓣口面积≤1.0 cm² 时，左心室收缩压明显升高，左心室代偿性肥厚。心肌缺血和纤维化导致左心衰竭。

（4）主动脉瓣关闭不全：舒张期血液由主动脉反流至左心室，左心室舒张压升高，左心房压力升高，导致肺淤血。左心室舒张末压力升高，左心室扩张。失代偿晚期患者心室收缩功能降低，发生左心衰竭。

▶ 诊断与鉴别诊断

（一）诊断

1. 二尖瓣狭窄

（1）临床表现：①呼吸困难、咳嗽、咯血。②声嘶、吞咽困难、食欲减退、腹胀、恶心及呕吐。③严重二尖瓣狭窄体征，二尖瓣面容、剑突下抬举性搏动、颈静脉怒张、肝大及双下肢水肿。④心尖部第一心音亢进和开瓣音，肺动脉瓣第二心音亢进伴分裂。⑤心尖部舒张中晚期隆隆样杂音，部位局限，不传导，常可触及震颤，三尖瓣区全收缩期吹风样杂音，此外，还可闻及 Graham Steel 杂音。

（2）辅助检查：①X线检查，见肺静脉压升高，可见 Kerley-B 线；心影增大，梨形心；肺动脉干突出，主动脉结缩小和含铁血黄素沉着。②心电图，示左心房增大，电轴右偏，右心室肥厚的表现。③超声心动图，M型超声提示二尖瓣"城墙样"改变，左心房附壁血栓形成。

2. 二尖瓣关闭不全

（1）临床表现：①急性二尖瓣关闭不全，可有突发呼吸困难，严重者有急性左心衰竭、心源性休克表现；体格检查可有心尖抬举性搏动，心尖部有收缩期杂音，且常可闻及第四心音。②慢性二尖瓣关闭不全，可有疲乏无力，不同程度的呼吸困难。体格检查可有心尖抬举性搏动，心尖部闻及全收缩期吹风样杂音，强度≥3/6级，可伴有收缩期震颤，第一心音减弱，第二心音分裂增宽，心尖部可闻及第三心音。

（2）辅助检查：①X线检查，见肺淤血征象，左心房左心室增大，二尖瓣环钙化。②心电图，示不典型 ST－T 改变，左心房增大，心房颤动常见。③超声心动图，于二尖瓣心房侧和左心房内探及收缩期反流束，并可对反流进行定量诊断（表 2-11-1）。

表 2-11-1　超声心动图对二尖瓣反流量的定量诊断

反流程度	射流面积（cm²）	每次搏动的反流量（ml）	反流分数（%）
轻度	<4	<30	<30
中度	4～8	30～59	30～49
重度	≥8	≥60	≥50

3. 主动脉瓣狭窄

（1）临床表现：①症状出现较晚。②呼吸困难、心绞痛、晕厥是典型主动脉瓣狭窄三联征。③第二心音主动脉瓣成分减弱，第二心音逆分裂，有第四心音。④收缩期喷射性杂音，为吹风样、粗糙、递增-递减型，在胸骨右缘第二肋间最响，并向颈动脉及胸骨左下缘传导，常伴有震颤。

（2）辅助检查：①X线检查，心影一般正常，左心房轻度增大，升主动脉根部轻度狭窄后扩张，主动脉瓣钙化。②心电图，示左心室肥厚伴 ST－T 改变和左心房增大。③超声心动图，轻度主动脉瓣狭窄时,瓣口面积>1.5 cm²;中度主动脉瓣狭窄时,瓣口面积 1.0~1.5 cm²;重度主动脉瓣狭窄时,瓣口面积<1.0 cm²。

4. 主动脉瓣关闭不全

(1) 临床表现:①急性者出现急性左心衰竭和低血压表现;听诊第一心音减低,第三心音常见;主动脉瓣舒张期杂音较慢性者短和低。②慢性者可多年无症状。最先出现心悸、心前区不适以及头部强烈搏动感等心排血量增多的症状;晚期出现左心室衰竭,常有体位性头晕,但晕厥罕见。慢性患者脉压差增大,周围血管征常见,包括伴随心脏搏动的点头征(DeMusset 征)、颈动脉和桡动脉扪及水冲脉、股动脉枪击音(Traube 征)以及毛细血管搏动征。心尖搏动向左下移位,可有抬举性搏动。第一心音减弱,心底部可闻及收缩期喷射音,心尖部常有第三心音,主动脉瓣第二听诊区可闻及舒张期杂音;重度反流者,常在心尖部闻及舒张中晚期隆隆样杂音。

(2) 辅助检查:①X线检查,急性者有肺淤血或肺水肿征象,慢性者左心室增大,呈靴型心。②心电图,急性者常见窦性心动过速和非特异性 ST - T 改变;慢性者有左心室肥厚劳损。③超声心动图,M 型超声显示舒张期二尖瓣前叶或室间隔纤细扑动,彩色多普勒显示主动脉瓣心室侧可探及全舒张期反流束,并可判断狭窄轻重程度。

(二) 鉴别诊断

1. 二尖瓣狭窄·与下列疾病鉴别:①经二尖瓣口的血流增加;②主动脉瓣关闭不全时 Austin-Flint 杂音;③左心房黏液瘤。

2. 二尖瓣关闭不全·与下列疾病鉴别:①三尖瓣关闭不全;②室间隔缺损;③主动脉狭窄;④梗阻性肥厚型心肌病。

3. 主动脉瓣狭窄·与下列疾病鉴别:①梗阻性肥厚型心肌病;②先天性主动脉瓣上狭窄;③先天性主动脉瓣下狭窄。

4. 主动脉瓣关闭不全·与 Graham Steel 杂音鉴别。

▶ 治疗

风湿性心瓣膜病的治疗主要包括以下方面。

(1) 预防感染性心内膜炎。

(2) 无症状者 2 年复查一次,包括超声心动图定量测定;中、重度患者 6~12 个月复查一次。

(3) 出现心律失常、心力衰竭等时,对症治疗。

（4）手术治疗包括人工瓣膜置换术、经皮球囊二尖瓣成形术、二尖瓣分离术、经皮球囊主动脉瓣成形术、瓣膜修补术、经皮主动脉瓣置换术。

风湿性心瓣膜病诊治流程见图 2-11-1。

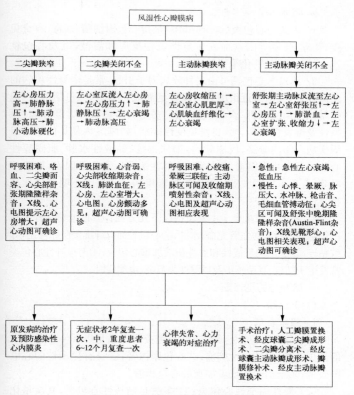

图 2-11-1　风湿性心瓣膜病诊治流程图

（郭　焱）

十二、心包炎

▶ **概述**

1. 定义·心包炎(pericarditis)是指心包因细菌、病毒、自身免疫、物理、化学等因素而发生急性炎性反应和渗液,以及心包粘连、增厚、缩窄、钙化等慢性病变。

2. 病因·心包炎可由多种致病因子引起,常是全身性疾病的组成部分,或由邻近组织的炎症蔓延而成。①感染,包括细菌(包括结核杆菌)、病毒、真菌、寄生虫、立克次体感染等。②肿瘤,原发性及继发性肿瘤。③自身免疫性疾病,如风湿热及其他结缔组织疾病。④内分泌、代谢障碍,如尿毒症、黏液性水肿、胆固醇性心包炎。⑤物理因素,如外伤、放射性治疗。⑥化学因素,如肼苯哒嗪、普鲁卡因酰胺等。⑦邻近器官疾病。⑧病因不明的急性非特异性心包炎。

3. 病理生理改变·主要包括以下几方面:①心包炎时有多核白细胞渗出及心包血管充血、水肿;②心包表面有纤维蛋白原渗出,导致粘连;③渗出的浆液性和血性积液加重心包炎;④肉芽肿性心包炎常发生于结核、真菌感染及风湿性关节炎、肉瘤病时。

▶ **诊断与鉴别诊断**

(一)诊断

1. 临床表现

(1)急性心包炎:诊断急性心包炎需要满足以下 4 个条件中的至少 2 条,①特征性胸痛;②心包摩擦音;③具有提示性的心电图改变;④新出现的或者加重的心包积液。

(2)慢性缩窄性心包炎:①多数是结核性心包炎,其次是化脓性心包炎。②急性心包炎后经过 2～8 个月可有明显心包缩窄征象;1 年内出现的为急性缩窄性心包炎,1 年后出现的为慢性缩窄性心包炎。③主要表现有呼吸困难、心尖搏动减弱或消失、颈静脉怒张、肝大、大量腹水、下肢水肿和奇脉等。

2. 辅助检查

(1)实验室检查:①心肌酶及肌钙蛋白升高;②红细胞沉降

率(ESR)升高;③C 反应蛋白(CRP)、白细胞计数升高;④结核菌素试验、风湿反应及抗核抗体(ANA)、HIV 抗体检测可能有帮助;⑤很少能检测到病毒。

(2) 胸部 X 线检查:积液量超过 300 ml 时心影向两侧增大,心膈角变成锐角;积液量超过 1 000 ml 时心影呈烧瓶状,并随体位而变化;心脏搏动减弱或消失。

(3) 心电图:干性心包炎时,各导联(aVR 除外)ST 段抬高,数日后回落至等电位线上,T 波平坦或倒置。心包有渗液时 QRS 波群呈低电压。

(4) 超声心动图:显示心包腔内有液性暗区,可显示积液厚度、室间隔位置、突然中断的心室舒张等。

(5) CT 和 MRI:可见心包膜肿胀,厚度>2 mm(75%>4 mm)

(二) 鉴别诊断

本病鉴别诊断包括:①急性心肌梗死(AMI);②包裹在心包里的主动脉夹层动脉瘤;③肺炎或肺栓塞;④气胸;⑤食管穿孔。

► 治疗

治疗原则为:治疗原发病,改善症状,解除循环障碍。

1. 一般治疗 · ①急性期应卧床休息;②呼吸困难者取半卧位、吸氧;③胸痛明显者可给予镇痛剂,必要时可使用可待因或哌替啶;④加强支持疗法。

2. 病因治疗 · ①结核性心包炎给予抗结核治疗;②风湿性心包炎应加强抗风湿治疗;③非特异性心包炎一般给予对症治疗,症状较重者可考虑给予皮质激素治疗;④化脓性心包炎除选用敏感抗菌药物治疗外,在治疗过程中应引流通畅,必要时向心包腔内注入抗菌药物或行心包切开引流术;⑤尿毒症性心包炎应加强透析疗法或腹膜透析改善尿毒症,同时可服用吲哚美辛;⑥放射损伤性心包炎可口服泼尼松,停药前应逐渐减量,以防复发。

3. 非甾体类解热镇痛药 · ①布洛芬 300~800 mg,每 6~8 h 1 次(必要时);②阿司匹林 500~1 000 mg,每 6~8 h 1 次;③秋水仙碱首剂 1~2 mg,维持剂量 0.5~1 mg/d,可有效减少积液再生;④吲哚美辛 25~50 mg,每 6~8 h 1 次,其他感染时可用;⑤泼尼松[1.5 mg/(kg·d)]可加重结核等导致的感染性心包炎,应慎用。

4. 解除心脏压塞 · ①大量渗液或有心脏压塞者,施行心包穿刺引流术;②亚急性发作合并血流动力学不稳定者,施行心包穿刺引流术;③再次发作心包积液并有严重疼痛者,施行心包穿刺引流术;④再发的心脏压塞可行心包切除术。

心包炎诊治流程见图 2-12-1。

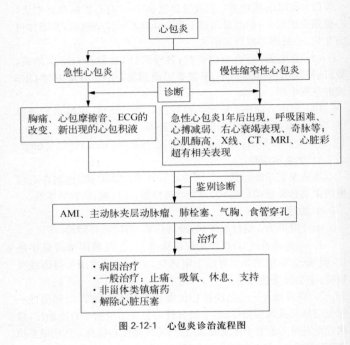

图 2-12-1　心包炎诊治流程图

(郭　焱)

十三、心包积液

▶ 概述

1. 定义·心包积液(hydropericardium)是渗出性心包炎及其他非炎症性心包病变(如创伤)引起的心包慢性或急性液体积聚。当心包积液持续数月以上时,便构成慢性心包积液。

2. 常见病因·心包积液的常见病因分为感染性和非感染性

两大类。①感染性心包积液,包括结核、病毒、细菌、原虫(阿米巴)等感染引起的心包积液。②非感染性心包积液,包括肿瘤、风湿病、心脏损伤或大血管破裂、内分泌代谢性疾病、放射损伤、心肌梗死等引起的积液。

3. 病理生理·心包腔是指壁层心包与心脏表面的脏层心包之间的空隙。正常心包腔内有少量(30～50 ml)淡黄色液体以润滑心脏表面。少量积液不影响血流动力学。外伤性心脏破裂或心包内血管损伤造成心包腔内血液积存称为血心包,急性心包积血量达 150 ml 即可限制血液回流心脏和心脏跳动。

▶ **诊断与鉴别诊断**

临床多通过常规 X 线胸片检查发现心影增大,再经超声心动图和全身系统检查以及病因学检查等诊断本病。

1. 病史及症状·包括:①结核或风湿疾病等病史;②低蛋白血症;③感染性心包炎;④肿瘤,尤其是纵隔肿瘤;⑤应用抗凝剂;⑥侵入性操作,包括治疗或监测;⑦常有发热;⑧邻近组织或器官受压,出现气急、干咳及声音嘶哑、吞咽困难等症状;⑨可有心前区或上腹部闷胀、乏力、烦躁等。

2. 体格检查·①体征视积液多少而不同;心尖搏动减弱或消失,心浊音界向两侧扩大,心率快,心音弱而遥远。②大量积液时,左肩胛下叩诊呈浊音,触觉语颤增强,可闻及管状呼吸音(Ewart 征),脉弱,有奇脉,收缩压下降,脉压小。③亚急性或慢性心包炎可出现颈静脉怒张,肝-颈静脉回流征阳性,肝大,皮下水肿和腹水等。

3. 辅助检查

(1) X 线检查:心影向两侧普遍扩大(积液量 300 ml 以上时),积液>1 000 ml 时心影呈烧瓶状,上腔静脉影增宽。

(2) 心电图:常有 QRS 低电压、心动过速,大量积液者可见电交替。

(3) 超声心动图:M 型超声在心前壁之前和心后壁之后均见有液性暗区。舒张期心包膜和心外膜之间最大液性暗区≤10 mm时,为少量积液;如在 10～19 mm 则为中等量积液;如超过20 mm,则为大量积液。

(4) 心包穿刺:可证实心包积液的存在、解除心脏压塞症状,并可留取部分积液进行相关病因的实验室检查。

▶ **治疗**

1. 内科治疗

（1）药物治疗：激素、抗炎药、抗结核药以及其他病因治疗。

（2）心包穿刺：可减轻症状，并可抽取心包内液进行分析，以帮助诊断和治疗。

2. 外科治疗·目的在于解除已有的或可能发生的心脏压塞，清除心包积液，减少心包积液复发可能，防止晚期心包缩窄。

本病在诊断明确、药物治疗无效的情况下可行心包引流及心包切除，包括：①经剑突下心包引流；②经胸心包部分或完全切除、胸腔引流；③胸腔镜（VATS）下心包切除、胸腔引流，可在较大的范围切除心包，损伤很小，引流满意。

（郭　燚）

十四、心脏压塞

▶ **概述**

1. 定义·心脏压塞（cardiac tamponade）是由心包腔液体大量或短时间快速积累造成的临床综合征，其特征为：心腔内压力升高，心室充盈下降，心排血量及血压下降，循环衰竭，甚至出现心搏骤停。

2. 常见危险因素·主要包括：①大量心包积液；②近期抗凝剂治疗；③并发恶性肿瘤，特别是肺、胸腔淋巴瘤和白血病；④胸腔内或胸腔外创伤或操作；⑤免疫抑制状态、HIV感染。

3. 病因·绝大多数急性心脏压塞是由穿通伤所引起，少部分由胸部钝挫伤引起。

（1）急性心脏压塞：①胸部创伤，经常导致心包积血；②心肌梗死后心脏破裂；③升主动脉夹层动脉瘤；④近期行抗凝治疗；⑤经皮冠状动脉成形术或自发冠状动脉破裂；⑥近期行冠状动脉搭桥术；⑦侵入性操作，如中心静脉导管或心脏监测导管的置入。

（2）亚急性心脏压塞：①特发性心包炎；②AMI时应用溶栓

药;③病毒、细菌等感染,真菌少见;④甲状腺功能减退;⑤结缔组织病,如系统性红斑狼疮、类风湿关节炎等;⑥肾病终末期或尿毒症期。

4. 常见并发症·①梗阻性休克;②精神状态改变或意识丧失,为颅内低灌注的表现。

▶ 诊断与鉴别诊断

(一)诊断

1. 症状·①主诉:呼吸窘迫、呼吸困难;②胸痛、恶心及上腹痛(肝充血);③急性心脏压塞者,近期有手术、创伤或侵入性操作;④慢性心脏压塞者,有慢性疾病导致心包积液渗出的描述。

2. 体格检查·①通常存在三重表现:低血压、静脉压升高、颈静脉怒张;②心音遥远,心动过速、奇脉(吸气时收缩压下降>10 mmHg)、休克表现或电机械分离(又称无脉电活动)表现;③呼吸急促、Ewart 征(大量心包积液时,左肩胛下叩诊呈浊音,触觉语颤增强,可闻及管状呼吸音);④下垂部位水肿。

3. 心电图·①窦性心动过速;②QRS 低电压;③电活动交替;④弥漫的 ST 段弓背向下抬高,T 波倒置。

4. 实验室检查·①心肌酶升高;②ESR、CRP 升高;③白细胞增多,结核、风湿病、HIV 感染者相应血清学指标升高;④病毒抗体阳性。

5. 影像学检查

(1) X 线检查:心脏轮廓增大提示心包腔积液>200 ml;积液>1 000 ml 时心影呈烧瓶状。

(2) 超声心动图:①心包大量液性暗区,引起压塞;②心脏在渗出液中摇摆;③吸气时二尖瓣流出速率下降超过 25%、三尖瓣流出速率下降超过 40%;④右心室舒张受限是提示心脏压塞的强信号。

(3) CT 和 MRI:①能够显示引起心脏压塞的原因以及周围血管的结构;②MRI 在急性心脏压塞中作用有限。

(二)鉴别诊断

心脏压塞的鉴别诊断主要包括:①心肌梗死后心肌或乳头肌破裂;②走行于心包的主动脉段夹层;③肺栓塞;④气胸。

▶ 治疗

1. 内科治疗·药物仅能减慢积液速度,决定性治疗为引流以减少积液。

2. 外科治疗·①急诊在超声或X线引导下穿刺引流；②如果是穿通伤引起心脏压塞,需要立即行胸廓造口术,进行监测和修复；③充分监护,Swan-Ganz导管可以准确评估血流动力学；④气管插管术应谨慎进行,正压通气可增加静脉回流阻力,从而加重低血压；⑤外科治疗的并发症包括心肌穿刺损伤、气胸、心外膜刺激引起的心律失常等。

（郭　焱）

十五、静脉空气栓塞

▶ **概述**

1. 定义·静脉空气栓塞(venous air embolism,VAE)是指气体通过静脉器械、手术或二氧化碳充气(如腹腔镜手术、创伤或压力)进入静脉系统并形成栓塞,50 ml以内的气体量可导致低血压及心律失常,气体量超过300 ml可致命。

2. 病因·①存在空气和血管系统的直接接触；②存在压力差,利于空气进入循环系统(而非血管出血)；③常见相关情况包括静脉操作病史(置入或拔除)、近期手术或创伤。

3. 病理生理·静脉空气栓塞的致病性和致死性与空气进入的体积和速度直接相关。

▶ **诊断与鉴别诊断**

（一）诊断

1. 症状·在术中、术后、内镜操作、中心静脉置管、穿刺、拔管、静脉造影剂注射、家庭输液治疗或机械通气过程中,患者突发以下症状：①呼吸困难(发生率100%)；②濒死感,嗜睡；③胸骨后疼痛；④"吸入"声,气体进入肺循环时可表现为深吸气或咳嗽。

2. 体格检查

（1）神经系统：意识状态改变,神经局灶体征,脑梗死导致偏身瘫痪或感觉异常,癫痫发作。

(2) 呼吸系统：呼吸急促，喘鸣，啰音，呼吸衰竭。

(3) 心血管系统：低血压，心动过速，磨坊车轮样杂音（右心室内气泡移动导致的整个心动周期内的搅动样杂音）；右心衰竭体征，休克。

(4) 皮肤：捻发感，网状青斑（乳内动脉空气栓塞）。

(5) 眼：视网膜动脉气泡。

3. 辅助检查·若其他临床状况也有类似静脉空气栓塞表现，为确定空气栓塞及排除其他疾病，需要进一步完善检查。

(1) 心电图：①窦性心动过速；②右心功能不全（P 波高尖）；③非特异性 ST 段及 T 波改变，Q 波、ST 段抬高提示冠状动脉空气栓塞。

(2) 血细胞计数：血小板数量减少。

(3) 血气分析：低氧血症、高碳酸血症及代谢性酸中毒。

(4) X 线检查：①正常（最常见）；②肺（泡）水肿；③其他少见发现，如肺动脉内气体、局部血量减少（特别是上叶的 Westermark 征）、肺不张、心内气体、肝循环内气体、肺动脉增宽。

(5) 呼气末 CO_2（$ETCO_2$）监测：$ETCO_2$ 下降 2 mmHg 可提示 VAE，但并不特异。

(6) 经胸心脏超声：检测右心房或右心室的气泡、急性右心室扩张和肺动脉高压，检查卵圆孔未闭（PFO）。

(7) 经食管心脏超声：是 VAE 最敏感的检查手段，可检测出小到 0.02 ml/kg 的气泡。

(8) CT：可检出中心静脉系统（特别是腋静脉及锁骨下静脉）、右心室或肺动脉的空气栓塞，CT 表现为大的缺损时特异性最佳。

(9) 肺动脉导管（如果存在）：肺动脉压升高为非特异性表现，敏感性 45%。

(10) V/Q 检查：和肺动脉血栓栓塞表现类似，但空气栓塞缓解更快（通常在 24 h 以内）。

(11) 呼气末氮气：随着 VAE 升高，但尚未广泛应用；诊断 VAE 特异性高，敏感性低于呼气末 CO_2 监测。

（二）鉴别诊断

本病需与急性呼吸衰竭、呼吸骤停、心源性肺水肿、非心源性肺水肿（ARDS）、急性肺动脉高压、急性冠脉综合征、心搏骤停、脑血管意外、癫痫等鉴别。

▶ **治疗**

1. **药物治疗** · ①静脉注射去甲肾上腺素,难治性休克时剂量可达 200 μg/min;②静脉注射多巴胺;③静脉注射去氧肾上腺素(0.1～0.5 mg),难治性休克时剂量为 100～180 μg/min;④静脉注射血管升压素 0.01～0.04 U/min;⑤其他药物,如糖皮质激素、肝素或利多卡因。

2. **其他治疗**

(1) 整体评估:如患者病情稳定且设施完备,可考虑立即转移至高压氧舱。潜在好处包括:①压缩存在的气泡;②产生高弥散压力,加速气泡消散;③改善缺血组织的氧合,降低颅内压。

(2) 手术/其他操作:可放置中心静脉导管或肺动脉导管以尝试吸出空气。①多腔导管或 Swan-Ganz 导管对吸出气体无效,成功率为 6%～16%;②据报道,清除气体成功率最高(30%～60%)的为 Bunegin-Albin 多孔导管。

静脉空气栓塞诊治流程见图 2-15-1。

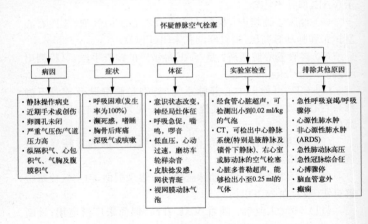

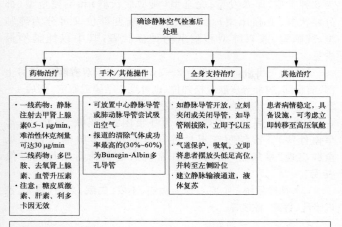

图 2-15-1　静脉空气栓塞诊治流程图

（郭　强）

十六、脂肪栓塞

▶ 概述

1. 定义·脂肪栓塞（fat embolism，FE）是骨折（特别是骨盆或长骨骨折）、骨折手术或软组织损伤的严重并发症，表现为机体损伤后 24～48 h 出现呼吸困难、意识障碍和瘀点。

2. 病因及发病机制·脂肪栓塞是由于脂肪栓子进入血流后阻塞小血管（尤其是肺内毛细血管），使其发生一系列病理改变和临床表现。其发病机制主要有两种学说：①机械学说（血管外源说）；②生化学说（血管内源说）。

▶ 诊断与鉴别诊断

1. 临床表现·脂肪栓塞临床表现差异很大，Sevitt 将其分为 3 种类型,即暴发型、完全型(典型症状群)和不完全型(部分症状群,亚临床型)。不完全型按病变部位又可分为纯肺型、纯脑型、兼有肺型和脑型两种症状者,其中以纯脑型最少见。

(1) 皮下出血:可在伤后 2~3 d 出现,见于双肩前部、锁骨上部、前胸部、腹部等皮肤疏松部位,也可见于结膜或眼底,伤后 1~2 d 成批出现,迅速消失,可反复发生。

(2) 呼吸系统:主要症状为呼吸困难、咳嗽、咳痰(经常呈血性痰)。湿性啰音不是特有体征。典型肺部 X 线可见全肺出现"暴风雪"状阴影,并常有右心负荷量增加的影像表现。

(3) 神经系统:主要表现为头痛、不安、失眠、兴奋、谵妄、意识错乱、昏睡、昏迷等。

2. 实验室及辅助检查

(1) 连续动脉血气检测:如逐渐下降或下降至 60 mmHg 以下,对本病的早期诊断具有非常重要的意义。

(2) 肺泡-动脉血氧分压差检测:该值增高对早期诊断有参考意义,正常值为 15 ± 10 mmHg(1.995 ± 1.33 kPa)。

(3) 气相色谱法检测游离脂肪酸(FFA):可早期诊断脂肪栓塞。

(4) 经皮氧分压检测。

(5) 血流动力学检测:脂肪栓子首先进入肺循环,机械性地阻塞肺血管,出现肺动脉高压,患者出现心率增快,呼吸急促。ECG 上显示肺性 P 波,T 波倒置,室性心律失常,右束与传导阻滞,右心负荷增加。栓塞后 2 h,肺动脉压、肺血管阻力增加。

(6) 支气管肺泡灌洗(BAL):检查灌洗液中含脂肪的巨噬细胞及炎症细胞等细胞成分,可以反映脂肪栓塞的病变程度,有助于脂肪栓塞的早期诊断。

(7) 锝- 99 m(^{99m}Tc)核素扫描:肺两侧放射性分布不均匀,有放射性减低或缺损区。

(8) 胸片或 CT 检查:可见"暴风雪"样改变。

(9) 显微镜检查:肺内血及周围静脉血血凝块快速冷冻切片油红 O 染色,光镜下检查中性脂肪球是早期诊断的一种新方法。

3. 诊断依据·①创伤病史;②突发呼吸困难、意识障碍和瘀点等临床表现;③实验室及辅助检查结果。

4. 临床诊断标准·以 3 项主要标准、2 项次要标准和 7 项参考标准,作为临床诊断依据较为确切。

(1) 主要标准:①点状出血,伤后 24~48 h 在颈前、前胸、双肩或眼睑结膜处有出血点;②呼吸系统症状,胸片显示"暴风雪"样改变;③无脑外伤的神经系统症状。

(2) 次要标准:①动脉血氧分压下降,低于 60 mmHg 有诊断意义;②血红蛋白下降,一般要低于 100 g/L。

(3) 参考标准:①脉搏 120 次/分以上;②发热,体温在 38 ℃以上;③血小板减少;④尿脂肪滴阳性;⑤红细胞沉降率加快,70 mm/h 以上有诊断意义;⑥血清脂肪醇上升;⑦血游离脂肪滴阳性。

当主要标准 2 项;或主要标准 1 项,次要标准和参考标准有 4 项以上时,均可确诊。若无主要标准,只有次要标准 1 项及参考标准 4 项以上者,应疑为隐性脂肪栓塞。

▶ 治疗

治疗主要包括对症处理和支持疗法,以防止脂肪栓塞进一步加重,纠正缺氧和酸中毒,防止和减轻重要器官的功能损害,促进受累器官功能恢复。

1. 纠正休克。

2. 呼吸支持·轻症者有自然痊愈倾向,而肺部病变明显的患者,经适当呼吸支持,绝大多数可自愈。

3. 减轻脑损害·由于脑细胞对缺氧最敏感,因此保护脑功能十分重要。

4. 药物治疗·①低分子右旋糖酐;②肾上腺皮质激素;③抑肽酶;④白蛋白。

脂肪栓塞诊治流程见图 2-16-1。

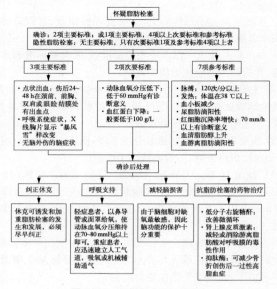

图 2-16-1　脂肪栓塞诊治流程图

（郭　强）

十七、恶性心律失常

▶ 概述

1. 定义·心律失常（arrhythmia）是指心脏冲动的频率、节律、起源部位、传导速度或激动次序异常。恶性心律失常是指发生心室颤动或心脏停搏之前出现的心脏自律性或传导性异常的心律失常，伴有严重血流动力学障碍，为致命性心律失常，多为室性心律失常，是导致心源性猝死的主要原因。

常见的室性心律失常临床类型如下。

（1）室性期前收缩（premature ventricular beat，PVB）：QRS波群宽大复杂，孤立或成对出现。

（2）室性心动过速（ventricular tachycardia，VT）：QRS波群

宽大复杂,心室率 100~250 次/分。①非持续性室性心动过速:发作时间短于 30 s,可自行终止。②持续性室性心动过速:发作时间长于 30 s,需要药物或电复律方能终止,常伴有明显血流动力学障碍与心肌缺血。③单形性室性心动过速。④多形性室性心动过速:多因自律性增高或触发活动所致,被认为是引起心源性猝死的机制。⑤尖端扭转型室性心动过速。

(3)心室颤动(ventricular fibrillation, VF):心室肌丧失有效的整体收缩能力,被各部心肌快而不协调的颤动所代替,导致血流动力学崩溃。

2. 危险因素

(1)器质性心脏病:①近期发生的心肌梗死(多形性室性心动过速)或既往心肌梗死病史(单形性室性心动过速);②缺血或非缺血性心脏病合并左心射血分数(LVEF)下降(最大下降至 30% 以下);③先天性心脏病手术后(法洛四联症);④心室肥厚与梗阻性肥厚型心肌病(HOCM);⑤心脏瓣膜病;⑥右心室结构异常。

(2)既往心搏骤停病史。

(3)家族性心源性猝死病史。

(4)先天及遗传学因素并存:Brugada 综合征是一种钠离子通道基因异常突变所致的原发性心电疾病,属心源性猝死的高危人群。

3. 病理生理 · ①折返;②触发活动(triggered activity);③自律性增加。

4. 诱发因素 · ①低钾血症;②低镁血症;③含麻黄碱药物;④频繁服用三环类抗抑郁药物,可能与 QT 间期延长相关;⑤COPD;⑥心包炎;⑦甲状腺功能亢进;⑧充血性心力衰竭;⑨强直性肌营养不良;⑩心脏肉瘤;⑪心肌炎;⑫全身性疾病合并潜在的心肌基质异常。

▶ **诊断与鉴别诊断**

(一)诊断

1. 病史与临床症状

(1)有心悸、晕厥、胸痛等症状,或有心肌梗死病史。

(2)呼吸短促,或有提示充血性心力衰竭的症状。

(3)发生于情绪激动或紧张后的室性心律失常,需考虑与儿茶酚胺水平升高有关。

(4)可有家族性猝死的病史。

2. **体格检查**

（1）需要紧急处理的休克征象，应立即检查，如可触及脉搏，或可测量到血压时可排除心室颤动。

（2）室性心动过速时，心室率＞100 次/分（偶尔也会出现缓慢性室性心动过速），但一般不超过 250 次/分。

（3）血压或脉搏变异度通常较大，颈静脉可出现巨大 a 波（canon wave），常提示房室分离。

（4）Valsalva 手法或颈动脉窦按摩可导致迷走神经张力升高、房室结传导时间与不应期延长，可使房室 1∶1 下传受阻，有助于判断是否存在房室分离。

（5）当出现肺部啰音、发绀、外周水肿时提示充血性心力衰竭。

3. **诊断或干预试验**・记录 12 导联心电图是诊断恶性心律失常的基本条件。

4. **实验室检查**・可进行心脏特异性酶学检查（肌钙蛋白、肌酸激酶或肌酸激酶同工酶等）、血清电解质、甲状腺功能、脑钠肽等实验室检查。

（二）鉴别诊断

本病的鉴别诊断主要包括：①室上性心动过速合并传导异常；②快速心律失常合并潜在预激综合征。

▶ **治疗**

1. **内科治疗**・已植入埋藏式心脏复律除颤器（ICD）的患者，抗心律失常药物主要为备用。

（1）由于缺血导致的血流动力学尚稳定的持续性多形性室性心动过速，推荐静脉使用 β 受体阻滞剂。

（2）持续性单形性、持续性多形性室性心动过速以及连续的室性心动过速可考虑使用胺碘酮。

（3）持续性单形性室性心动过速、连续的室性心动过速可考虑使用普鲁卡因胺。

（4）由于缺血导致的单形性室性心动过速或持续性室性心动过速可考虑使用利多卡因。

2. **其他治疗**

（1）电除颤：①单向波使用 360 J，双向波使用 150～200 J 进行电除颤。②对于持续性室性心动过速，在充分镇静下使用电复律。③院外的室性心动过速/心室颤动患者应考虑使用体外自动除颤装置。

（2）埋藏式心脏复律除颤器（ICD）：①二级预防的指征包括

扩张型心肌病、致心律失常的右心室心肌病、室性心动过速/心室颤动存活但 LVEF<40％、Brugada 综合征、先天性室性心动过速的患者。②一级预防的指征包括缺血性或非缺血性心脏病导致左心室收缩功能减退以及初发的室性心动过速。③对于低死亡风险的持续性单形性室性心动过速、束支折返性心律失常、连续的室性心动过速,可考虑行导管介入射频消融治疗。④射频消融或内科治疗效果不佳的患者可行外科手术治疗。

3. 一般措施

(1) 应根据血流动力学实施标准支持措施。

(2) 进行连续心电监测。

(3) 血流动力学不稳定时应收住 ICU 治疗。

(4) 纠正电解质紊乱。

(5) 缺血性心脏病导致的室性心动过速、心室颤动患者应行血管再通手术(介入或外科治疗)。

心律失常的诊治流程见图 2-17-1。

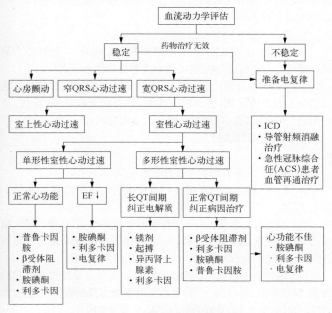

图 2-17-1 心律失常诊治流程图

(董丹江)

十八、心力衰竭

▶ **概述**

1. 定义·心力衰竭(heart failure)是由各种心脏结构或功能性疾病导致心室充盈和(或)射血功能受损,心排血量不能满足机体组织代谢需要,以肺循环和(或)体循环淤血,器官、组织血液灌注不足为临床表现的一组综合征,主要表现为呼吸困难、体力活动受限和体液潴留。

2. 常见的诱因·包括:①感染;②心律失常;③输液、输血过快和(或)过多;④过度体力消耗或情绪激动;⑤药物作用(洋地黄过量或不足、抑制心肌收缩力的药物、引起水钠潴留的药物等);⑥原有心脏病变加重或并发其他疾病,如冠心病发生心肌梗死、风湿性心瓣膜病出现风湿活动、合并甲状腺功能亢进或贫血等;⑦钠盐摄入过多;⑧妊娠和分娩。

3. 分类与分级

(1) 分类:①左心衰竭、右心衰竭和全心衰竭;②急性心力衰竭和慢性心力衰竭;③收缩性心力衰竭和舒张性心力衰竭。

(2) NYHA 分级:①Ⅰ级,一般活动不受限;②Ⅱ级,日常活动引起心力衰竭症状,活动轻度受限,休息时无症状;③Ⅲ级,活动明显受限;④Ⅳ级,休息时出现心力衰竭症状。

▶ **诊断与鉴别诊断**

(一)诊断

1. 病史·大多数患者有各种心脏疾病史。

2. 症状·慢性心力衰竭是心血管疾病的终末期表现和最主要的死因。

(1) 慢性左心衰竭:①不同程度的呼吸困难;②咳嗽、咳痰、咯血;③乏力、疲惫、运动耐量下降、头晕、心悸等器官、组织灌注不足及代偿性心率加快所致的症状;④少尿及肾功能损害症状。

(2) 慢性右心衰竭:①消化道症状,如胃肠道及肝淤血引起的腹胀、食欲不振、恶心、呕吐等,是右心衰竭最常见的症状;②劳力性呼吸困难,继发于左心衰竭的右心衰竭,可有呼吸困难。

3. 体征

(1) 慢性左心衰竭：①肺部湿性啰音是由于肺毛细血管静水压增高，液体渗出到肺泡而出现的；②心脏体征，一般均有心脏扩大（单纯舒张性心力衰竭除外）及相对性二尖瓣关闭不全的反流性杂音、肺动脉瓣区第二心音亢进及舒张期奔马律。

(2) 慢性右心衰竭：①水肿；②颈静脉征；③肝脏肿大；④心脏体征，因右心室显著扩大而出现三尖瓣关闭不全的反流性杂音。

(3) 急性心力衰竭：常有突发严重呼吸困难，呼吸频率常达30~40 次/分，强迫坐位、面色灰白、发绀、大汗、烦躁，同时频繁咳嗽，咳粉红色泡沫状痰。听诊时两肺满布湿性啰音和哮鸣音，心尖部第一心音减弱，心率快，同时有舒张早期第三心音、奔马律、肺动脉瓣第二心音亢进。

4. 辅助检查

(1) 实验室检查：①脑钠肽；②肌钙蛋白；③常规检查，包括血常规、尿常规、肝功能、肾功能、血糖、血脂、电解质等，对于老年患者及长期服用利尿剂、RAAS 抑制剂类药物的患者尤为重要。

(2) 心电图：心力衰竭并无特异性心电图表现，但能帮助判断心肌缺血、既往心肌梗死、传导阻滞及心律失常等。

(3) 影像学检查：①X 线检查；②超声心动图能更准确地评价各心腔大小变化及心瓣膜结构和功能，方便快捷地评估心功能和判断病因；③放射性核素检查；④心脏磁共振（cardiac magnetic resonance，CMR）；⑤冠状动脉造影（coronary angiography）。

(4) 有创性血流动力学检查：如右心漂浮导管（Swan-Ganz 导管）和脉搏指示连续心排血量监测（pulse indicator continuous cardiac output，PiCCO）。

(5) 心-肺运动试验：仅适用于慢性稳定性心力衰竭者，在评估心功能和判断心脏移植的可能性方面有效。①最大耗氧量（VO_2 max）：心功能正常时，应>20 ml/(kg·min)，轻至中度心功能受损时为 16 ~ 20 ml/(kg·min)，中至重度受损时为 10~15 ml/(kg·min)，极重度受损时<10 ml/(kg·min)。②无氧阈值：即呼气中 CO_2 的增长超过耗氧量的增长，标志着无氧代谢出现。以开始出现两者不成比例增加时的耗氧量作为代表值，此值越低说明心功能越差。

(二) 鉴别诊断

心力衰竭的鉴别诊断主要包括：①支气管哮喘；②心包积液、

缩窄性心包炎；③肝硬化腹水伴下肢水肿。

▶ **治疗**

1. 慢性心力衰竭的治疗

（1）病因治疗。

（2）去除诱发因素。

（3）一般治疗：①生活方式管理，包括指导患者健康的生活方式以及指导患者管理体重；②休息与活动，急性期或病情不稳定者应限制体力活动，卧床休息。

（4）药物治疗

1）利尿剂：首选襻利尿剂如呋塞米、托拉塞米等。

2）ACEI/ARB：①除非有禁忌证或不能耐受治疗，所有LVEF<40%的心力衰竭患者均应运用；对无症状的心功能不全患者，运用 ACEI/ARB 可预防和延缓心力衰竭的发生；对伴有体液潴留者，可与利尿剂合用。②禁忌证包括曾发生致命性不良反应（如喉头水肿）、严重肾功能衰竭和妊娠妇女。③以下情况应慎用：双侧肾动脉狭窄、血肌酐>265.2 μmol/L、血钾>5.5 mmol/L、伴症状性低血压（收缩压<80 mmHg）、左心室流出道梗阻等。

3）β受体阻滞剂：①所有慢性收缩性心力衰竭、NYHAⅡ级和Ⅲ级患者，LVEF<40%且病情稳定者均可运用，除非有禁忌证或治疗后出现不稳定状态。②禁忌证包括支气管痉挛性疾病、症状性心动过缓、血压过低、二度及以上房室传导阻滞未安装起搏器等。

4）地高辛：①适用于慢性收缩性心力衰竭已应用利尿剂、ACEI或 ARB、β受体阻滞剂和醛固酮受体拮抗剂，LVEF≤45%，仍持续有症状的患者，伴有快速心室率的心房颤动患者尤为适合。②禁忌证包括预激综合征伴心房颤动、高度房室传导阻滞、病态窦房结综合征、肥厚型心肌病、心包缩窄导致的心力衰竭、急性心肌梗死 24 h 内、单纯风湿性心瓣膜病二尖瓣狭窄伴窦性心律的肺水肿。

5）伊伐布雷定：①适用于窦性心律的慢性收缩性心力衰竭患者。使用 ACEI 或 ARB、β受体阻滞剂、醛固酮受体拮抗剂，已达到推荐剂量或最大耐受剂量，仍存在心率≥70 次/分，并持续有症状（NYHA Ⅱ～Ⅳ级）者，可加用伊伐布雷定。不能耐受 β 受体阻滞剂、心率≥70 次/分的有症状患者，也可使用伊伐布雷定。②不良反应有心动过缓、光幻视、视物模糊、心悸、胃肠道反应等，均少见。

6）神经内分泌抑制剂的联合应用：①ACEI 和 β受体阻滞剂

的联用;②ACEI与醛固酮受体拮抗剂联用。

(5) 非药物治疗:①心脏再同步化治疗(CRT),慢性心力衰竭患者,CRT的I类适应证包括已接受最佳药物治疗仍持续存在心力衰竭症状、LVEF≤35%、NYHAⅢ~Ⅳ级、窦性节律时心脏不同步(QRS间期>120 ms)。②左心室辅助装置(LVAD)。③心脏移植。④细胞替代治疗。

(6) 舒张性心力衰竭的治疗:①积极寻找并治疗基础病因。②降低肺静脉压,限制钠盐摄入。③β受体阻滞剂可减慢心率,延长舒张期而改善舒张功能,同时降低高血压,减轻心肌肥厚,改善心肌顺应性。④钙通道阻滞剂可降低细胞内钙离子浓度,改善心肌主动舒张功能同时降低血压,改善左心室早期充盈,减轻心肌肥厚,主要用于肥厚型心肌病。⑤ACEI或ARB能降低高血压,改善心肌及小血管重塑,有利于改善舒张功能,最适于高血压性心脏病、冠状动脉粥样硬化性心脏病心力衰竭。⑥无收缩功能障碍的情况下,禁用正性肌力药物。⑦血运重建治疗,由于心肌缺血可以损害心室的舒张功能,冠状动脉粥样硬化性心脏病患者如有症状或证实存在心肌缺血,应作冠状动脉血运重建术。⑧如同时有收缩性心力衰竭,应以治疗后者为主。

2. 急性心力衰竭的治疗

(1) 一般治疗:①体位,静息时有明显呼吸困难者,应半卧位或端坐位。②吸氧,适用于低氧血症和呼吸困难明显者,尤其是脉搏血氧饱和度<90%的患者。③出入量管理,肺淤血、体循环淤血及水肿明显者,应严格限制饮水量和静脉输液速度。保持每天出入量负平衡约500 ml,严重肺水肿者每天水负平衡为1 000~2 000 ml。

(2) 药物治疗:①吗啡,使患者镇静,减少躁动及氧耗,舒张小血管,减轻心脏负荷。②利尿剂,快速利尿,首选呋塞米静脉注射(呋塞米20~40 mg于2 min内静脉注射,4 h后可重复1次)。③氨茶碱,解除支气管痉挛,并有一定的增强心肌收缩、扩张外周血管的作用。④洋地黄,最适用于有快速心室率的心房颤动合并心室扩大伴左心室收缩功能不全者,首剂0.4~0.8 mg,2 h后可酌情再给0.2~0.4 mg。但急性心肌梗死24 h内者禁用。⑤血管扩张剂,须密切监测血压变化,小剂量慢速给药并合用正性肌力药物。⑥正性肌力药物。

(3) 非药物治疗

1) 主动脉内球囊反搏术(IABP):可有效改善心肌灌注,降低心肌耗氧量并增加心排血量。适应证如下：①AMI 或严重心肌缺血并发心源性休克，且不能由药物纠正；②伴血流动力学障碍的严重冠状动脉粥样硬化性心脏病；③心肌缺血或急性重症心肌炎伴顽固性肺水肿；④作为左心室辅助装置（LVAD）或心脏移植前的过渡治疗。

2）机械通气：指征为心跳、呼吸骤停而进行心肺复苏者及合并Ⅰ型或Ⅱ型呼吸衰竭者。

心力衰竭的诊治流程见图 2-18-1。

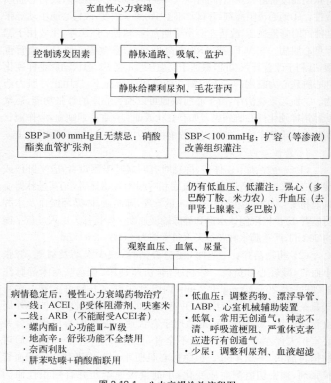

图 2-18-1　心力衰竭诊治流程图

（许强宏）

十九、心源性休克

▶ **概述**

1. 定义·在血管内容量及左心室充盈压正常的情况下,由于心脏功能不全导致的持续低血压及组织灌注不足称心源性休克(cardiogenic shock)。

2. 流行病学

(1) 发病率:7%~8%的急性心肌梗死患者合并心源性休克。

(2) 危险因素:年龄＞75 岁、低血压、糖尿病、血脂异常、陈旧性心肌梗死病史、冠状动脉成形术后、充血性心力衰竭病史、前壁心肌梗死、低射血分数、重度冠状动脉狭窄。

3. 病因

(1) 急性心肌梗死

1) 泵功能衰竭:①大面积梗死;②左心室功能不全的基础上合并心肌梗死;③梗死范围扩大;④严重的复发性心肌缺血。

2) 机械并发症:①乳头肌断裂导致的急性二尖瓣关闭不全;②室间隔缺损;③室壁破裂;④心脏压塞。

3) 右心室心肌梗死。

(2) 其他:①心肌疾病晚期;②心肌炎;③长时间体外循环;④感染性休克导致的重度心肌抑制;⑤左心室流出道梗阻;⑥主动脉瓣狭窄;⑦梗阻性肥厚型心肌病;⑧左心室充盈受阻;⑨二尖瓣狭窄;⑩左心房黏液瘤;⑪急性二尖瓣关闭不全;⑫急性主动脉瓣关闭不全;⑬急性大面积肺栓塞;⑭急性应激性心肌病;⑮嗜铬细胞瘤。

▶ **诊断与鉴别诊断**

(一) 诊断

1. 病史·关注相关病史以排查加重休克的因素,如低血容量、低氧、脓毒血症、酸中毒、肺动脉栓塞、主动脉夹层、腹主动脉破裂、心脏压塞等。

2. 体格检查·①皮肤发冷、青紫或发白,四肢皮肤呈花斑状;②脉搏细速;③颈静脉扩张;④肺水泡音;⑤末梢水肿;⑥心动过速,脉压差减小;⑦心音遥远,出现第三、四心音;⑧二尖瓣关闭不全或室间隔缺损可闻及收缩期杂音;⑨胸骨旁震颤提示存在室间隔缺损,收缩早期杂音提示二尖瓣关闭不全;⑩在进行 Valsalva 动作或起立时,收缩期杂音增强,提示存在梗阻性肥厚型心肌病(特发性主动脉瓣下狭窄);⑪意识改变。

3. 实验室检查 · ①生化检查:电解质、肾功能、肝功能;②血常规可排除贫血,白细胞升高提示潜在感染可能,血小板降低提示脓毒血症、凝血功能障碍可能;③心肌酶;④动脉血气分析;⑤血清乳酸水平是组织低灌注的标志物,可提示预后。

4. 影像学检查 · ①快速超声心动图评估十分重要,可用以评估全左心室功能及局部左心室功能、右心室大小及功能,发现二尖瓣关闭不全及其他瓣膜异常、心包积液以及室间隔穿孔。②胸片检查可提示左心室衰竭(如出现肺血管扩张、肺间质水肿、Kerley B 线、心脏扩大、双侧胸膜渗出征象)或主动脉夹层(纵隔增宽)。③冠状动脉造影可用于评估冠状动脉血管结构及是否需要行紧急血管重建术。

5. 诊断程序

(1) 心电图:可表现为 ST 段抬高、ST 段压低、Q 波或左束支传导阻滞等急性心肌梗死的表现;心肌缺血患者心电图也可表现为 T 波倒置。

(2) 有创血流动力学监测:①可精确测量容量状态,左、右心室充盈压及心排血量。②可表现为持续性低血压(收缩压<90 mmHg 或平均动脉压降低超过 30 mmHg,伴心率>60 次/分)。③尿量减少[<0.5 ml/(kg·h)]。④肺动脉楔压升高(>15 mmHg)。⑤右心房压力升高(>20 mmHg)。⑥心排血量降低[心指数<2.1 L/(m²·min)]。⑦外周血管阻力增加(>2 100 dyn·s·cm²)。⑧以肺动脉楔压升高为主要表现的右心充盈压增高,并有超声心动图的特征性表现,提示右心室心肌梗死。⑨肺动脉楔压波形出现大 V 波提示重度二尖瓣关闭不全。⑩右心房至右心室血氧饱和度递增,可诊断为室间隔缺损。

(二)鉴别诊断

心源性休克需与心肌梗死、心肌缺血、心脏破裂、心肌炎、心源性肺水肿、肺动脉栓塞、感染性休克、分布性休克、失血性休克、多系统炎症反应综合征鉴别。

▶ 治疗

1. 药物治疗

（1）一线药物

1）治疗急性冠脉综合征：①阿司匹林；②肝素；③急性期禁用 β 受体阻滞剂及硝酸盐类药物；④不适宜侵入性治疗的患者，如无禁忌证，必须使用抗血栓药物（ACC/AHA 指南 Ⅰ 级推荐）。

2）血流动力学支持：①多巴胺，起始剂量为 $5\sim10\ \mu g/(kg\cdot min)$，静脉滴注或泵入。②去甲肾上腺素，起始剂量为 $0.5\ \mu g/(kg\cdot min)$，之后调整剂量，维持平均动脉压波动于 60 mmHg。③多巴酚丁胺，起始剂量为 $0.5\ \mu g/(kg\cdot min)$，逐渐滴定，剂量不超过 $20\ \mu g/(kg\cdot min)$。④磷酸二酯酶抑制剂，如氨力农与米力农。

（2）二线药物：①肺水肿及肺动脉楔压升高的患者可静脉使用利尿剂；②严重心动过速患者可静脉使用胺碘酮。

2. 支持治疗

（1）主动脉内球囊反搏术：可于心脏收缩期减少左心室后负荷，于心脏舒张期增加冠状动脉灌注压，从而增加心排血量，增加冠状动脉血流。心源性休克早期有效。①并发症：主要包括出血、血小板减少、溶血、下肢缺血、主动脉夹层、股动脉损伤、血栓形成、脓毒血症。②禁忌证：主要包括重度主动脉瓣膜功能不全、严重周围血管疾病、主动脉瘤。

（2）心室辅助装置（VAD）：①心排血量极低[CI <1.2 L/$(m^2\cdot min)$]的患者应考虑使用 VAD；②作为心脏移植的过渡措施。

3. 外科治疗/其他治疗·①经皮冠状动脉介入术治疗心肌梗死合并心源性休克安全性高，疗效好，应作为首选治疗措施。②早期外科血管重建可提高心源性休克及造影失败患者的生存率。

心源性休克诊治流程见图 2-19-1。

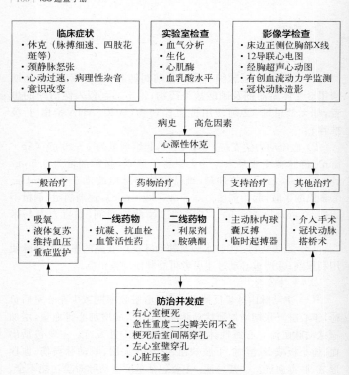

图 2-19-1 心源性休克诊治流程图

（陈敏英）

第三章
消化系统重症

一、急腹症

▶ **概述**

1. 定义・急腹症(acute abdomen)是一类以急性腹痛为突出临床征象的急诊情况总称,是指腹部或盆腔脏器因急性炎症、穿孔、梗阻、绞窄或血管栓塞等原因引起的,以急性腹痛为主要症状的一组疾病。

2. 腹痛的分类・腹部的疼痛感觉有 3 种:内脏痛、牵涉痛和躯体痛。

▶ **诊断与鉴别诊断**

(一)诊断

1. 病史

(1)既往病史。

(2)腹痛:①腹痛的诱因;②腹痛的时间;③腹痛的性质;④腹痛的部位和范围;⑤腹痛的程度;⑥腹痛的伴随症状。

2. 体格检查

(1)全身检查:对外科急腹症患者行全身体格检查时,应注意以下问题。①生命体征:注意检查患者血压、脉搏、呼吸等生命体征,如生命体征不稳定提示病情严重,应迅速抢救。②营养状况:营养较差者常病程较长,如不完全性肠梗阻、腹腔脓肿、癌症等,或在内科基础上并发了外科急腹症。③神志:如神志淡漠、烦躁不安或昏迷,多提示病情危重。④皮肤、巩膜:如皮肤苍白提示患者严重贫血或休克。⑤体位:腹膜炎患者多双下肢屈曲静卧,以减轻疼痛;机械性肠梗阻、胆石症、输尿管结石患者发作时辗转不安,发作间歇期可无明显症状。

(2)视诊:①腹式呼吸;②腹胀;③胃肠蠕动波;④腹壁陈旧性手术切口瘢痕;⑤腹股沟区肿块。

(3)触诊:①腹膜刺激征;②腹部包块;③肝、脾情况。

(4)叩诊:叩诊检查应了解患者有无腹胀、叩击痛、移动性浊音及肝浊音界变化等情况。

(5)听诊:听诊主要了解患者的肠鸣音及有无震水音。

（6）直肠指检：外科急腹症患者诊断不明时，应行直肠指检。

3. **辅助检查**·根据病史、体征，大部分外科急腹症患者可得到初步诊断，然后根据患者需要选择性进行必要的辅助检查。

（1）实验室检查：①血常规；②尿常规；③粪便常规；④肝功能；⑤肾功能；⑥生化检查；⑦淀粉酶。

（2）X线检查：①胸部摄片；②腹部摄片；③胃肠道造影。

（3）B超检查。

（4）诊断性腹腔穿刺及灌洗术：在外科急腹症的诊断中具有重要意义，在诊断不明时，可行该项检查。

（5）CT或MRI：可提供高清晰度的图像，对某些外科急腹症的诊断有重要价值。

（二）诊断和鉴别诊断

在外科急腹症诊断的辩证思维过程中应考虑4个主要问题。①有无急腹症；②是否为外科急腹症；③是哪一类型的外科急腹症，常见的外科急腹症有炎症性、穿孔性、出血性、缺血性、梗阻性和肿瘤相关性；④是何脏器病变引起的外科急腹症。

▶ **治疗**

1. *治疗原则*

（1）尽快明确诊断，按病因进行治疗。

（2）加强支持疗法，及时对症处理。

（3）严密观察病情，注意全身情况（脉搏、血压、体温和血常规检查）及腹部情况（腹痛及腹膜刺激症状等），如需要可行手术探查。根据生命体征是否稳定，是否需要急诊手术干预分为紧急腹痛和非紧急腹痛。非手术治疗指征如下：①急性腹痛好转，或腹痛已愈3d而病情无恶化者；②腹膜刺激症状不明显，或腹膜炎已局限化者。

（4）在未确诊的观察期间，应暂时禁食，禁用泻药，禁止灌肠，禁止盲目使用止痛剂；抗休克治疗，维持器官灌注，防治并发症。

2. *治疗措施*

（1）基础治疗。

（2）维持器官灌注。

（3）胃肠减压。

（4）应用抗菌药物。

（5）创伤性急腹症，应根据脏器损害程度选择非手术或手术方式。

（6）若为外科急腹症，凡病变严重、病情复杂及全身情况不佳者，均应在经过必要的术前准备后，及时采用手术治疗或其他介入治疗。剖腹探查指征包括：①一般处理后病情不好转，出现腹膜炎症状或腹膜炎症状加重者；②疑有腹腔内出血者；③疑有内脏穿孔或绞窄性病变者。

（7）防治多器官功能障碍综合征（MODS）。

急腹症诊治流程见图3-1-1。

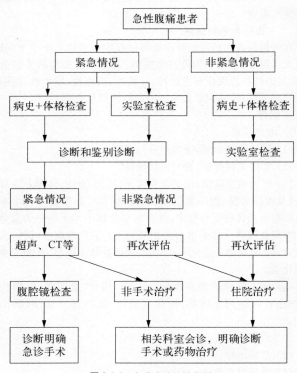

图 3-1-1　急腹症诊治流程图

（刘松桥）

二、消化道出血

▶ **概述**

1. 上消化道出血·上消化道包括食管、胃、十二指肠、空肠上段和胆道。上消化道出血的主要临床表现是呕血和便血，也可以仅有便血。如果一次失血超过全身总血量的 20%（800～1 200 ml 以上），并引起休克的症状和体征，称上消化道大出血（massive hemorrhage of the upper digestive tract）。引起上消化道大出血的 5 种常见病因为：①胃、十二指肠溃疡，占 40%～50%，其中 3/4 是十二指肠溃疡；②门静脉高压，约占 20%，肝硬化引起的门静脉高压多伴有食管下段和胃底黏膜下层的静脉曲张；③应激性溃疡（stress ulcer）或急性糜烂性胃炎（acute erosive gastritis）；④胃癌；⑤胆道出血。

2. 下消化道出血·传统的下消化道定位是指十二指肠悬韧带（Treitz 韧带）至肛管。下消化道出血是指十二指肠空肠移行部，十二指肠悬韧带以下的小肠和大肠疾病引起的肠道出血。

▶ **诊断与鉴别诊断**

（一）上消化道出血的诊断和鉴别诊断

1. 诊断

（1）出血的速度和出血量的多少。

（2）不同部位出血具有不同特点：①食管或胃底出血（曲张静脉破裂），一般病情紧急，一次出血量常达 500～1 000 ml，可引起休克，主要临床表现是呕血，单纯便血的较少见。②胃和十二指肠球部出血（溃疡、出血性胃炎、胃癌引起），病情虽也紧急，但一次出血量一般不超过 500 ml，并发休克的较少。③十二指肠球部以下出血（胆道出血），出血量一般不多，一次为 200～300 ml，很少引起休克，临床表现以便血为主，但常呈周期性复发，间隔期一般为 1～2 周。

（3）详细询问病史。

（4）仔细体格检查。

（5）实验室检查：包括血红蛋白、红细胞计数、血细胞比容、中性粒细胞计数、肝功能试验（胆红素、碱性磷酸酶、血清蛋白、谷草转氨酶、谷丙转氨酶）、凝血功能（血小板计数、凝血酶原时间、纤维蛋白原、部分凝血活酶时间)、血液生化(血尿素氮,若血尿素氮/血肌酐>25∶1,可能提示出血来自上消化道)。

(6)其他辅助检查:①鼻胃管或三腔管检查;②纤维胃十二指肠镜检查;③选择性腹腔动脉或肠系膜上动脉造影;④X线钡餐检查;⑤核素检查。

2. 上消化道出血的鉴别诊断·应注意,常见疾病中的某一种虽已明确诊断,但不一定就是出血的原因。

(二)下消化道出血的诊断和鉴别诊断

1. 下消化道出血的定位及病因诊断

(1)病史:①年龄;②出血前病史;③粪便颜色和性状;④伴随症状。

(2)实验室检查:血、尿、粪便常规及生化检查。

(3)内镜及影像学检查:除某些急性感染性肠炎(如痢疾、伤寒、坏死性肠炎等)外,绝大多数下消化道出血的定位及病因诊断需依靠内镜和影像学检查确诊。

2. 下消化道出血的鉴别诊断·①除外上消化道出血;②手术探查:经各种检查仍不能明确出血灶,或持续大出血危及患者生命的,必须进行手术探查。

▶ 治疗

(一)上消化道出血的治疗

1. 初步处理·建立1~2条大的静脉输液通道,以便监测中心静脉压,同时保证迅速补充血容量。

2. 病因处理

(1)胃、十二指肠溃疡大出血:治疗消化性溃疡出血的抑酸药物包括 H_2 受体拮抗剂(法莫替丁)和质子泵抑制剂(奥美拉唑等)。也可以用冷盐水反复洗胃,再用去甲肾上腺素 2~4 mg 加生理盐水 100 ml 灌洗,另可注入凝血酶等止血药物。对于中等量的消化性溃疡出血,可经内镜电凝止血。

(2)门静脉高压引起的食管、胃底曲张静脉破裂大出血:此类患者,应视肝功能情况来决定处理方法。对肝功能差的患者(有黄疸、腹水或处于肝昏迷前期者),应采用三腔二囊管压迫止血,或经纤维内镜局部应用黏合剂、注射硬化剂或套扎止血,加用血管升压素、生长抑素、维生素 K_1、凝血酶原复合物等药物,必要时可急诊行经颈静脉肝内门体分流术(TIPS)。对肝功能好的患者,应积极手术治疗。

(3)应激性溃疡或急性糜烂性胃炎:可静脉注射 H_2 受体拮抗剂雷尼替丁或质子泵抑制剂。

(4)一旦明确为胃癌引起的大出血,应尽早手术。

(5)胆道出血:出血量一般不大,多可经非手术疗法(包括抗感染和应用止血药)而自止。但反复大量出血时,可首先进行超选择性肝动脉造影,以明确病变性质,同时进行栓塞治疗(常用明胶海绵)以止血。如仍不能止血,则应积极采用手术治疗。

3. 部位不明的上消化道大出血·经过积极的初步处理后,血压、脉搏仍不稳定者,应考虑早期行剖腹探查,以找到病因,并进行止血。

(二)下消化道出血的治疗

下消化道出血的病因治疗主要针对引起下消化道出血的原发病。可通过胃肠镜判断手术部位、出血原因并进行胃肠镜下治疗,也可为介入治疗及外科手术治疗提供诊断依据。

消化道出血的诊治流程见图 3-2-1。

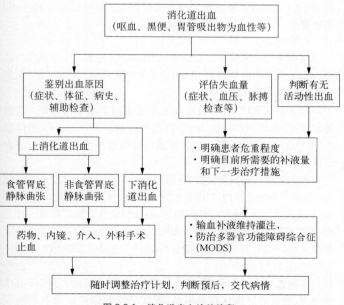

图 3-2-1 消化道出血诊治流程

(刘松桥)

三、急性梗阻性化脓性胆管炎

▶ 概述

急性梗阻性化脓性胆管炎（acute obstructive suppurative cholangitis，AOSC）是在胆道梗阻的基础上伴发胆管急性化脓性感染和积脓，胆道高压，大量细菌内毒素进入血液，导致多菌种、强毒力、厌氧与需氧菌混合性感染，伴有内毒素血症、高胆红素血症、中毒性肝炎、感染性休克、氮质血症以及多器官功能衰竭等一系列严重并发症。其中感染性休克、胆源性肝脓肿、严重感染导致的多器官功能衰竭为造成患者死亡的三大主要原因。

▶ 诊断与鉴别诊断

（一）临床表现

AOSC 的典型临床表现为腹痛、发热、黄疸的 Charcot 三联征，或在 Charcot 三联征的基础上出现休克和精神症状的 Reynold 五联征。

（二）诊断

根据典型的 Charcot 三联征及 Reynold 五联征，AOSC 的诊断并不困难。但应注意到，即使不完全具备 Reynold 五联征，临床也不能完全排除本病的可能。

对于临床无休克者，满足以下 6 项中的 2 项即可诊断：①精神症状；②脉搏>120 次/分；③白细胞计数>$20×10^9$/L；④体温>39 ℃或<36 ℃；⑤胆汁呈脓性或伴有胆道压力明显增高；⑥血培养阳性或内毒素升高。

根据病理生理发展阶段，病情可分为 4 级：1 级，单纯 AOSC，病变多局限于胆管范围内，以毒血症为主；2 级，AOSC 伴休克，胆管炎加重，胆管周围化脓性肝炎发展，胆管、毛细胆管及肝窦屏障进一步受损，严重感染及感染性休克发生率明显增加；3 级，AOSC 伴胆源性肝脓肿；4 级，AOSC 伴多器官功能衰竭，是严重感染的后期表现。

（三）鉴别诊断

本病需与急性胆囊炎、消化性溃疡穿孔或出血、急性坏疽性阑尾炎、食管静脉曲张破裂出血、重症急性胰腺炎以及右侧胸膜炎、右下大叶性肺炎等鉴别。

▶ 治疗

（一）处理原则

一经诊断，应迅速采用强有力的非手术治疗措施。根据患者对治疗的早期反应，来决定进一步采取何种治疗对策。如经过数小时的非手术治疗和观察，病情趋于稳定，全身脓毒症表现减轻，腹部症状和体征开始缓解，则继续采用非手术疗法。一旦非手术治疗反应不佳，即使病情没有明显恶化或病情一度好转后再度加重，也应积极进行胆道减压引流。

（二）治疗措施

1. 一般处理措施 · 有效控制感染、恢复内环境稳定、纠正全身急性生理紊乱、积极防治休克以及维护重要器官功能，为患者创造良好的手术时机，是 AOSC 治疗的基本措施，也是胆道减压术围术期处理的重要内容。

2. 抗感染治疗 · AOSC 的细菌大多来自肠道，最常见的是混合细菌感染。在选用药物时，应首先选用细菌敏感的广谱抗菌药物，既要注意能控制需氧菌，又要注意控制厌氧菌，同时强调足量和联合用药。

3. 防治休克 · ①扩充血容量；②纠正酸中毒；③应用血管活性药物。

4. 支持治疗 · 积极支持各器官系统功能，预防多器官功能衰竭。

5. 非手术胆道减压 · 胆管梗阻所致的胆道高压是炎症发展和病情加重的基本原因，及时有效的胆管减压是缓解病情和降低病死率的关键。减压方式包括：①内镜鼻胆管引流（ENBD）；②内镜胆管内支撑管引流；③经皮经肝穿刺胆管引流（PTCD）。

6. 手术治疗 · 手术治疗的目的是解除梗阻，祛除病灶，胆道减压，通畅引流。

（1）手术适应证：手术时机应在 Charcot 三联征至 Reynold 五联征之间，若出现下列情况时应及时手术：①经积极非手术治疗，感染不易控制，病情无明显好转，黄疸加深、腹痛加剧、体温在39 ℃以上，胆囊胀大并有持续压痛；②出现精神症状或预示出现脓毒性休克；③肝脓肿破裂、胆道穿孔引起弥漫性腹膜炎。对于年老体弱或有全身重要脏器疾病者，因代偿功能差，易引起脏器损害，一旦发生损害常难以逆转，故应放宽适应证，尽早手术。

（2）手术方法：基本原则是以抢救生命为主，关键是行胆道减压，解除梗阻，通畅引流。手术方式应力求简单、快捷、有效，达到充分减压和引流的目的即可。

1）急诊手术：急诊手术并非立即手术。在实施手术前，需要4～8 h的快速准备，以控制感染、稳定血压及改善微循环的灌注，保护重要器官，使患者能更好地承受麻醉和手术，以免发生顽固性低血压及心搏骤停，有利于手术后恢复。胆总管切开减压、解除梗阻及 T 管引流是最直接而有效的术式。

2）择期手术：急性炎症消退后，为了去除胆道内结石及建立良好的胆汁引流通道，需要进行择期手术治疗。①胆总管切开后取结石并 T 管引流是最常用的方法，术中运用纤维胆道镜有助于发现及取出结石。②胆肠 Roux-en-Y 式吻合术：有肝内胆管狭窄及结石存在时，可经肝膈面或脏面剖开狭窄胆管，取出肝内结石。胆管整形后与空肠作 Roux-en-Y 式吻合。③肝叶切除手术：病变局限于一叶、段肝脏或因长期胆道梗阻而导致局限性肝叶萎缩及纤维化者，可作病变肝叶切除术。

3）并发症处理：如肝脓肿、胆道出血、腹腔脓肿、脓胸和胆管支气管瘘等的处理。

急性梗阻性化脓性胆管炎诊治流程见图 3-3-1。

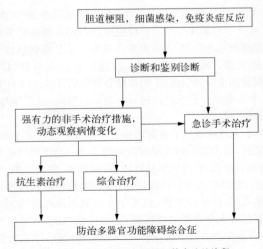

图 3-3-1　急性梗阻性化脓性胆管炎诊治流程

（刘松桥）

四、急性肝损伤

▶ **概述**

1. **定义** · 急性肝损伤(acute hepatic injury)是指患者在无慢性肝病的基础上,由各种病因导致肝脏细胞损伤的临床综合征。临床上轻者表现为血清转氨酶、胆红素升高;严重者可发生肝衰竭、凝血功能障碍、肝性脑病等。急性肝衰竭特征为突然出现明显的肝细胞损害并迅速恶化,其临床表现通常包括肝功能异常、肝性脑病和凝血功能障碍,许多患者进展为多器官功能衰竭(MOF),病死率极高。

2. **常见病因** · 包括可以造成肝脏缺血缺氧的各种类型的休克、外伤、心力衰竭等,脓毒症、感染(肝炎病毒等)、创伤与手术打击、药物与有毒物质中毒、急性妊娠脂肪肝(AFLP)、自身免疫性肝炎、肝移植及部分肝叶切除后肝功能损伤。

▶ **诊断与鉴别诊断**

(一)诊断

诊断主要依赖临床表现和实验室检查结果。

1. **临床表现** · 患者在原发疾病的临床表现基础上出现肝损伤的表现;短期内出现消化道症状,血清 ALT、AST、胆红素升高,肝损伤严重时可发生急性肝衰竭及各种严重并发症,凝血酶原活动度(PTA)<40%。

急性肝衰竭临床分期如下。

(1)早期:严重的全身及消化道症状,黄疸迅速加深,血清胆红素≥171 μmol/L, PTA≤40%,但未发生明显的肝性脑病,亦未出现明确的腹水。

(2)中期:发生Ⅱ级以上的肝性脑病或出现明确的腹水。

(3)晚期:发生难治性(或致死性)并发症,如脑水肿、肝肾综合征、上消化道大出血、严重继发性感染等。此期实际上已进入 MOF。

2. **诊断要点** · 患者出现乏力、厌食、恶心、呕吐、呃逆、明显腹胀、闷胀不适等症状,伴有黄疸并进行性加重。严重者可出现急性肝功能衰竭,临床表现为出血倾向、性格改变、不同程度的意识障碍、肌张力增强、扑翼样震颤,并出现肝臭、肝浊音界进行性缩小、腹水或肝性脑病。

急性肝衰竭患者实验室检查提示血清胆红素和转氨酶分离(胆酶分离),胆碱酯酶活性显著降低,PTA≤40%,血清胆固醇及胆固醇酯降低,血氨升高,血清 AST/ALT 值增高,血浆支链氨基酸/芳香氨基酸值下降(<1)等。目前广为接受的急性肝衰竭诊断标准为:血清总胆红素>342 μmol/L,并持续 5 d 以上;AST 高于正常值的 2 倍;凝血酶原时间(PT)>20 s,且维生素 K 试验阳性。

3. 肝功能分级 · 根据患者的临床表现和相关检查,可以将严重急性肝损伤患者的肝功能分为 3 级(Child-Pugh A 级、B 级和 C 级)。具体分值如下:Child-Pugh A 级,1~6 分;Child-Pugh B 级,7~9 分;Child-Pugh C 级,10~15 分(表 3-4-1)。

表 3-4-1   Child-Pugh 肝功能分级

项目	1 分	2 分	3 分
白蛋白(g/L)	>35	28~35	<28
PT 延长(s)	1~3	4~6	>6
胆红素(μmol/L)	≤34	34~51	>51
腹水	无	少量	中量
肝性脑病	无	1~2 级	3~4 级

(二)急慢性肝损伤的鉴别

根据患者病史、体征和辅助检查可对急慢性肝损伤进行鉴别(表 3-4-2)。

表 3-4-2   急慢性肝损伤的鉴别

鉴别依据	急性肝损伤	慢性肝损伤
肝病病史	无	大多数有
慢性肝病体征	无	大多数有(肝病面容、肝掌、蜘蛛痣)
脾大	无	大多数有
B 超、CT(门静脉高压征象)	无	肝硬化表现
ALT	短期内升高	缓慢或反复升高

（三）肝损伤严重程度及病因判断

重度肝损伤 ALT 升高超过正常值 20 倍,常见于肝休克、急性病毒性肝炎、药物或毒物损伤;中度肝损伤 ALT 高于正常值 3～20 倍,常见于慢性病毒性、药物性、酒精性、自身免疫性肝炎等;轻度肝损伤 ALT 高于正常值 1～3 倍,常见于脂肪肝、非酒精性脂肪肝、肝硬化等。常见的导致转氨酶显著升高的病因及其特点见表 3-4-3。

表 3-4-3　常见的导致转氨酶显著升高的肝损伤病因及特点

病因	转氨酶	胆红素	特点
缺血性损伤	＞10 倍正常值,甚至＞50 倍正常值	＜5 倍正常值	AST＞ALT,短时间内迅速恢复
毒性损伤	＞10 倍正常值	＜5 倍正常值	AST＞ALT,药物或毒物接触病史
急性病毒性肝炎	5～10 倍正常值或＞10 倍正常值	5～10 倍正常值或＞10 倍正常值	转氨酶逐渐恢复
急性胆道梗阻	5～10 倍正常值	5～10 倍正常值或＞10 倍正常值	转氨酶的升高早于胆汁淤积的指标

（四）肝细胞损伤和胆汁淤积的鉴别

急性肝损伤患者可表现为肝细胞损伤为主和胆汁淤积为主两种类型,通过一些指标可进行初步的判断,见表 3-4-4。

表 3-4-4　肝损伤类型判断

项目	肝细胞损伤	胆汁淤积
转氨酶	＞8 倍正常值	＜3 倍正常值
碱性磷酸酶（ALP）	＜3 倍正常值	＞8 倍正常值
胆红素（BIL）	升高	升高
凝血酶原时间（PT）	延长,对维生素 K 治疗反应差	延长,对维生素 K 治疗反应好
腹痛	不常见	常见（肝外梗阻时）
发热,白细胞升高	不常见	常见（肝外梗阻时）

▶ 治疗

急性肝损伤采取肝功能损伤分级下分层综合治疗。综合治疗包括进行严密监护、定时监测各项指标、及时观察疾病的动态变化、基础支持治疗、根据致病因素进行病因治疗、减少毒物生成、纠正代谢紊乱、改善肝脏血循环及提高氧供、肝细胞再生、防治可能或已出现的并发症等。重症患者采用人工肝系统进行支持治疗，或必要时进行肝移植治疗。

急性肝损伤诊治流程见图 3-4-1。

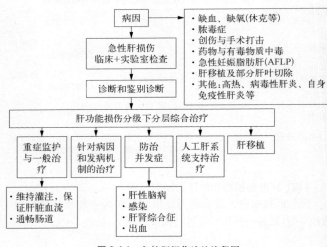

图 3-4-1 急性肝损伤诊治流程图

（刘松桥）

五、急性重症肝衰竭

▶ 概述

1. 定义·急性重症肝衰竭（acute severe liver failure）是指急性病毒性肝炎、药物、肝毒性物质等各种因素引起的急性严重肝脏功能损害，导致其合成、解毒、排泄和生物转化等功能发生严重

障碍或失代偿,出现凝血障碍、黄疸和腹水,并在发病 2 周内出现
Ⅱ 度以上肝性脑病为主要表现的一组临床综合征。

2. 病因 · 约 85% 的急性肝衰竭患者可以找到相对明确的病
因。在中国,引起肝衰竭的主要病因是肝炎病毒(主要是乙型肝炎
病毒),其次是药物及肝毒性物质(如乙醇、化学制剂等)。在欧美国
家,药物是引起急性、亚急性肝衰竭的主要原因。

3. 发病机制 · 主要包括:①内毒素与肝损伤;②细胞因子与
肝损伤;③细胞凋亡;④多器官功能障碍与肝衰竭。

4. 病理生理 · 肝细胞广泛坏死或脂肪浸润而肝细胞再生能
力不足以代偿,进而导致肝细胞合成、解毒和生物转化、转运和排
泄等功能障碍为肝衰竭共同的病理生理特征。引起急性肝衰竭
症状的因素主要包括:①肝脏功能减退,导致糖代谢、脂代谢、蛋
白质代谢、胆汁胆红素代谢紊乱,凝血因子及补体成分合成障碍,
性激素、醛固酮及血管升压素等的降解与灭活减少,体内水潴留、
低钠血症、低钾血症等;②毒素蓄积;③多器官功能障碍综合征。

▶ **诊断与鉴别诊断**

(一) 诊断

凡是既往无肝脏疾病或虽有肝脏疾病但已长期无症状的,以
急性缺血与缺氧、严重脓毒症、急性药物或有毒物质中毒、严重创
伤与手术打击,急性妊娠脂肪肝以及病毒性肝炎等为原发疾病的
患者,于病程 2 周内出现 Ⅱ 度及以上的肝性脑病,在排除其他原
因后,即可诊断急性肝衰竭(ALF)。

1. 临床诊断标准 · 急性起病,2 周内出现 Ⅱ 度及以上肝性脑
病(按 Ⅳ 度分类法划分)并有以下表现者:①极度乏力,并伴有明
显厌食、腹胀、恶心、呕吐等严重消化道症状;②短期内黄疸进行
性加深;③出血倾向明显,凝血酶原活动度(PTA)≤40%,或国际
标准化比值(INR)≥1.5,并排除其他原因;④肝脏进行性缩小。

2. 组织病理学表现 · 肝细胞呈一次性坏死,坏死面积超过肝
实质的 2/3;或亚大块坏死或桥接坏死,伴存活肝细胞严重变性,
肝窦网状支架不塌陷或非完全性塌陷。

(二) 鉴别诊断

1. 急性黄疸型肝炎 · 起病症状与急性肝衰竭相似,但临床过
程较轻,无肝性脑病症状,肝功能检查可以区别于急性肝衰竭。

2. 急性化脓性胆管炎 · 该病以急性黄疸、发热、右上腹痛、血

压下降、精神症状为主要临床表现,应注意与急性肝衰竭鉴别。胆道系统疾病病史、腹部体征可提示该病,影像学检查可帮助确诊。

3. 急性溶血性黄疸 • 有食物、药物或输血等诱因,黄疸的同时伴有贫血、网织红细胞水平增高,肝功能往往正常。

4. 脓毒症 • ①与急性肝衰竭一样有高动力循环的表现,高心排血量及外周血管阻力降低,平均动脉压下降。②全身性感染,可出现脑病、黄疸、凝血功能障碍,极易诊断为急性肝衰竭,检查Ⅷ因子有重要鉴别诊断意义。该因子为肝外合成,在急性肝衰竭时保持正常水平,而在脓毒症患者则降低。

5. 先兆子痫或子痫 • 与急性肝衰竭(特别是妊娠脂肪肝引起的急性肝衰竭)很难鉴别,由于两者可重叠出现,使诊断更困难,但两者治疗却是一致的,即终止妊娠。

6. 慢性肝病基础上发生的肝衰竭 • 过去有肝病病史者易鉴别,病史不详时则易误诊。慢性肝病的特有体征、影像学检查及生化检查可提供诊断依据。

▶ **治疗**

目前肝衰竭的内科治疗方面尚缺乏特效药物和手段。原则上强调早期诊断、早期治疗,针对不同病因采取相应的综合治疗措施,并积极防治各种并发症。

1. 一般支持治疗 • 卧床休息,饮食宜低盐、低脂肪、高糖,保证充足的热量,减少体力消耗,减轻肝脏负担,避免外界刺激,保持水、电解质的平衡,积极寻找病因,去除诱因。

2. 保肝治疗

(1) 应用细胞活性药物:如 ATP、辅酶 A、肌苷、1,6-二磷酸果糖等。

(2) 胰岛素-胰高血糖素疗法:胰高血糖素 1 mg、胰岛素 10 U 加入 10% 葡萄糖溶液 500 ml 内,缓慢静脉滴注,每日 1~2 次。

(3) 促使肝细胞再生:可使用促肝细胞生长因子(HGF),用于重症肝衰竭治疗,可提高存活率,早中期疗效优于晚期。HGF 的剂量通常为 100~200 mg/d 加入葡萄糖液中静脉滴注,直至患者肝功能明显恢复。

(4) 前列腺素 E_1(PGE$_1$):可扩张血管,改善肝微循环,稳定肝细胞膜,防止肝细胞坏死,减少毒性物质积蓄,但疗效尚需进一步确定。

（5）适当补充新鲜血、新鲜血浆及白蛋白：有利于提高胶体渗透压，促进肝细胞的再生和补充凝血因子。

（6）抗病毒治疗：可使用核苷类似物拉米夫定、阿德福韦酯、替比夫定和恩替卡韦，一般不用干扰素。

（7）免疫调节治疗：目前对于肾上腺皮质激素在肝衰竭治疗中的应用尚存在不同意见。非病毒感染性肝衰竭，如自身免疫性肝病、凝血功能障碍、急性乙醇中毒等是其适应证。

（8）N-乙酰半胱氨酸（NAC）：有可能对药物诱发的肝损伤所致的急性肝衰竭有益，仍需进一步研究。

3. 防治并发症

（1）肝性脑病：①去除诱因；②降低血氨。

（2）出血：①预防胃应激性溃疡出血。②凝血功能障碍者注射维生素 K。③一旦出现 DIC、颅内出血，应积极抢救治疗。④对门静脉高压出血患者，为降低门静脉压力，首选生长抑素类似物，也可使用垂体后叶素（或联合应用硝酸酯类药物）；可用三腔管压迫止血，或行内镜下硬化剂注射或套扎治疗止血；内科保守治疗无效时，可急诊手术治疗。⑤应用止血剂防止出血时，应考虑出血风险大于血栓性并发症的风险。

（3）肝肾综合征：①及时去除诱因。②在改善肝功能的前提下适当输注胶体液，以提高循环血量。③补充血容量的同时给予利尿药。④应用血管活性药物，以扩张肾血管，增加肾血流。⑤经上述治疗无效时，宜尽早进行血液净化，清除血循环内有害物质，减轻氮质血症，纠正高钾血症和酸中毒。

（4）感染：感染是急性肝衰竭患者最常见的并发症，也是急性肝衰竭的主要死因之一。

（5）脑水肿：颅内压增高者给予高渗性脱水药物。

（6）心肺功能障碍：循环功能障碍和低血压是急性肝衰竭常见的并发症，且往往是多因素损伤的起源。

4. 血液净化疗法 · 可清除因肝功能严重障碍而产生的各种有害物质，使血液得以净化，帮助患者度过危险期。血浆置换是较为成熟的血液净化方法，可以去除与血浆蛋白结合的毒物，补充血浆蛋白、凝血因子等人体必需的物质，从而减轻急性肝衰竭患者的症状。

5. 肝替代治疗

（1）人工肝支持治疗。

（2）肝移植：被认为是目前治疗急性肝衰竭最有效的手段。

急性肝衰竭诊治流程见图 3-5-1。

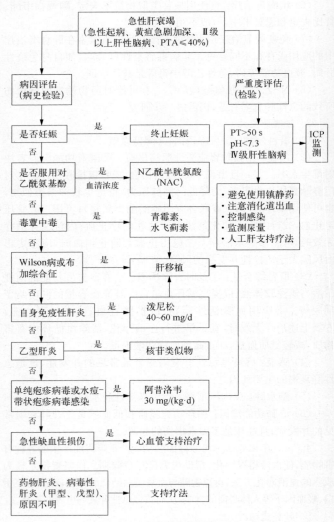

图 3-5-1 急性肝衰竭诊治流程图

（王洪亮）

六、肝硬化

► **概述**

1. 定义 · 肝硬化(liver cirrhosis)是指许多不同类型的肝损害导致的不可逆性终末期表现,主要由于弥漫性的肝纤维化导致肝脏血流受阻和肝功能的持久改变,表现为难以逆转的肝细胞衰竭和门静脉高压。

2. 危险因素 · ①病毒性肝炎;②酒精性肝病(酒精性脂肪肝);③酒精性肝炎;④工业毒物或药物;⑤循环障碍;⑥代谢障碍;⑦胆汁淤积;⑧血吸虫病;⑨原因不明。

3. 病理生理 · 各种病理因素引起肝细胞脂肪变性、坏死及炎症等,随后在坏死区发生胶原纤维增生。临床症状主要与肝细胞功能的丧失(肝细胞衰竭)或肝脏的血流受阻(门静脉高压)有关。

► **诊断与鉴别诊断**

(一)诊断

肝硬化的诊断应符合其病理生理变化特征及其产生的相应的临床症状,通常依据肝功能减退和门静脉压力增高两方面进行诊断。同时超声、CT等影像学检查征象有助于辅助诊断,肝活检也可以作为诊断手段。

(二)鉴别诊断

本病需与引起腹水和腹部膨隆的疾病(结核性腹膜炎、腹腔内肿瘤、肾病综合征、缩窄性心包炎和巨大卵巢囊肿等)、引起肝脏增大的疾病(原发性肝癌、慢性肝炎、血吸虫病和血液病等)相鉴别。

► **治疗**

现有的治疗方法尚不能逆转已发生的肝硬化。对于代偿期患者,治疗旨在延缓肝功能失代偿、预防肝细胞性肝癌;对于失代偿期患者,则以改善肝功能、治疗并发症、延缓或减少肝移植需求为目标。

1. 保护或改善肝功能 · ①去除或减轻病因;②慎用损伤肝脏的药物;③肠内营养;④保护肝细胞。

2. 门静脉高压症状及其并发症治疗

(1) 腹水：①限制钠、水摄入；②利尿；③经颈静脉肝内门体分流术(TIPS)；④排放腹水并输注白蛋白；⑤防治自发性腹膜炎。

(2) 食管胃底静脉曲张破裂出血的治疗及预防

1) 治疗：①药物治疗,尽早给予血管活性药物如生长抑素、奥曲肽、特利加压素及垂体后叶素,减少门静脉血流量,降低门静脉压,从而达到止血目的。②内镜治疗。③经颈静脉肝内门体分流术(TIPS)。④气囊压迫止血。⑤急诊外科手术。

2) 预防：包括一级预防和二级预防。

一级预防,主要针对已有食管静脉曲张但尚未出血者,治疗措施包括：①对因治疗；②口服质子泵抑制剂(PPI)或 H_2 受体拮抗剂以减少胃酸对曲张静脉壁的损伤；③非选择性 β 受体拮抗剂；④内镜结扎治疗(EVL),可用于中度食管静脉曲张。

二级预防,针对已经发生过食管静脉曲张出血史者,目的是预防再次出血。

3. 其他并发症的治疗·包括胆石症、感染、门静脉血栓形成、低钠血症、肝肾综合征、肝肺综合征等并发症的治疗。

4. 手术治疗·包括门静脉高压的各种分流、断流及限流术。肝移植是终末期肝硬化治疗的最佳选择,掌握手术时机、尽可能充分地做好术前准备可提高手术存活率。

肝硬化诊治流程见图 3-6-1。

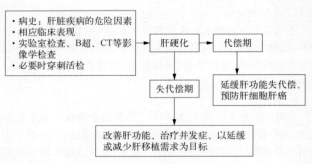

图 3-6-1　肝硬化诊治流程图

（王洪亮）

七、肝性脑病

▶ **概述**

1. 定义 · 肝性脑病(hepatic encephalopathy，HE)是指在排除其他已知神经系统疾病的前提下，继发于肝功能紊乱的一系列严重的神经精神综合征。每年约有 20% 肝硬化患者伴发显性肝性脑病，为肝衰竭的重要病征特点之一。

2. 发病机制 · HE 发病机制尚未完全明确，目前有多种学说，如氨中毒学说、假性神经递质学说、血浆氨基酸失衡学说、GABA 学说。

3. 常见的病理因素 · ①氨负荷增加；②血脑屏障通透性增强；③脑敏感性增高。

4. 肝性脑病的分型与分期

(1) 按病因可分为 3 种类型。

A 型：急性肝衰竭相关的脑病。

B 型：门体旁路相关并不伴固有肝细胞疾病的脑病。

C 型：肝硬化源性。

(2) 按神经精神症状轻重分期(West Haven 诊断标准)：可分为 4 期。

一期(前驱期)：轻微精神症状，表现为轻度知觉障碍、欣快或焦虑、难以集中精神、轻微扑翼样震颤。

二期(昏迷前期)：嗜睡、淡漠、轻度时间及地点感知障碍、言语障碍、人格障碍及行为异常、明显的扑翼样震颤。

三期(昏睡期)：精神错乱、时间空间定向障碍、健忘症、言语混乱、昏睡但能被唤醒。

四期(昏迷期)：昏迷、对疼痛刺激无反应、无扑翼样震颤。

▶ **诊断与鉴别诊断**

目前肝性脑病尚无特异性诊断方法，主要为排他性诊断。以下 5 项中具备①、③、④、⑤者即可诊断为有临床症状的肝性脑病，具备②、③、④、⑤项者可诊断为轻微型肝性脑病：①有引起 HE 的基础疾病；②有神经精神症状及体征；③虽无神经精神症状及体征,但学习、理解、注意力、应急和操作能力出现缺陷;④有引起 HE 的诱因;⑤排除其他代谢性脑病。

▶ **治疗**

阻止肝功能的进一步恶化和及时改善肝功能是预防和治疗肝性脑病的关键措施,但目前的内科治疗在阻止肝功能恶化方面的疗效有限。因此,针对肝性脑病的可能发生机制及其主要诱因采取相应的干预措施,对于及时预防和治疗肝性脑病仍具有重要的价值,也是现实可行的治疗方法。

具体治疗措施主要包括:①控制氮平衡和蛋白质摄入;②清洁和酸化肠道,保持大便通畅;③抑制肠道细菌的过度繁殖;④维持电解质及酸碱平衡;⑤慎重使用镇静剂;⑥促进氨代谢、拮抗假性神经递质、改善氨基酸平衡。

肝性脑病诊治流程见图 3-7-1。

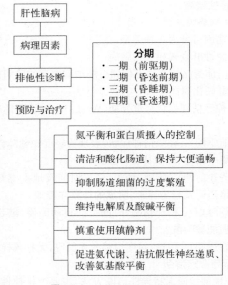

图 3-7-1 肝性脑病诊治流程图

(王洪亮)

八、肝肾综合征

▶ **概述**

肝肾综合征（hepatorenal syndrome，HRS）是终末期肝病的一种严重并发症，主要见于伴有腹水的晚期肝硬化患者，亦可发生于急性肝功能衰竭患者。

1. **定义** · 肝肾综合征是慢性肝病患者出现进行性肝功能衰竭和门静脉高压时，以肾功能损害、肾血流灌注减少和内源性血管活性系统异常为特征的一种综合征。

2. **常见的危险因素** · 目前公认的加速肝肾综合征发生的诱因主要有以下几种：①感染；②全身炎症反应综合征（SIRS）；③腹水处理不当；④消化道出血；⑤电解质紊乱；⑥肾毒性药物。

3. **分型和分期**

（1）肝肾综合征的分型：2012 年美国肝病研究学会（AASLD）肝硬化腹水诊疗指南根据 HRS 临床过程将 HRS 分为Ⅰ型和Ⅱ型。

肝肾综合征Ⅰ型：起病急骤，表现为急进性肾功能衰竭，2 周内血清肌酐水平倍增并超过 2 倍（$\geqslant 226\ \mu mol/L$），或 24 h 肌酐清除率下降到原来的 50%（$< 20\ ml/min$），低钠血症，动脉血压降低，其病死率很高，平均生存时间为 2 周。

肝肾综合征Ⅱ型：肾功能衰竭进展速度达不到Ⅰ型标准者，其血清肌酐升高至 $133\sim226\ \mu mol/L$，或肌酐清除率 $< 40\%$，且较长时间保持稳定，通常发生于肝功能储备较好者，其特点是出现利尿剂抵抗性腹水，病死率也比肝肾综合征Ⅰ型低，平均生存时间为 6 个月。

（2）肝肾综合征分期：根据肝功能、氮质血症严重程度及病程分为 3 期，即氮质血症前期、氮质血症期、氮质血症终末期。

4. **病理生理** · HRS 特点是内脏血管床血管扩张的同时体循环血管阻力下降、动脉血压降低和心排血量下降，促使肾脏血管强烈收缩导致肾小球滤过率下降。

▶ **诊断与鉴别诊断**

（一）诊断标准

2012 年国际腹水协会（International Ascites Club，IAC）提出肝硬化患者 HRS 的 6 条诊断标准：①肝硬化伴有腹水；②血清肌酐>132.6 μmol/L（1.5 mg/dl）；③至少停用利尿剂 2 天并且白蛋白扩容（白蛋白推荐剂量为每天 1 g/kg，最大剂量可达每天 100 g）后血清肌酐无改善（改善是指血清肌酐下降到 132.6 μmol/L 或更低）；④无休克；⑤目前或近期无肾毒性药物使用史；⑥无器质性肾脏疾病，如尿蛋白>500 mg/d、镜下血尿（每高倍镜视野中红细胞>50 个）和（或）异常的肾脏超声改变。

（二）临床表现

1. 肝功能失代偿或肝功能衰竭 · 肝肾综合征患者有严重肝功能失代偿或肝功能衰竭的基础病变存在，常有以下临床表现。

（1）肝脏贮备功能下降：①低蛋白血症；②凝血机制障碍；③胆红素升高。

（2）肝功能衰竭。

2. 肾功能受损 · 表现为进行性少尿或无尿、腹胀加重及氮质血症，并有低钠血症、低钾血症、代谢性酸中毒，严重无尿或少尿者亦可呈高钾血症。

3. 血流动力学异常 · 表现为心率增快，动脉血压降低，心排血量增加，外周血管阻力下降。

（三）鉴别诊断

肝硬化患者常出现与肝肾综合征不同的肾功能损害，需要与之鉴别：①休克后肾功能衰竭；②细菌感染和肾毒性药物所致的肾功能衰竭；③肾前性氮质血症；④肾脏本身病变引起的肾功能损害；⑤同时累及肝脏和肾脏的疾病。

▶ **治疗**

（一）预防

出现细菌感染，尤其是自发性细菌性腹膜炎，是 HRS 发生最重要的危险因素。

（二）治疗

1. 病因治疗 · 最有效的病因治疗是肝脏移植手术。

2. 支持治疗

（1）血液净化治疗：常用来控制肾前性氮质血症以及在肝移

植术前维持电解质平衡。在临床实践中血液净化治疗是除了肝脏移植术外的确实有效的方法。

（2）输注白蛋白与联合使用血管活性药物（如奥曲肽和米多君）：可以作为Ⅰ型HRS的治疗手段。

（3）特利加压素：是目前研究最深入、最热门的药物。

（4）经颈静脉肝内门体静脉分流术（TIPS）：是近年来用于治疗门静脉高压伴上消化道出血或顽固性腹水的重要方法，成功率较高，术后有一定的肝性脑病发生率。

肝肾综合征诊治流程见图3-8-1。

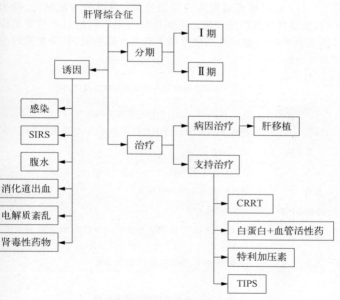

图 3-8-1　肝肾综合征诊治流程图

（王洪亮）

九、肠梗阻

▶ **概述**

1. 定义·肠梗阻是指肠道严重机械性损害或肠内容物不能顺利通过肠道。症状主要包括痉挛性腹痛、呕吐、便秘和停止排气。

2. 分类

（1）根据肠梗阻发生的原因分类：可以分为机械性、动力性、血运性和假性肠梗阻。机械性肠梗阻不同梗阻部位常见原因见表 3-9-1。麻痹性肠梗阻属于动力性肠梗阻，其常见原因见表 3-9-2。

表 3-9-1　机械性肠梗阻不同梗阻部位常见原因

梗阻部位	原因
结肠	肿瘤、憩室炎、肠扭转、粪便嵌顿、先天性巨结肠、克罗恩病
十二指肠	
成人	十二指肠癌、胰头癌
儿童	肠道闭锁、肠扭转、环状胰腺
空肠和回肠	
成人	疝、粘连、肿瘤、异物、梅克尔憩室、克罗恩病、蛔虫病、肿瘤性肠套叠
儿童	胎粪性肠梗阻、肠扭转、肠闭锁、肠套叠

表 3-9-2　麻痹性肠梗阻常见原因

类别	原因
反射性（神经源性）	手术后、脊髓损伤、腹膜后刺激（手术创伤、血肿、输尿管绞痛、感染）
代谢性	低钾血症、尿毒症、其他电解质紊乱、黏液性水肿、糖尿病性昏迷、甲状腺功能减退

（续表）

类别	原因
药物性	抗胆碱能药物、自主神经阻滞剂、抗组胺药、精神药物（吩噻嗪、氟哌啶醇、三环抗抑郁药）、阿片类药物、可乐定、乙醇、菌类毒物、儿茶酚胺、长春新碱
感染	脓毒症、重症肺炎、腹膜炎、带状疱疹、破伤风、类圆线虫感染、小肠多发性憩室（细菌过度繁殖）、空回肠短路

（2）其他分类：依据肠梗阻的不同特点，还有其他分类方法。①单纯性和绞窄性；②完全性和不完全性；③其他：如根据梗阻的部位可分为高位、低位梗阻或小肠、结肠梗阻；根据发病缓急又可分为急性肠梗阻和慢性肠梗阻。

3. 病理生理及发病机制

（1）局部病理生理改变及发病机制：①梗阻近端肠腔扩张、积气、积液，梗阻远端肠管瘪陷、空虚或仅存积少量粪便。②肠蠕动增强，以克服肠内容物通过障碍。③肠壁组织变薄、充血水肿、通透性增加。

（2）全身病理生理改变及发病机制：①水、电解质和酸碱失衡；②休克；③脓毒症；④呼吸和循环功能障碍。

▶ **诊断和鉴别诊断**

（一）诊断

1. 临床症状

（1）腹痛：是机械性肠梗阻最先出现的症状，呈阵发性绞痛，腹痛的同时有高亢的肠鸣音。

（2）呕吐：高位梗阻的呕吐出现早、发作频繁，吐出物为胃及十二指肠内容物；低位梗阻的呕吐出现晚。

（3）腹胀：高位梗阻时腹胀不明显，常表现为上腹部饱胀感；低位梗阻时全腹广泛性胀气，中腹部明显。

（4）停止排气排便：是完全性肠梗阻的主要症状。

2. 体格检查·腹胀、肠型有助于判断梗阻部位。单纯性肠梗阻病程后期或绞窄性肠梗阻，肠壁已有坏死穿孔，腹腔内有感染炎症，腹部查体可有腹部膨胀、压痛、反跳痛，肠鸣音反而微弱或消失。

3. 辅助检查

(1) 实验室检查。

(2) X线检查：仰卧或立位腹部X线平片可确诊肠梗阻。

(3) 超声检查：可见肠腔扩张、肠壁变薄、肠蠕动增快、肠腔内积液。此外，超声检查可帮助了解梗阻部位及梗阻原因。

(4) CT检查：多排螺旋CT能清楚显示梗阻肠段及其系膜、腹膜腔的解剖结构及关系，帮助临床医生诊断肠梗阻并判断梗阻程度、部位、原因；增强扫描可了解血供情况。

(二) 鉴别诊断

肠梗阻，尤其是绞窄性肠梗阻，病情凶险、进展快，如不及时诊断与治疗，死亡率高。本病需要与常见的急腹症鉴别：①胃十二指肠溃疡穿孔；②急性胆囊/胆管炎；③急性胰腺炎；④急性阑尾炎；⑤实质性脏器破裂出血；⑥妇科急症，如急性盆腔炎、卵巢囊肿蒂扭转、宫外孕破裂等。

▶ 治疗

(一) 治疗措施

肠梗阻的治疗包括非手术治疗和手术治疗，治疗方法的选择应根据梗阻的原因、性质、部位以及全身情况和病情轻重而定。肠梗阻的基本治疗原则包括：①纠正水、电解质、酸碱平衡紊乱；②补液扩容，纠正休克；③降低肠腔内压力；④解除梗阻原因，恢复肠道通畅；⑤抗菌药物防治感染；⑥若为绞窄性肠梗阻，应早期剖腹探查。

(二) 肠梗阻诊治发展方向

近期，临床尝试放置长的鼻肠管，其末端通过肠蠕动运行至梗阻近端，从而实施减压治疗，可以有效缓解梗阻症状，避免急诊手术，老年患者尤其受益。

肠梗阻的诊治流程见图3-9-1。

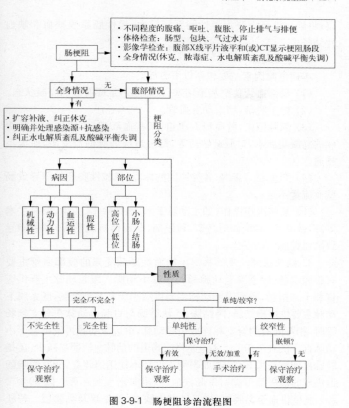

图 3-9-1 肠梗阻诊治流程图

(孙立群)

十、缺血性肠病

▶ **概述**

1. 定义·缺血性肠病(ischemic bowel disease，ICBD)是各种原因引起肠道血供不足所致的肠壁缺血性疾病。主要的原因有：动脉粥样硬化致动脉狭窄、肿瘤或血凝块堵塞动脉。中国专家建议,将缺血性肠病分为急性肠系膜缺血、慢性肠系膜缺血和缺血性结肠炎。

2. 危险因素

本病危险因素主要包括以下方面。

(1) 局部血管狭窄甚至堵塞、血流量不足或血液的高凝状态。

(2) 栓子脱落,堵塞动脉血管。

(3) 静脉感染,肿瘤浸润压迫,某些血液疾病、胰腺炎及胰腺癌的高凝集状态,口服避孕药等,都可造成静脉回流受阻,血流不畅通。

(4) 严重心力衰竭、各种原因的休克、机械性肠梗阻等导致肠壁血流量不足。

(5) 某些医疗操作(如主动脉手术、肠切除术、肠镜、妇科手术等)以及某些药物(如地高辛、利尿剂、非甾体抗炎药等)都可能导致缺血性肠病的发生。

3. 病理生理及发病机制·缺血性肠病受累的腹部血管主要有腹腔动脉、肠系膜上动脉和肠系膜下动脉。腹腔动脉主要供应胃和十二指肠,肠系膜上动脉主要供应小肠和右半结肠,肠系膜下动脉主要供应横结肠、降结肠、乙状结肠与直肠。动脉在分支到肠管时,相互间有吻合支相连成边缘动脉,由边缘动脉再发出若干小动脉直接供血至肠壁。不论是供应肠道的动脉血流明显减少,还是静脉血回流量明显受阻,如果侧支循环不能迅速建立,所有影响肠道供血的疾病都可能引发肠缺血,严重时出现肠坏死。因 50%～70%肠壁供血至黏膜层,故一旦发生缺血,首先累及黏膜层。若缺血持续存在,肌肉和浆膜将坏死,并有大量液体渗出及细菌毒素易位至腹腔内,可引起腹膜炎,出现休克和代谢性酸中毒。

▶ 诊断和鉴别诊断

(一) 诊断

1. 临床症状·患者症状、体征严重程度不一,常表现为腹痛、腹泻、血便,但出血量不多。

2. 体格检查·早期常缺乏阳性腹部体征,腹部不胀,有轻度压痛,肠鸣音存在。当出现肠坏死、腹腔有渗出时,腹部出现明显压痛、反跳痛等腹膜刺激症状,肠鸣音消失。

3. 辅助检查

(1) 实验室检查:多无特异性,外周血白细胞及 D-二聚体可升高,CO_2 结合力以及 pH 下降,乳酸和乳酸脱氢酶升高,淀粉酶升高。

(2)腹部 X 线检查:可见"指压痕"征,为增厚的肠壁黏膜下水肿所致。

(3)腹部超声检查:具有无创、操作简单、迅速有效的特点。可见肠壁增厚、腹水、膈下积气等。超声测定血流速度对于腹腔动脉、肠系膜上动脉、肠系膜下动脉和肠系膜上静脉的狭窄和闭塞有较高的诊断价值,可辅助明确肠缺血的范围和部位。

(4)腹部 CT 或选择性血管造影:可见受累肠段管壁增厚,肠腔扩张、积液、积气,肠系膜动脉狭窄或阻塞,肠系膜水肿,门静脉及分支内积气等改变。CT 血管造影(CTA)或选择性腹腔动脉造影是诊断缺血性肠病的金标准,尤其是大血管病变。

(5)肠镜检查:可见病变肠管黏膜充血、水肿、瘀斑,黏膜下出血,黏膜呈暗红色,血管网消失,可有部分黏膜坏死,继之黏膜脱落、溃疡形成。病变部与正常肠段之间界限清晰。

(二)鉴别诊断

本病需与以下疾病鉴别:①炎症性肠病;②急性细菌性痢疾;③急性胰腺炎;④结肠癌。

▶ 治疗

(一)治疗措施

根据缺血的严重程度采取不同治疗方案。

1. 保守治疗 · 包括禁食、肠管内减压、营养支持治疗、早期使用足量抗菌药物、早期应用血管扩张剂、抗凝及溶栓治疗。大部分轻型患者经过上述治疗,病情可在一周内改善。

2. 介入与手术治疗 · 如保守治疗后,仍继续腹泻、便血,可行数字减影血管造影(DSA)下介入治疗。该治疗可以避免开腹手术,减少并发症,降低死亡率。如早期即有明显梗阻症状、继发肠穿孔或腹膜炎者,仍需外科手术治疗。

(二)预防

包括补充充足的水分,经常运动,均衡饮食,减少心血管病风险,减少脂肪和热量的摄入,多吃新鲜水果、蔬菜和富含纤维的食物,降低结肠癌风险等。

缺血性肠病诊治流程见图 3-10-1。

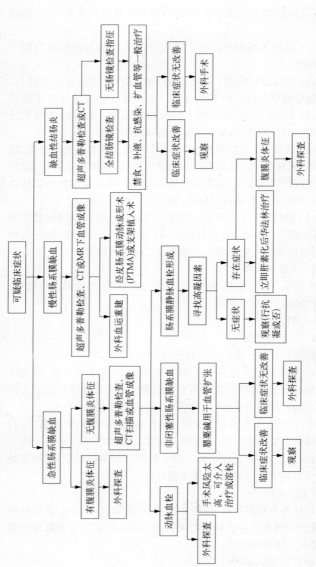

图 3-10-1　缺血性肠病诊治流程图

（张立群）

十一、ICU 相关性腹泻

▶ 概述

1. 定义·腹泻是指排便次数多于平时(≥3 次),粪质稀薄,或带有黏液、脓血、未消化食物,量可达 200~250 g/d(或 >250 ml/d)。可伴有肠痉挛、恶心呕吐、里急后重等症状。

2. 危险因素

(1) 疾病相关性腹泻:危重患者胃肠道低灌注、低蛋白血症性胃肠道水肿。

(2) 食物/喂养相关性腹泻:与营养液滴注过快、用量或浓度过大、液体温度偏低、营养液被污染等有关。

(3) 药物相关性腹泻:多种药物可引起腹泻,如组胺拮抗剂,蠕动促进药物、胆碱能药物、山梨糖醇药物(茶碱、洋地黄)等,ICU 中较多见的是抗菌药物相关性腹泻。

3. 病理生理及发病机制·从病理生理角度,腹泻可分为渗透性腹泻、渗出性腹泻、分泌性腹泻和动力性腹泻。

(1) 渗透性腹泻:由于食物消化和分解不完全或摄入大量不能吸收的溶质引起肠腔内渗透压增高,体液被动进入肠腔引起的腹泻。

(2) 渗出性腹泻:肠黏膜因炎症、缺血损伤、溃疡等病变受到损伤,造成大量炎性渗出而引起的腹泻。粪便常含有黏液、脓血。

(3) 分泌性腹泻:由于胃肠道水与电解质分泌过多或吸收受抑制而引起的腹泻。粪便呈水样,量大,无脓血,常因此导致体液丢失和水、电解质及酸碱失衡。多见于大肠杆菌、志贺菌等细菌感染,也可因胆汁分泌过多,胆汁酸刺激肠黏膜分泌过多导致腹泻。

(4) 动力性腹泻:肠运动功能紊乱,胃肠蠕动增快,以致食糜没有足够的时间被消化和吸收而引起腹泻。

▶ 诊断和鉴别诊断

(一) 诊断

1. 临床症状

(1) 排便频率、粪便性状改变:排便次数多于平时,一般≥3 次,间隔时间缩短,粪便稀薄,混有黏液、未消化的食物,甚至有脓血或血便。

（2）可伴有发热、恶心、呕吐、腹痛、里急后重等。

（3）短期大量腹泻可有呼吸加快、尿量减少等脱水表现。严重者出现电解质紊乱、低蛋白血症甚至休克、神志改变等。

2. 体格检查·病情轻者可有轻度腹胀、腹部压痛，重者体温升高、腹胀明显、全腹压痛、腹肌紧张、肠鸣音活跃。

3. 辅助检查

（1）部分病例可有白细胞升高，中性粒细胞升高。

（2）如液体丢失量较大可出现血钠升高、血钾下降，尿素氮、肌酐升高。

（3）渗出性腹泻患者粪便检查可见白细胞、红细胞。

（4）假膜性肠炎患者粪便中可见斑块条索状假膜。

（5）菌群失调患者的粪便涂片检查提示革兰阳性球菌增多，杆球菌比例失调。

（6）艰难梭菌感染者毒素检测浓度升高。

（7）腹痛患者可行腹部 X 线检查以排除肠梗阻。

（二）鉴别诊断

（1）直肠受刺激（如肿瘤或异位妊娠破裂患者）常有里急后重、排便次数增加，但排便量正常。

（2）胃大部切除、胃空肠吻合术后，食物未充分消化直接进入空肠，可引起渗透性腹泻。

（3）成人对牛奶中的乳糖不耐受也可发生渗透性腹泻，可行乳糖耐量试验鉴别。

（4）各种原因致胰液分泌减少、胆汁分泌减少，导致食物消化障碍，可以发生腹泻。

（5）右心功能障碍、体循环淤血者，因消化道淤血，可引起吸收不良和腹泻。

（6）糖尿病患者如累及胃肠道神经病变可出现腹泻。

（7）消化道炎症性病变如溃疡性结肠炎、克罗恩病，均可有腹泻表现。

▶ 治疗

1. 对症治疗·首先评估患者一般状况，给予维持水电解质平衡、稳定血流动力学和保护组织器官功能等对症治疗。

2. 及时寻找原因，治疗原发病

（1）疾病相关性腹泻患者，应暂缓肠内营养支持治疗，积极治疗原发疾病,稳定血流动力学,改善胃肠道灌注。

（2）食物/喂养相关性腹泻患者,调整管饲营养液的输注速度及浓度,保证营养液温度,如仍不能改善,可暂停肠内营养或更换营养液品种,注意静脉营养补充。

（3）药物相关性腹泻患者,暂停相关药物,尤其是胃肠动力药和缓泻剂,调整广谱抗菌药物的应用,必要时可停用。菌群失调者可予补充活性益生菌,尝试粪菌移植。诊断为艰难梭菌感染的患者,指南推荐首选万古霉素口服治疗,疗程 20~30 d。

ICU 相关性腹泻诊治流程见图 3-11-1。

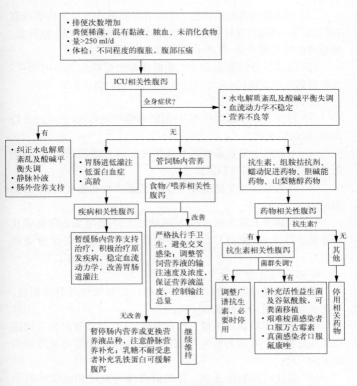

图 3-11-1　ICU 相关性腹泻诊治流程图

（孙立群）

十二、急性胃肠损伤

▶ **概述**

1. 定义·急性胃肠损伤(acute gastrointestinal injury，AGI)指重症患者因急性疾病所致胃肠道功能障碍。

2. 分类·可分为原发性急性胃肠损伤和继发性急性胃肠损伤。

(1) 原发性急性胃肠损伤：是指由胃肠系统的原发疾病或直接损伤(第一打击)导致者，常见于胃肠道系统损伤初期、腹膜炎、胰腺或肝脏病理改变、腹部手术、腹部创伤等。

(2) 继发性急性胃肠损伤：是机体对重症疾病反应的结果，无胃肠系统原发疾病，无胃肠道直接损伤(第二打击)。

3. 病理生理改变

(1) 肠道有效血液循环不足，激活黄嘌呤氧化酶，产生过量自由基，损伤肠黏膜。

(2) 各种打击导致肠摄取和利用氧的能力降低，肠上皮细胞能量供应减少，影响肠黏膜修复。

(3) 肠腔细菌过度繁殖，产生大量代谢产物和毒素，破坏肠黏膜结构。

(4) 肠黏膜上皮坏死、肠黏膜通透性增加，修复能力降低以及肠黏膜屏障受损，菌群移位，内毒素进入血液后引起全身炎症反应。

▶ **诊断与鉴别诊断**

根据胃肠功能损害的严重程度，急性胃肠损伤可分为四级，不同的级别对应的治疗措施不同。

(1) 急性胃肠损伤Ⅰ级：指有明确病因，导致暂时性胃肠道功能部分损伤。表现为暂时性、自限性，存在胃肠道功能障碍和衰竭的风险。

(2) 急性胃肠损伤Ⅱ级：胃肠道表现为消化和吸收功能不全，不能满足机体对营养物质和液体的需求。有胃肠功能障碍，通过临床治疗能够重建胃肠功能。

（3）急性胃肠损伤Ⅲ级：胃肠功能丧失，尽管进行干预治疗，但胃肠功能仍不能恢复，一般情况不能改善。

（4）急性胃肠损伤Ⅳ级：胃肠功能衰竭伴有远隔器官功能受损，胃肠损伤明显恶化，加重多脏器功能不全和休克表现，甚至可危及生命。

► **治疗**

根据分级不同，给予对应治疗。

（1）急性胃肠损伤Ⅰ级：若整体情况正在改善，除了静脉内液体复苏外，一般无须特殊干预措施。建议在损伤后24～48 h内开始早期肠内营养。应减少损害胃肠动力的药物（如儿茶酚胺、阿片类药物）的应用。

（2）急性胃肠损伤Ⅱ级：需要采取措施来治疗并预防其进展为胃肠功能衰竭。具体措施包括：治疗腹高压；恢复胃肠动力（促胃肠动力药物）；肠内喂养应该开始或持续，为了防止大量胃潴留和反流或喂养不耐受，应考虑应用少量肠内营养，若为胃轻瘫患者，当促动力药物无效时，可以考虑幽门后喂养。

（3）急性胃肠损伤Ⅲ级：尽早停用导致胃肠功能麻痹的药物；避免早期（入住ICU的7 d内）肠外营养来弥补肠内营养的不足，因其会增加医院内感染的发生率；常规给予少量肠内营养。

（4）急性胃肠损伤Ⅳ级：保守治疗无效，需要剖腹探查或其他紧急措施来挽救生命。由于鉴别胃肠道急性疾病和慢性疾病非常困难，在出现慢性病引起的消化道出血、腹泻等症状时，建议使用与急性胃肠道疾病相同的概念。长期肠外营养的患者，因胃肠衰竭缓慢发生，不需要紧急干预，但需参照急性胃肠损伤Ⅲ级处理意见，监测腹内压并排除新的腹部急性疾病。

急性胃肠损伤的诊治流程见图3-12-1。

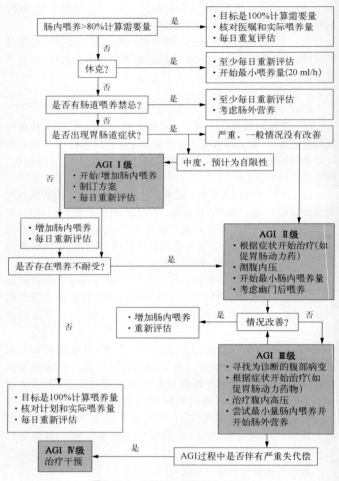

图 3-12-1 急性胃肠损伤诊治流程图

（张利鹏　周丽华）

十三、腹膜炎

► **概述**

1. 定义·腹膜炎是常见的急腹症,是由细菌、化学、物理损伤等引起的壁层腹膜和脏层腹膜的炎症。腹膜炎按发病机制可分为原发性腹膜炎和继发性腹膜炎两类。大多数腹膜炎为继发性,源于腹腔的脏器感染、坏死穿孔、外伤等。主要的致病菌为大肠埃希菌,其次为厌氧拟杆菌、链球菌、变形杆菌等,感染一般为混合性,故毒性较强。原发性腹膜炎又称自发性腹膜炎,即腹腔内无原发病灶,感染范围大,主要致病菌为溶血性链球菌。

2. 发病机制及病理生理·感染源进入腹腔后,机体立即出现炎症反应,表现为腹膜充血、水肿、渗液。大量的浆液性渗出可稀释腹腔内的毒素,并出现大量巨噬细胞、中性粒细胞,加以坏死组织、细菌和凝固的纤维蛋白,使渗出液变浑浊而成为脓液。

病损较轻者,病变部位与邻近的肠管、其他脏器以及迁移的大网膜发生粘连,使病变局限在腹腔内成为局限性腹膜炎,部分形成局限性脓肿。腹膜炎治愈后多遗留不同程度肠粘连。

► **诊断与鉴别诊断**

(一)诊断

根据病史及典型体征(腹部压痛、腹肌紧张和反跳痛)、白细胞计数及分类、立位腹平片、腹部超声及 CT 结果,腹膜炎的诊断一般不难。但对于老年人及机体抵抗力低下而表现不典型者应多加注意,以免漏诊。

(二)鉴别诊断

因原发性腹膜炎只能采取非手术治疗,这与继发性腹膜炎迥异,因此两者鉴别很重要(表 3-13-1)。

表 3-13-1　原发性腹膜炎与继发性腹膜炎的鉴别

鉴别要点	原发性腹膜炎	继发性腹膜炎
病因	肝硬化、肾病综合征等	广泛
起病缓急	缓	急

(续表)

鉴别要点	原发性腹膜炎	继发性腹膜炎
腹膜炎三联征(腹部压痛、腹肌紧张和反跳痛)	不甚明显	明显
腹腔原发病灶	无	有
膈下游离气体	无	常有
腹腔积液培养	单一细菌	混合性细菌

▶ **治疗**

1. 非手术治疗・对病情较轻,或病程较长(超过 24 h)且腹部体征已减轻或有减轻趋势者,或伴有心肺等脏器疾病而不耐受手术者,可予非手术治疗。非手术治疗也可作为手术前的准备工作。

(1)体位:一般取半卧位。

(2)禁食、胃肠减压。

(3)纠正水、电解质及酸碱平衡的失调。

(4)抗菌治疗:抗菌治疗为急性腹膜炎最重要的内科疗法。通常,继发性腹膜炎多为需氧菌与厌氧菌的混合感染,主要致病菌为大肠埃希菌、肠球菌和厌氧菌。故早期宜采用广谱抗菌药物治疗。需要强调的是,抗菌药物不能替代手术治疗,尽早通过手术去除原发病灶是最好的治疗办法。

(5)补充热量和营养支持。

(6)镇痛、镇静:对于诊断明确的患者,可在镇痛基础上予以镇静。

2. 手术治疗・继发性腹膜炎绝大多数需及时手术治疗。

(1)手术适应证:①经上述非手术治疗 6～8 h 后(一般不超过 12 h),腹膜炎症状及体征不缓解反而加重者;②腹腔内原发病严重,如胃肠道或胆囊坏死穿孔、绞窄性肠梗阻、腹腔内脏器损伤破裂,胃肠手术后短期内吻合口瘘所致的腹膜炎;③腹腔内炎症较重,有大量积液,出现严重的肠麻痹或中毒症状,尤其是有休克表现者;④腹膜炎病因不明,无局限趋势者。

(2)术后处理:继续禁食、禁水、胃肠减压、补液、应用抗菌药物和营养支持治疗,保证引流管通畅。应及时根据药敏试验结果选用有效的抗菌药物。一般待引流量<10 ml/d 并呈非脓性,无发热、无腹胀等症状,提示腹膜炎已控制后,可拔除腹腔引流管。

(张利鹏　周丽华)

十四、腹水

▶ 概述

1. 定义·腹膜腔内有 75~100 ml 黄色澄清液体,起润滑作用。任何病理状态下,腹膜腔内液体量增加,超过 200 ml 时,称为腹水(ascites)。少量腹水时,患者不一定会有明显的症状与体征,一般腹水多至 1 500 ml 以上时才会引起较明显的症状与体征。

2. 病因·根据腹水病因可将其分为肝源性腹水、心源性腹水、肾源性腹水、胰源性腹水、结核性腹水等。

3. 发病机制·腹水的形成是腹腔内液体产生和吸收失去动态平衡的结果,每种疾病中腹水的形成机制是几个因素单独或联合作用所致。

(1) 全身性因素：①血浆胶体渗透压降低,血浆白蛋白<30 g/L 时,毛细血管内液体漏入腹腔或组织间隙而形成腹水;②内分泌障碍,肝脏对醛固酮和抗利尿激素灭活作用减弱,导致继发性醛固酮增多和抗利尿激素增多。

(2) 局部因素：①毛细血管静水压增高;②淋巴流量增多、回流受阻;③腹膜血管通透性增加;④腹腔内脏破裂。

▶ 诊断与鉴别诊断

腹水的诊断一般包括以下几个方面：①确定是否存在腹水;②鉴别腹水性质为渗出液还是漏出液(表 3-14-1),感染性腹水(结核性腹水或非结核性腹水)还是非感染性腹水,良性腹水还是恶性腹水;③根据病史及体征进行相关检查以鉴别诊断,明确腹水病因。

表 3-14-1　漏出液与渗出液鉴别

鉴别点	漏出液	渗出液
病因	肝硬化、心源性、肾源性等非炎症因素	炎性、肿瘤、化学或物理刺激
外观	淡黄色，浆液性	可为脓性、血性、乳糜性
透明度	透明或微浊	大多混浊
凝固性	不自凝	自凝
比重	<1.018	>1.018
葡萄糖含量	与血糖接近	低于血糖水平
黏蛋白定性	阴性	阳性
蛋白含量	$<30\ g/L$	$>30\ g/L$
腹水蛋白/血清蛋白	<0.5	>0.5
细胞计数	$<0.1\times10^9/L$	$>0.5\times10^9/L$
细胞分类	以淋巴细胞、间皮细胞为主	急性感染以中性粒细胞为主，慢性感染以淋巴细胞为主
细菌学检查	一般无细菌	有感染时可找到病原菌
LDH	$<200\ IU$	$>200\ IU$
腹水 LDH/血清 LDH	<0.6	>0.6
肿瘤细胞	无	恶性腹水时可找到

▶ **治疗**

由于引起腹水的病因甚多，无论腹水呈漏出性还是渗出性，均可由多种疾病而引起，因此，应尽快明确腹水的性质，继而积极寻找病因。

一般而言，腹水可采取以下治疗措施。

1. **病因治疗**　治疗原发病，去除引起腹水的原因是治疗腹水的基本原则和主要措施，例如：控制胰腺炎病情发展、改善心功能、门静脉血栓溶栓治疗、宫外孕破裂的手术治疗、肾脏疾病的综合治疗等。

2. **药物治疗**

(1) 限制水、钠的摄入：摄入钠盐 $500\sim800\ mg/d$（氯化钠 $1.2\sim2.0\ g/d$），摄入水量 $<1\ 000\ ml/d$。

(2) 利尿：一般情况下，应联合使用保钾和排钾利尿剂，或者联合使用作用于肾脏不同部位的利尿剂，以达到最佳疗效，而又避免发生电解质紊乱。

3. 其他治疗

(1) 经颈静脉肝内门体分流术（transjugular intrahepatic portoystemic shunt，TIPS）：可有效缓解门静脉高压，增加肾脏血液灌注，显著减少甚至消除腹水。

(2) 排放腹水加静脉输注白蛋白：是对不具备 TIPS 技术，或存在 TIPS 禁忌以及失去 TIPS 机会的顽固性腹水的姑息治疗方法，一般每放 1 L 腹水应输注 80 g 白蛋白。

(3) 失代偿期肝病引起的腹水应行肝移植治疗。

（张利鹏　周丽华）

十五、急性重症胰腺炎

▶ **概述**

1. 定义·急性胰腺炎（acute pancreatitis，AP）是指各种病因引起胰腺酶激活，继而造成胰腺组织自身消化、水肿、出血甚至坏死、感染，伴全身炎症反应，伴或不伴其他器官功能损害的疾病。临床上主要以急性上腹部疼痛、胰腺外分泌功能异常起病并迅速发展。

最新的 2012 年亚特兰大急性胰腺炎国际共识将急性胰腺炎分为轻症（mild acute pancreatitis，MAP）、中度重症（moderately severe acute pancreatitis，MSAP）和重症（severe acute pancreatitis，SAP）三大类。

2. SAP 常见病因·①胆石症；②高脂血症；③酒精；④药物和毒素；⑤医源性：ERCP 术后；⑥外伤；⑦大手术后。

3. 发病机制·急性胰腺炎的发病机制是致病因素引起胰腺腺泡细胞内的胰蛋白酶过度激活，进而导致腺体自身消化和局部炎症反应。

▶ **诊断与鉴别诊断**

（一）急性重症胰腺炎诊断

1. 病史

(1) 腹痛程度轻重不一，典型腹痛常位于上腹部或脐周，但也可扩散至整个上腹部或全腹，可有胸、肩、背及下腹部放射痛，呈持续性。

(2) 腹痛时取弯弓屈膝位可减轻疼痛。

（3）腹胀。

（4）恶心、呕吐。

2. 体格检查

（1）全身大汗。

（2）患者全身不适、烦躁焦虑。

（3）低热。

（4）心动过速、呼吸急促。

（5）低血压：由于血容量不足，以及炎症介质使血管扩张、毛细血管渗漏，导致休克。

（6）腹部膨隆，腹壁紧张，腹部压痛明显，并有反跳痛。

（7）肠鸣音减弱或消失。

（8）可触及上腹部包块。

（9）黄疸：可由胆总管结石、胰头水肿压迫胆总管导致。

（10）严重坏死性胰腺炎可出现一侧腹部瘀斑（Turner 征）、脐周瘀斑（Cullen 征）。

（11）可出现单侧或双侧胸腔积液。

（12）肺不张征象、肺底啰音。

3. 实验室检查

（1）一般血液检查：①白细胞升高；②代谢性酸中毒；③血液浓缩，Hb 或 HCT 升高（HCT＞50%）；④肌酐和尿素氮升高；⑤低蛋白血症，白蛋白＜3 g/dl；⑥血糖升高；⑦血钙降低；⑧胆红素升高；⑨乳酸脱氢酶升高（＞500 U/dl）；⑩ARDS 早期出现低氧血症。

（2）特殊血液检查：①血清淀粉酶，通常升高，也有多达 1/5 的患者血清淀粉酶正常，上升幅度与疾病严重程度无关；发病 72 小时之后开始下降，无论疾病是否仍处于进展阶段。需鉴别导致血清淀粉酶升高的其他疾病，包括胰腺疾病（如胰腺肿瘤、假性囊肿、脓肿）和非胰腺疾病（如消化道穿孔、肠梗阻、急性肠系膜血管缺血、异位妊娠、糖尿病酮症酸中毒等）。②血清脂肪酶可在淀粉酶下降之后开始升高并持续存在。③其他胰酶如胰蛋白酶原、糜蛋白酶原、弹性蛋白酶等升高，但临床意义不大。

4. 影像学检查

（1）腹部超声：对胆道检查可提供有价值的信息，如有无胆囊结石、胆管扩张等；病程后期对于假性囊肿及脓肿诊断有意义。

（2）腹部增强 CT 扫描：有利于显示胰腺及胰周、后腹膜病变,是诊断 SAP 及局部并发症的重要手段,对于评估疾病的严重程度和预后有重要意义。

5. 急性重症胰腺炎局部并发症·①胰腺坏死;②胰腺假性囊肿和胰腺脓肿;③胰周液体积聚。

(二)急性重症胰腺炎鉴别诊断

急性重症胰腺炎需要和所有能引起腹痛、恶心、呕吐、腹部压痛的疾病鉴别。某些疾病,如胆囊炎、胆管炎、空腔脏器穿孔、肠系膜缺血、肠梗阻等,也可引起血清淀粉酶升高,但上升幅度较小,CT 显示胰腺及周围组织正常。

► 治疗

1. 一般措施

(1)解痉镇痛:胆源性胰腺炎可使用哌替啶(度冷丁),由于吗啡可导致 Oddis 括约肌收缩,不推荐使用吗啡。

(2)早期液体复苏:能显著降低过度炎症反应和器官功能障碍发生率,并能降低在院死亡率。

(3)早期进行经鼻空肠营养和肠外营养治疗。

(4)胃肠减压:可减少胃内容物进入十二指肠所带来的胰腺刺激作用,但没有证据支持胃肠减压可以获益。

(5)应用抗菌药物:没有证据支持应针对急性重症胰腺炎患者常规预防性应用抗菌药物;当发生胰腺坏死伴感染时,推荐使用广谱抗菌药物。

(6)急性重症胰腺炎患者需要接受重症医学科(ICU)的监护和加强治疗。

2. 局部并发症的处理

(1)胰腺坏死:①抗菌药物治疗;②病情不稳定的胰腺坏死伴感染患者,应考虑行坏死组织清除术,并持续应用抗菌药物治疗;③病情尚能控制的患者,延期的外科手术治疗可减少并发症发生并改善预后;④最近研究发现,对于胰腺坏死伴感染患者可行经皮穿刺引流及局部抗菌药物治疗,可能有效。

(2)胰腺假性囊肿及胰腺脓肿:①无症状的胰腺假性囊肿可观察,绝大部分可自行吸收;②有症状但病情稳定的患者(无出血、破裂、感染等合并症)及连续超声检查提示囊肿体积逐渐减小趋势的患者可保守治疗;③其余情况的假性囊肿应在 CT 引导下行穿刺引流术,必要时手术治疗。

（3）胰周液体积聚：①治疗上主要采取持续胃肠减压、肠外营养支持、穿刺引流等措施；②生长抑素抑制胰腺外分泌；③如胰周液体积聚持续存在超过 3 周,可考虑性行胰管支架成形术或外科手术治疗。

急性重症胰腺炎诊治流程见图 3-15-1。

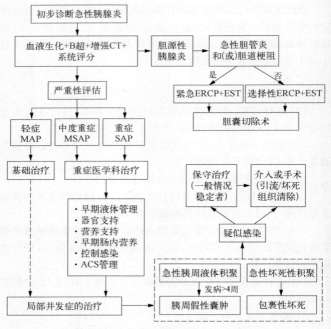

图 3-15-1　急性重症胰腺炎诊治流程图

（董丹江）

十六、腹腔高压和腹腔间隔室综合征

▶ **概述**

1. 定义 · 腹腔压力（intra-abdominal pressure, IAP）是指腹

腔内的稳态压力。成年危重症患者 IAP 为 5~7 mmHg。腹腔灌注压（abdominal perfusion pressure，APP）为平均动脉压（mean arterial pressure MAP）与 IAP 之差。腹腔高压（intra-abdominal hypertension，IAH）是指 IAP 持续或反复病理性升高 $\geq$ 12 mmHg。腹腔间隔室综合征（abdominal compartment syndrome，ACS）是指 IAP 持续升高并且>20 mmHg，伴或不伴有 APP$\leq$60 mmHg，同时合并有新发生的器官功能不全和衰竭。

2. IAH 分级·根据世界腹腔间隔室综合征联合会（World Society of the Abdominal Compartment Syndrome，WSACS）推出的共识，IAH 共分为四级：Ⅰ级，IAP 12~15 mmHg；Ⅱ级，IAP 16~20 mmHg；Ⅲ级，IAP 21~25 mmHg；Ⅳ级，IAP >25 mmHg。

3. 病因学·所有 ICU 入院的危重症患者以及存在新发生或进展的器官功能衰竭患者均需筛查有无 IAH/ACS 的危险因素。

（1）腹壁顺应性降低：腹部手术、严重创伤、俯卧位、肥胖等。

（2）脏器内容物增加：胃轻瘫、胃扩张或幽门梗阻、肠梗阻等。

（3）腹腔内容物增加：急性胰腺炎、腹腔扩张、腹腔积液或积血等。

（4）毛细血管渗漏/液体复苏：大量液体复苏或液体正平衡、大量输血等。

4. 病理生理

（1）腹内压力增加：严重时可致腹膨隆、腹壁紧张。腹腔容量/压力（dV/dP）曲线类似氧解离曲线呈 S 形，上升至一定程度后，腹腔内容量即使有较小的增加亦可使腹内压显著升高。

（2）心排血量减少：心排血量减少的原因包括静脉回流减少、胸腔压力升高所致的左心室充盈压增加和心肌顺应性下降、全身血管阻力增加等。心动过速是腹内压升高最先出现的心血管代偿反应。

（3）胸腔压力升高和肺顺应性下降：腹内压力升高使双侧膈肌抬高及运动幅度降低，胸腔容量和顺应性下降，胸腔压力升高。一方面肺泡通气量和功能残气量减少；另一方面肺血管阻力增加，肺血流量减少，导致通气/血流值异常，出现低氧血症、高碳酸血症。

（4）腹内脏器血流减少：腹内压升高导致肾血流减少，肾静脉受压致肾血管流出部分受阻、肾血管阻力增加，肾小球滤过率下降出现少尿。肝动脉、门静脉及肝微循环血流进行性减少。肠系膜动脉血流和肠黏膜血流以及胃十二指肠、胰和脾动脉灌注均减少。

► **诊断与鉴别诊断**

（一）诊断

1. 病史 · ①腹部膨隆、腹壁紧张；②呼吸急促,低氧血症；③少尿,甚至无尿；④头晕,甚至晕厥；⑤恶心、呕吐；⑥通常存在外伤、急性胰腺炎、腹部外科手术等。

2. 体格检查 · ①腹围增加；②低血压等低灌注表现；③呼吸急促,呼吸频率增加,脉搏氧饱和度下降,可出现肺部啰音；④机械通气患者吸气峰压及平台压升高。

3. 腹内压测定 · 应采用经膀胱测压法作为 IAP 监测的标准；如存在 IAH,则应在危重症期间始终连续监测 IAP。

4. 实验室检查 · ①全面代谢检查；②肝功能检查；③凝血功能检查；④心脏标记物测定；⑤尿液分析及电解质检查；⑥血气分析；⑦血乳酸测定。

5. 影像学检查 · ①胸片检查:明确是否存在肺水肿、肺炎；②腹部 CT 或超声检查:明确是否存在空腔脏器的损伤。

（二）鉴别诊断

本病鉴别诊断主要包括:①腹部闭合伤；②阑尾炎；③胆管炎症；④充血性心力衰竭和急性肺水肿；⑤小肠疾病；⑥尿路梗阻。

► **治疗**

1. 治疗原则 · IAH/ACS 处理遵循以下原则:①执行流程降低 IAP；②加强支持治疗；③开腹减压手术；④术后优化治疗。

2. 内科治疗 · 一旦 IAP>12 mmHg,则应采取措施降低 IAP。

（1）清除腹腔脏器内容物:①鼻胃管减压；②胃/结肠促动力药物；③减少肠内营养；④灌肠；⑤经结肠镜减压。

（2）清除腹腔内容物:①腹部 CT 或 B 超明确腹腔内占位性病变；②经皮穿刺置管引流；③外科手术清除占位性病变。

（3）增加腹壁顺应性:①镇痛/镇静；②神经肌肉阻滞剂；③去除紧缩的衣物和焦痂；④避免床头抬高>20°。

（4）优化液体管理:①避免过量液体复苏；②使用胶体液/高渗液；③循环稳定时使用利尿剂清除液体。

（5）优化全身/局部灌注:①目标导向的液体复苏血流动力学监测；②维持 APP>60 mmHg,必要时使用血管活性药物。

3. 外科治疗

（1）何时进行外科手术干预仍有争议。

（2）外科开腹减压手术的强烈指征：①IAP＞25 mmHg 和（或）APP＜50 mmHg，新出现的器官功能障碍或衰竭；②非手术处理不能缓解的 IAH/ACS。

腹腔高压/腹腔间隔室综合征诊治流程见图 3-16-1。

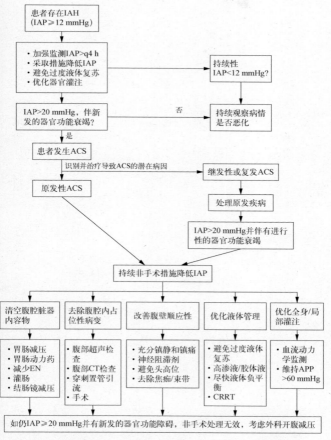

图 3-16-1　腹腔高压/腹腔间隔室综合征（IAH/ACS）诊治流程图

（董丹江）

第四章
肾脏重症

一、急性肾损伤

▶ 概述

1. 定义・急性肾损伤(acute kidney injury, AKI)是临床常见的危重症,严重感染、创伤、中毒、呼吸衰竭、休克、急性重症胰腺炎、腹腔高压综合征等极易使患者发生急性肾损伤。药物、心脏外科手术和脓毒症是导致急性肾损伤的主要危险因素。

急性肾损伤时,肾功能在 48 h 内急剧下降,表现为血清肌酐上升绝对值≥26 μmol/L 或增加超过基础值的 50%(基础值 1.5 倍)或尿量减少[尿量<0.5 ml/(kg・h)]超过 6 h。

2. 危险因素・由于重症患者病情复杂,急性肾损伤的发生常常是多种因素综合作用的结果。有研究显示,80%的急性肾损伤患者存在多个致病因素。常见的原因包括严重感染、重大手术、低血压/休克、药物、创伤等。药物导致的急性肾损伤分类见表 4-1-1。

表 4-1-1　药物导致急性肾损伤的分类

急性肾损伤分类		药物
肾前性		NSAIDs(非甾体抗炎药)、环氧化酶抑制剂-2、血管紧张素转换酶抑制剂、血管紧张素受体拮抗剂、环孢素、他克莫司、造影剂、白细胞介素-2、利尿剂
肾性	急性肾小管坏死	氨基糖苷类抗菌药物、两性霉素 B、造影剂、抗反转录病毒药物、顺铂、唑来磷酸、可卡因
	急性过敏性间质性肾炎	抗菌药物(青霉素、头孢菌素、磺胺类、环丙沙星、万古霉素、大环内酯类、四环素类、利福平)、NSAIDs、环氧化酶抑制剂-2、质子泵抑制剂、抗惊厥药物(苯妥英钠、丙戊酸钠)、西咪替丁、雷尼替丁、利尿剂、可卡因
肾性	肾小球肾炎	NSAIDs、氨苄西林、利福平、锂、青霉胺、肼苯达嗪、金、水银(汞)、海洛因
肾后性		阿昔洛韦、甲氨蝶呤、磺胺嘧啶、膦甲酸、茚地那韦、酚麻美芬片、三氨蝶呤、大剂量维生素 C(草酸结晶)、麻黄素(肾结石)
其他	渗透性肾病	静脉免疫球蛋白、淀粉类药、甘露醇、造影剂

造影剂相关急性肾损伤(contrast-induced acute kidney injury, CI-AKI)是药物相关急性肾损伤中不容忽视的原因之一。随着近年来采取预防措施,CI-AKI 发病率呈下降趋势。高龄、使用高渗造影剂、慢性基础疾病(慢性肾病、糖尿病)和肾毒性药物联合使用的患者,CI-AKI 发病率高,需要透析的风险明显增加。

3. 病理生理与发病机制·根据病因学和病理生理学特点可将急性肾损伤分为三类:肾前性急性肾损伤(占 30%～60%)、肾性急性肾损伤(占 20%～40%)和肾后性急性肾损伤(或称梗阻性,占 1%～10%)。

▶ **诊断与鉴别诊断**

1. 临床症状·急性肾衰竭在病理上有肾小管坏死和修复两个阶段,临床上表现为少尿和多尿两个阶段。

(1) 少尿期:少尿期一般持续 7～14 d。少尿期越长,患者的肾功能损害就越严重,预后越差。

1) 氮质血症。

2) 水潴留:发病后数小时或数天出现少尿(尿量<400 ml/d)或无尿(尿量<100 ml/d)。

3) 电解质紊乱:①高钾血症,是 AKI 死亡的常见原因之一。②高镁血症,高钾血症时多伴有高镁血症。③高磷血症和低钙血症,低血钙会引起肌肉抽搐,并加重高血钾对心肌的毒性作用。④低钠血症,主要是因体内水过多,血液中钠被稀释。⑤低氯血症,低钠血症常伴有低氯血症;若大量胃液丢失,如频繁呕吐时,氯比钠丢失更多。

4) 代谢性酸中毒:代谢性酸中毒是 AKI 少尿期的主要病理生理改变之一。常伴有阴离子间隙(anion gap)增大。

5) 代谢产物积聚:血尿素氮和肌酐快速升高,病情严重,预后差。

(2) 多尿期:多尿期一般历时 14 d,尿量增加可达 3 000 ml以上。在多尿期开始的 1 周内,因肾小管功能尚未完全恢复,尿量虽有所增加,但血尿素氮、肌酐和血钾继续上升。

(3) 恢复期:多尿期后进入恢复期,病程持续数月。由于严重消耗及营养失调,患者仍极其衰弱、消瘦、贫血、乏力,应加强调理,以免发生并发症或发展为慢性肾衰竭。

2. 急性肾损伤分级诊断·急性肾损伤早期症状隐匿，可被原发疾病掩盖，容易被忽视。

改善全球肾脏病预后组织（Kidney Disease: Improving Global Outcomes，KDIGO）在2012年发表指南，提出AKI诊断和分级标准。该指南将AKI定义为：在48 h内，血肌酐上升绝对值≥0.3 mg/dl（≥26.5 μmol/L）；或在7 d内，血肌酐升至1.5倍及以上基值水平；或连续6 h尿量＜0.5 ml/（kg·h）。该指南将AKI分为三级，具体分级标准见表4-1-2。

表4-1-2　KDIGO急性肾损伤分级标准

分级	血肌酐	尿量
1	上升至基础水平的1.5～1.9倍，或上升绝对值≥0.3 mg/dl（≥26.5 μmol/L）	连续6～12 h尿量＜0.5 ml/（kg·h）
2	上升至基础水平的2.0～2.9倍	连续12 h以上尿量＜0.5 ml/（kg·h）
3	上升至基础水平的3倍以上；或上升至≥4.0 mg/dl（≥353.6 μmol/L）；或进行肾脏替代治疗；或年龄＜18岁，eGFR＜35 ml/（1.73 m²·min）	连续24 h以上尿量＜0.3 ml/（kg·h），或连续12 h以上无尿

▶ **治疗**

（一）预防

1. 预防AKI的一般措施·寻找病因，积极纠正可逆性的肾前性或肾后性因素是预防AKI的首要环节。目前已经认识到，ICU重症患者出现AKI的主要诱因包括：肾脏低灌注、全身性感染/全身炎症反应综合征及使用或接触直接肾毒性的药物及毒物，多数病例往往同时存在多种损害因素。

2. 预防AKI的具体措施·2010年欧洲重症医学会（ESICM）危重症肾病专家组发表的《预防ICU内肾损伤、保护肾功能指南》和2012年改善全球肾脏病预后组织（KDIGO）发表的指南，对AKI预防措施中的液体复苏、利尿剂、血管活性药物、激素等具体措施提出了基于循证的具体意见及推荐级别。

（1）确定或疑似脱水患者，应给予液体复苏（推荐级别1C）。

（2）晶体液、人血白蛋白、明胶或低取代级羟乙基淀粉均可作为复苏液体，目前尚缺少证据支持哪一种最好。

(3) 全身性感染患者应避免应用 10% 羟乙基淀粉（HES）250/0.5（推荐级别 1B）或其他高分子 HES，避免使用低分子右旋糖酐（推荐级别 2C）。

(4) 为防止造影剂相关肾损伤，推荐应用等张液体进行积极补液（推荐级别 1B），尤其是急诊介入操作，建议静脉输注碳酸氢钠。

(5) 为预防药物相关肾损伤，建议应用等张液体进行积极补液（推荐级别 2C）。

(6) 髓襻利尿剂不能用于预防或延缓 AKI 发生（推荐级别 1B）。

(7) 建议平均动脉压（MAP）维持于 60～65 mmHg 以上水平（推荐级别 1C），对于合并心血管疾病、糖尿病、高龄或腹内压增高等患者，目标血压都应该根据具体情况遵循个体化原则而定。

(8) 由全身性感染或 SIRS 导致血管舒张异常的低血压，推荐在积极液体复苏时，以去甲肾上腺素或多巴胺作为纠正低血压的一线用药（推荐级别 1C）。

(9) 当患者的低血容量状态已经纠正并在严密的血流动力学监测下，可以应用血管扩张剂（推荐级别 2C）。

(10) 非诺多泮（fenoldopam）不建议用于造影剂相关肾损伤的预防（推荐级别 1B）。

(11) 茶碱类药物不推荐用于减少造影剂相关肾损伤的风险（推荐级别 2C）。

(12) 利钠肽（natriuretic peptides）对重症患者 AKI 无保护作用（推荐级别 2C），但对心外科手术患者可考虑应用（推荐级别 2B）。

(13) 不推荐将强化胰岛素治疗常规用于重症患者（推荐级别 1A），应尽最大可能避免发生低血糖事件，应控制重症患者的血糖 <150 mg/dl（8.3 mmol/L）。

(14) 不推荐甲状腺素（thyroxine，推荐级别 2C）、促红细胞生成素（推荐级别 2C）、活性蛋白 C（推荐级别 2C）和糖皮质激素（推荐级别 2C）用于 AKI 的常规预防。

(15) 处于 AKI 风险的患者应补充充足的营养，建议经肠内途径补充（推荐级别 2C）。

(16) 由于研究结论相互矛盾,口服和静脉用 N-乙酰半胱氨酸(NAC)不建议用于术后 AKI 预防(推荐级别 1A)。对于造影剂相关肾损伤高风险人群,在积极水化、碱化后,建议口服 NAC 预防造影剂相关肾损伤,不建议单独口服 NAC 预防 AKI(推荐级别 2D)。

(17) 不建议硒用于 AKI 的常规预防(推荐级别 1B)。

(二) 治疗

1. 一般治疗·原发病的治疗:应积极处理导致 AKI 的各种原发病,尽可能去除诱因。

2. 对症治疗·密切监测血流动力学指标的前提下,积极补液和营养支持,处理高钾血症(表 4-1-3)和代谢性酸中毒。若出现肺水肿、脑水肿等水中毒表现,可使用利尿剂,但当不能很快缓解时,应尽早考虑持续肾脏替代治疗(CRRT)。

表 4-1-3 高钾血症的治疗

药物或治疗	剂量	给药途径	起效时间	作用维持时间
葡萄糖酸钙	1~2 g	静脉推注 5~10 min	1~2 min	10~30 min
碳酸氢钠	50~100 ml	静脉推注 2~5 min	30 min	2~6 h
胰岛素	5~10 U	加入 50 ml 50% 葡萄糖注射液,静脉推注	15~45 min	2~6 h
50% 葡萄糖注射液	50 ml	静脉推注 5 min 以上	30 min	2~6 h
10% 葡萄糖注射液	1 000 ml	静脉推注 1~2 h	30 min	2~6 h
呋塞米	20~40 mg	静脉推注	5~15 min	4~6 h
沙丁胺醇	10~20 mg	雾化 10 min 以上	30 min	1~2 h
血液透析	2~4 h	—	立即	—

3. 肾脏替代治疗·急性肾损伤患者使用持续肾脏替代治疗的时机与指征见图 4-1-1。

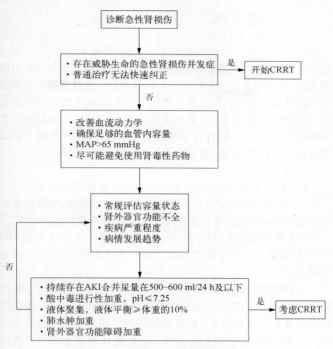

图 4-1-1 AKI 患者使用 CRRT 的时机与指征

(黄英姿)

二、急性肾小球肾炎

▶ **概述**

定义 · 急性肾小球肾炎(acute glomerulonephritis, AGN),是以急性出现的血尿、蛋白尿、水肿和高血压为主要临床表现的肾脏疾病,可伴一过性肾功能损害。多种病原微生物如细菌、病毒及寄生虫等均可致病,但大多数为链球菌感染后肾小球肾炎(PSGN)。

▶ 诊断和鉴别诊断

（一）诊断

1. 临床表现·本病主要发生于儿童,高峰年龄为 2～6 岁,2
岁以下或 40 岁以上的患者仅占所有患者的 15%。发作前常有前
驱感染,潜伏期为 7～21 d,一般为 10 d 左右。皮肤感染引起的潜
伏期较呼吸道感染稍长。典型急性 PSGN 的临床表现为突发血
尿、蛋白尿、水肿、高血压,部分患者表现为一过性氮质血症。患
者的病情轻重不一,轻者可无明显临床症状,仅表现为镜下血尿
和血 C3 的规律性变化,重者表现为少尿型急性肾衰竭。

2. 实验室检查

（1）尿液检查:几乎所有患者都有镜下血尿或肉眼血尿。

（2）血常规检查:可有轻度贫血,常与水钠潴留、血液稀释有
关。白细胞计数可正常或升高,红细胞沉降率在急性期常加快。

（3）肾功能检查:在 PSGN 的急性期,肾小球滤过率(GFR)
可下降,表现为一过性氮质血症。肾小管功能常不受影响,浓缩
功能多正常。

（4）有关链球菌感染的细菌学及血清学检查:①咽拭子和细
菌培养,急性 PSGN 患者咽部或皮肤感染灶行细菌培养,其结果
可提示 A 组链球菌感染。但实验的敏感性和特异性与试验方法
有关,一般阳性率仅 20%～30%。②抗链球菌溶血素"O"抗体
(ASO),在咽部感染的患者中,90% ASO 滴度可＞200 U。在诊断
价值上,ASO 滴度的逐渐上升比单纯的滴度水平升高更有意义。

（5）免疫学检查:动态观察 C3 的变化对诊断 PSGN 非常重
要。疾病早期,补体 C3 和总补体(CH50)下降,8 周内逐渐恢复到
正常水平,这是 PSGN 的重要特征。

3. 诊断依据·链球菌感染后 1～3 周出现血尿、蛋白尿、水肿
和高血压等典型临床表现,伴血清 C3 的动态变化,8 周内病情逐
渐减轻至完全缓解者,即可作出临床诊断。若起病后 2～3 个月
病情无明显好转,仍有高血压或持续性低补体血症,或有肾小球
滤过率进行性下降,应行肾活检以明确诊断。

（二）鉴别诊断

急性肾小球肾炎应与以下疾病鉴别:①系膜增生性肾小球肾
炎(IgA 肾病和非 IgA 系膜增生性肾小球肾炎);②其他病原微生
物感染后所致的急性肾炎;③膜增生性肾小球肾炎;④快速进展

性肾小球肾炎;⑤全身性疾病肾脏损害。

▶ **治疗**

PSGN 以对症治疗为主,同时防止各种并发症、保护肾功能。

1. **一般治疗** · 急性期应休息 2~3 周,直至肉眼血尿消失、水肿消退及血压恢复正常。水肿明显及血压升高者应限制饮食中水和钠的摄入。肾功能正常者无需限制饮食中蛋白质的摄入量,氮质血症时应适当减少蛋白质的摄入。

2. **感染灶的治疗** · 上呼吸道或皮肤感染者,应选用无肾毒性的抗菌药物治疗 10~14 d,如青霉素、头孢菌素等,青霉素过敏者可用大环内酯类抗菌药物。一般不主张长期预防性使用抗菌药物。

3. **对症治疗** · 限制水、钠摄入,水肿仍明显者可适当使用利尿剂。经上述处理血压仍控制不佳者,应给予降压药,防止心、脑并发症的发生。

4. **透析治疗** · 发生急性肾衰竭时,有透析指征者应及时行透析治疗。由于本病呈自愈倾向,透析治疗可以帮助患者度过危险期,多数患者肾功能较快恢复,一般不需维持性透析治疗。

(黄英姿)

三、急性间质性肾炎

▶ **概述**

1. **定义** · 急性间质性肾炎(acute interstitial nephritis, AIN)又称急性肾小管间质性肾炎(acute tubulointerstitial nephritis, ATIN),是由多种病因引起的,临床表现为急性肾衰竭,病理改变以肾间质的炎性细胞浸润、肾小管呈不同程度变性为基本特征的一组临床病理综合征,通常肾小球、肾血管不受累或受累相对轻微。

2. **病因** · 导致急性间质性肾炎的主要原因有:①药物;②感染;③自身免疫性疾病;④恶性肿瘤;⑤代谢性疾病;⑥特发性急性间质性肾炎等。在各类病因中,药物和感染是最常见的原因,较少见的原因为自身免疫性疾病。

► **诊断与鉴别诊断**

导致间质性肾炎的病因较多,不同病因所致间质性肾炎的临床表现不同,依病因可将间质性肾炎分为药物相关急性间质性肾炎、感染相关急性间质性肾炎和特发性急性间质性肾炎等。

(一)药物相关急性间质性肾炎

1. 临床表现·与致病药物密切相关。

2. 体格检查·单侧或双侧腰痛、皮疹。皮疹可为多形鲜红色痒疹、多形红斑或脱屑样皮疹,部分患者有轻度关节痛及淋巴结肿大。

3. 辅助检查·尿液检查见无菌性白细胞尿(包括嗜酸性粒细胞尿),可见白细胞管型,镜下血尿或肉眼血尿,轻度至重度蛋白尿。

(二)感染相关急性间质性肾炎

1. 临床表现·临床表现特点取决于其致病的病原体。

2. 体格检查·腰痛、肋脊角压痛。

3. 辅助检查·末梢血白细胞(特别是中性粒细胞)增高,核左移。尿液检查可见轻度至重度蛋白尿、肾性糖尿。超声检查常见双侧肾脏体积增大。

(三)特发性急性间质性肾炎

1. 临床表现·本病临床表现非特异并多样化,患者常有发热,但很少出现皮疹,肾功能损害表现为可逆性非少尿型急性肾衰竭。

2. 体格检查·眼部表现可有眼红、畏光、视力下降,体检可见睫状充血或混合性充血、房水浑浊、出现角膜后沉积物及虹膜粘连。

3. 辅助检查·轻度至中度蛋白尿(通常<2 g/d),尿沉渣镜检偶见红细胞、白细胞及颗粒管型。

► **治疗**

(一)药物相关急性间质性肾炎

治疗原则为去除病因、支持治疗,以防治并发症和促进肾功能恢复。

1. 一般治疗·应力争去除病因。首先停用相关药物或可疑药物,避免再次使用同类药物。支持治疗主要是对急性肾衰竭及其并发症的非透析治疗措施或透析治疗。

2. 特殊治疗·由于本病发病机制以细胞免疫介导为主,故理论上免疫抑制治疗应是有效的。如果停用致病药物数日后病情未改善,有必要早期给予糖皮质激素[泼尼松 30～40 mg/d,必要时可考虑用至 1 mg/(kg·d)],用药 4～6 周后停药;用药 2 周后仍无缓解迹象者,则可考虑加用细胞毒类药物,常用环磷酰胺[1~2 mg/(kg·d)],如治疗有效,可继续用药1~2个月,并逐步减量,用药至1年,如治疗效果不佳,应停用上述药物,改以针对慢性肾脏病的治疗。

(二)感染相关性急性间质性肾炎

针对可疑病原体给予积极的抗感染及支持治疗最为重要,对重症呈少尿或无尿型急性肾衰竭表现或伴有多脏器衰竭者,应按急性肾衰竭治疗原则给予肾脏替代治疗。一般无需应用糖皮质激素治疗。

(三)特发性急性间质性肾炎

主要是支持治疗和免疫抑制治疗。临床上常给予糖皮质激素治疗,若无效或停药后复发,则可考虑应用其他免疫抑制剂(如环磷酰胺或环孢素等)治疗,但需特别注意监测上述药物的副作用。

急性间质性肾炎诊疗流程见图4-3-1。

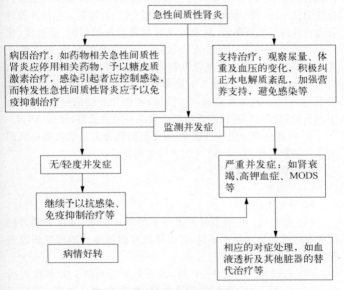

图 4-3-1　急性间质性肾炎诊治流程图

(周　静)

四、急性肾小管坏死

▶ **概述**

1. 定义·急性肾小管坏死(acute tubular necrosis, ATN)是急性肾缺血(ischaemic)或中毒(toxic)引起的肾小管上皮细胞广泛变性坏死,是引起急性肾功能不全的原因之一。本病主要表现为肾小球滤过率明显降低所致的进行性氮质血症,以及肾小管重吸收和排泄功能低下所致的水、电解质紊乱和酸碱平衡失调及相关的一系列症状。它是临床上最常见的肾实质性急性肾衰竭。

2. 危险因素·导致 ATN 的危险因素可以分为肾组织的缺血缺氧和肾毒素的中毒性损害两大类。其中缺血性的 ATN 包括外伤、烧伤、感染、手术、造影、产科疾病等引起的休克,造成周围器官血流灌注不足,肾小管缺血而发生变性坏死。肾毒素又包括外源性肾毒性和内源性肾毒素,其中外源性肾毒素包括药物、重金属、化学毒物及生物毒等。引起 ATN 的常见药物为造影剂、氨基糖苷类抗菌药物等。重金属类肾毒物有汞、铀、铬和铂等。工业毒物有氰化物、甲苯和氯仿等。生物毒素如蛇毒、毒蕈、蜂毒等,也容易引起 ATN。内源性肾毒素如挤压、创伤和非创伤横纹肌溶解,引起大量肌红蛋白在肾小管内形成管型并阻塞管腔,导致 ATN。

3. 病理生理·急性肾缺血、肾小管阻塞及大量肌红蛋白沉积的直接细胞毒作用,是 ATN 的病理生理特征。

▶ **诊断与鉴别诊断**

(一)诊断

1. 临床表现

(1)起始期:此期患者可无明显的临床症状,或仅表现为轻微的有效循环血容量的不足,常以导致肾脏低灌注的原发病因表现为主,临床不易被发现。

(2)持续期:一般 1～2 周,也可为更长时间。大多数起病急,常首先出现尿量改变及氮质血症、血肌酐水平增高、GFR 下降,并逐渐出现水、电解质和酸碱平衡紊乱及各种并发症。

(3)恢复期:此期尿量呈进行性增加,少尿或无尿患者的尿量超过 500 ml/d。部分患者出现多尿,即尿量超过 2 500 ml/d,可持续 1~3 周或更长时间。对于非少尿型 ATN,恢复期可无明显尿量改变。此期血肌酐下降通常出现在尿量增加后数日。当 GFR 明显增加时,氮质血症可逐渐减轻。

本病的诊断依据主要为肾小球滤过率在短时间内(数小时至数日)下降 50% 以上,同时双肾体积无缩小。如果患者有慢性肾功能衰竭的基础,则 GFR 下降幅度超过 15% 即可诊断。如果尿量<400 ml/d,为少尿型 ATN;如果无少尿,则为非少尿型 ATN。

2. 实验室检查

(1) 血象检查:了解有无贫血及其程度,结合红细胞形态及网织红细胞等,可辅助急慢性肾衰竭的鉴别和病因诊断。白细胞和血小板的变化有助于了解并发症的发生情况。

(2) 尿液检查:ATN 患者的尿液检查对诊断和鉴别诊断甚为重要,但必须结合临床综合判断其结果。①尿量改变:可辅助诊断,少尿或无尿常高度提示 ATN;而突发无尿或间歇无尿提示肾后性梗阻存在的可能。②尿常规检查:尿沉渣检查常出现不同程度血尿,以镜下血尿较为多见。③尿比重降低且较固定,多在 1.015 以下。④尿渗透压低于 350 mOsm/L,尿与血渗透压之比低于 1.1。⑤尿钠含量增高,多在 40~60 mmol/L,因肾小管对钠重吸收减少。⑥尿尿素与血尿素之比降低,常低于 10,因尿尿素排泄减少,而血尿素升高。⑦尿肌酐与血肌酐之比降低,常低于 10。⑧肾衰竭指数常高于 2,由于尿钠排出多,尿肌酐排出少而血肌酐升高,故指数增高。⑨滤过钠排泄分数(FE_{Na})代表肾脏清除钠的能力。

(3) 肾小球滤过功能检查:包括血肌酐(SCr)与血尿素氮(BUN)浓度及每日上升幅度,可了解肾功能损害程度以及有无高分解代谢存在。

(4) 对重危病例,动态血气分析十分重要。

(5) 血电解质检查:少尿期与多尿期均应严密随访血电解质浓度测定。少尿期应特别警惕高钾血症、低钙血症、高磷血症和高镁血症;多尿期应注意高钾血症或低钾血症、低钠血症与低氯血症以及低钾低氯性碱中毒等。

(6) 肝功能检查:除凝血功能外,还需了解有无肝细胞坏死和其他功能障碍;除了解肝功能受损程度外,尚需了解有无原发肝功能衰竭引起急性肾衰竭。

（7）出血倾向检查：ATN 少尿期若有出血倾向发生，应怀疑 DIC 发生。

3. 影像学检查·以 B 型超声检查最为常用，是用于鉴别急、慢性肾衰竭的首选无创性检查。近年来人们已探索出一些新型影像学技术（如功能性核磁成像技术等），在完成形态学诊断的同时用于评价肾脏不同部位的血流灌注、氧合状态以及功能情况，可为急性肾衰竭的诊断提供新手段。

4. 肾活检·对于临床表现符合 ATN，但少尿期超过 2 周，或急性肾衰竭的病因不明且肾功能 3～6 周仍不能恢复者，临床考虑可能存在其他导致急性肾衰竭的严重肾实质疾病，均应早期进行肾活检，以便明确病因诊断。

（二）鉴别诊断

ATN 应与肾前性少尿和肾后性尿路梗阻、重症急性肾小球肾炎或急进性肾小球肾炎、急性肾间质病变相鉴别。确定为肾实质性病变时，尚应鉴别是肾小球、肾血管还是肾间质病变所引起。不同病因及不同病理改变，在早期有截然不同的治疗方法。

► 治疗

（一）少尿期治疗

少尿期的治疗重点为调节水、电解质和酸碱平衡，控制氮质潴留，供给适当营养，防治并发症和治疗原发病。

1. 卧床休息·所有 ATN 患者都应卧床休息。

2. 饮食·能进食者尽量利用胃肠道补充营养，以清淡流质或半流质食物为主。酌情限制水、钠盐和钾盐。早期应限制蛋白质（高生物效价蛋白质 0.5 g/kg）。

3. 维持液体平衡·少尿期患者应严格计算 24 h 出入量。24 h 补液量为显性失液量及不显性失液量之和减去内生水量。

4. 高钾血症的处理·最有效的方法为血液透析。若有严重高钾血症或高分解代谢状态，以血液透析为宜。高钾血症是临床危急情况，在准备透析治疗前应予以急症处理。

5. 代谢性酸中毒·当血浆实际碳酸氢根低于 15 mmol/L，应予 5%碳酸氢钠 100～250 ml 静脉滴注，根据心功能情况控制滴速，并动态随访监测血气分析。严重代谢性酸中毒应尽早行血液透析。

6. 感染·常为血液、肺部、尿路、胆道等感染，可根据细菌培养和药物敏感试验合理选用对肾脏无毒性作用的抗菌药物进行治疗。

7. 营养支持 · 急性肾衰竭患者，特别是败血症、严重创伤、多脏器衰竭等，常有高分解代谢状态，每日分解的自体蛋白质常在200 g以上。

8. 血液净化 · 掌握血液净化的时机非常重要，合并休克等器官功能障碍的患者需要实施CRRT。

（二）多尿期治疗

治疗重点仍为维持水、电解质和酸碱平衡，控制氮质血症，治疗原发病和防治各种并发症。

多尿期开始时，即使尿量超过2 500 ml/d，血尿素氮仍可继续上升。故已行透析治疗者，此时仍应继续透析，使尿素氮不超过17.9 mmol/L（50 mg/dl），血肌酐逐渐降至354 μmol/L（4 mg/dl）以下并稳定在此水平。

（三）恢复期治疗

一般无需特殊处理，定期随访肾功能，避免使用对肾脏有损害的药物。

急性肾小管坏死诊治流程见图4-4-1。

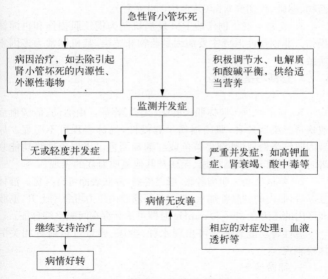

图4-4-1 急性肾小管坏死诊治流程图

（周 静）

五、横纹肌溶解

▶ **概述**

1. 定义・横纹肌溶解（rhabdomyolysis，RM）是指一系列影响横纹肌细胞膜、膜通道及其能量供应的遗传性或获得性疾病导致的横纹肌损伤、细胞膜完整性改变、细胞内容物（如肌红蛋白、肌酸激酶、小分子物质等）漏出，多伴有急性肾衰竭及代谢紊乱。

2. 危险因素・导致 RM 的危险因素可以分为创伤性和非创伤性两大类。

（1）创伤性因素：主要是由于灾难、交通事故、剧烈运动、电击等伤害引起的大面积肌肉损伤或缺血，导致横纹肌溶解，包括直接和间接损伤。

（2）非创伤性因素：非创伤性因素导致的横纹肌溶解至少是创伤性横纹肌溶解的 5 倍以上，包括遗传性疾病（40 余种），以及药物、感染、代谢异常等（共多达 190 余种）。

3. 发病机制・创伤性 RM 发病机制为横纹肌损伤和再灌注损伤。非创伤性 RM 主要病因是药物和感染，其机制常为多因素所致。

▶ **诊断与鉴别诊断**

（一）诊断

1. 临床症状・肢体肌肉肿胀、无力、疼痛。由运动、低磷血症或病毒感染所致者，肌肉损伤呈弥漫性，局部表现可不明显。尿液因肌红蛋白尿，外观呈茶色或红葡萄酒色。出现急性肾功能衰竭时，可见红褐色尿、少尿、无尿及其他氮质血症的表现。

2. 体格检查・肌肉肿胀，触之疼痛，皮肤表面可有红斑。液体复苏后，肌肉的肿胀常加重，骨骼肌筋膜腔内压力可急剧上升，筋膜间区内的压力在 20～30 mmHg 时即可诊断存在间隔室综合征。

急性肾功能衰竭时可出现水肿、少尿、容量过负荷等相关的体检表现。

3. 辅助检查

（1）血清肌酸激酶（creatine kinase，CK）：横纹肌溶解时可明显升高,达正常的 5～10 倍,敏感性达 100%。

(2) 血清中的肌红蛋白检测不可靠,因其半衰期仅 1～3 h,可从尿中快速排出,6 h 内即从循环中清除。仅 50% 的 RM 患者尿试纸条检查阳性。

(3) 血清 LDH、GOT 等非特异性升高。约 33%RM 患者血清肌钙蛋白可升高。

(4) 高钾血症与大量肌细胞内钾离子释放和肾衰竭有关。低钙血症与大量钙离子进入肌细胞或肾衰竭有关。

(5) 高尿酸血症:大量肌细胞损伤嘌呤释放入血,可导致尿酸性肾病。

(6) 代谢性酸中毒:组织损伤与缺血增加酸负荷,发生肾衰竭后酸中毒加重,自细胞内释放的有机酸和无机阴离子(磷)潴留,血阴离子间隙增加。

(7) 急性肾衰竭(ARF)。

(8) DIC:损伤的肌细胞内促凝血酶原激酶释放活化凝血导致 DIC,是并发急性肾功能损伤的重要因素。

(二) 鉴别诊断

本病需要与溶血引起的血红蛋白尿、创伤或肾疾病引起的血尿、急性间歇性卟啉病、高胆红素血症、食物(大量服用甜菜)及药物(服用维生素 B_{12}、利福平、苯妥英、通便药)所致尿液颜色变化等鉴别。

▶ 治疗

应积极病因治疗,阻止进一步肌肉损害,可早期积极扩容、碱化尿液,并根据出现的相关并发症进行相应处理。

1. 早期积极静脉给予等渗盐水·是 RM 治疗的重要措施。

2. 碳酸氢钠·是 RM 治疗的一线用药,碱化尿液可以阻止肌红蛋白在肾小管沉积。

3. 呋塞米·通过抑制髓襻升支和远端肾小管钠、氯的重吸收从而增加水的排泄。成人常规剂量是 20～40 mg 静脉推注,必要时可根据尿量重复使用。

4. 其他·①一旦利尿效果显现,继续积极地液体治疗,直至尿色变淡,血清 CK<10 000 U/L。②连续检测血清 CK 水平,评估其下降的速度。③严密监测血清钾浓度,积极治疗高钾血症。④严密监测尿量及肾功能。⑤处理有症状的低钙血症。⑥严密

监测 DIC 指标,特别是在最初的 3～5 d,对致死性的大出血给予成分输血。⑦当严重的肾功能衰竭并发尿毒症性脑病、心包积液、难治性高钾血症、代谢性酸中毒或容量过负荷时,应予以透析治疗。

5. 外科干预・监测筋膜间区内的压力,若超过 35 mmHg,需尽早行筋膜腔切开术。

横纹肌溶解诊治流程见图 4-5-1。

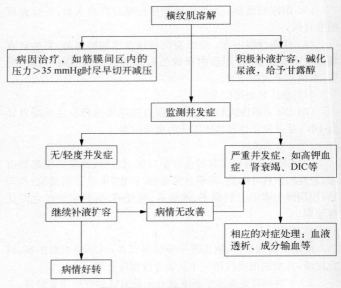

图 4-5-1 横纹肌溶解诊治流程图

(周 静)

六、肾病综合征

► 概述

1. 定义・肾病综合征(nephrotic syndrome, NS)是指因多种

肾脏病理损害所致的严重蛋白尿及其引起的一系列临床表现,主要表现为大量蛋白尿($>3.5\,g/d$),常伴有低白蛋白血症($<30\,g/L$)、水肿、高脂血症。

肾病综合征可并发感染、血栓及栓塞并发症、急性肾损伤及代谢紊乱等,其中严重感染、血栓及栓塞并发症、急性肾损伤均可危及生命。

2. 病理生理

(1) 大量蛋白尿:肾小球毛细血管壁损伤,血浆蛋白滤过增加,形成大量蛋白尿。

(2) 低白蛋白血症:长期大量蛋白尿使血浆蛋白含量减少,形成低白蛋白血症。

(3) 水肿:低白蛋白血症造成血浆胶体渗透压降低,组织间液增多,导致水肿。水分从血管进入组织间隙,血容量下降,肾小球滤过减少,刺激醛固酮和抗利尿激素分泌增加,致水钠潴留,水肿加重。

(4) 高脂血症:低白蛋白血症刺激肝脏合成脂蛋白。

▶ **诊断与鉴别诊断**

(一) 诊断

1. 诊断标准·包括:大量蛋白尿($>3.5\,g/d$)、低白蛋白血症($<30\,g/L$)、水肿、高脂血症(其中前两条必备)。

2. 临床症状和病史·①泡沫尿、新发生的水肿、急性或慢性感染、胸痛、少尿、无尿。②近期使用任何新的药物、恶性肿瘤(尤其是肺癌和结肠癌)、家族史(如 Alport 综合征)。

3. 体格检查·①水肿(眼睑、下肢、生殖器、腹水、胸腔积液、心包积液);②颈静脉怒张;③新发生的脂肪瘤;④呼吸急促。

4. 辅助检查

(1) 实验室检查:①尿液分析示尿蛋白高于 $3\sim3.5\,g/d$(排除尿路感染或其他影响因素),有红细胞、脂肪体、脂质管型;②血清白蛋白$<30\,g/L$;③血清尿素氮和肌酐可评估肾小球滤过率;④全血细胞计数、生化、凝血功能、血清钙、C 反应蛋白、血沉;⑤血清电泳法、尿电泳法;⑥自身免疫性抗体和肝炎相关抗原、抗体。

(2) 影像学检查:①肾脏 B 超可估计肾脏大小和观察形态,多普勒观察有无血栓;②怀疑肾静脉血栓时可行腹部超声、肾静脉 B 超、血管造影、MRI;③胸片评估胸腔积液;④怀疑下肢深静脉血栓可行血管多普勒超声;⑤怀疑肺栓塞可行通气-灌注肺扫描或血管造影;⑥心电图评估心包积液。

(3) 诊断性操作:肾穿刺明确原发性肾脏疾病病理类型。

(4) 其他:光镜、电镜、免疫荧光、组织学检查、免疫过氧化物酶。

(二) 鉴别诊断

肾病综合征需与其他原因所致水肿(肝硬化、心力衰竭)、恶性肿瘤、感染、恶性高血压、结节性多动脉炎、妊娠毒血症等相鉴别。

► 治疗

(一) 对因治疗

1. 糖皮质激素

(1) 通过抑制免疫炎症反应,抑制醛固酮和抗利尿激素分泌,影响肾小球基底膜通透性等作用而利尿、消除尿蛋白。

(2) 用法:泼尼松 1 mg/(kg·d),口服 8～12 周,之后每 2～3 周减少原用量的 10%,最后以 10 mg/d 的最小剂量维持约半年。

(3) 原则:起始足量、缓慢减量、长期维持。

2. 免疫抑制剂·激素疗效不满意时,可视病情加用免疫抑制剂,如环磷酰胺、环孢素、吗替麦考酚酯等,一般不作为首选或单独治疗药物。

(二) 对症治疗

1. 减少尿蛋白·血管紧张素转换酶抑制剂(ACEI)或血管紧张素Ⅱ受体拮抗剂(ARB)通过降低肾小球内压、减少肾小球基底膜对大分子的通透性来减少尿蛋白、延缓肾功能恶化,同时能有效控制血压。

2. 消除水肿·①利尿剂(如噻嗪类利尿剂、保钾利尿剂、襻利尿剂等)可促进水钠排泄,减轻水肿。②血浆或白蛋白等静脉输注可提高血浆胶体渗透压,促进组织中水分回收并利尿。

3. 降脂治疗·降脂药物(如他汀类药物)可降低血脂,从而减少患者发生心血管疾病的风险。

(三) 并发症

肾病综合征的并发症包括感染、血栓及栓塞并发症、急性肾损伤及代谢紊乱等,严重感染、血栓及栓塞并发症、急性肾损伤可导致患者预后不佳甚至死亡。

肾病综合征诊治流程见图 4-6-1。

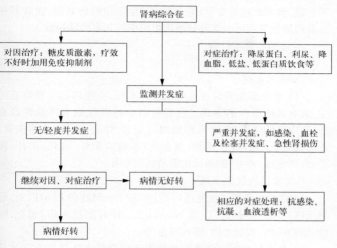

图 4-6-1 肾病综合征诊治流程图

（周 静）

七、嗜铬细胞瘤危象

▶ **概述**

1. **定义**·嗜铬细胞瘤危象（pheochromocytoma crisis）是指嗜铬细胞自发或在某种因素刺激下，突然释放大量儿茶酚胺（CA）入血，引起心脑等各脏器严重并发症的临床危急情况。

2. **危险因素**·未被诊断和处理的嗜铬细胞瘤患者均有可能发生嗜铬细胞瘤危象，在使用某些药物（拟交感神经药、单胺氧化酶抑制剂、胰高血糖素、三环类抗抑郁药等）、麻醉、分娩、手术等情况时发生危象的可能性更大。

3. **病理生理**·嗜铬细胞瘤最常见于肾上腺髓质，占 90%，其余 10% 来源于其他交感神经组织。由于肿瘤细胞合成儿茶酚胺的水平或多或少地要较正常的嗜铬细胞高,而且嗜铬细胞瘤不像正常的肾上腺髓质一样受神经支配,儿茶酚胺的释放与神经冲动不一致,肿瘤的血流变化、直接加压、化学和药物刺激、血管紧张素 II 的增加等均可引起肿瘤细胞组织中的儿茶酚胺释放。

► **诊断与鉴别诊断**

(一)诊断

1. 临床表现

(1)嗜铬细胞瘤的表现可以多种多样,主要以心血管症状为主,兼有其他系统的表现。患者可以有持续性或者阵发性高血压,直立性低血压,高血压和低血压交替,休克,心悸,心律失常,心力衰竭,头痛,视物模糊,面色苍白,皮肤潮红,高热,出汗,恶心,腹部疼痛,糖类、脂肪及电解质代谢紊乱。

(2)常见的危象表现

1)高血压危象:收缩压可高达 300 mmHg(40 kPa)以上,舒张压可达 130 mmHg(17.3 kPa)以上。伴有剧烈头痛、恶心、呕吐、视物模糊、视盘水肿、眼底出血等。

2)低血压休克:嗜铬细胞瘤患者出现低血压休克有下述几种情况。①使用了大量 α 受体阻滞剂而未充分补足血容量,儿茶酚胺释放骤停后,突然血压降低。②由于肿瘤突然释放大量儿茶酚胺,导致高血压发作,常伴急性左心衰竭、肺水肿。儿茶酚胺释放停止后,血管扩张,血容量严重不足,加之心肌损害,造成休克。③术中失血失液未充分补偿。④肿瘤内急性出血坏死,造成儿茶酚胺衰竭(肾上腺髓质衰竭),以突然血压下降、严重休克为突出表现。

3)严重心律失常:嗜铬细胞瘤患者可有儿茶酚胺性心肌病伴心律失常,或心肌退行性变、坏死,高血压性心肌肥厚、心脏扩大、心力衰竭等。

4)儿茶酚胺脑病:可表现为神志恍惚、烦躁、剧烈头痛、恶心呕吐、昏厥、昏迷等。血压也可能并非很高,可能是儿茶酚胺(CA)对脑的损害。

5)其他:有的患者可因大量儿茶酚胺引起高热,体温可达40 ℃以上,伴发绀、四肢发冷、大汗、心动过速及心律失常,类似于甲状腺功能危象。

根据临床表现、尿或血儿茶酚胺及其代谢产物测定以及定位检查,嗜铬细胞瘤诊断一般并不困难。但对危象发作患者的诊断并不容易,通过仔细询问病史,密切观察病情,可以提供重要诊断依据。

2. **实验室检查**

(1) 定性诊断:测定血尿中儿茶酚胺及其代谢产物是诊断嗜铬细胞瘤的重要依据。

1) 尿儿茶酚胺(UCA)和代谢产物测定:被认为是诊断儿茶酚胺产生过多的金标准。目前多测定儿茶酚胺的代谢产物香草基杏仁酸(VMA)、甲氧肾上腺素(MN)和甲氧去甲肾上腺素(NMN),其敏感性和特异性优于儿茶酚胺,目前成为嗜铬细胞瘤生化诊断的首选,正常高值2倍以上具有重要的诊断意义。

2) 血儿茶酚胺测定:血浆儿茶酚胺(UCA)和代谢产物(游离甲氧肾上腺素、甲氧去甲肾上腺素)的检测,在临床上对疑似嗜铬细胞瘤的患者作为初查工具使用更多,比24 h尿而言更简单、方便。

3) 药理试验:①激发试验,对间歇发作患者,特别是间歇期长、发作短暂的患者,可行激发试验,常用的有胰高血糖素试验、冷加压试验。所有激发试验都有一定危险性,甚至可诱发危象发作,试验时应准备 α 受体阻滞剂如酚妥拉明。②抑制试验,对持续高血压或阵发性高血压发作期可进行阻滞试验。一般采用酚妥拉明试验、可乐定试验。可乐定试验是最常用于本病诊断的抑制试验,方法如下:抽血检测基础状态下血儿茶酚胺,口服可乐定0.3 mg,服药前、后2~3 h测血儿茶酚胺。可乐定能抑制神经源性因素所引起的儿茶酚胺释放而对嗜铬细胞瘤患者升高的儿茶酚胺无明显抑制作用。本试验安全,但仅适用于试验前原血浆儿茶酚胺异常升高者。

(2) 定位诊断:绝大部分患者通过超声、CT 扫描及磁共振成像(MRI)、放射性核素标记的间碘苄胍(MIBG)、PET 显像等检查可以达到准确定位。

(二) 鉴别诊断

本病需与高血压危象、冠状动脉粥样硬化性心脏病、甲状腺危象、颅高压等鉴别。

▶ **治疗**

(一) 监测

注意监测患者的各项生命体征。

（二）治疗措施

1. 危象急诊处理

（1）高血压危象：应首先抬高床头，卧床休息。立即静脉注射酚妥拉明，该药作用迅速，静脉注射后 1 min 内见效，作用持续时间短（5～10 min），易于控制剂量不易蓄积，静脉注射剂量为 1～5 mg。密切观察血压，当血压降至 160/100 mmHg 左右时，停止注射。继之以静脉滴注维持（5% 葡萄糖盐水 500 ml 中加入 10～15 mg），滴速根据血压而定，一般来讲，血压控制在 150/90 mmHg 左右即可。也可使用钙通道阻滞剂硝苯地平、血管扩张剂硝普钠等降低血压。

（2）严重心律失常：对于儿茶酚胺所致的心律失常，β 受体阻滞剂有良好效果。常用的有普萘洛尔、阿替洛尔。注意应用 β 受体阻滞剂同时应合用 α 受体阻滞剂，以免因 $β_2$ 受体阻断后扩张小动脉作用消失，加重高血压。

（3）低血压休克：对休克危象，应根据具体情况灵活用药。若为血容量严重不足而休克者，应快速补充液体，扩充血容量；对肾上腺髓质衰竭导致低血压休克者，应快速扩充血容量同时滴注去甲肾上腺素。

（4）急性左心衰竭、肺水肿：通常由血压过高所致，治疗上主要应用 α 受体阻滞剂尽快控制血压、减轻心脏负荷。其他治疗措施同一般急性左心衰竭、肺水肿治疗。

（5）心绞痛、心肌梗死：嗜铬细胞瘤所致的心绞痛、心肌梗死应尽早使用 α 受体阻滞剂解除冠状动脉痉挛、改善心肌供血，同时可以应用 β 受体阻滞剂防止心律失常。其他治疗方法同心绞痛及心肌梗死。

在危象治疗中，其他综合急救措施，如吸氧、必要时呼吸机辅助呼吸、体外循环支持、多脏器保护等，也不可忽视。

2. 一般内科治疗 · 危象控制后，患者可应用 α 受体阻滞剂使血压下降、心脏负荷降低等。

3. 手术治疗 · 术前充分、合理的内科治疗是手术成功的关键因素之一。对大多数较小的嗜铬细胞瘤可行微创腹腔镜手术切除肾上腺肿瘤，对较大和有侵袭性的嗜铬细胞瘤需行开放性切除手术。

4. 恶性嗜铬细胞瘤的治疗 · 恶性嗜铬细胞瘤的治疗较困难，

一般其对放化疗不敏感,可用抗肾上腺素药对症治疗,链佐星治疗的效果不一,也可用酪氨酸羟化酶抑制剂 α-甲基对位酪氨酸阻碍儿茶酚胺的生物合成。放射性核素标记的间碘苄胍(MIBG)治疗可获一定效果。

(周　静)

第五章
神经系统重症

一、谵妄

▶ **概述**

1. **定义**·谵妄是重症患者病后短期(数小时或数天)发生的急性可逆性的意识障碍,意识水平往往具有波动性。

2. **分类**·谵妄分为三种亚型:①兴奋型;②抑制型;③混合型。亚临床谵妄具有谵妄的一些特点,但不完全具备谵妄的临床特征。大部分谵妄表现为混合/抑制型,若不进行筛查,容易漏诊。

▶ **诊断**

ICU 诊断谵妄的意识状态评估法(CAM - ICU)·为诊断谵妄的常用评估方法,方便、快捷,特异性为 93%,敏感性为 89%,此法由两步组成。

(1) 第一步: 使用 RASS 评分评估镇静深度。如 RASS 评分为 -4~-5 分,患者镇静过深,不适合评估谵妄;如 RASS 评分为 -3~+4 分,进入第二步。

(2) 第二步:患者是否存在谵妄的特征。①与基础状态比较:患者意识状态改变,或过去 24 h 意识状态有变化。②患者的注意力不集中。③患者意识水平改变:RASS≠0 说明患者意识水平发生改变。④通过询问患者一些简单的是非题,评估其是否存在思维混乱。

▶ **治疗**

1. 积极去除谵妄的危险因素。

2. 早期发现和诊断谵妄。

3. 对于存在危险因素的患者·早期选择合适的镇痛镇静方案预防谵妄的发生。与苯二氮䓬类药物比较,右美托咪定能够明显减少 ICU 谵妄的持续时间。

4. 及时控制谵妄

(1) 非药物治疗:舒适体位,尽早解除约束、拔除导管,早期活动,避免脱水,及时佩戴眼镜和助听器等可使谵妄发生率降低 40%。早期运动和康复治疗可使 ICU 谵妄持续时间缩短 50%。

(2) 药物治疗:目前尚无治疗谵妄的推荐药物。苯二氮䓬类药物被发现可能会加重谵妄,一般不推荐使用。抗精神类药物常用于治疗谵妄,但尚无随机对照研究证实其有效性。

(3) 经典抗精神类药物:氟哌啶醇 2～5 mg,口服或静脉注射,每 6 h 1 次,老年患者用量减半。近年来研究显示氟哌啶醇对于重症患者的谵妄无治疗作用。

(4) 非经典抗精神类药物:①奥氮平,5 mg,口服或舌下,老年患者用量减半。②利培酮,0.5 mg,口服,每天 2 次,最大剂量 2.5 mg/d。③喹硫平,25～50 mg,口服,每 12 h 1 次,每 24 h 根据疗效调整剂量。

谵妄的诊治流程见图 5-1-1。

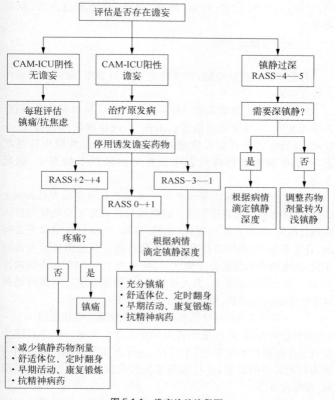

图 5-1-1 谵妄诊治流程图

(徐静媛)

二、癫痫持续状态

▶ **概述**

1. 定义·癫痫持续状态是指出现两次以上的癫痫发作且在发作期间没有意识恢复，或发作持续 30 min 以上不自行停止。

2. 常见的危险因素·既往有癫痫持续状态发作史、肿瘤、创伤、感染、代谢性因素、缺氧、酗酒、中毒、药物剂量改变、脑梗死等。

▶ **诊断与鉴别诊断**

（一）诊断

首先判断是否是癫痫，其次确定发作的类型，最后找出病因或脑损伤部位。

1. 全身强直-阵挛性癫痫持续状态·当反复出现癫痫强直-阵挛性发作，在发作间歇期意识不恢复，或依次发作持续 5 min 以上，且脑电图上有痫样放电时称为强直-阵挛性癫痫持续状态，这是所有癫痫持续状态中最常见和最严重的类型，病死率高。

2. 全身强直性癫痫持续状态·可见于儿童或成人，Lennox-Gastaut 综合征的儿童最常见。癫痫发作表现为短暂频繁的肢体强制性收缩，常伴有眼球凝视、面肌、颈肌、咽喉肌收缩和下肢外展，脊柱弯曲，可能导致粉碎性骨折和截瘫。脑电图显示为去同步化，但更典型的为低电压快活动，频率为 20～30 Hz，逐渐减慢为 10～20 Hz，振幅增加，也可见到多棘-慢综合波。对多种地西泮类抗癫痫药物耐药，但总体预后较好。

3. 全身阵挛性癫痫持续状态·占儿童癫痫持续状态的50%～80%，常合并发热，还可见于智力发育迟滞的儿童。临床表现为反复发作性双侧肌阵挛，可不对称，也可为非节律性。脑电图表现为双侧同步的棘波，亦可出现暴发性尖波或节律恢复后出现棘-慢综合波。

4. 肌阵挛性癫痫持续状态·较为少见，多发生于症状性癫痫患者。

5. 连续部分性癫痫持续状态·又称为 Kojewnikow 综合征，典型表现为反复、规律或不规律的局限于身体某部分的肌阵挛，可持续数小时、数天甚至数年。远端肢体和上肢更易受累，身体运动、感觉刺激或精神活动都可增加肌阵挛的幅度或频率。患者可合并轻偏瘫或其他皮质源性运动障碍（如震颤、共济失调等）。

6. 持续性先兆·没有明显运动成分的癫痫持续状态。表现为躯体感觉异常、特殊感觉异常、自主神经症状明显及精神异常，脑电图上可表现出痫样放电。持续性先兆一般不会引起明显的神经系统功能损伤，但有些可引起脑功能障碍。

7. 边缘叶癫痫持续状态·起自边缘系统，有临床表现和脑电图明确的癫痫发作，表现为行为紊乱和精神症状，如幻视、幻听、短暂意识改变、自动症等，发作至少持续 30 min。

8. 偏侧惊厥-偏瘫-癫痫综合征·惊厥后出现与惊厥同侧、持续时间不等的单侧偏瘫，同时有起源于颞叶的局灶性癫痫。主要表现为阵挛性发作，头眼转向一侧，偶有肢体的强烈抽搐。偏侧惊厥终止后出现惊厥一侧的运动障碍，程度不等，可为持续而严重的偏瘫，也可为逐渐减轻的轻偏瘫，运动障碍与惊厥持续时间和原发病有关。

（二）鉴别诊断

本病需与短暂性脑缺血发作、癔症和器质性脑病相鉴别。

▶ 治疗

癫痫持续状态的治疗包括：维持生命体征稳定和心肺功能支持；终止持续状态的癫痫发作，避免其导致脑神经元损害；明确并去除癫痫的病因和诱因；处理并发症。

1. 维持生命体征稳定，进行心肺功能支持。

2. 药物治疗·根据不同的发作类型应用药物终止癫痫持续状态的发作。①地西泮：是成人或儿童各类型癫痫治疗的首选药，偶可抑制呼吸，需警惕。②10％水合氯醛加等量植物油保留灌肠。③氯硝西泮：药效是地西泮的 5 倍，半衰期 22～32 h，对各种类型癫痫状态疗效俱佳，但对呼吸及心脏抑制较强。

3. 明确癫痫发作的病因和处理相关并发症。

癫痫持续状态治疗原则见表 5-2-1。癫痫持续状态诊治流程见图 5-2-1。

表 5-2-1　癫痫持续状态的治疗原则

时间	干预措施
0~30 min	0 min：立即评估气道、呼吸、循环 1 min：监测生命体征 2 min：心电监护 2~10 min：至少建立两条通道,行血常规、生化、电解质、抗癫痫药浓度、动脉血气分析等检查 5~10 min：必要时气管插管 如果有不明原因的发热,考虑应用抗菌药物和行腰椎穿刺 立即开始使用苯妥英钠、磷苯妥英钠或劳拉西泮 心电监护,每 2 min 测一次血压
30~40 min	未缓解 苯妥英钠或磷苯妥英钠静脉注射 心电监护,每 1 min 测一次血压 存在苯妥英钠或磷苯妥英钠禁忌时,静脉注射丙戊酸钠或左乙拉西坦
30~60 min	未缓解 40 min：苯巴比妥静脉注射 50 min：气管插管 监测 EEG
50~60 min	未缓解 50~60 min：咪达唑仑静脉注射 必要时补液及应用血管活性药维持血压 或者 50~60 min：丙泊酚静脉注射 行头颅 CT
3~24 h	纠正诱因,调整抗癫痫药物
24~48 h	调整咪达唑仑、苯巴比妥、丙泊酚的用量

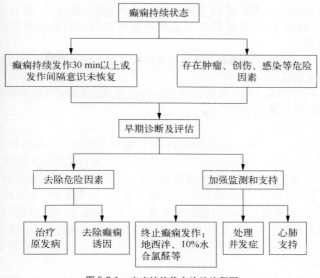

图 5-2-1　癫痫持续状态诊治流程图

（徐静媛）

三、缺血缺氧性脑病

► **概述**

1. 定义·成人缺血缺氧性脑病多见于心搏呼吸骤停、心肺复苏术后，表现为明显的意识障碍及其他神经系统功能受损的临床综合征。

2. 病理生理改变·心搏骤停后脑供血停止，脑缺血缺氧，引起破坏性脑损伤，病理生理变化分为 3 个阶段：原发性细胞损伤阶段、复苏期间能量恢复阶段和迟发性细胞损伤阶段。

► **诊断**

缺血缺氧性脑病的诊断包括：①存在明确的引起脑缺血

缺氧的病因(如呼吸心跳骤停);②恢复自主循环后仍存在严重且持续的神经系统功能受损的症状,如意识改变、瞳孔改变、癫痫等;③排除其他引起脑缺血缺氧和(或)意识障碍的疾病。

1. 病史·患者有心搏呼吸骤停或其他原因导致脑组织缺血缺氧的病史。

2. 临床表现·除意识障碍外,癫痫也是缺血缺氧性脑病重要的临床表现之一。

3. 辅助检查

(1) 脑电图:心搏呼吸骤停后缺血缺氧性脑病的脑电图改变分为 5 级。1 级以正常的 α 波活动为主,可合并少量 θ 波或 δ 波活动。2 级以 θ 波或 δ 波活动为主,可见到正常的 α 波活动。3 级以 θ 波或 δ 波活动为主,无 α 波活动。4 级表现为低电压的 δ 波活动,可能有短时间的脑电平直,或无反应性的 α 波活动,也可在低电压活动的基础上出现周期全面性的癫痫样波。5 级表现为平直或等电线(10~20 μV 以下)。通常 4、5 级提示预后不良。

(2) 头颅 CT 平扫:缺血缺氧性脑病发病 5~7 h,头颅 CT 可表现为弥漫性脑水肿,8~18 h 头颅 CT 可见脑白质广泛低密度影,而晚期(0.5~1 年)表现为双侧脑白质对称的稍低密度影、脑沟增宽、脑室扩大。

(3) 头颅磁共振:磁共振对脑缺氧所致脑水肿较为敏感,且能明确损害部位、范围及与周围结构的关系,对早期诊断及评价预后具有重要的价值。缺血缺氧性脑病早期磁共振可表现为:①脑水肿;②灰白质分界消失;③大脑皮质层状坏死;④颅内出血。晚期表现则为:①皮层下白质及深部白质脱髓鞘改变;②选择性神经元坏死;③广泛脑损害;④脑萎缩、脑积水等。

▶ **治疗**

1. 监测·监测心率、血压等生命体征及神志瞳孔的变化,观察有无癫痫发生,必要时监测脑电图,行头颅 CT 检查。

2. 维持脑灌注·脑灌注与脑灌注压呈正相关,脑灌注压为平均动脉压和颅内压的差值,平均动脉压过低或颅内压过高都会导致脑灌注压下降,此时需要适当提高平均动脉压或者脱水降低颅内压从而维持脑灌注。

3. 控制癫痫 · 终止持续状态的癫痫发作,避免其导致脑神经元损害。

4. 亚低温脑保护 · 是指对心搏骤停后恢复自主循环而仍然昏迷的患者采取的亚低温治疗措施。

5. 其他治疗 · 防治寒战,纠正水、电解质、酸碱平衡紊乱等。

缺血缺氧性脑病诊治流程见图 5-3-1。

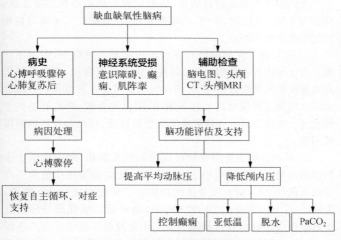

图 5-3-1　缺血缺氧性脑病诊治流程图

(徐静媛)

四、颅内压增高

▶ 概述

颅内压(intracranial pressure,ICP)是颅内容物对颅腔壁的压力。正常成人平静时,平卧位颅内压正常范围为 6~15 mmHg,儿童为 3~6.75 mmHg。成人平卧位颅内压持续超过 15 mmHg,可诊断为颅内压增高(intracranial hypertension,ICH)。按照颅内压升高程度,可分为轻度颅内压增高(15~20 mmHg)、中度颅内压增高(20~40 mmHg)、重度颅内压增高(>40 mmHg)。颅内压增高不是单一性疾病,而是一种综合征,常继发于颅脑外伤、颅内出血、急性脑梗死、心搏骤停等疾病。颅内压增高可导致颅内血流减少,引起脑组织缺血缺氧性损害,严重时甚至发生脑疝,危及患者生命。

► **临床表现和分期**

颅内压增高的病程进展中,依据病理生理特点和临床症状,可分为 4 期:代偿期、早期、高峰期和晚期(衰竭期),每期均有相应的临床表现和特点。

1. **代偿期** · 代偿期已有导致颅内压增高的病变,但尚不严重。由于颅内有占总容积 8.5% 左右的可代偿容积,颅内压的增高可被代偿机制所抵消,此时颅内压仍保持在正常范围内。因此也不会出现颅内压增高的临床表现,或仅有头痛、恶心等不典型的表现。此期进展的快慢取决于病变的性质、部位和发展的速度等因素。

2. **早期** · 病变发展并超过颅腔的代偿容积,颅内压低于平均动脉压值 1/3 的同时小于 35 mmHg,此时脑灌注压值为平均动脉压值的 2/3,脑血流量也保持在正常脑血流量的 2/3 左右,为 34~37 ml/(100 g 脑组织 · min),动脉血二氧化碳分压值在正常范围内。脑血管自动调节反应和全身血管加压反应均还保持良好。但脑组织已有早期缺血缺氧和脑血流量减少,血管管径也有明显改变,所以逐渐出现 ICP 增高症状和体征,如头痛、恶心、呕吐,并可因激惹引起 ICP 的进一步增高。还可见到视神经盘水肿等客观体征。在急性 ICP 增高时,尚可出现血压升高、心率变慢、脉压增大、呼吸节律变慢、呼吸幅度加深的 Cushing 反应。

3. **高峰期** · 病变已发展到严重阶段,颅内压为平均动脉压值的 1/2,为 35~50 mmHg,脑灌注压相当于平均动脉压值的 1/2,脑血流量也为正常的 1/2,为 25~27 ml/(100 g 脑组织 · min)。当颅内压接近动脉舒张压水平,动脉血二氧化碳分压超过

46 mmHg 而接近 50 mmHg 时,脑血管自动调节反应和全身血管加压反应可丧失,可出现脑微循环弥漫性梗死。此时患者有剧烈头痛、反复呕吐、视神经盘高度水肿或出血,神志逐步趋向昏迷,并可出现眼球、瞳孔固定散大或强迫头位等脑疝的先兆症状。

4. 晚期(衰竭期)·病情已发展到濒危阶段,ICP 增高到相当于平均动脉压的水平,灌注压低于 20 mmHg,血管阻力已接近管腔完全闭塞时。此时患者处于深昏迷,各种反射均可消失,出现双侧瞳孔散大、去脑强直等表现,血压下降、心跳快而弱、呼吸浅快或不规则甚至停止,脑电图呈生物电停放,临床上可达"脑死亡"阶段。

5. 脑疝·临床上以小脑幕切迹疝与枕骨大孔疝最为常见。脑疝加重了脑干、脑神经与脑血管的压迫,同时由于其阻断了脑脊液的循环通路,降低了颅内顺应性,从而引起一系列危及生命的情况,称为脑疝危象。慢性颅内压增高可存在脑疝,但没有脑组织嵌顿与脑疝危象,甚至无明显临床症状,行磁共振检查可发现上述情况。

▶ 治疗

颅内压增高治疗的主要目的是尽可能控制颅内压至正常范围,保证有效的脑灌注压与脑的能量供应,防止或减轻脑移位或脑疝,同时积极降低脑组织代谢和氧耗,并在此基础上积极治疗原发性疾病。

1. 基础治疗·颅内压增高最基础的治疗是保持平衡的生理状态,维持生命体征稳定。对昏迷患者要特别注意保证呼吸道通畅,呼吸道分泌物较多者要尽早行气管切开与吸痰,以保证氧的吸入;应及时排空胃内容物,减少腹胀,防止呕吐物吸入呼吸道。应保证血压、血糖、血氧分压、血二氧化碳分压、血 pH、血清电解质均在正常范围,维持正常血容量与血渗透压,控制体温正常。目前主张将脑灌注压(正常为 70~100 mmHg)维持在正常范围的低值,成人为 70 mmHg,小儿为 50 mmHg 为宜。颅内压增高患者应保持安静,躁动者可给予镇静剂,减少机体对氧的消耗。同时注意抬高上半身 20°~30°,以利于静脉回流,有助于降低颅内压。

2. 药物治疗·颅内压增高患者可给予甘露醇、甘油果糖等药物脱水,上述两种药物静脉滴注后主要通过改变组织间的渗透压而发挥降低颅内压的作用。另有学者主张使用高渗含钠溶液,如高渗盐水、5%碳酸氢钠等,提升血钠浓度在145～155 mmol/L,增加血浆晶体渗透压来减轻脑组织水肿,从而降低颅内压。还可使用呋塞米等利尿剂,加速水的排出,从而起到脱水、降低颅内压的作用。过去主张使用白蛋白提升胶体渗透压以减轻脑水肿,使用糖皮质激素保护脑组织并减轻脑水肿,但近年来,这两种药物争议颇大,其疗效和副作用存在不同的观点。

3. 物理治疗 · 脑室脑脊液引流可快速减少颅内脑脊液的容积,起到降低颅内压的效果,并能同时监测颅内压,是一种较有效降低颅内压的措施。过去认为,亚低温治疗能降低组织的代谢率,延缓脑组织的损害,减轻脑水肿,目前多项研究表明,亚低温对颅内压增高患者的死亡率和神经系统恢复无明显改善,主流观点已不推荐常规行亚低温治疗,但如患者发热,将体温控制到正常范围是很有必要的。过度通气疗法现仅在很难控制的颅内压增高患者中才考虑应用,其降低颅内压的效果和维持时间较短,仅能持续30～120 min。

4. 特殊治疗 · 在其他降颅内压措施对颅内压增高无效时,可使用大剂量的硫喷妥钠和戊巴比妥,使全身麻醉、抑制脑的代谢活动,从而使脑血流量降低、颅内压下降。在治疗的过程中需要较多的、持续的监测措施来防止并发症的发生(最常见的是低血压),所以仅能在血流动力学较稳定的患者中试用。目前,此项治疗仍缺乏明显的改善预后的报道。

对各种原因引起的严重颅内压增高,当其他降颅压措施仍无效时,减压性颅骨切除术有可能降低病死率。

颅内压增高的诊治流程见图5-4-1。

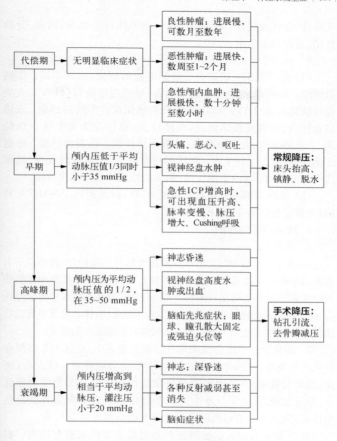

图 5-4-1　颅内压增高诊治流程图

（郭　强）

五、脑膜炎

▶ **概述**

1. 定义·脑膜炎是中枢神经系统膜层的炎症，可为感染性或无菌性、急性或慢性,常伴随脑炎。病原体可为细菌、病毒、分枝杆菌、真菌及寄生虫。

2. 病因学

(1) 感染因素:脑膜炎是脑膜腔隙的感染,病因多样。①病毒感染:肠病毒、流行性腮腺炎病毒、单纯疱疹病毒(HSV)、人类免疫缺陷病毒(HIV)、麻疹病毒及流感病毒。②细菌感染:流感嗜血杆菌、脑膜炎奈瑟菌、肺炎链球菌、单核细胞增生性李斯特菌、无乳链球菌、大肠埃希菌、结核分枝杆菌。③真菌感染:球孢子菌、隐球菌。④寄生虫:福氏耐格里阿米巴、血管圆线虫、类圆线虫。⑤其他:苍白密螺旋体、伯氏疏螺旋体及立克次体属。

(2) 非感染因素:①新生物;②药物,抗菌药物、NSAID 及其他;③胶原血管病变,SLE。

▶ **诊断与鉴别诊断**

(一) 诊断

1. 病史・①头痛、发热和颈强直为典型三联征,但并不是所有患者均存在(2/3 患者存在典型三联征)。②感觉异常在细菌性脑膜炎中常见(~80%),可出现癫痫(~30%)。③有在不洁水中游泳经历者,应考虑阿米巴性脑膜脑炎;旅游及食用蜗牛、软体动物及甲胃动物经历者,应当考虑血管圆线虫引起的嗜酸性粒细胞性脑膜炎。

2. 体格检查・①急性细菌性脑膜炎患者中,超过 1/2 病例存在克氏征及布氏征,20% 存在局灶性神经功能异常。②皮疹(斑点、瘀斑及紫癜)常见于脑膜炎奈瑟菌性脑膜炎。③免疫功能低下、粒细胞缺乏、老年及新生儿患者的临床表现不典型并缺乏典型体征,为上述人群诊断时应当充分考虑脑膜炎。

3. 实验室检查・①脑脊液检查是最重要的实验室检查。根据现有指南,一旦怀疑细菌性脑膜炎,在无腰穿禁忌证(脑脊液放出后可能出现脑疝)的情况下,应急诊行腰椎穿刺及血培养。②如下情况应等待神经系统影像学检查再考虑腰椎穿刺:免疫功能低下、既往中枢神经系统疾病、新发癫痫、意识改变、视乳头水肿、局灶性神经功能异常。③如因神经系统影像学检查延迟腰椎穿刺,应先急诊行血培养。④脑脊液检查应至少包括:细胞计数、葡萄糖、总蛋白、革兰染色及培养。典型的急性细菌性脑膜炎表现为中性粒细胞升高(每立方毫米 500～10 000 个细胞及以上)、葡萄糖降低、蛋白升高。检查结果分析应结合患者状况(包括年龄)及临床表现。⑤其他检查可根据怀疑的病原体送检,包括细菌抗原检测、印度墨汁染色、隐球菌抗原、病毒和(或)结核菌 PCR、AFR 培养和染色。

4. 影像学检查·腰椎穿刺前行头颅 CT 平扫排除脑积水/颅内占位。等待 CT 过程中不应当延迟治疗。

5. 诊断性操作/其他·①治疗前应先行血培养;②脑脊液可送至相关实验室以明确病毒种类;③考虑药物相关性非感染性脑膜炎,应间断使用某些药物以明确诊断;④怀疑肿瘤相关性脑膜炎,应行细胞学检查。

6. 病理学检查·主要表现为:①严重程度不一的脑膜化脓性炎症;②严重者可见蛛网膜下腔消失及脑积水。

(二)鉴别诊断

本病的鉴别诊断主要包括:①脑脓肿;②脓毒血症;③癫痫;④蛛网膜下腔出血;⑤脑炎。

▶ 治疗

1. 药物治疗·①社区获得性急性细菌性脑膜炎的 1 月龄至 50 岁患者,指南推荐万古霉素加第三代头孢菌素。②怀疑 B 型流感嗜血杆菌引起的儿童脑膜炎,指南推荐在第一次使用抗菌药物之前使用地塞米松($0.15\ mg/kg$,每 6 h 1 次,治疗 2~4 d)。③怀疑肺炎链球菌引起的成人脑膜炎,指南推荐在第一次使用抗菌药物之前使用地塞米松($0.15\ mg/kg$,每 6 h 1 次,治疗 2~4 d)。④对于<1 月龄的急性细菌性脑膜炎患儿,推荐使用氨苄西林加头孢噻肟或氨基糖苷类。⑤对于>50 岁的患者,指南建议万古霉素加氨苄西林加第三代头孢菌素。⑥对于穿透性创伤及颅脑术后患者,推荐建议经验性使用万古霉素加抗假单胞菌药物(如头孢吡肟、头孢他啶或美罗培南)。⑦根据病原体测定及易感体质情况,尽量使用窄谱抗菌药物。⑧对于 HSV 引起的病毒性脑膜脑炎,阿昔洛韦(无环鸟苷)是最佳选择。⑨对 β-内酰胺类和(或)头孢菌素类药物严重过敏者及脑膜炎奈瑟菌病患者,可使用氯霉素或喹诺酮类药物,并建议咨询相关专家。

2. 系统评估·怀疑脑膜炎奈瑟菌病的患者需要隔离,暴露于患者口/鼻分泌物的密切接触者(包括护理人员)需接受暴露后预防性治疗。

(1)会诊:包括传染科、神经内科,甚至神经外科。

(2)其他治疗:①临床专家指导下,采用颅内压监测,及时降低颅内压的患者可能受益;②手术纠正持续性脑脊液漏;③可能需要移除感染的植入物。

(3) 初步稳定:①对于意识不清和(或)呼吸道缺乏保护的患者,推荐行气管插管。麻醉诱导时要注意怀疑颅内压升高的患者。②对于休克患者,维持血压在正常范围对脑灌注及脑保护至关重要。

(4) 入院标准:①急性细菌性脑膜炎应入院治疗及观察,甚至包括收入 ICU。②对于神经症状改变、颅内压升高和(或)免疫功能低下的患者,应考虑收入 ICU。

脑膜炎诊治流程见图 5-5-1。

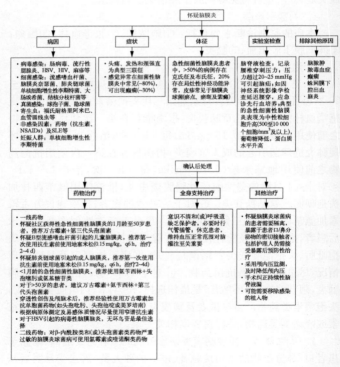

图 5-5-1 脑膜炎诊治流程图

(郭 强)

六、急性播散性脑脊髓炎

▶ 概述

急性播散性脑脊髓炎(acute disseminated encephalomyelitis, ADEM)是一种广泛累及脑和脊髓白质的急性炎症性脱髓鞘疾病,因病变主要在白质,又称白质脑脊髓炎。一般认为,急性播散性脑脊髓炎是一种免疫介导的中枢神经系统脱髓鞘性疾病。

▶ 诊断与鉴别诊断

(一)诊断

目前无国际公认的诊断标准。国际儿童多发性硬化研究小组提出的 ADEM 诊断要点中必需包括脑病表现及多部位损伤的临床表现。脑病的表现包括行为异常(如过度兴奋和易激怒)与意识改变(如意识模糊、昏睡、昏迷);多部位损伤的临床表现如大脑半球、小脑、脑干和脊髓损伤相关的症状、体征。ADEM 脑病在 MRI 上表现为多发、大片状脱髓鞘病灶,灰质、白质均可受累。

1. 临床症状·大多数病例为儿童和青壮年,在感染或疫苗接种后 1～2 周急性起病,部分患者发病前可无诱发因素,多为散发。起病多为急性或亚急性,也有超急性或数天到数周逐渐进展的隐匿起病。多数患者起病时除发热、头痛、呕吐等外,也出现广泛性或多处受累的中枢神经障碍。

2. 辅助检查

(1)脑脊液检查:脑脊液检查无特征性改变,可见轻度淋巴细胞增多,但一般不超过 20×10^6 /L;总蛋白含量正常或轻度升高(<100 mg/dl),有时可有球蛋白轻度升高。

(2)影像学检查:头颅增强 MRI 对 ADEM 的诊断有重要价值,其 MRI 特点为脑白质内多发斑片状病灶,病灶呈大融合、不对称,可累及皮层、基底节、丘脑,同时存在强化及不强化病灶,病灶中心还可出现坏死。

CT 检查在初发病时常阴性,发病后 5～14 d 才有改变,典型表现为皮层下脑白质的多发性低密度灶,有时病灶会持续性强化。

（二）鉴别诊断

本病需与乙型脑炎、单纯疱疹病毒性脑炎鉴别。乙型脑炎有明显流行季节,ADEM 则为散发性。脑炎与脊髓炎同时发生有助于本病与病毒性脑炎鉴别。

► **治疗**

1. 一般治疗措施·包括维持呼吸道通畅,控制血压和血糖,控制体温,维持水、电解质、酸碱平衡,营养支持等。

2. 对因治疗·无特异性治疗药物。根据发病机制,主要给予免疫抑制及免疫调节治疗。

（1）早期、足量糖皮质激素被认为是一线治疗药物（1V 级证据）,但药物种类、剂量和减量方法至今尚未统一。一项回顾性临床研究显示,静脉滴注甲泼尼龙优于地塞米松,应用方法为 20～30 mg/kg（<1 g/d）静脉滴注 3～5 d,继之以泼尼松 1～2 mg/（kg·d）口服 1～2 周,逐渐减量,直至 4～6 周停药;若激素减量时间少于 3 周则复发风险增加。

（2）对于不能耐受糖皮质激素治疗、存在禁忌证或治疗效果欠佳的患者,可选择静脉注射丙种球蛋白（IVIG）。该药为二线治疗药物,总剂量为 2 g/kg,分 2～5 d 静脉滴注。

（3）血浆置换疗法:可清除病理性抗体、补体和细胞因子,用于对糖皮质激素治疗无反应的急性暴发性中枢神经系统脱髓鞘疾病。隔天治疗 1 次,共 5～7 次,不良反应包括贫血、低血压、免疫抑制和感染等。

（4）其他免疫抑制剂:如环磷酰胺,仅适用于对糖皮质激素治疗无反应的成年急性播散性脑脊髓炎患者,剂量为 500～1 000 mg/m^2,一次性静脉滴注或分别于治疗第 1、2、4、6 和 8 d 时分次静脉滴注。

急性播散性脑脊髓膜炎诊治流程见图 5-6-1。

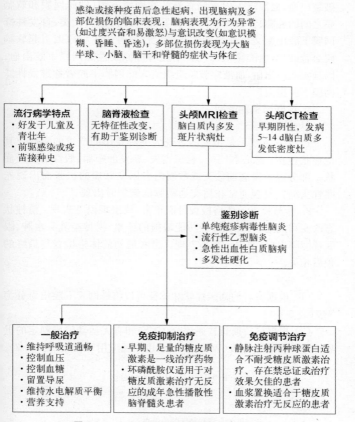

感染或接种疫苗后急性起病，出现脑病及多部位损伤的临床表现：脑病表现为行为异常（如过度兴奋和易激怒）与意识改变（如意识模糊、昏睡、昏迷）；多部位损伤表现为大脑半球、小脑、脑干和脊髓的症状与体征

流行病学特点
· 好发于儿童及青壮年
· 前驱感染或疫苗接种史

脑脊液检查
无特征性改变，有助于鉴别诊断

头颅MRI检查
脑白质内多发斑片状病灶

头颅CT检查
早期阴性，发病5~14 d脑白质多发低密度灶

鉴别诊断
· 单纯疱疹病毒性脑炎
· 流行性乙型脑炎
· 急性出血性白质脑病
· 多发性硬化

一般治疗
· 维持呼吸道通畅
· 控制血压
· 控制血糖
· 留置导尿
· 维持水电解质平衡
· 营养支持

免疫抑制治疗
· 早期、足量的糖皮质激素是一线治疗药物
· 环磷酰胺仅适用于对糖皮质激素治疗无反应的成年急性播散性脑脊髓炎患者

免疫调节治疗
· 静脉注射丙种球蛋白适合不耐受糖皮质激素治疗、存在禁忌证或治疗效果欠佳的患者
· 血浆置换适合于糖皮质激素治疗无反应的患者

图 5-6-1　急性播散性脑脊髓膜炎诊治流程图

（左祥荣）

七、蛛网膜下腔出血

▶ **概述**

蛛网膜下腔出血（subarachnoid hemorrhage，SAH）是脑血管

破裂出血,血液流入内含脑脊液的蛛网膜下腔(即蛛网膜和软脑膜之间的腔隙)。临床上可分自发性与外伤性两大类,自发性蛛网膜下腔出血又分为原发性与继发性两种。各种原因引起软脑膜血管破裂,血液流入蛛网膜下腔者称原发性蛛网膜下腔出血;因脑实质内出血,血液穿破脑组织流入蛛网膜下腔者称继发性蛛网膜下腔出血。

▶ **诊断与鉴别诊断**

(一)诊断

1. 临床表现・最主要的表现为突然发作的严重的头痛。其他症状包括:恶心和呕吐、意识丧失、新发的癫痫、假性脑膜炎症状。部分患者发病前数天或数周内会因动脉瘤的扩张而出现先兆性头痛。复视通常在后交通动脉瘤破裂时出现。

2. 体格检查・体格检查可能正常,或出现以下表现:精神状态改变和混乱、局灶性神经功能缺损的征象、视神经乳头水肿、眼底视网膜出血、颅内压升高表现。患者最初的体格检查与最终的预后相关。

3. 临床分级

(1)根据患者的临床症状和体征可以将蛛网膜下腔出血分为5级(表 5-7-1)。

(2)根据格拉斯哥昏迷评分(GCS)和有无运动障碍制定的世界神经外科联盟分级(WFNS,5 级)也广泛应用于临床(表 5-7-2)。

表 5-7-1 Hunt 和 Hess 分级

级别	症状与体征
1 级	轻度的头痛和轻度的颈强直
2 级	中到重度的头痛;颈强直;除了脑神经麻痹,没有神经功能缺损
3 级	嗜睡;轻度的神经功能缺损
4 级	昏迷;中到重度偏瘫
5 级	深昏迷;去大脑强直

表 5-7-2　WFNS 分级

级别	GCS 评分	运动功能障碍
1 级	15 分	无
2 级	13~14 分	无
3 级	13~14 分	有局灶症状
4 级	7~12 分	有或无局灶症状
5 级	3~6 分	有或无局灶症状

4. 辅助检查

（1）实验室检查：脑脊液检查见均匀一致的血性脑脊液是诊断蛛网膜下腔出血的最重要的诊断依据，其敏感性超过 99%，但要注意排除腰椎穿刺导致的假阳性。

（2）影像学检查：头颅 CT 平扫为首选检查，不建议增强扫描。在发病最初 12 h 灵敏度达 98%。还可以帮助识别脑水肿、脑室出血和颅内出血情况。

根据 CT 扫描所示的高吸收区把蛛网膜下腔出血分成 4 级（Fisher 分级，表 5-7-3）。

表 5-7-3　蛛网膜下腔出血头颅 CT 的 Fisher 分级

级别	CT 表现	血管痉挛危险性
1 级	蛛网膜下腔未见出血	低
2 级	纵裂、脑岛池等各扫描层面有薄层血液，厚度<1 mm，或血液弥散分布于蛛网膜下腔	低
3 级	蛛网膜下腔有局限的血凝块，或垂直各层面上厚度>1 mm	高
4 级	脑内血肿或脑室内积血，但基底池内无或有少量弥散性出血	高

急性蛛网膜下腔出血的 MRI 检查效果明显不如 CT，但一周后 MRI 显示效果较佳。可用于诊断迟发性 SAH。MRI 对孕妇为首选。

脑血管造影为诊断金标准。一旦蛛网膜下腔出血被证实，就需要在发病 1~2 周内实施脑血管造影，主要是帮助判断出血的原因，明确病变的大小、形态、数目、部位，指导治疗方法的选择

（血管内介入栓塞和手术夹闭）。

CTA 和 MRA 为无创检查，逐渐取代有创性 DSA，成为证实脑动脉瘤的首选方法；用于筛查和评估病情不稳定患者的手术方案，对手术夹闭患者的术后随访可能有价值。

（二）鉴别诊断

本病的鉴别诊断包括脑膜炎、紧张性头痛、偏头痛急性发作、高血压脑病、脑实质内出血、脑室出血、颅内肿瘤等。

▶ 监测与治疗

（一）生命体征的监测与评估

SAH 患者最初的监测和管理应该在重症监护病房或配置完善的卒中单元进行，并应配备具有神经系统重症专业知识的医护人员。

1. 常规评估 · 最重要的是气道、呼吸和循环功能评估（ABC 评估）。①A（airway）：开放气道。②B（breathing）：保证通气，维持动脉血氧饱和度＞94%。③C（circulation）：维持循环。一般动脉瘤处理前可将收缩压控制在 140～160 mmHg；动脉瘤处理后，应参考患者的基础血压，合理调整目标值（如高于基础血压的 20%左右），避免低血压造成的脑缺血。

2. 神经系统评估 · 详细了解完整的病史并全身体格检查，进行神经功能评级。

3. 常规监护 · 应包括每小时观察生命体征和神经系统功能评估及相应评分的动态变化、监测体温，推荐留置动脉导管（如桡动脉或足背动脉）以监测血压和血气分析。

4. 神经系统专科监测 · 有条件的医疗单位，推荐采用神经系统专科监测技术，包括：①经颅多普勒超声（TCD）监测；②ICP 监测；③脑电监测；④其他，如脑氧及代谢、脑温、微透析等监测。

（二）治疗

1. 一般治疗。

2. 抗纤溶药物 · 在动脉瘤处理前可以进行早期、短程的抗纤维蛋白溶解药物治疗（诊断后即开始，持续至处理动脉瘤时），时限不超过发病后 72 h。

3. 脑血管痉挛的防治 · 尼莫地平为一线药物，可预防血管痉挛，剂量为 60 mg 口服，每 4 h 1 次，连续 14～21 d。

4. 控制癫痫 · 之前有过癫痫发作的患者、大脑中动脉动脉瘤、脑内出血梗死和开颅手术后的患者可以服用苯妥英钠（大仑丁)或左乙拉西坦预防性抗癫痫治疗 1 周。若为 SAH 后的癫痫，则需治疗半年。

5. 外科手术/其他操作 · 早期干预(SAH 发病 72 h 内)以降低再出血风险可以通过以下方法实现：血管内介入栓塞动脉瘤；当动脉瘤不易栓塞时，可选择脑外科手术夹闭，尤其对于大动脉瘤和(或)宽颈动脉瘤。

6. 脑积水的处理 · 急性脑积水的有效处理方法是脑室外引流。破裂动脉瘤确切处理后有相应临床表现的慢性脑积水患者，可根据患者具体状况，选择分流术(脑室-腹腔分流术、腰大池-腹腔分流术)。

蛛网膜下腔出血诊治流程见图 5-7-1。

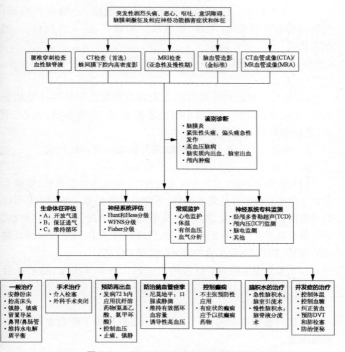

图 5-7-1 蛛网膜下腔出血诊治流程图

(左祥荣)

八、脑出血

► **概述**

1. 定义·脑出血（intracerebral hemorrhage，ICH）是脑实质血管破裂引起的局部出血。

脑出血的好发部位如下：基底节（40%～50%）、脑叶（20%～50%）、丘脑（10%～15%）、脑桥（5%～12%）、小脑（5%～10%）、脑干部位及其他（1%～5%）。

2. 病理生理·①脑血肿扩大和占位效应；②脑水肿形成；③局部脑血流的变化；④血-脑脊液屏障破坏；⑤炎性反应；⑥细胞凋亡。

► **诊断与鉴别诊断**

（一）诊断

1. 病史·脑出血的典型临床表现是突发的局灶性神经功能缺失，症状可在几分钟到数小时内不断进展，伴有头痛、恶心、呕吐、意识障碍和血压升高。

2. 体格检查·神经功能的缺失与脑出血的部位相关。

3. 辅助检查

（1）影像学检查：CT 为首选检查，对颅内出血最敏感，发病后即刻头颅 CT 扫描可见高密度影，不建议增强扫描。头颅 CT 可以确定出血部位、出血量、脑水肿及中线偏移情况、是否存在外伤。MRI 更有助于发现潜在的结构损伤（如肿瘤）、周围脑组织水肿及脑疝的情况，并且可对脑血管的情况提供更多信息。

（2）其他辅助检查：急性脑出血易合并心律失常、脑心综合征，心电图或心电监护可以迅速发现心律失常并及时处理。

（二）鉴别诊断

本病的鉴别诊断包括：①脑梗死；②蛛网膜下腔出血；③颅内肿瘤出血。

► **监测与治疗**

（一）监测与评估

脑出血患者最初的监测和管理应在重症监护病房或配置完

善的卒中单元进行,并应配备具有神经系统重症专业知识的医护人员。

1. 常规评估 · 最重要的是气道、呼吸和循环功能评估(ABC评估)。①A(airway):开放气道;②B(breathing):保证通气,维持动脉血氧饱和度>94%;③C(circulation):维持循环。

2. 神经系统评估 · 在完成气道、呼吸和循环功能评估后,进行详细的一般体格检查和神经系统体检,评估 ICP 增高的程度,可借助脑卒中量表评估病情严重程度、判断患者预后及指导治疗措施选择。常用的量表有:①格拉斯哥昏迷量表(GCS);②美国国立卫生研究院卒中量表(NIHSS);③脑出血评分量表。

3. 常规监护 · 应包括在最初 24 h 内每小时观察生命体征和评估神经系统,特别是脑出血评分量表、GCS 评分的动态变化;监测体温;推荐留置动脉导管(如桡动脉或足背动脉)监测血压和血气分析;在 6~24 h 内重复头颅 CT 平扫,如果有病情恶化应尽早行头颅 CT 检查。

4. 神经系统专科监测 · 有条件的医疗单位,推荐采用神经系统专科监测技术,这些监测提高了对患者脑功能的评估效能及临床处置措施的精确性。神经系统专科监测包括:①经颅多普勒超声(TCD)监测;②ICP 监测;③脑电监测;④其他,如脑氧及代谢、脑温、微透析等监测。上述监测可根据 ICU 自身条件,选择性使用。

(二) 治疗

1. 一般治疗。

2. 药物治疗

(1) 纠正凝血功能异常:①服用华法林的患者,维生素 K 10 mg 静脉推注并予新鲜冰冻血浆(FFR)10~15 ml/kg;给予 FFR 后即刻和 6~8 h 后复测 INR,如果 INR 仍高于 1.5,考虑追加 FFR。②使用肝素及低分子肝素抗凝的患者,按照最后一次肝素的剂量予鱼精蛋白按比例中和。③先前服用抗血小板聚集药物的患者,没有证据表明血小板输注可以改善脑出血的预后。④溶栓相关性凝血功能异常,应停止溶栓药物并输注含有Ⅷ因子的冷沉淀 6~8 U 并输注血小板 6~8 U。重组活化的Ⅶ因子(rFⅦa)可以减少血肿形成,但是对脑出血后的生存率及神经功能无改善作用,且增加血栓形成的风险,特别是大剂量时。

(2) 控制血压：目标血压依据患者的个体因素而定，如基础血压、可能的出血原因、年龄和颅内压(ICP)增高情况。

(3) 控制脑水肿，降低颅内压。

(4) 手术治疗：以下情况需考虑神经外科手术，①脑实质出血＞3 cm；②脑室内出血；③脑积水；④颅内压增高的征象；⑤尽管给予了充分的内科治疗，但病情仍快速恶化。怀疑动脉瘤破裂导致的蛛网膜下腔出血时应请神经外科医师或神经放射科医师会诊。

(5) 出院条件：①神经功能基本稳定；②血压控制良好；③气道保护功能良好，呼吸状况稳定。

3. 进一步治疗

(1) 康复治疗。

(2) 预防复发：对患者的 ICH 复发风险分层评估将影响治疗策略。ICH 复发风险应考虑以下因素：①初发 ICH 的出血部位；②高龄；③MRI 显示微出血病灶及其数量；④正在口服抗凝药物；⑤载脂蛋白 E2 或 E4 等位基因携带者。

(3) 脑出血后的抗凝治疗：①非瓣膜性心房颤动患者建议避免长期服用抗凝药物，以防增加自发性脑叶脑出血患者复发风险。②非脑叶性 ICH 患者可以应用抗凝药物，血栓栓塞风险极高的患者可以在最初脑出血发生后 7～10 d 重新使用华法令。所有 ICH 患者都可应用抗血小板药物，尤其是有应用这些药物的明显指征时。③抗凝药物相关性 ICH 患者重新开始口服抗凝药物的最佳时间尚不明确。在非机械性瓣膜患者中，应至少在 4 周内避免口服抗凝药物。如果有使用指征，ICH 发生后数天即可开始阿司匹林单药治疗，尽管其最佳使用时间尚不清楚。④伴有心房颤动的脑出血患者中，使用达比加群、利伐沙班或阿哌沙班减少复发风险的有效性尚不清楚。

脑出血诊治流程见图 5-8-1。

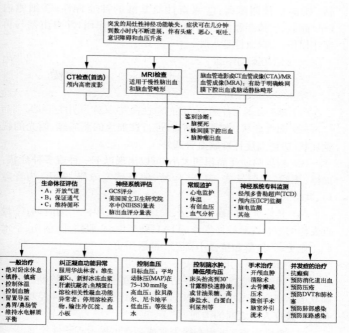

图 5-8-1　脑出血诊治流程图

（左祥荣）

九、脑梗死

▶ 概述

1. 定义·脑梗死（cerebral infarction，CI）又称缺血性卒中，是长期缺血导致的脑细胞或视网膜细胞死亡。

2. 危险因素·一般危险因素主要包括：①年龄>55岁；②男性>女性；③高血压；④吸烟；⑤糖尿病；⑥非瓣膜性心房颤动；⑦镰状细胞性贫血。

3. 病理生理·脑梗死发生缺血性脑损伤的病理生理机制包

括：①能量代谢障碍；②兴奋性氨基酸的神经毒性；③细胞内 Ca^{2+} 超载；④磷脂膜降解和酯类介质的毒性作用；⑤自由基与再灌注损伤；⑥缺血性脑水肿。

▶ **诊断与鉴别诊断**

（一）诊断

1. 临床症状

（1）脑梗死通常伴随脑功能的急性丧失（又称为阴性症状）。

（2）阳性症状：如肌肉抽搐、进行性加重的刺痛感、闪光的视觉症状，应该高度怀疑脑血管意外。

（3）根据脑梗死面积的大小，可以出现以下一种或多种症状：面瘫、黑矇、视野缺失、复视、偏瘫、偏身感觉障碍、失语、构音障碍、共济失调。

（4）其他重要的病史包括：①症状发生和持续的时间；②最近发作的短暂性脑缺血发作（TIA）、脑卒中、心肌梗死、创伤、手术和出血史；③抗凝和抗血小板药物的服用史。

2. 体格检查

（1）神经功能查体：以评估卒中严重程度和定位诊断。美国国立卫生研究院卒中量表（NIHSS）有助于量化评估神经功能并有利于医疗人员之间的沟通。

（2）心脏检查：发现心律失常或杂音可提示心源性栓塞。

（3）颈动脉杂音：可提示颈动脉狭窄。

3. 辅助检查·进行生化、血常规、凝血功能、动脉血气分析等相关检查。

4. 影像学检查

（1）头颅CT平扫：不建议增强扫描；可帮助排除脑出血以及鉴别非血管性病变（如脑肿瘤），是疑似脑卒中患者的首选影像学检查。

（2）MRI：首选的影像学方法，尤其在识别急性小梗死灶以及颅后窝梗死方面优于CT平扫。缺点是费用较高，检查时间长，患者本身的禁忌证（如有心脏起搏器、金属植入物、幽闭恐惧症、生命体征不稳定）等局限。

（3）血管成像检查：应在外科干预和动脉内纤溶酶原激活物（t-PA）溶栓治疗前进行，以明确颅内或颅外血管大的狭窄或闭塞。血管成像检查包括头和颈部的磁共振血管造影（MRA）、头和颈部的

CT 血管造影(CTA)、传统的数字减影血管造影技术(DSA)。

5. 特殊检查

(1) 颈动脉多普勒超声：以明确颈动脉颅外段和(或)椎动脉有无狭窄。

(2) 心电图：排除心房颤动和急性心肌梗死。

(3) 经胸或经食管超声：排除心源性血栓。

(4) 脑电图：怀疑癫痫时可行脑电图检查。

(5) 临床怀疑巨细胞动脉炎时可考虑行颞动脉活检。

(二) 鉴别诊断

应注意与以下疾病鉴别：①脑出血；②脑栓塞；③颅内占位性病变；④其他伴先兆症状(视觉、感觉异常及其他)的偏头痛、低血糖、癫痫、晕厥、癔症性躯体障碍等。

▶ 监测与治疗

(一) 生命体征的监测与评估

所有急性缺血性脑卒中患者应尽早、尽可能收入卒中单元接受治疗。重症患者应转入重症监护病房。

1. 常规评估

(1) 气道、呼吸和循环功能评估(ABC 评估)：①A(airway)，开放气道；②B(breathing)，保证通气；③C(circulation)，维持循环。

(2) 监测血糖。

2. 神经系统评估 · 详细了解完整的病史及进行全身体格检查，所有疑似脑卒中的患者以及确诊后溶栓治疗前的患者应进行头颅 CT 平扫/MRI 检查，用卒中量表评估病情严重程度。

3. 常规监护 · 应包括每小时观察生命体征和评估神经功能，持续心电监护；监测体温；监测血糖和血气分析；应根据患者的具体病情决定是否行头部 CT 的动态复查；动脉瘤治疗前应进行持续、密切观察。

4. 神经系统专科监测 · 有条件的医疗单位，可对重症患者采用神经系统专科监测技术，如 ICP 监测、脑电监测、脑氧及代谢监测、脑温监测等，这些监测提高了对患者脑功能的评估效能及临床处置措施的精确性。

(二) 治疗

1. 一般治疗

(1) 控制体温：对体温升高的患者应寻找和处理发热原因，

如存在感染应给予抗菌药物治疗。对体温＞38 ℃的患者应给予退热措施。

（2）控制血糖：应加强血糖监测，血糖值可控制在 7.8～10 mmol/L。

（3）控制血压：准备溶栓者，血压应控制在收缩压＜180 mmHg、舒张压＜100 mmHg；脑梗死后 24 h 内血压升高的患者应谨慎处理。

（4）营养支持：卒中后，由于呕吐、吞咽困难可引起脱水及营养不良，导致神经功能恢复减慢。应重视卒中后液体及营养状况评估，必要时给予补液和营养支持。

（5）维持电解质平衡：防治低钠血症、高钠血症和低钾血症。

（6）预防肺部感染、尿路感染。

（7）预防压疮：每小时翻身一次，变换体位，保持皮肤清洁、干燥。

（8）预防深静脉血栓：使用气体加压装置或皮下注射肝素抗凝预防深静脉血栓形成。病情稳定后尽早开始早期活动。

2. 特异性治疗

（1）改善脑血循环

1）溶栓：溶栓治疗是目前最重要的恢复血流的措施，重组组织型纤溶酶原激活剂（rt-PA）和尿激酶是我国目前使用的主要溶栓药，现认为有效抢救半暗带组织的时间窗为 4.5 h 内或 6 h 内。①rt-PA：美国、欧盟、加拿大、澳大利亚、中国等 A 级推荐的首选溶栓药物。使用方法如下：rt-PA 0.9 mg/kg（极量为 90 mg）静脉滴注，给全量的 10% 作为负荷剂量，1 min 内静脉推注，余量在 1 h 内静脉滴入。②尿激酶：只有中国批准尿激酶用于缺血性脑卒中的溶栓治疗。如没有条件使用 rt-PA，且发病在 6 h 内，可参照适应证和禁忌证严格选择患者，考虑静脉给予尿激酶。使用方法如下：尿激酶 100 万～150 万 U，溶于生理盐水 100～200 ml，持续静脉滴注 30 min，用药期间应严密监护。③静脉溶栓的适应证、禁忌证及监护：3 h 内 rt-PA 静脉溶栓的适应证、禁忌证、相对禁忌证见表 5-9-1。3～4.5 h 内 rt-PA 静脉溶栓的适应证、禁忌证、相对禁忌证见表 5-9-2。6 h 内尿激酶静脉溶栓的适应证、禁忌证见表 5-9-3。静脉溶栓的监护及处理见表 5-9-4。

表 5-9-1　3 h 内 rt-PA 静脉溶栓的适应证、禁忌证及相对禁忌证

适应证

有缺血性卒中导致的神经功能缺损症状

症状出现＜3 h

年龄≥18 岁

患者或家属签署知情同意书

禁忌证

近 3 个月有重大头颅外伤史或卒中史

可疑蛛网膜下腔出血

近 1 周内有在不易压迫止血部位的动脉穿刺史

既往有颅内出血

颅内肿瘤、动静脉畸形、动脉瘤

近期有颅内或椎管内手术史

不能控制的高血压：收缩压≥180 mmHg 或舒张压≥100 mmHg

活动性内出血

急性出血倾向，包括血小板计数低于 $100×10^9$/L 或其他情况

48 h 内接受过肝素治疗（APTT 超出正常范围上限）

已口服抗凝剂者，INR＞1.7 或 PT＞1.5 s

目前正在使用凝血酶抑制剂或 Xa 因子抑制剂，各种敏感的实验室检查异常

血糖＜2.7 mmol/L

CT 提示多脑叶梗死（低密度影超过 1/3 大脑半球）

相对禁忌证

下列情况需谨慎考虑和权衡溶栓的风险与获益（即虽然存在一项或多项相对禁忌证，但并非绝对不能溶栓）

轻型卒中（NIHSS 评分＜4 分）或症状快速改善的卒中

妊娠

痫性发作后出现的神经功能损害症状

近 2 周内有大型外科手术或严重外伤史

近 3 周内有胃肠或泌尿系统出血史

近 3 个月内有心肌梗死史

表 5-9-2　4.5 h 内 rt-PA 静脉溶栓的适应证、禁忌证及相对禁忌证

适应证
缺血性卒中导致的神经功能缺损
症状持续 3~4.5 h
年龄≥18 岁
患者或家属签署知情同意书
禁忌证
同 3 h 内 rt-PA 静脉溶栓禁忌证
相对禁忌证
年龄>80 岁
严重卒中(NIHSS 评分>25 分)
口服抗凝药(不考虑 INR 水平)
有糖尿病和缺血性卒中病史

表 5-9-3　6 h 内尿激酶静脉溶栓的适应证及禁忌证

适应证
有缺血性卒中导致的神经功能缺损症状
症状出现<6 h
年龄 18~80 岁
意识清楚或嗜睡
脑 CT 无明显早期脑梗死低密度改变
患者或家属签署知情同意书
禁忌证
同 3 h 内 rt-PA 静脉溶栓禁忌证

表 5-9-4　静脉溶栓的监护及处理

患者收入重症监护病房或卒中单元进行监护
定期进行血压和神经功能检查,静脉溶栓治疗中及结束后 2 h 内,每 15 min 进行一次血压测量和神经功能评估;然后每 30 min 进行一次,持续 6 h;以后每小时一次直至治疗后 24 h
如出现严重头痛、高血压、恶心或呕吐,或神经症状体征恶化,应立即停用溶栓药物并行脑 CT 检查
如收缩压≥180 mmHg 或舒张压≥100 mmHg,应增加血压监测次数,并给予降压药物
在病情许可的情况下,鼻饲管、导尿管及动脉内测压管应延迟安置
患者或家属签署知情同意书

2) 血管内介入治疗:包括动脉溶栓、桥接、机械取栓、血管成形和支架术。①静脉溶栓或血管内治疗都应尽可能减少时间延误。②发病 6 h 内,由大脑中动脉闭塞导致的严重卒中且不适合静脉溶栓的患者,经过严格选择后可在有条件的医院进行动脉溶栓。③由后循环大动脉闭塞导致的严重卒中且不适合静脉溶栓的患者,经过严格选择后可在有条件的单位进行动脉溶栓。虽然目前有在发病 24 h 内使用的经验,但也应尽早进行,避免时间延误。④机械取栓在严格选择患者的情况下单用或与药物溶栓合用,可能对血管再通有效,但临床效果还需更多随机对照试验验证。对静脉溶栓禁忌的部分患者,使用机械取栓可能是合理的。⑤对于静脉溶栓无效的大动脉闭塞患者,进行补救性动脉溶栓或机械取栓(发病 8 h 内)可能是合理的。⑥紧急动脉支架和血管成形术的获益尚未证实,应限于临床试验的环境下使用。

3) 抗血小板:①不符合溶栓适应证且无禁忌证的缺血性脑卒中患者,应在发病后尽早给予口服阿司匹林 150~300 mg/d。急性期后可改为预防剂量。②溶栓治疗者,阿司匹林等抗血小板药物应在溶栓 24 h 后开始使用。③对不能耐受阿司匹林者,可考虑选用氯吡格雷等抗血小板治疗。

4) 抗凝治疗:包括普通肝素、低分子肝素、类肝素、口服抗凝剂和凝血酶抑制剂(如阿加曲班)等。①对大多数急性缺血性脑卒中患者,不推荐无选择地早期进行抗凝治疗。②关于少数特殊患者的抗凝治疗,可在谨慎评估风险/效益比后慎重选择。③特殊情况下溶栓后还需抗凝治疗的患者,应在 24 h 后使用抗凝剂。④对缺血性卒中同侧颈内动脉有严重狭窄者,使用急性抗凝治疗的疗效尚待进一步研究证实。⑤凝血酶抑制剂治疗急性缺血性卒中的有效性尚待更多研究进一步证实。

5) 降低纤维蛋白原:很多研究显示脑梗死急性期血浆纤维蛋白原和血液黏滞度增高,蛇毒酶制剂可显著降低血浆纤维蛋白原,并有轻度溶栓和抑制血栓形成的作用。常用药物包括:降纤酶、巴曲酶、安克洛酶、蚓激酶等。对不适合溶栓并经过严格筛选的脑梗死患者,特别是高纤维蛋白血症者,可选用降纤治疗。

6) 扩容:对于低血压或脑血流低灌注所致的急性脑梗死(如分水岭梗死)可考虑扩容治疗,但应注意可能加重脑水肿、心功能衰竭等并发症。

7) 扩血管治疗:对一般缺血性脑卒中患者,不推荐扩血管治疗。

8) 其他改善脑血循环药物:可选择性应用丁苯酞、人尿激肽原酶。

(2) 神经保护。

(3) 外科及其他治疗:①对于存在严重颅外段颈动脉狭窄(>70%)的患者,应该考虑在发病 2 周内行颈动脉内膜剥脱术(CEA)或颈动脉支架治疗。②不常规推荐颅内外血管搭桥术。③尽管已经给予充分内科保守治疗,但症状仍复发的颅外段椎动脉狭窄患者,可以考虑行血管内支架治疗。④对于有血流动力学变化的颅内血管狭窄,血管内支架治疗的有效性仍不确定,有待进一步研究。

(4) 神经系统并发症的治疗:①脑水肿与颅内压增高;②梗死后出血(出血转化);③癫痫。

脑梗死诊治流程见图 5-9-1。

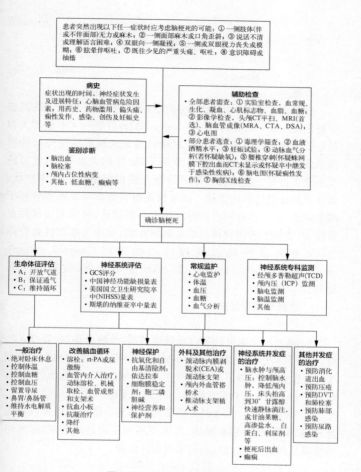

图 5-9-1 脑梗死诊治流程图

(左祥荣)

十、脑血管痉挛

▶ 概述

脑血管痉挛是颅内动脉的持续性收缩状态。常见于蛛网膜下腔出血(subarachnoid hemorrhage, SAH)后 3～14 d,颅底大容量血管的迟发性狭窄,常伴受累动脉远端区域灌注量降低的影像学或脑血流监测证据,通常涉及 Willis 环的大血管,但也可波及小分支血管。脑血管痉挛的诊断主要根据患者的临床症状、体征及脑血管造影的影像。如果仅在血管造影时发现血管处于痉挛状态,患者没有相应的神经功能缺损症状,称为无症状性血管痉挛;如果患者出现神经功能缺损症状,则称为症状性血管痉挛,又称迟发性缺血性神经功能障碍(delayed ischemic neurological deficits, DIND),是 SAH 患者致死、致残的主要原因。

▶ 诊断与鉴别诊断

(一)诊断

1. 病史 · 有明确的颅内动脉瘤破裂、颅脑损伤、血管介入治疗、颅脑手术史等,通常出现于 SAH 后 3～4 d,患者有典型的剧烈头痛发作史,10% 以下患者会发生 48 h 内的超急性脑血管痉挛。病后 6～8 d 脑血管痉挛达高峰,12～14 d 缓解。

2. 体格检查 · ①意识状态恶化及谵妄。②局灶性神经功能障碍,如偏瘫、偏身感觉障碍、失语及颅内压增高的表现,除外电解质紊乱(如高钠血症)、脑积水及颅内血肿。

3. 辅助检查

(1) 数字减影血管造影(DSA):是脑血管痉挛诊断的"金标准"。对动脉瘤和脑血管畸形的阳性检出率高,可清晰显示脑血管各级分支。依据影像结果,可将脑血管痉挛分为以下几种:①中重度脑血管痉挛:在动脉瘤近端和远端部分血管狭窄长度达 2 cm 以上,多处局灶性狭窄,血管直径减少超过 50%;②轻度脑血管痉挛:血管狭窄长度<2 cm,血管直径减少 25%～50%,单个局

灶性狭窄。

（2）连续 TCD：检测大脑中动脉、大脑前动脉、基底动脉血液流速。若大脑中动脉平均血液流速＞120 cm/s 或峰流速＞200 cm/s 可诊断脑血管痉挛。

（3）颅脑 CT 平扫：对 12 h 之内的 SAH 诊断准确性较高，可排除再出血、水肿、脑血管意外或脑积水。此外还可行弥散灌注 MRI 及氙气增强 CT 脑灌注检测。

（4）CTA、MRA：能准确诊断颅内主要血管病变。CTA 可清楚显示大脑动脉球（Willis 环）以及大脑前、中、后动脉及其主要分支，对闭塞性血管病变可提供重要的诊断依据。可以将缺血性脑血管病的诊断提早到发病后 2 h。

（5）EEG 检查：排除昏迷患者癫痫。

（6）此外，颈静脉球血氧饱和度测定、脑微透析检测及脑组织氧饱和度测定也有助于诊断。

4. 诊断标准

（1）颅脑创伤后 2 周内出现的头痛加重，新发或进行性加重的局灶性神经功能障碍，意识水平下降。症状改变不能以电解质紊乱、低氧等全身情况或颅内血肿增大、迟发性颅内血肿等情况解释。

（2）采用经颅多普勒超声（transcranial doppler，TCD）判断脑血管是否痉挛，以双侧大脑中动脉为评价脑血管痉挛的靶血管，大脑中动脉破裂时以大脑前动脉或大脑后动脉为靶血管。

（3）CT 或 MRI 检查发现可解释临床症状的责任病灶。

（4）脑血管造影显示脑血管痉挛。

（二）鉴别诊断

1. 动脉瘤再出血·可行颅脑 CT 帮助鉴别。

2. 非惊厥性痫性发作·进行 24 h 脑电监测，如有局灶性癫痫放电则可确诊为癫痫，如无异常则考虑脑血管痉挛的可能。CT 或 MRI 检查发现脑内有局灶性非梗死性病灶，也可考虑为癫痫。

3. 感染·如脑膜炎、脑室炎，颅脑 CT、脑血管造影及脑脊液穿刺检查结合病史，可进行鉴别。

► **治疗**

1. *病因治疗* • 应在患者就诊后早期行脑血管造影,如为动脉瘤破裂,尽早开颅行动脉瘤夹闭或血管内介入栓塞治疗。早期尽可能清除蛛网膜下腔积血是预防 SAH 后脑血管痉挛的有效手段,可行腰椎穿刺引流血性脑脊液。

2. *血液动力学治疗* • "HHH"治疗,即升高血压(hypertensive)、提高血容量(hypervolemic)及血液稀释(hemodilution)。

3. *药物治疗*

(1) 钙拮抗剂:尼莫地平是预防 SAH 后脑血管痉挛的首选药物。应尽早使用,疗程 21 d,可静脉持续泵注 14 d 后,改为口服序贯治疗。

(2) 镁剂:硫酸镁起始剂量为 10 mg/kg 静脉滴注,维持剂量为 30 mg/(kg • d)。

(3) 激素:用于抑制炎症反应,目前临床疗效并不肯定,且增加死亡率。

(4) 依诺肝素、替拉扎特(21 -氨基甾体,脂质过氧化抑制剂):不能减少脑血管痉挛。

(5) 内皮素-1 拮抗剂:可剂量依赖性地减少造影所示血管痉挛,但对 3 个月临床结局无影响。

(6) 白蛋白:静脉给予 5%白蛋白可改善 3 个月临床结局。

4. *血管内治疗*

(1) 球囊血管扩张成形术:对大的近端血管有效,但对 2 级以上的远端分支并不安全。

(2) 动脉内血管舒张药:动脉内给予高剂量罂粟碱(0.3%罂粟碱溶液 100 ml,以 0.1 ml/s 速度动脉内灌注)、尼卡地平或维拉帕米,可扩张痉挛脑血管并暂时性改善神经功能障碍。

脑血管痉挛诊治流程见图 5-10-1。

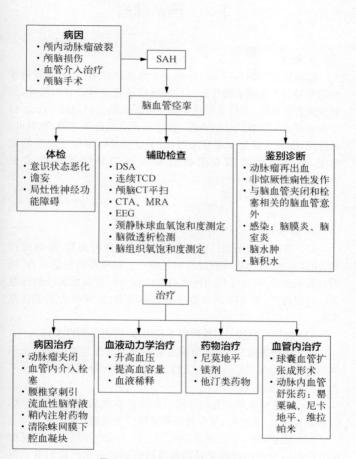

病因
· 颅内动脉瘤破裂
· 颅脑损伤
· 血管介入治疗
· 颅脑手术

→ SAH

脑血管痉挛

体检
· 意识状态恶化
· 谵妄
· 局灶性神经功能障碍

辅助检查
· DSA
· 连续TCD
· 颅脑CT平扫
· CTA、MRA
· EEG
· 颈静脉球血氧饱和度测定
· 脑微透析检测
· 脑组织氧饱和度测定

鉴别诊断
· 动脉瘤再出血
· 非惊厥性痫性发作
· 与脑血管夹闭和栓塞相关的脑血管意外
· 感染：脑膜炎、脑室炎
· 脑水肿
· 脑积水

治疗

病因治疗
· 动脉瘤夹闭
· 血管内介入栓塞
· 腰椎穿刺引流血性脑脊液
· 鞘内注射药物
· 清除蛛网膜下腔血凝块

血液动力学治疗
· 升高血压
· 提高血容量
· 血液稀释

药物治疗
· 尼莫地平
· 镁剂
· 他汀类药物

血管内治疗
· 球囊血管扩张成形术
· 动脉内血管舒张药：罂粟碱、尼卡地平、维拉帕米

图 5-10-1 脑血管痉挛诊治流程图

（尚 游）

十一、脑动脉瘤

▶ **概述**

脑动脉瘤(cerebral aneurysms)为非真性肿瘤,是脑血管内腔的局部异常扩大或者囊性膨出。动脉瘤可有多种形状和尺寸,如囊状或者浆果样,大的浆果样动脉瘤可扩大至直径超过 2 cm。脑动脉瘤可发生于脑内任何部位,较好发于组成脑底动脉环(Willis动脉环)的大动脉分支或分叉部,由于这些动脉都位于脑底的脑池中,所以动脉瘤破裂出血后常表现为蛛网膜下腔出血(subarachnoid hemorrhage,SAH)。

▶ **诊断与鉴别诊断**

(一)诊断

1. 临床症状

(1)非破裂动脉瘤:可无症状;也可表现为头痛、眼痛或颈痛、面部麻木、乏力或瘫痪以及视觉障碍。视觉障碍包括视力、视野和眼底的改变,由于颅内压增高发生视神经乳头水肿或肿瘤直接压迫视神经,可致视神经萎缩而影响视力,造成视力减退甚至失明。

(2)破裂动脉瘤:如蛛网膜下腔出血,可有霹雳性头痛。

(3)性格等改变:脑血管病患者常常会出现与发病前完全不同的性格和特征,如易激动、急躁、妄想、抑郁、强哭强笑等,亦可出现性格、行为的改变。

(4)脑神经症状:是动脉瘤引起的最常见的局部定位症状,以动眼神经、三叉神经、滑车神经和展神经受累最常见。

(5)恶心呕吐,伴或不伴颈强直:由于颅内压增高刺激延髓呕吐中枢以及迷走神经受到刺激牵拉引起。头痛严重时并发呕吐,常呈喷射状。

(6)麻木、无力和(或)瘫痪(破裂出血的对侧)。

(7)癫痫。

(8)当动脉瘤压迫神经或血管时,则出现相应症状,如部分巨大动脉瘤会压迫动眼神经、滑车神经、视神经等而造成复视、眼睑下垂、视力障碍等症状。

2. **体格检查** · 瞳孔对光反射迟钝或无反应,瞳孔散大或缩小,瞳孔大小不等。

3. **辅助检查**

(1) 腰椎穿刺:脑脊液黄变提示动脉瘤破裂引起蛛网膜下腔出血。脑脊液黄变是由于脑脊液中蛋白含量高或含有红细胞降解产物,通常在 SAH 12 h 后出现。

(2) 头颅 CT 平扫:主要用于评估出血,可帮助发现动脉瘤破裂。

(3) MRI:在动脉瘤出血急性期应先行 CT 扫描,MRI 难以查出极早期的急性脑内血肿与蛛网膜下腔出血,但高场强及重度 T_2 加权像时,MRI 也能发现很早的急性出血。对于无症状的有少量渗血而未破裂的动脉瘤,MRI 可以查出并对预测动脉瘤破裂有重要价值。

(4) 血管造影:是金标准,螺旋 CT 血管造影可诊断和治疗脑动脉瘤。

(5) CT 血管造影(CTA):最近应用广泛,是将 CT 增强技术与薄层、大范围、快速扫描技术相结合,通过合理的后处理,清晰显示全身各部位血管细节,具有无创和操作简便的特点,对于血管变异、血管疾病以及显示病变和血管关系有重要价值;但只能用于诊断,不可用于治疗。

(6) 核磁共振血管造影(MRA):是利用电磁波产生身体二维或三维结构图像的一种检查方法。有时也称作"核磁共振显像(MRI)",是断层成像的一种,它利用磁共振现象从人体中获得电磁信号,并重建出人体信息。

(7) 脑电图(EEG):可用于诊断和排除动脉瘤破裂引起的癫痫,尤其是临床症状不典型时。

(8) 治疗后进行血管造影:可评估充盈缺损或者发现残余动脉瘤。

(9) 心电图(ECG):可显示异常,特别是动脉瘤破裂。

4. **临床分级** · Hunt 及 Hess 根据患者的临床表现将颅内动脉瘤患者分为 5 级,用以评估手术的危险性。

Ⅰ级:无症状,或轻微头痛及轻度颈强直。

Ⅱ级:中度至重度头痛,颈强直,除有脑神经麻痹外,无其他神经功能缺失。

Ⅲ级：嗜睡，意识模糊，或轻微的灶性神经功能缺失。

Ⅳ级：木僵，中度至重度偏侧不全麻痹，可能有早期的去皮质强直及自主神经系统功能障碍。

Ⅴ级：深昏迷，去皮质强直，濒死状态。

（二）鉴别诊断

本病鉴别诊断包括：①颅内肿瘤；②脑血管畸形；③高血压性脑出血；④烟雾病；⑤血液病；⑥脊髓血管畸形；⑦其他疾病，如各种结缔组织病、各种炎症、急性风湿热、严重肝病、出血性肾炎、过敏性肾炎、抑郁症等，均可引起蛛网膜下腔出血。

▶ 治疗

1. 药物治疗

（1）一线用药：①尼莫地平是目前唯一被研究证实可减少脑动脉瘤破裂引起的蛛网膜下腔出血的药物；②动脉瘤破裂在治疗前应使用抗高血压药物控制血压，以防止发生进一步出血；③尼卡地平在神经 ICU 应用较为广泛，其他常用药物还有拉贝洛尔和肼屈嗪。

（2）二线用药：①非甾体解热镇痛药可用于发热和疼痛的治疗，因高热可进一步增加脑组织的氧耗；②大便软化剂（多库酯钠、番泻叶）可治疗便秘，因便秘可引起颅内压增高，增加脑动脉瘤破裂的风险。

2. 其他治疗

（1）一般措施：①动脉瘤破裂的风险取决于直径大小和部位，额叶血管（大脑中动脉和大脑前动脉）直径＜7 mm，破裂风险较小；②脑室外引流（EVD）置管，监测和治疗颅内压增高或脑积水；③动脉瘤通常通过栓塞（介入放射学或血管内手术）或者夹闭（颅骨切开干预）预防出血或再次出血。

（2）转诊患者：取决于症状或者并发症，可能需要多个领域的专家协助治疗。

（3）手术治疗：①开颅夹闭动脉瘤（死亡率 10%～15%）；②血管内介入栓塞治疗颅内动脉瘤。

脑动脉瘤诊治流程见图 5-11-1。

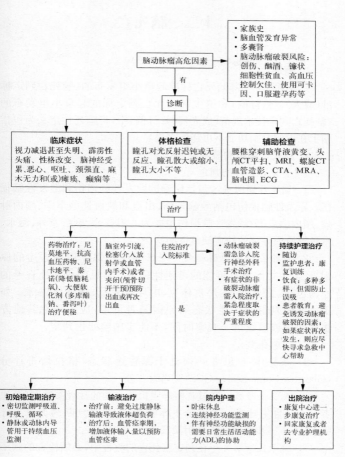

图 5-11-1 脑动脉瘤诊治流程图

（尚 游）

十二、脑死亡

▶ **概述**

2014 年,卫生部脑死亡标准起草小组发布的《脑死亡判定标准(成人)》(修订稿)和卫生部脑死亡判定标准起草小组发布的《脑死亡判定技术规范(成人)》(修订稿)中,将脑死亡定义为包括脑干在内的全脑功能不可逆的丧失。

▶ **脑死亡判定的技术规范**

(一)先决条件的判定

1. 昏迷原因明确·包括明确的原发性脑损伤和继发性脑损伤。原发性脑损伤包括颅脑外伤、出血和缺血性脑卒中、颅内肿瘤、颅内感染等;继发性脑损伤主要为心搏骤停、麻醉意外、溺水、窒息等原因导致的缺血缺氧性脑病。

2. 排除各种原因引起的可逆性昏迷·除了明确昏迷的原因,还需要排除所有可能的可逆性昏迷。常见的可逆性昏迷的原因包括:急性中毒、严重休克、内环境紊乱、极低体温等。如不能明确判定深昏迷状态的原因是否可逆,应当采取其他方法来明确或继续延长观察时间,不能实施脑死亡判定。

(二)临床判定

1. 深昏迷·患者必须处于深昏迷状态,格拉斯哥评分(Glasgow Coma Scale, GCS)应当为 3 分。

2. 无自主呼吸·通过观察呼吸机所监测的呼吸参数,判断患者是否有自主呼吸。未见自主呼吸者,可暂时判断为无自主呼吸,进入下一步判断脑干反射阶段。

3. 脑干反射消失·在判定脑死亡的流程中,必须检查的脑干反射包括:瞳孔对光反射、角膜反射、头眼反射、前庭眼反射、咳嗽反射 5 项。如果上述 5 项反射全部消失,可判定为脑干反射消失。如果存在至少一项反射未消失,则认为脑干功能未完全丧失。

(三)确认试验

1. 正中神经短潜伏期体感诱发电位(median nerve short-latency somatosensory evoked potential, SLSEP)试验·应在 20~

25 ℃环境下进行。使用电流分别刺激双侧手腕横纹中点上 2 cm 正中神经走行的部位,如果 N9 和(或)N13 存在,P14、N18 和 N20 消失,则符合 SLSEP 脑死亡判定标准。

2. 脑电图(electroencephalogram, EEG) · 按国际 10~20 系统安放 8 个记录电极:额极 Fp1、Fp2,中央 C3、C4,枕 O1、O2,中颞 T3、T4。在试验过程中,分别给予双上肢疼痛刺激、耳旁声音唤和亮光照射双侧瞳孔,观察脑电图变化。试验至少记录 30 min 脑电活动。脑电图呈电静息,即未出现超过 2 μV 的脑电波活动时,符合 EEG 脑死亡判定标准。

镇静、镇痛、冬眠治疗、安放电极部位、外伤等均可影响 EEG 判定,此时 EEG 结果仅供参考,脑死亡判定应以其他确认试验为依据。

3. 经颅多普勒超声(TCD)检查 · 以双侧大脑中动脉(middle cerebral artery, MCA)为前循环的主要判定血管,以基底动脉(basilar artery, BA)为后循环的主要判定血管。血流信号消失是指反应前循环和后循环的主要血管中,均未见明显血流信号。颅内前、后循环均出现振荡波、尖小收缩波或血流信号消失三者任意一种时,符合 TCD 脑死亡判定标准。

(四)自主呼吸触发试验

患者在行自主呼吸触发试验前,应肛温≥36.5 ℃;收缩压> 90 mmHg 或平均动脉压 > 60 mmHg;动脉氧分压应 > 200 mmHg;除慢性二氧化碳潴留者外,动脉二氧化碳分压在 35~ 45 mmHg。

行自主呼吸触发试验时,脱离呼吸机后即刻将输氧导管通过气管插管插至气管隆突水平,密切观察胸、腹部有无呼吸运动,脱离呼吸机 8~10 min 检测 $PaCO_2$。国外有学者认为,也可不脱机,将呼吸机调整为压力支持模式,关闭窒息后备通气,设置合适的呼吸机触发条件,通过呼吸机观察有无自主呼吸触发,以提高观察的准确性。如 $PaCO_2 \geqslant 60$ mmHg 或慢性二氧化碳潴留者 $PaCO_2$ 超过原有水平 20 mmHg,仍无呼吸运动,即可判定无自主呼吸。如查血气 $PaCO_2$ 未达到标准,可适当延长观察时间。

自主呼吸激发试验过程中,应密切监测患者生命体征变化。试验过程中,可能出现血氧饱和度下降、血压下降、心率加快或减慢、心律失常等,如情况较严重,可能威胁患者安全,应立即中止试验。

▶ **判定过程中的注意事项**

脑死亡的判定过程中,应该依照规范严格执行。遇到可疑不能确定的情况,应该按照"宁可漏判不可错判"的原则,做不符合脑死亡标准的处理。至少有2位以上受过培训的医师参与判定,国际上推荐一位是患者的直接主管医师,另一位则是神经内科、神经外科、麻醉科或ICU医师,与患者有利害关系的人员、器官移植医师不可参与脑死亡判定。在判定过程中,还应密切注意患者的病情变化,警惕判定程序对患者造成损害。对于儿童的脑死亡判定要更加谨慎,尤其是5岁以下儿童,因为儿童的大脑在受到损害后的恢复能力很强。一般来说,5岁以上儿童可以应用成人的标准,但是观察期要更长。

脑死亡判定流程见图5-12-1。

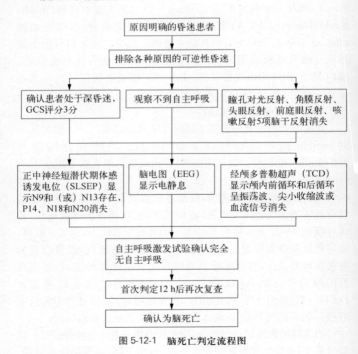

图5-12-1 脑死亡判定流程图

(尚 游)

十三、尿崩症

▶ **概述**

尿崩症(diabetes insipidus，DI)是由于下丘脑垂体病变使抗利尿激素[antidiuretic hormone，ADH；又称精氨酸加压素(arginine vasopressin，AVP)]产生不足(中枢性尿崩)或肾小管对抗利尿激素反应下降(肾性尿崩)而导致的以多尿为主要临床表现的临床综合征，可以是先天性或者后天获得。

尿崩症病因多种多样，发病机制也各不相同。中枢性尿崩的发病机制是 AVP 合成受影响致其分泌不足；而肾性尿崩的发病机制则是肾脏对循环中的 AVP 敏感性降低或无反应，继而丧失重吸收水分的能力；妊娠期发生的尿崩症可能与代谢率上升、AVP 清除增加有关。

▶ **诊断与鉴别诊断**

(一)诊断

1. *症状和体征* · 尿崩症的临床表现与病因、发病年龄以及 AVP 缺乏的程度相关，但大部分患者会有如下的共同临床表现。

(1)口渴和多饮是尿崩症患者最为明显的临床症状。

(2)不管是 AVP 分泌不足还是受体缺失或反应下降，多尿和夜尿增多是尿崩症另一突出表现。

(3)水分丢失增加继而导致高钠血症，患者往往还会伴发脱水，如口唇干燥、皮肤弹性下降等。

(4)渗透压变化会诱发部分病患的头痛。

(5)许多尿崩症患者合并阻塞性睡眠呼吸暂停。

(6)由于病因不同，部分患者还会有视觉障碍、生长发育迟缓等表现。

2. *辅助检查* · 辅助检查是尿崩症重要的诊断和鉴别诊断手段。主要包括以下几个方面。

(1)补充外源性 AVP，观察尿量变化：有助于区分中枢尿崩与肾性尿崩。中枢性尿崩的患者，应用 AVP 后，尿量会明显减少。

(2)多尿患者尿渗透压<200 mOsm/L。

(3)血、尿电解质检查：出现高钠血症、尿钠下降。

(4) 尿渗透压下降(尿渗透压正常值为 600~800 mOsm/L)而血浆渗透压上升(血渗透压正常值为 290~310 mOsm/L)。

(5) 应用兴奋 AVP 释放的刺激试验(如禁水试验、高渗盐水试验等)不能使尿量减少,不能使尿比重和尿渗透压显著增高。

(6) 有条件的医院可以直接进行 AVP 水平的检测。正常人血浆 AVP(随意饮水)为 2.3~7.4 pmol/L(放射免疫法),禁水后可明显升高。完全性中枢性尿崩患者的血浆 AVP 浓度无法测出;部分性中枢性尿崩患者则低于正常范围;肾性尿崩患者的血浆 AVP 水平升高或正常。不能直接测量时,可以将肽素作为替代指标。

(7) 影像学检查:垂体和下丘脑的 MRI 检查有助于发现潜在病灶以明确病因。

(二) 鉴别诊断

本病鉴别诊断主要包括:①糖尿病;②精神性烦渴;③脑耗盐综合征

▶ 治疗

(一) 中枢性尿崩

1. 去氨加压素替代疗法・口服剂量 0.05 mg,每日 2 次,如有必要,可增至最大剂量 0.4 mg,每 8 h 1 次。口渴和多尿时可经鼻腔给药(100 μg/ml 溶液)每 12~24 h 1 次,起始剂量为 0.05~0.1 ml,每 12~24 h 1 次,之后可以根据患者反应个体化调整剂量,目标是维持 24 h 尿量在 1.5~2 L。同时必须注意的是,去氨加压素应用在处于颅内病变术后急性期的患者时,存在导致颅内压增高的风险,另外过量应用也可以诱发水中毒。

2. 低渗液体・纠正脱水,恢复渗透压。

3. 氯贝丁酯、卡马西平・有文献报道可以应用氯贝丁酯、卡马西平,两者可能通过兴奋 ADH 分泌而使尿量减少。

4. 噻嗪类利尿剂・氢氯噻嗪 25 mg,每日 3 次。

(二) 肾性尿崩

1. 环氧化酶抑制剂・如分次应用吲哚美辛 100 mg/d。当肾性尿崩患者伴有高前列腺素 E 综合征时,可使用 NSAIDs 治疗。患者使用 NSAIDs 后,能阻止前列腺素生成,又能改善临床症状。

2. 噻嗪类利尿剂・可使尿量减少一半。其作用机制可能是尿中排钠增加,体内缺钠,肾近曲小管重吸收增加,到达远曲小管的原尿减少,因而尿量减少。与吲哚美辛合用效果更好。

3. 纠正电解质紊乱・维持钾离子、钙离子正常水平。

4. 避免应用可能诱发肾性尿崩的药物。

（三）辅助治疗

本病的辅助治疗主要包括：①慢性尿崩有可能导致肾功能不全，因此应加强对肾功能的监测；②中枢性尿崩患者要注意对原发疾病的治疗，并防止相应并发症；③若为肿瘤患者，应积极评估外科干预的可能性及时机；④氯磺丙脲 250～500 mg/d，有助于减轻多尿和多饮症状；⑤维持液体平衡，避免脱水；⑥住院患者应每日称重；⑦加强皮肤和口腔护理。

尿崩症的诊治流程见图 5-13-1。

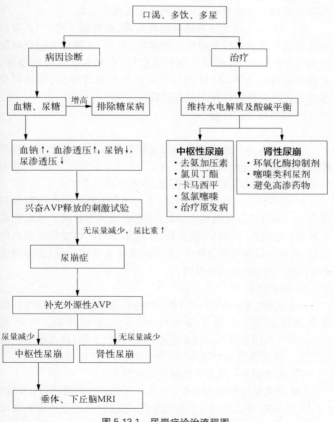

图 5-13-1　尿崩症诊治流程图

（翟　茜）

十四、抗利尿激素分泌异常综合征

▶ **概述**

1. 定义 · 抗利尿激素分泌异常综合征（syndrome of inappropriate antidiuretic hormone，SIADH），是各种原因导致抗利尿激素或类似抗利尿激素的物质分泌增多，引起水排泄异常、机体水潴留，以稀释性低钠血症、低渗透压、容量过负荷、尿渗透压异常增高为主要特点的一系列临床表现的总称。

2. 病理生理改变 · 当机体出现高渗、血容量下降时，正常的调控机制是垂体后叶分泌抗利尿激素[ADH，也被称为精氨酸加压素（AVP）]，ADH 作用于肾脏集合管，引起水分重吸收增加。在各种疾病状态下，ADH 或其类似物发生异常分泌，导致稀释性低钠血症和低渗以及细胞外液容量增多。

▶ **诊断与鉴别诊断**

（一）诊断

1. 临床表现 · 患者除具备原发病相应的症状外，并无特异的临床表现，可表现为厌食、腹痛、恶心、呕吐等消化道症状，严重者可有易激惹、思维混乱、幻觉、癫痫、昏迷等神经系统表现。

2. 体格检查 · 临床症状的轻重与 ADH 分泌和水负荷的程度有关。多数患者在限制水分时，可不表现典型症状。重症患者可有意识状况改变、谵妄，甚至昏迷、惊厥表现。原发病在颅内的患者，查体可发现颅神经麻痹、低体温及呼吸节律改变（如部分患者可呈现 Cheyne-Stokes 呼吸）。

3. 辅助检查

（1）基础实验室检查：可发现血钠降低（常低于 130 mmol/L），血浆渗透压降低（常低于 270 mOsm/L），尿钠增高（常超过 30 mmol/L），尿渗透压超过血浆渗透压，而肾上腺、肾上腺皮质功能正常。若直接检测血浆 AVP，会有血浆 AVP 的增高。

（2）限水试验：限水时血钠会相应升高。

（3）原发病诊断相关检查：首先应考虑恶性肿瘤，可行 X 线、CT 扫描、MRI 等以明确有无肿瘤生长，但造影对原发病诊断帮助不大。其次应除外中枢神经系统疾病、肺部疾病及药物影响等因素。

（二）鉴别诊断

本病需与等渗性低钠血症、高渗性低钠血症、低渗性低钠血症相鉴别。其中低渗性低钠血症又可分为以下 3 种类型。

1. 低血容量型 · 常有原发疾病及失水表现，血尿素氮常升高。

2. 等血容量型 · 常见病因包括 SIADH、术后低钠血症、甲状腺功能低下、精神性多饮、过量饮用啤酒、特发性药物反应（噻嗪类利尿剂、ACEI）、耐力训练。

3. 高血容量型 · 可见于充血性心力衰竭、肝病、极少数肾病综合征以及进展期肾功能衰竭。

▶ **监测与治疗**

（一）监测

主要包括以下内容：①严密监测患者出入量，尤其是摄水量；②监测呼吸状况；③及时评估神经系统功能；④防止跌倒、自伤。

（二）治疗措施

1. 一线治疗

（1）最根本的治疗手段为限制液体摄入。

（2）有症状的低钠血症患者：可静脉输注 3% 氯化钠溶液，滴速为每小时 $1\sim2$ ml/kg，使血钠逐步上升，症状改善。控制血钠升高速度不超过 $1\sim2$ mmol/(L·h)，初始目标为血钠回升至 125 mmol/L 左右，患者病情改善，即停止高渗盐水滴注（注意防止肺水肿和维持电解质平衡，避免应用 5% 葡萄糖溶液滴注）。若低钠血症患者已发生明显神经系统症状，血钠提升速度可适当加快。

（3）无症状的低钠血症患者：应严格限制每日摄水量不超过 $0.8\sim1.2$ L。当血钠低于 120 mmol/L 而容量状况不明确时，可以应用 0.9% 生理盐水。

2. 二线治疗

（1）AVP 分泌抑制和（或）活性拮抗药物：地美环素（也称去甲金霉素）可拮抗 AVP 作用于肾小管上皮细胞受体中腺苷酸环化酶的作用，抑制肾小管重吸收水分，尤其适用于限水依从性差的患者。

（2）锂盐：也可阻碍 AVP 对肾小管的作用，但毒性较大，应用时应慎重。

（3）竞争性 AVP－2 受体拮抗剂：可以阻止水分在肾小管的重吸收,目前有口服和静脉制剂可用。

3. 病因治疗和尽早治疗原发病·如为药物引起的,应尽快停用可疑药物。

抗利尿激素分泌异常综合征诊治流程见图 5-14-1。

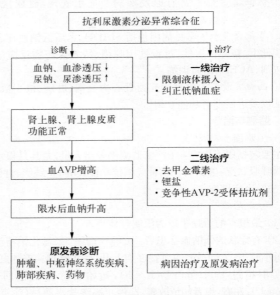

图 5-14-1　抗利尿激素分泌异常综合征诊治流程图

（翟　茜）

十五、脊髓损伤和马尾神经综合征

▶ **概述**

1. 定义·脊髓损伤是指由于直接外伤(包括穿通伤或钝性损伤)或缺血、感染、肿瘤侵袭等病理因素伤及脊髓,从而导致损伤节段以下的神经功能缺陷,是致畸致残的重要原因。外伤性脊髓损伤根据暴力作用的方向可分为屈曲型、伸直型、屈曲旋转型和垂直压缩型。发生于腰、骶、尾骨部位的脊神经损伤称为马尾神经综合征。

2. 危险因素·发生脊髓损伤的高危因素包括：从事冲浪、潜水、足球、冬季项目、体操、马术等运动项目。在各种交通意外中，脊髓损伤患者也不少见。

▶ 诊断与鉴别诊断

（一）诊断

1. 病史·询问患者有无过敏史、用药史；既往就医状况，有无肿瘤、脊柱硬化、关节炎、感染史；关注发病前饮食，防止气道梗阻、窒息；追问受伤过程，包括坠落高度、身体哪个部位先着地等细节。

2. 体格检查

（1）初步筛查有无威胁生命的伤情。

（2）仔细进行神经系统检查，并对感觉和运动缺失平面进行标记。数小时后重复检查，并行格拉斯哥评分。

（3）高颈髓损伤（C_5 以上）由于可能累及膈神经，会严重影响患者的膈肌功能，继而引起呼吸衰竭，并因呛咳无力导致肺部感染等并发症，尤其应该引起注意。

（4）检查有无感染、肿瘤、风湿性关节炎、缺血。

3. 影像学检查·影像学检查是明确诊断最为重要的辅助检查手段。对于神志清楚的患者，若没有神经功能缺陷、颈痛表现，而且查体颈软、可自由活动，可暂不进行影像学检查，加强监测即可。若患者病情有反复，必须重复进行影像学检查，必要时可做血管造影。

（1）X 线摄片：常规摄脊柱正侧位片，必要时摄斜位片。

（2）CT 扫描：在许多医院已经取代普通 X 线摄片，成为脊柱损伤患者的常规检查，除平扫外还可以进行冠状位和矢状位重建，有助于判定移位骨折块侵犯椎管程度及发现突入椎管的骨块或椎间盘。

（3）磁共振检查：MRI 对判定脊髓损伤状况极有价值，可显示脊髓损伤早期的水肿、出血，并可显示脊髓损伤的各种病理变化，如脊髓受压、脊髓横断、脊髓不完全性损伤、脊髓萎缩或囊性变等，对于不能进行体格检查的患者或 CT 扫描不能显示的病变尤其具有辅助诊断意义。

4. 实验室检查·包括动脉血气分析、白细胞、PT/PT‐INR、APTT、BUN、SCr 等，应同时监测血乳酸水平和碱剩余。

5. 特殊检查 · 包括 FEV_1、肺活量等肺功能检测，以及肝功能监测。

（二）鉴别诊断

脊髓损伤需要和脑卒中、脊髓炎等疾病进行鉴别。结合病史、影像学检查，鉴别诊断应不困难。

► 治疗

（一）常规治疗手段

1. 药物治疗 · 对于脊髓损伤的药物治疗目前看法不一。有学者认为，损伤早期可以应用大剂量甲泼尼龙，建议 8 h 内给药，剂量为首剂 30 mg/kg，之后按照 5.4 mg/(kg·h)的速度持续应用 24 h。但更多的学者认为甲泼尼龙可以作为治疗的选择之一，而不应成为标准治疗。

2. 脱水 · 在脊髓损伤的急性期可以应用脱水药以减轻脊髓水肿，常用的药物为甘露醇。

3. 甲钴胺 · 是一种辅酶型维生素 B_{12}，可以增强神经细胞内核酸和蛋白质的合成，促进髓鞘主要成分卵磷脂的合成，有利于受损神经纤维的修复。因此常在脊髓损伤的患者中作为神经营养药物使用。

4. 支持治疗 · 保持呼吸道畅通，维持血液循环稳定，避免二次伤害。轴位翻身，高危患者应用颈托固定。高颈髓损伤者应早期气管切开，并留置肠内营养管。

5. 评估 · 尽快完成评估，有手术指征者应联系外科。

（二）住院患者内科治疗策略

住院患者内科治疗策略主要包括以下内容。

（1）容量复苏。

（2）必要时可以应用血管活性药物以维持 SBP＞90 mmHg。

（3）心动过缓的患者可以应用阿托品，顽固者可安装心脏起搏器。

（4）必要时给予正压通气，纤维支气管镜清理呼吸道。

（5）预防血栓栓塞：可根据患者状况选择应用加压泵、弹力袜、低分子肝素或血管滤器。

（6）预防应激性溃疡。

（7）实施 VAP 预防集束化方案。

（8）留置导尿管。

（9）脊髓损伤后第 1 个 48 h 内应避免应用琥珀酰胆碱。

脊髓损伤和马尾神经综合征诊治流程见图 5-15-1。

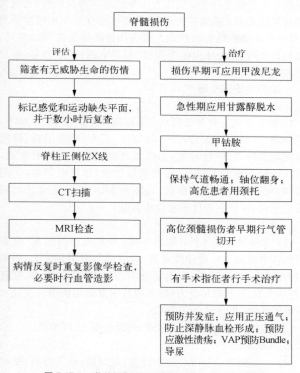

图 5-15-1　脊髓损伤和马尾神经综合征诊治流程图

（翟　茜）

十六、重症肌无力

▶ 概述

重症肌无力（MG）是一种自身免疫性疾病，表现为自身抗体和乙酰胆碱受体（AChR）的抗原表位反应，当患者发展为呼吸肌乏力及呼吸衰竭时称之为肌无力危象。本病为神经肌肉接头最常见的原发性病变。重症肌无力为单纯运动神经疾病，表现为波动性骨骼肌无力。感染常为诱因，典型病史呈多年的轻度反复发作，但也可能突发且病情严重。某些药物能够加重 MG 病情，如氨基糖苷类药物、大环内酯类药物、利多卡因、普萘洛尔、奎尼丁和硫酸镁。

▶ 诊断与鉴别诊断

（一）诊断

1. **临床表现** · 有如下特点：①逐渐发生的复视、眼睑下垂、言语困难、近端肢体无力；②呼吸急促、乏力、呼吸困难，甚至出现通气功能障碍、呼吸衰竭；③肌无力症状在一天内有波动，晨间症状较轻并逐渐加重，运动劳累后加重，休息后好转；④间断性症状，可数天或数周无症状；⑤随着 MG 发展，无症状时间缩短最后消失，症状在轻度至重度中波动。

2. **体格检查**

（1）常见特征性体征：眼睑下垂、垂直凝视时出现"窗帘现象"（眼睑下垂加重）、波动性复视、口咽部肌肉明显乏力、吞咽困难、构音困难、言语间断、咀嚼肌乏力、鼻咽部肌肉乏力、发音困难、颈部无力、近端肢体乏力（臂＞腿）；明显运用胸锁乳突肌和肋间肌辅助呼吸，非同步，反常呼吸。

（2）非特异性体征：心动过速、烦躁不安、大汗淋漓。

3. **实验室检查**

（1）一般检查：包括血细胞计数、电解质、血气分析、甲状腺功能、血或体液培养、胸部摄片、CT 和心电图。

（2）特殊检查

1）检测相关抗体：AChR 抗体滴度和疾病严重程度关系不大，MuSK 抗体在 $40\%\sim50\%$ 的全身型 MG 血清阴性患者中可检出。

2）肌电图：反复神经刺激（RNS）对全身型 MG（75%）及眼型 MG（50%）中度敏感。阳性表现为在 3 Hz 时反应下降（＞10%），敏感性高（$90\%\sim95\%$），但特异性较低。

3）呼吸功能检测：肺活量 FVC 临界值 $15\sim20$ ml/kg，吸气负压（NIF，或称吸气峰压）临界值 $-40\sim-30$ cmH$_2$O，呼气峰压临界值 40 cmH$_2$O。

4）影像学检查：前纵隔 CT 或 MRI 检查评估胸腺情况。

5）病理学检查：肌肉组织电镜显示受体折叠、触突间隙增宽，免疫荧光显示 IgG 受体和受体膜结合。

4. 诊断试验

（1）滕喜龙试验：初始剂量 2 mg 静脉注射，之后每分钟予以 2 mg，最大剂量 10 mg，注射后 30 s 内症状改善视为阳性，敏感性 80%～90%。相对禁忌证为心脏病和支气管哮喘，可能诱发胆碱危象，一旦诱发胆碱危象可予以阿托品 0.4～0.6 mg 静脉注射拮抗。

（2）冰袋试验：可用于对滕喜龙试验有禁忌证的眼睑下垂患者。将冰袋敷于眼睑 60 s 能够改善症状，敏感性为 80%。

（3）检测抗 AChR 抗体。

（4）肌电图：反复刺激后的肌电图检查。

（二）鉴别诊断

本病需要排除其他单纯运动神经障碍的神经肌肉性疾病。

▶ 治疗

1. 药物治疗

（1）一线药物：抗胆碱酯酶药物。①新斯的明：初始剂量 0.5 mg 皮下注射或肌内注射，每 3 h 1 次，直至发挥作用。②吡斯的明：初始剂量 30 mg，每日 3 次，口服，之后增加药量直至达到最大疗效同时副作用最小，最大剂量为 120 mg，每 3～4 h 1 次。

（2）二线药物：①糖皮质激素可能会加重无力；②免疫抑制剂，如咪唑硫嘌呤、环磷酰胺、环孢菌素。

2. 其他治疗 · ①静脉注射丙种球蛋白（IVIG）：总剂量 2 g/kg，通常分 2～5 d 静脉注射。②血浆置换：标准治疗方案为 7～14 d 内行 5 次置换（每次 3～5 L 血浆），可在血浆置换后使用 IVIG。两种治疗方式通常在 1 周内起效，疗效可维持 3～6 周。

3. 通气支持 · ①无创通气：采用 BiPAP，在高碳酸血症发生前使用；②机械通气。

4. 手术/其他操作 · 年龄<60 岁的患者行胸腺切除术有效，但需待肌无力危象稳定后进行。术前应多次行血浆置换。

重症肌无力诊治流程见图 5-16-1。

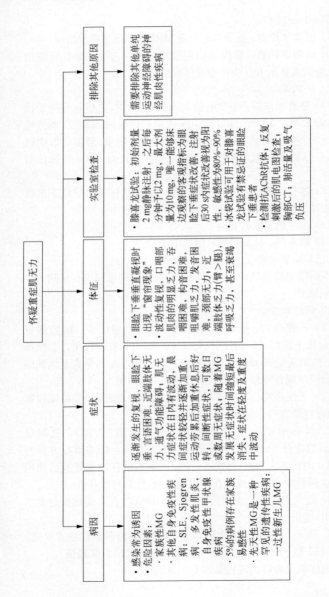

怀疑重症肌无力

病因

- 感染常为诱因
- 危险因素：
- 家族性MG
- 其他自身免疫性疾病：SLE、Sjogren病、多发性肌炎、自身免疫性甲状腺疾病
- 5%的病例伴存在家族易感性
- 先天性MG是一种罕见的遗传性疾病；一过性新生儿MG

症状

逐渐发生的复视，眼睑下垂，言语困难，近端肢体无力，通气功能障碍，肌无力症状在日内有波动，晨间症状较轻并逐渐加重，运动劳累后休息后好转，间断性症状；随着数日或数周无症状时间缩短及发展无症状时间缩短最后消失，症状在轻度及中波动

体征

眼睑下垂直视时凝视眼时出现"窗帘现象"，波动性复视，口咽部肌肉的明显乏力，吞咽困难，构音困难，咀嚼肌发音困难，近端肢无力，颈部无力，近端肢体乏力（臂>腿），呼吸无力，甚至衰竭

实验室检查

- 滕喜龙试验：初始剂量2 mg静脉注射，之后每分钟予以2 mg，最大剂量为10 mg，唯一能够客观观察指标为眼睑下垂症状改善，注射后30 s阳性观改善为阳性，敏感性为80%～90%
- 冰袋试验可用于对滕喜龙试验有禁忌证的眼睑下垂患者
- 检测抗AChR抗体，反复刺激后的肌电图检查，胸部CT；肺活量及吸气负压

排除其他原因

需要排除其他单纯运动神经障碍的神经肌肉性疾病

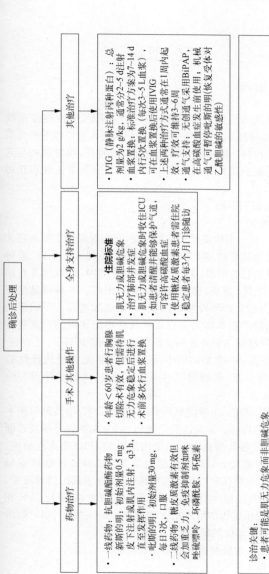

确诊后处理

药物治疗

- 一线药物：抗胆碱酯酶药物：新斯的明：初始剂量0.5 mg，皮下注射或肌内注射，q3 h，直至发挥作用。吡斯的明：初始剂量30 mg，每日3次，口服
- 二线药物：糖皮质激素有效但会加重无力，免疫抑制剂如硫唑嘌呤、吗替麦考酚酯、环孢素、甲氨蝶呤、他克莫司、环磷酰胺

手术/其他操作

- 年龄<60岁患者行胸腺切除术有效，但需待肌无力危象稳定后进行
- 术前多次行血浆置换

全身支持治疗

住院标准
- 肌无力或胆碱危象
- 治疗肺部并发症
- 肌无力或胆碱危象时应收住ICU
- 如患者清醒并能够保护气道，可容许高碳酸血症
- 使用糖皮质激素患者常需住院
- 稳定患者每3个月门诊随访

其他治疗

- IVIG（静脉注射丙种蛋白）：总剂量为2 g/kg，通常分2~5 d注射
- 血浆置换：标准治疗方案为7~14 d内行5次置换（每次3~5 L血浆），可在血浆置换后使用IVIG
- 上述两种治疗方式通常在1周内起效，疗效可维持3~6周
- 气道支持：无创通气采用BiPAP，在高碳酸血症发生前使用，机械通气可暂停吡斯的明（恢复机体对乙酰胆碱的敏感性）

诊治关键：
- 患者可能是肌无力危象而非胆碱危象
- 可使用BiPAP，但使用前测$PCO_2 \geq 50$ mmHg，BiPAP会失败
- 糖皮质激素、氨基糖苷类、大环内酯类药物会加重呼吸衰竭

图 5-16-1　重症肌无力诊治流程图

（郭 强）

十七、肌病

▶ **概述**

肌病是指肌肉的原发性结构或功能性病变,中枢神经系统(CNS)、下运动神经元、末梢神经及神经肌肉接头处所致继发性肌软弱等都包括在内。根据临床和实验室检查特征,可对肌病与其他运动神经元疾病进行鉴别。临床上肌病可分为遗传性和获得性两大类。

▶ **诊断与鉴别诊断**

(一)诊断

1. 临床症状·本病多见于中年男性,起病缓慢。主要表现为进行性肌无力和肌萎缩,病变涉及的部位以手部大小鱼际、肩胛肌、骨盆肌、臀肌较为明显,甚至可影响全身肌肉,以致患者在站立、蹲位起立、走路、登楼、提物等时均感到困难。本病可见肌纤维颤动,肌电图示非特异性肌病改变,血尿肌酸增高。甲状腺功能亢进性肌病的严重程度大多数与甲状腺功能亢进的严重程度呈平行关系,甲状腺功能亢进病情控制后,肌病即好转。

2. 体格检查·在典型病例中,肌萎缩及肌无力呈选择性肢体-近端型特殊分布,四肢腱反射减弱或消失,无感觉障碍。

3. 辅助检查

(1)血清酶测定:①血清肌酸磷酸激酶(CPK)增高是诊断本病重要而敏感的指标。②血清肌红蛋白(MB)在本病早期及诊断基因携带者中多显著增高。③血清丙酮酸酶(PK)增高且敏感。④其他酶,如醛缩酶(ADL)、乳酸脱氢酶(LDH)、谷草转氨酶(GOT)、谷丙转氨酶(GPT)等也可增高,但均非肌病的特异改变,也不敏感;但在神经源性肌萎缩中,无假阳性现象,故能与CPK和MB测定起相辅相成的作用。此外,细胞膜 $Na^+ - K^+ - ATP$ 酶活性降低,也有助于本病的确诊。

(2)尿检查:尿肌酸排出增多,肌酐减少。

(3)肌电图。

(4)肌活检。

（二）鉴别诊断

1. 早年起病者·需要与婴儿型进行性脊髓性肌萎缩症及腓骨肌萎缩症鉴别，肌电图检查具有临床助诊价值。

2. 成年期起病者·需同亚急性或慢性多发性肌炎、重症肌无力及慢性多发性感染性神经炎鉴别。肢带型肌营养不良症还需与线粒体肌病鉴别。

▶ 治疗

本病无特殊治疗。各种疗法如别嘌醇、硝苯地平（心痛定）、能量合剂、肌苷等，均效果不佳。最近，应用体外反搏治疗取得了一定效果。理疗、体疗等支持疗法，以及支架手术、纠正畸形等，可作为辅助治疗。

肌病诊治流程见图 5-17-1。

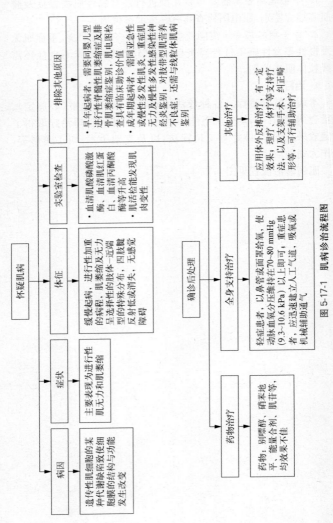

怀疑肌病

病因
遗传性肌细胞的某种代谢缺陷致使细胞膜的结构与功能发生改变

症状
主要表现为进行性肌无力和肌萎缩

体征
缓慢起病，进行性加重的病程，肌萎缩及无力呈选择性的肢体一近端型的特殊分布、四肢腱反射低或消失，无感觉障碍

实验室检查
血清肌酸磷酸激酶、血清肌红蛋白、血清丙酮酸酶等升高，肌活检能发现肌肉变性

排除其他原因
- 早年起病者，需要同婴儿型进行性脊髓性肌萎缩症及非骨性肌萎缩症鉴别，肌电图检查具有临床助诊价值
- 成年期起病者，需同亚急性或慢性多发性肌炎、重症肌无力及慢性进行性肌病变性神经鉴别，对肢带型肌营养不良症，尚需与线粒体肌病鉴别

确诊后处理

药物治疗
药物、别嘌醇、硝苯地平、能量合剂、肌苷等，均效果不佳

全身支持治疗
轻症患者，以鼻管或面罩给氧，使动脉血氧分压维持在70~80 mmHg（9.3~10.6 kPa）以上即可；重症患者，应迅速建立人工气道，吸氧或机械辅助通气

其他治疗
应用体外反搏治疗，有一定效果，理疗、体疗等支持疗法，以及支架手术、矫形等，可行辅助治疗

图 5-17-1 肌病诊治流程图

（郭 强）

第六章
血液系统重症

一、粒细胞减少和粒细胞缺乏

▶ **概述**

1. 定义・外周血中性粒细胞绝对计数减少,成人低于 $2.0×10^9/L$、10 岁及以上儿童低于 $1.8×10^9/L$ 或 10 岁以下儿童低于 $1.5×10^9/L$ 时,称为中性粒细胞减少,简称粒细胞减少。严重者,中性粒细胞绝对计数低于 $0.5×10^9/L$,称为粒细胞缺乏。

2. 常见原因

(1) 生成减少:①接触细胞毒药物、化学药物及电离辐射;②影响造血干细胞的疾病,如再生障碍性贫血、白血病等;③感染;④异常免疫,如抗造血前体细胞自身抗体等;⑤血小板成熟障碍,如维生素 B_{12}、叶酸缺乏等。

(2) 破坏或消耗过多:①免疫因素,如系统性红斑狼疮、类风湿关节炎等;②感染;③脾功能亢进。

(3) 分布异常:①粒细胞转移至边缘池,导致循环池粒细胞相对减少,如异体蛋白反应等;②粒细胞滞留于循环池其他部位,如血液透析开始后滞留于肺部、脾大时滞留于脾脏等。

3. 对机体的危害・感染概率明显增加。

▶ **诊断与鉴别诊断**

(一) 诊断

根据血常规检查即可做出粒细胞减少或粒细胞缺乏的诊断。

1. 病史・①感染病史:有感染史,数周后白细胞计数恢复正常,需考虑感染引起的白细胞下降。②药物、毒物、放射线接触史。③结缔组织病病史。④其他免疫疾病病史。⑤家族史。

2. 体格检查・①脾肿大;②胸骨后压痛,提示白血病可能;③体表淋巴结肿大,提示白血病、淋巴瘤可能。

3. 辅助检查・①血常规检查:是否合并红细胞和血小板减少。②骨髓涂片检查。③肾上腺素试验:肾上腺素可促使边缘中性粒细胞进入循环池,用于鉴别假性粒细胞减少。④中性粒细胞特异性抗体测定:检测是否存在抗粒细胞自身抗体。⑤影像学检查:有无脾肿大。

（二）鉴别诊断

应仔细鉴别粒细胞减少和粒细胞缺乏的原因。

► **治疗**

1. 病因治疗·治疗原发病，去除粒细胞减少的原因：①立即停止接触可疑的药物、毒物、放射线等；②控制原发病，如感染、自身免疫性疾病、白血病等；③脾功能亢进者考虑脾切除。

2. 防治感染·①减少出入公共场所，注意皮肤及口腔卫生，去除慢性感染灶；②粒细胞缺乏者需采取无菌隔离措施；③感染患者积极抗感染治疗。

3. 重组人粒细胞集落刺激因子（rhG-CSF）和重组人粒细胞-巨噬细胞集落刺激因子（rhG-MCSF）·常规剂量为 $2\sim10\ \mu g/(kg\cdot d)$。

4. 免疫抑制剂·自身免疫性粒细胞减少或免疫介导机制所致的粒细胞减少可用糖皮质激素等免疫抑制剂治疗，其他原因则不宜使用。

（谢剑锋）

二、重度贫血

► **概述**

1. 定义·贫血是指人体外周血红细胞容量减少，低于正常范围下限的临床症状。临床上常以血红蛋白（Hb）浓度来代替红细胞容量。我国将成年男性 Hb<120 g/L、成年女性（非妊娠）Hb<110 g/L、孕妇 Hb<100 g/L 定义为贫血；当 Hb<60 g/L 时，则定义为重度贫血。

2. 常见病因

（1）红细胞生成减少：①造血干细胞异常，如再生障碍性贫血、造血系统恶性克隆性疾病等；②造血微环境异常，如骨髓基质和基质细胞受损、造血调节因子水平异常等；③造血原料不足或利用障碍，如蛋白质、维生素 B_{12}、叶酸、铁等微量元素缺乏等。

（2）溶血性贫血：红细胞破坏明显增加导致的贫血。

（3）失血性贫血。

► **诊断和鉴别诊断**

（一）诊断

1. 病史·详细询问患者的现病史、既往史、营养史、家族史、月经生育史及危险因素暴露史。了解贫血发生的时间、速度、程度、并发症等。

2. 体格检查·①生命体征：体温、心率、呼吸频率。②呼吸困难、端坐呼吸。③皮肤黏膜苍白。④淋巴结：是否存在淋巴结肿大。

3. 辅助检查·①血常规检查：Hb 降低。②骨髓检查：观察骨髓细胞的增生程度，细胞成分、比例和形态变化。

（二）鉴别诊断

主要对贫血的原因进行鉴别。综合分析贫血患者的病史、体格检查和实验室检查结果，可以明确贫血的原因。

1. 病史·同诊断一样，需要了解患者的现病史、既往史、营养史、家族史、月经生育史及危险因素暴露史，同时明确贫血发生的时间、速度等，以便明确病因。

2. 体格检查·①注意有无黄疸，皮肤瘀点、瘀斑；②有无淋巴结肿大；③是否存在心界扩大；④有无肝、脾大及胆道系统感染。

3. 辅助检查

（1）血常规：根据红细胞相关参数（MCV、MCH 及 MCHC）对贫血进行红细胞形态学分类，为诊断提供依据。

（2）外周血涂片：是否查见疟原虫、异常细胞等。

（3）骨髓检查：骨髓涂片和骨髓活检，反应骨髓细胞及骨髓造血组织的增生程度、细胞成分和形态变化。

（4）贫血发病机制检查：①铁代谢异常及引起缺铁的原发病；②血清叶酸和维生素 B_{12} 缺乏及导致上述两种物质缺乏的原发病检查；③失血性贫血的原发病检查；④血清游离和结合胆红素检查等。

► **治疗**

1. 对症治疗·①输血，维持血红蛋白 $>70\ g/L$。②脏器功能不全时，予以支持治疗。

2. 对因治疗·针对贫血发生的原因进行治疗。如缺铁则予以补充铁剂；巨幼细胞贫血则补充叶酸和维生素 B_{12}；失血性贫血控制出血；溶血性贫血予以糖皮质激素或脾切除治疗等。

（谢剑锋）

三、特发性血小板减少性紫癜

► 概述

1. **定义** · 特发性血小板减少性紫癜（idiopathic thrombocytopenic purpura，ITP）是一组免疫介导的血小板过度破坏所致的出血性疾病，以广泛的皮肤黏膜、内脏出血以及血小板减少（<100×10^9/L）、骨髓巨核细胞发育成熟障碍、血小板生存时间减少及存在血小板膜糖蛋白抗体等表现为特征。

按照发病时间是否大于 6 个月，ITP 可分为急性和慢性。

2. **发病的危险因素** · ①年龄：儿童（2~6 岁）易发生急性ITP；年龄>50 岁，易发生慢性 ITP。②性别：女性发病率高于男性。③感染：急性 ITP 患者，发病前 2 周常有上呼吸道感染史；慢性 ITP 患者，常常因感染而加重病情。④脾功能亢进。⑤抗磷脂抗体综合征。⑥子痫前期。⑦HIV 感染。⑧体外循环。

► 诊断与鉴别诊断

（一）诊断

1. **病史** · ①皮肤黏膜、牙龈、鼻、消化道等部位出血；②皮肤出现瘀斑史；③近期感染史；④无其他引起血小板减少的疾病。

2. **体征** · ①皮肤瘀点、瘀斑；②紫癜；③结膜出血；④脾不大。

3. **实验室检查** · ①血小板计数<100×10^9/L；②白细胞计数往往正常，PT 和 APTT 正常；③临床不常规检测出血时间以及抗体。

（二）鉴别诊断

本病需要与其他引起血小板减少的疾病鉴别，如再生障碍性贫血、脾功能亢进、多发性骨髓瘤、系统性红斑狼疮、药物性免疫性血小板减少症、过敏性紫癜等。

► 治疗

1. **紧急处理** · 当患者血小板<20×10^9/L，出血严重、广泛，怀疑存在或已经发生颅内出血，近期将实施手术或分娩时，需要

进行紧急处理。

(1) 输注血小板：成人按每次 10~20 U 进行输注，必要时可重复输注。

(2) 免疫球蛋白：0.4 g/kg 静脉滴注，4~5 d 为一个疗程，1个月后可以重复。

(3) 糖皮质激素冲击治疗：甲泼尼龙 1 g/d，3~5 d 为一个疗程。

(4) 血浆置换：3~5 d 内进行 3 次以上的血浆置换，每次置换3 000 ml。

2. 常规处理

(1) 一般处理：出血严重者注意休息，血小板 $<20\times10^9$/L 时应严格卧床，避免外伤。

(2) 糖皮质激素：为首选治疗，有效率约为 80%。泼尼松1 mg/(kg·d)，分次或顿服。待血小板上升至正常或接近正常时，逐步减量(每周 5 mg)，最后以 5~10 mg 剂量维持治疗，持续 3~6 个月。病情危重者可以使用等量的静脉激素治疗。

(3) 脾切除术：脾切除术的有效性为 70%~90%；即使无效，对糖皮质激素的需求也可以减少。

1) 适应证：①正规糖皮质激素治疗无效，病程迁延 3~6 个月；②糖皮质激素维持量需要高于 30 mg/d；③存在糖皮质激素使用的禁忌证；④^{51}Cr 扫描脾区放射指数升高。

2) 禁忌证：①年龄<2 岁；②妊娠期；③因其他情况不能耐受手术。

(4) 免疫抑制治疗：不应作为首选治疗，当糖皮质激素治疗或者脾切除术治疗效果不佳，或存在糖皮质激素治疗及脾切除治疗禁忌时采用。此外，与糖皮质激素联合使用时可以提高疗效或减少激素副作用。主要药物包括长春新碱、环磷酰胺、环孢素等。

(谢剑锋)

四、血栓性血小板减少性紫癜

▶ 概述

血栓性血小板减少性紫癜（thrombotic thrombocytopenic purpura，TTP）是一种血栓性微血管危重疾病，特征为弥漫性微循环血栓形成、红细胞碎裂及缺血性脏器功能障碍。该病症状体征复杂多变，实验室检查特异性差，易造成漏诊及误诊。临床进程急骤凶险，病情反复，早期病死率及复发率较高，早期诊断并及时治疗可显著改善患者的预后。

▶ 诊断与鉴别诊断

（一）诊断

1. 临床表现·TTP 早期临床表现多样，首发症状以皮肤出血及神经异常多见，部分患者起病隐匿，仅表现为发热、乏力、腹痛等非特异性症状，对此应提高警惕，避免延误诊断。

大部分患者存在发热、血小板减少、黄疸（有浓茶色或酱油色尿）、神经精神症状和肾功能障碍的五联征。血小板减少的表现与其他原因引发的血小板减少所致出血相似，血小板计数多数 $< 20 \times 10^9/L$，骨髓巨核细胞增生，部分伴成熟障碍，需和特发性血小板减少性紫癜鉴别。微血管病性溶血性贫血亦为 TTP 患者的一致性表现，其中最具特征性的检验指标为血清 LDH 及外周血破碎红细胞计数（$>2\%$），特别是外周血破碎红细胞计数对 TTP 有提示意义。多数 TTP 患者有神经精神症状，特点为发作性、反复性、多变性，颅脑影像学检查常无阳性结果。发热与组织缺血、溶血有关，程度较轻。危重者也可发生肾衰竭。

2. 体格检查·患者有神经精神症状，重症患者表现为昏迷。皮肤黏膜可有出血点和瘀斑等表现。合并发热者可表现为呼吸稍急促。皮肤和巩膜黄染、血红蛋白尿等提示溶血性贫血体征。合并肾功能障碍时可表现为浮肿等。

3. 辅助检查

（1）外周血检查：血小板快速下降，外周血涂片检查有典型的红细胞碎片，红细胞碎片比例 $>2\%$。

（2）生化检查：部分患者出现血肌酐水平升高；基本所有患者血清乳酸脱氢酶（LDH）均升高。

（3）尿液检查：尿液常规检查可有显微镜下血尿和病理管型。

（4）ADAMTS-13 和 ADAMTS-13 抗体检测：目前研究认为 TTP 的发病与 ADAMTS-13 缺乏或抑制密切相关。正常情况下 vWF 多聚体被 ADAMTS-13 降解，但当其缺乏或功能缺陷时，高分子量 vWF 大量释放，导致血小板异常黏集，栓塞微血管，引发器官缺血。国内仅少数单位可检测上述指标，在血浆治疗前留置血标本送检测干扰较少。

（5）其他免疫学检查：大部分患者 Coombs 试验、酸化血清溶血试验、冷凝集试验及微量补体敏感试验为阴性。

（二）鉴别诊断

1. 溶血性尿毒症综合征（HUS）·溶血性尿毒症综合征（HUS）主要因不同机制导致血管内皮受损，微循环中血栓形成，以微血管病性溶血性贫血（Coombs 试验为阴性）、血小板减少、肾脏损伤（急性肾功能衰竭）为主要特点。

2. 其他·一些其他疾病或因素也可导致 TMA 的发生，如自身免疫性疾病（SLE 抗磷脂抗体综合征）、HIV 感染、器官移植、转移性恶性肿瘤、妊娠期 HELLP 综合征、药物（5 种常报道的药物为：环孢素、他克莫司、丝裂霉素、奎宁和噻氯吡啶）等。

▶ 治疗

血浆置换自 1991 年起便作为 TTP 的一线标准治疗方案。治疗的意义在于去除患者体内的 vWF 多聚体和抗 ADAMTS-13 自身抗体，同时提供新的正常的 ADAMTS-13。

英国血液学标准委员会 2003 年 TTP 诊疗指南建议：所有 TTP 患者都应采用辅助性糖皮质激素治疗（Grade B，level Ⅲ），为取得有效的免疫抑制作用并减少由于长期激素使用引起的副反应，建议使用静脉注射甲泼尼龙（1 g/d）连续 3 d（Grade C，level Ⅳ）。但是，糖皮质激素的疗效可能仅局限于由自身抗体介导的 ADAMTS-13 缺陷患者。

近年来研究的热点集中在免疫抑制剂中利妥昔单抗治疗 TTP 的时机、疗效以及风险的观察。

血栓性血小板减少性紫癜诊治流程见图 6-4-1。

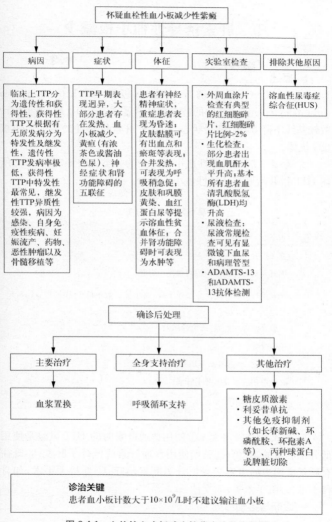

图 6-4-1 血栓性血小板减少性紫癜诊治流程图

（郭　强）

五、肝素诱导性血小板减少

▶ 概述

1. 定义 · 肝素诱导性血小板减少（heparin-induced thrombocytopenia，HIT）的特点为肝素暴露 5～10 d 后，血小板计数较基线下降 50%、高凝状态，并存在肝素依赖性的激活血小板 IgG 抗体。

2. 分类 · 肝素诱导性血小板减少的分类见表 6-5-1。本文所述 HIT 指 II 型肝素诱导性血小板减少。

表 6-5-1　HIT 分类

类型	特点
I 型	非免疫介导
	因肝素对血小板活力的直接作用引起
	肝素治疗 5 d 内良性血小板下降,血小板计数不低于 10×10^9/L,5 天后可恢复正常
	一般不需停用肝素,无血栓风险
II 型	免疫介导
	因肝素-血小板因子 4(PF4)复合物引起
	必须停用肝素及低分子肝素
	常有动静脉血栓

3. 常见的危险因素 · ①使用普通肝素时的 HIT 风险是使用低分子肝素的 10 倍；②长期使用普通肝素或低分子肝素；③既往有肝素应用史的患者接受低分子肝素治疗；④外科大手术，如骨科手术、心脏手术等；⑤女性。

▶ 诊断与鉴别诊断

（一）诊断

1. 病史 · ①普通肝素或低分子肝素暴露，尤其是普通肝素。入院前 1～3 个月曾用过肝素，此时循环内仍有抗体。②血小板减少(<150×10⁹/L,或减少到基线的50%以下),一般发生在应用普通肝素或低分子肝素后5~10 d。③可用4T方法进行评估:血小板减少(thrombocytopenia)、血小板计数降低时间(timing of platelet count fall)、血栓(thrombosis)、无其他引起血小板减少的原因(absence of other causes for thrombocytopenia)。

2. 体格检查·①静脉穿刺点及创伤部位过度的瘀斑、出血点;②动静脉血栓征象,肢体静脉性坏疽、脑静脉窦血栓;③肺栓塞相关的呼吸困难、胸痛;④肝素注射点皮肤坏死;⑤肝素注射引起的过敏反应。

3. 辅助检查

(1) 实验室检查:①血小板计数>20×10⁹/L,中位血小板计数最低20×10⁹/L。②血清素释放试验(serotonin release assay, SRA),是HIT诊断的金标准,敏感性、特异性均高于95%。但由于操作复杂,常在ELISA结果可疑时应用。③免疫学方法,PF4复合物抗体的酶联免疫吸附测定(ELISA)敏感性>90%,特异性74%~86%,阴性预测值>95%,阳性预测值50%~93%,为临床中最常用的方法。④血小板聚集试验敏感性低,但是特异性>90%。

(2) 影像学检查:超声、超声心动图、MRI等评价动静脉血栓。

(3) 病理学检查:动静脉血栓形成。

(二) 鉴别诊断

本病鉴别诊断需考虑:①其他药物(血小板糖蛋白Ⅱb/Ⅲa受体拮抗剂、复方新诺明、丙戊酸等)引起的血小板减少;②脓毒症;③DIC;④骨髓疾病;⑤其他免疫疾病导致的血小板减少,如血栓性血小板减少性紫癜、溶血性尿毒症综合征;⑥HELLP综合征(妊娠期溶血、肝酶升高、血小板减少);⑦灾难性抗磷脂抗体综合征。

▶ 治疗

1. 病因治疗·终止所有肝素暴露,包括各种肝素制剂、肝素预冲导管、肝素涂层留置导管等。

2. 抗凝治疗

(1) 直接凝血酶抑制剂:阿加曲班、来匹卢定、比伐卢定。阿加曲班,2 μg/(kg·min)静脉注射,APTT目标为基础值的1.5~3倍。肝功能受损及重症患者剂量应为0.5 μg/(kg·min)静脉注射,当多器官功能衰竭时,阿加曲班应采用小剂量[0.1 μg/(kg·

min)]静脉注射。

(2) 磺达肝癸钠:临床上已经使用,但美国 FDA 并未批准其治疗 HIT。因其较长的半衰期及肾脏消除,可能适用于 ICU 患者。

(3) 预防性输注血小板是禁忌,仅在出血时应用,因为其可引起血栓。

(4) 急性 HIT 应避免使用华法林(静脉型下肢坏疽风险)。如果要使用华法林,需保证血小板计数>150×10⁹/L,应重叠应用直接抗凝剂及华法林至少 5 d,稳定抗凝直到血小板计数达到稳定的平台状态,华法林初始应用小剂量(<5 mg/d)。

(5) 无血栓事件的患者需持续抗凝 2~3 个月,有血栓事件的患者需抗凝 3~6 个月。

肝素诱导性血小板减少诊治流程见图 6-5-1。

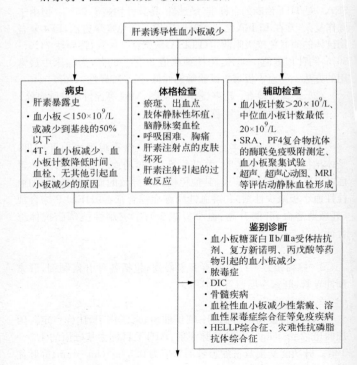

肝素诱导性血小板减少

病史
· 肝素暴露史
· 血小板<150×10⁹/L 或减少到基线的50%以下
· 4T:血小板减少、血小板计数降低时间、血栓、无其他引起血小板减少的原因

体格检查
· 瘀斑、出血点
· 肢体静脉性坏疽,脑静脉窦血栓
· 呼吸困难、胸痛
· 肝素注射点的皮肤坏死
· 肝素注射引起的过敏反应

辅助检查
· 血小板计数>20×10⁹/L,中位血小板计数最低 20×10⁹/L
· SRA、PF4复合物抗体的酶联免疫吸附测定、血小板聚集试验
· 超声、超声心动图、MRI 等评估动静脉血栓形成

鉴别诊断
· 血小板糖蛋白 IIb/IIIa受体拮抗剂、复方新诺明、丙戊酸等药物引起的血小板减少
· 脓毒症
· DIC
· 骨髓疾病
· 血栓性血小板减少性紫癜、溶血性尿毒症综合征等免疫疾病
· HELLP综合征、灾难性抗磷脂抗体综合征

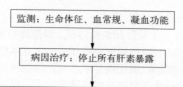

| 监测：生命体征、血常规、凝血功能 |

↓

| 病因治疗：停止所有肝素暴露 |

↓

- 直接凝血酶抑制剂阿加曲班、来匹卢定、比伐卢定：阿加曲班，2 μg/(kg·min)静脉注射，APTT目标为基础值的1.5~3倍
- 磺达肝癸钠，其较长的半衰期及肾脏消除可能适用于ICU患者
- 预防性输注血小板是禁忌
- 急性HIT应避免使用华法林（静脉型下肢坏疽风险）
- 无血栓事件的患者需持续抗凝2~3个月，有血栓事件的患者需抗凝3~6个月

↓

| 预后：自限性疾病，常危及生命 |

图 6-5-1　肝素诱导性血小板减少诊治流程图

（周飞虎）

六、弥散性血管内凝血

▶ **概述**

1. 定义·弥散性血管内凝血（disseminated intravascular coagulation，DIC），不是独立的疾病，而是继发于严重疾病的病理过程，是基于严重原发病的获得性全身性血栓-出血综合征，特点是广泛微血栓形成，伴继发纤维蛋白溶解亢进。

2. 常见病因·①严重感染性疾病；②病理产科；③恶性肿瘤；④外科大手术及严重创伤；⑤内科与儿科疾病；⑥医源性因素，如药物、手术、肿瘤放化疗、输血溶血、严重输液反应、大量非等渗性液体输入所致溶血等。

3. 常见危险因素·①脓毒症；②创伤；③恶性肿瘤；④产科急症；⑤血管疾病，如巨大血管瘤、大型主动脉瘤等。

▶ **诊断与鉴别诊断**

（一）诊断

1. 病史·①存在潜在的诱发疾病。②60%的患者发生出血。

③可为急性或者慢性过程。

2. 体格检查·①动静脉血栓体征：静脉性肢体坏疽、深静脉血栓形成、肺栓塞、短暂性脑缺血发作。②出血体征：瘀点、瘀斑、手术切口、呼吸道黏膜、消化道黏膜渗血。③精神状态改变：中枢神经出血导致的昏迷或局部神经症状。

3. 辅助检查

(1) 实验室检查：①血小板减少（$<100\times10^9/L$），或血小板计数急剧下降；②PT 或 APTT 延长；③纤维蛋白降解产物及 D-二聚体升高；④纤维蛋白原、抗凝血酶Ⅲ、蛋白 C、蛋白 S 降低；⑤凝血因子Ⅴ、Ⅶ、Ⅷ降低。

(2) 病理学检查：动静脉微血栓形成。

(二) 鉴别诊断

本病鉴别诊断主要包括：脓毒症、骨髓疾病、原发性纤维蛋白溶解症、HELLP 综合征、HIT（肝素诱导性血小板减少）、肝病、TTP（血栓性血小板减少性紫癜）、化疗导致的血细胞减少、大量输血、肝素治疗和抗磷脂综合征。

▶ 监测与治疗

(一) 监测

治疗期间应监测血小板计数、纤维蛋白原水平、凝血试验（包括 PT、INR、APTT）。抗凝治疗时应周期性检测凝血功能。应根据临床指征和凝血功能检测结果调整抗凝药物剂量。

(二) 治疗

1. 病因治疗·积极并有针对性的治疗原发病。

2. 抗凝及止血治疗·①对于严重的血栓栓塞或暴发性紫癜，可使用普通肝素；②可使用抗凝血酶Ⅲ和蛋白 C 浓缩液；③对于其他治疗无效的出血患者，可使用重组活性因子Ⅶ。

3. 支持治疗·活动性出血或侵袭性操作前，可输注血小板、新鲜冰冻血浆或冷沉淀。

4. 其他·复杂的 DIC 病例需请血液科会诊。影响肢体存活的血栓需请血管外科会诊。

弥散性血管内凝血诊治流程见图 6-6-1。

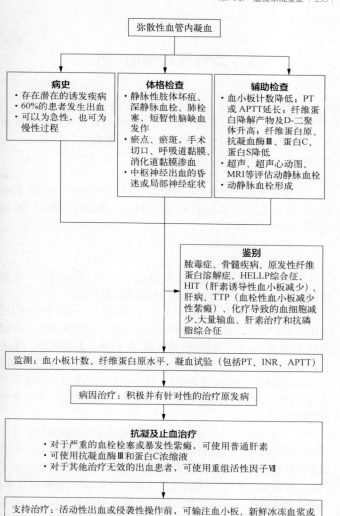

图 6-6-1 弥散性血管内凝血诊治流程图

（周飞虎）

七、恶性组织细胞增生症

▶ **概述**

1. 定义·肝、脾、骨髓、淋巴结等造血组织系统性肿瘤性增殖,导致致死性转归的疾病,称为恶性组织细胞增生症(malignant histiocytosis, MH)。

2. 病因及发病机制·不明。

3. 病理生理·病理生理改变如下:异常组织细胞浸润,肿瘤细胞分化程度多样,累及范围广泛,包括肝、脾、淋巴结以及肺、皮肤、肾、消化道黏膜等。

▶ **诊断与鉴别诊断**

(一)诊断

恶性组织细胞增生症病灶散在,呈多发性、不均匀和不规则性,故临床表现多种多样,特异性差,非常容易误诊。

1. 病史及临床表现·①可见于任何年龄,15~40岁为主,男女比约为3:1。②起病急、病程短。③首发症状常为不明原因的发热、持续高热,也有规则热、弛张热、间歇热等其他热型。④进行性贫血、出血与继发感染。⑤后期常出现黄疸。⑥肝、脾、淋巴结可因异常组织浸润而逐渐增大,但不一定同时出现。⑦也可累及肺、消化道、心脏、肾脏、浆膜腔、皮肤等非造血器官,并出现相应系统症状。

2. 实验室检查·①全血细胞减少,尤其是粒细胞缺乏。②红细胞沉降率增高。③肝酶、血清胆红素、乳酸脱氢酶升高。④骨髓涂片见数量不一的各种异常组织细胞和多核组织细胞。由于骨髓病灶散在不均匀,因此需反复多部位穿刺,提高诊断阳性率。⑤确诊的关键在于检出的异常组织细胞有阳性细胞标记。恶性组织细胞 CD68$^+$,胞质溶酶菌(+),酸性磷酸酶呈强阳性反应,可以被酒石酸所抑制;中性粒细胞碱性磷酸酶染色阳性率和积分明显低于正常,髓系标记包括 POX 染色;α-抗胰(糜)蛋白酶和血管紧张素转换酶呈阳性反应;非特异性酯酶呈弥漫性中度阳性到强阳性,可以被氟化钠抑制。

3. 病理特点·异常组织细胞浸润,瘤细胞分化程度不一、大小不一。内脏受累常表现为斑片状、结节状病变。

(二)鉴别诊断

本病主要需与嗜血细胞综合征、反应性组织细胞增多症、间变性大细胞淋巴瘤、急性粒细胞白血病等鉴别。

▶ **监测与治疗**

(一)监测

监测患者血常规、凝血功能、肝肾功能等指标。

(二)治疗

目前仍缺乏有效治疗方案。

1. 化疗·化疗方案与非霍奇金淋巴瘤相似。可选方案有:①CHOP,环磷酰胺、多柔比星、长春新碱、泼尼松;②BCHOP,博来霉素、环磷酰胺、多柔比星、长春新碱、泼尼松;③BCHOP与大剂量甲氨喋呤,或依托泊苷与阿糖胞苷联用。

2. 骨髓移植。

恶性组织细胞增生症诊治流程见图 6-7-1。

```
                 ┌──────────────────────┐
                 │   恶性组织细胞增生症   │
                 └──────────────────────┘
                    │                  │
                    ▼                  ▼
```

- 可见于任何年龄,以15~40岁为主,男女比约为3:1
- 起病急,病程短
- 首发症状常为不明原因发热、持续高热,也有规则热、弛张热、间歇热等其他热型
- 进行性贫血、出血与继发感染
- 后期常出现黄疸
- 肝、脾、淋巴结可因异常组织浸润而逐渐增大,但不一定同时出现
- 也可累及肺、消化道、心、肾、浆膜腔、皮肤等非造血器官,并出现相应系统症状

- 全血细胞减少,尤其是粒细胞缺乏;红细胞沉降率增加;肝酶、血清胆红素、乳酸脱氢酶升高
- 病理:异常组织细胞浸润,瘤细胞分化程度不一,大小不一。骨髓涂片见数量不一的各种异常组织细胞和多核组织细胞。由于骨髓病灶散在不均匀,因此需反复多部位穿刺,提高诊断阳性率
- 确诊:异常组织细胞有阳性细胞标志。恶性组织细胞CD68$^+$,胞质溶菌菌(+),酸性磷酸酶呈强阳性反应;中性粒细胞碱性磷酸酶染色阳性率和积分明显低于正常,髓系标志包括POX染色;α-抗胰(糜)蛋白酶和血管紧张素转换酶呈阳性反应;非特异性酯酶呈弥漫性中度到强阳性,可以被氟化钠抑制

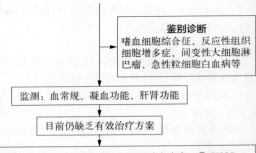

图 6-7-1　恶性组织细胞增生症诊治流程图

(周飞虎)

八、嗜血细胞综合征

▶ **概述**

1. 定义·嗜血细胞综合征(hemophagocytic syndrome，HPS)是一组因活化的淋巴细胞和组织细胞增生，分泌大量炎症性细胞因子，进而导致多器官、多系统受累的高炎症反应综合征。

2. 病因·①原发性(家族性)HPS 为染色体遗传性疾病。②继发性 HPS 有多种诱因，如感染、恶性肿瘤、自身炎症、自身免疫性疾病、代谢性疾病、获得性免疫缺陷、医源性免疫抑制状态、器官或干细胞移植等。

▶ **诊断与鉴别诊断**

(一) 诊断

1. 病史与临床表现·①起病急、进行性加重；②高热(体温持续>38.5℃)、寒战、关节肌肉酸痛；③肝脾、淋巴结肿大、黄疸；④瘀斑、紫癜等；⑤中枢神经系统症状，脑病、昏迷、癫痫等；

⑥腹泻、恶心、呕吐、腹痛、胃肠出血；⑦咳嗽、呼吸困难等。

2. 辅助检查

（1）实验室检查：①血常规见外周血细胞减少，可单系至三系减少。②肝功能损害，血清转氨酶、胆红素增高，甘油三酯增高，LDH>1 000 U/L，铁蛋白增高（>1 000 μg/L），糖化铁蛋白百分比降低。③凝血障碍，凝血酶原时间延长，血浆纤维蛋白原降低（最多可<1 g/L），纤维蛋白降解产物增多。④免疫学异常，多数病例周围血液或骨髓 T 细胞及 CD8$^+$ 细胞比例增高，CD4$^+$ 与 CD8$^+$ 细胞比值异常。在疾病活动期，血清 IFN-γ 水平、IFN-α 水平、IL-10 浓度、血浆巨噬细胞炎症蛋白（MIP）-1α 增高，血浆可溶性 CD25≥2 400 U/ml，NK 细胞活性降低或缺乏。

（2）细胞形态或病理学：①骨髓涂片示增生减低，组织细胞显著增生，可有明显的吞噬血细胞现象，称嗜血细胞，每个组织细胞吞噬血细胞的数量为 2～10 个，可以是红细胞或有核细胞。②淋巴结活检见被膜完整，淋巴细胞数量减少，生发中心区域消失，吞噬性组织细胞增多，累及窦状间隙及髓索。

3. 诊断标准 符合分子诊断，或者符合以下 8 条中 5 条即可诊断：①发热超过 1 周，体温≥38.5℃；②脾大；③两系或三系血细胞减少；④甘油三酯≥3 mmol/L 和（或）纤维蛋白原<1.5 g/L；⑤血清铁蛋白≥500 μg/L；⑥血浆可溶性 CD25≥2 400 U/ml；⑦NK 细胞活性减低或缺乏；⑧骨髓、脾或淋巴结发现嗜血细胞现象。

（二）鉴别诊断

本病主要需与恶性组织细胞增生症鉴别。

▶ 监测与治疗

（一）监测

监测患者基本生命体征、血常规、凝血功能、肝肾功能、血脂、免疫学指标等。

（二）治疗

1. 病因治疗·积极治疗原发病。

2. 抑制危及生命的过度炎症反应·①糖皮质激素，首选地塞米松，因其易透过血脑屏障。②环孢素（CsA）可抑制 T 细胞活化，肝肾衰竭患者应减量，否则增加神经毒性。③对于病毒相关嗜血细胞综合征，静脉应用大剂量免疫球蛋白有特殊作用。④依托泊苷在单核细胞和组织细胞活性高，可明显抑制组织细胞，应尽早使用。

对于 EB 病毒相关的嗜血细胞综合征患者,依托泊苷可能部分阻断 EB 病毒。⑤患者病情稳定后,可行造血干细胞移植以预防复发。

嗜血细胞综合征诊治流程见图 6-8-1。

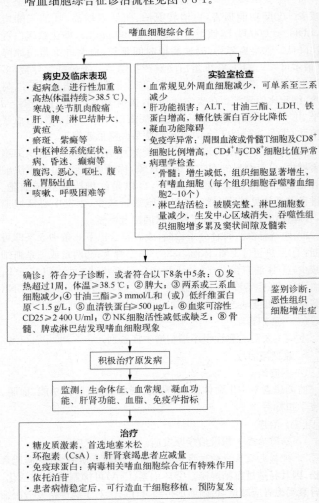

图 6-8-1 嗜血细胞综合征诊治流程图

(周飞虎)

第七章
代谢紊乱

一、应激性高血糖

► 概述

1. 定义・无糖尿病的患者在应激状态下(如感染、休克、缺氧、创伤、手术)出现的高血糖被称为应激性高血糖(stress hyperglycemia)。应激性高血糖是应激状态下糖代谢紊乱的病理现象。应激性高血糖可导致水、电解质平衡紊乱,增加机体感染风险,促进炎症反应,损坏器官功能,影响患者预后。

2. 常见危险因素・①糖尿病史;②重症感染;③肝硬化;④低氧血症;⑤摄入或输入过多碳水化合物;⑥急性胰腺炎;⑦低温;⑧肥胖;⑨老年人;⑩外源性摄入儿茶酚胺,如肾上腺素或去甲肾上腺素。

3. 发病机制

(1)危重患者应激时的内分泌改变:危重疾病时,应激状态使下丘脑-垂体-肾上腺轴(HPA轴)和交感-肾上腺髓质轴过度兴奋,使胰岛素反向调节激素(胰高血糖素、生长素、儿茶酚胺、糖皮质激素)分泌增加,而胰岛素分泌却相对减少,导致脂肪组织的脂肪分解和骨骼肌的蛋白分解作用增强,从而使糖异生的底物(如乳酸、丙酮酸和甘油)增加,促使肝脏葡萄糖的产生增多而引起血糖升高。儿茶酚胺加速肝糖原的分解和直接增强交感神经介导的糖原分解作用也促使了高血糖的产生。

(2)细胞因子大量释放:危重疾病状态时,免疫细胞和其他组织,如肺释放的多种细胞因子,对应激性高血糖的产生具有十分重要的作用。细胞因子作为全身性炎症介质,通过刺激反向调节激素的分泌和导致胰岛素抵抗而产生高血糖效应。

(3)胰岛素抵抗:危重患者常发生明显的胰岛素抵抗,并与应激反应的严重程度密切相关。但危重时发生胰岛素抵抗的细胞和分子机制目前仍不清楚,一般认为可能与胰岛素受体前因素,受体功能异常,受体后信号传导、葡萄糖转运、细胞内代谢障碍及细胞因子(如 TNF‐a)等因素有关。

(4)其他因素:高龄、长期卧床和在治疗过程中糖的过多摄入等也可能在应激性高血糖的产生过程中发挥着重要的作用。

▶ **诊断**

应激性高血糖的经典定义为血糖≥11.1 mmol/L。事实上，目前对应激性高血糖的血糖水平仍没有一个明确的限定。严格的定义为：入院后随机测定 2 次以上空腹血糖≥6.9 mmol/L，或随机血糖≥11.1 mmol/L，即可诊断为应激性高血糖。

▶ **治疗**

1. 病因治疗·控制原发病能减轻机体的应激程度，减少应激激素的释放，从而降低血糖水平。对于感染病灶的清除可减少炎症介质的释放，也有助于降低血糖。疼痛也可引起一系列应激激素的释放，并可以引起胰岛素抵抗，良好的镇痛可减轻应激程度及胰岛素抵抗，提高葡萄糖的利用率，有利于降低创伤后血糖水平。

2. 支持治疗

(1) 胰岛素强化治疗：2009 年美国糖尿病协会推荐使用输液泵静脉输注胰岛素治疗，这是危重患者控制和维持血糖的理想治疗方案，建议将患者的目标血糖控制在 6.1～10 mmol/L 为佳。

(2) 正确的营养支持：重症患者通常需要足够的营养支持，营养支持方式不同也会对血糖造成影响。对可能引起高血糖的严重应激患者，提倡低热量营养支持。肠外营养是已知的易引起高血糖和胰岛素抵抗的因素，故只要没有肠内营养禁忌证，就应积极使用肠内营养。应给予适当的总热量，调整好热氮比、糖脂比，胰岛素微量泵泵入，将血糖维持在 6.1～10 mmol/L。

应激性高血糖诊治流程见图 7-1-1。

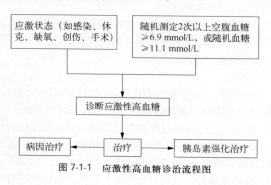

图 7-1-1 应激性高血糖诊治流程图

(徐晓婷)

二、低血糖

▶ **概述**

1. **定义**·低血糖是指非糖尿病成年患者空腹静脉血浆葡萄糖(简称血糖)浓度≤2.8 mmol/L,糖尿病患者血糖浓度≤3.9 mmol/L。低血糖是多种病因引起的以血糖浓度过低,临床上以交感神经兴奋和脑细胞缺氧为主要特点的一组综合征。低血糖的症状通常为出汗、饥饿、心慌、颤抖、面色苍白等,严重者还可出现精神不集中、躁动、易怒甚至昏迷。

2. **常见病因**·临床上反复发生空腹低血糖提示有器质性疾病;餐后的反应性低血糖多见于功能性疾病。

(1)空腹低血糖:①内源性胰岛素分泌过多,常见的有胰岛素瘤、自身免疫性低血糖等;②药物性,如注射胰岛素、磺脲类降糖药、水杨酸、饮酒等;③重症疾病,如肝衰竭、心力衰竭、肾衰竭、营养不良等;④胰岛素拮抗激素缺乏,如胰高血糖素、生长激素、皮质醇等缺乏;⑤胰外肿瘤。

(2)餐后(反应性)低血糖:①糖类代谢酶的先天性缺乏,如遗传性果糖不耐受症等;②特发性反应性低血糖症;③滋养性低血糖症(包括倾倒综合征);④功能性低血糖症;⑤2型糖尿病早期出现的进餐后期低血糖症。

(3)医源性低血糖:重症患者在胰岛素使用过程中,由于胰岛素给入量过大或输注速度过快导致低血糖。

▶ **诊断与鉴别诊断**

(一)诊断

1. **临床表现**·低血糖呈发作性,发作时间和频率随病因不同而异,症状千变万化。临床表现可归纳为以下两个方面。

(1)交感(自主)神经过度兴奋的表现:低血糖发作时由于交感神经和肾上腺髓质释放肾上腺素、去甲肾上腺素等,临床表现为出汗、饥饿、心慌、颤抖、面色苍白等。

(2)脑功能障碍的表现:大脑缺乏足量葡萄糖供应时出现的功能失调的一系列表现。初期表现为精神不集中、思维和语言迟钝、头晕、嗜睡、躁动、易怒、行为怪异等精神症状,严重者出现惊厥、昏迷甚至死亡。

2. 辅助检查

(1) 血糖:成人空腹血糖低于 2.8 mmol/L,糖尿病患者空腹血糖低于 3.9 mmol/L。

(2) 血浆胰岛素测定:低血糖发作时,如血浆胰岛素和 C 肽水平升高,则提示低血糖为胰岛素分泌过多所致。

(3) 48~72 h 饥饿试验:少数未察觉的低血糖或处于非发作期以及高度怀疑胰岛素瘤的患者应在严密观察下进行试验。试验开始前取血标本检测血糖、胰岛素、C 肽,之后每 6 h 测一次。

(二)鉴别诊断

低血糖有时可误诊为精神疾病、神经疾病(癫痫、短暂性脑缺血发作)或脑血管意外等。

1. 低血糖病因的鉴别·磺脲类药物、胰岛素用量过多、胰岛素瘤等。

2. 交感神经兴奋表现的鉴别·甲状腺功能亢进症、嗜铬细胞瘤、自主神经功能紊乱、糖尿病自主神经病变、更年期综合征等。

3. 精神-神经-行为异常的鉴别·精神疾病、脑血管意外、糖尿病酮症酸中毒昏迷、高血糖高渗状态等。

► 治疗

治疗包括两方面:一是解除低血糖症状;二是纠正导致低血糖的各种潜在原因。

1. 轻中度低血糖·口服糖水、含糖饮料,或进食糖果、饼干、面包、馒头等即可缓解。

2. 药物性低血糖·应及时停用相关药物。

3. 病情严重者和疑似低血糖昏迷的患者·应及时测定毛细血管血糖,甚至无需等待血糖结果,及时给予 50% 葡萄糖 40~60 ml 静脉注射,继之以 5%~10% 葡萄糖液静脉滴注。

低血糖诊治流程见图 7-2-1。

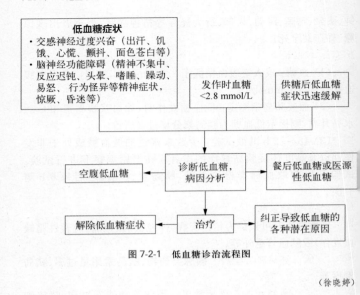

图 7-2-1　低血糖诊治流程图

（徐晓婷）

三、乳酸酸中毒

▶ 概述

1. 定义·乳酸酸中毒是高阴离子间隙性酸中毒，由乳酸在体内大量堆积所致，是导致代谢性酸中毒最常见的病因。血浆乳酸浓度取决于糖酵解及乳酸被利用的速度。各种原因导致组织缺氧，乳酸生成过多，或因肝脏疾病使乳酸利用减少和清除障碍，则血乳酸浓度升高。正常人静息状态下静脉血乳酸含量为 $0.5\sim1.6$ mmol/L。当血乳酸浓度>5 mmol/L 时可产生乳酸酸中毒。若血乳酸浓度升高，但动脉血 pH 仍在正常范围，称之为高乳酸血症；若血乳酸浓度升高，动脉血 pH 失代偿而低于 7.35，称之为乳酸酸中毒。

2. 病理生理·乳酸是葡萄糖无氧酵解的终产物，由丙酮酸还原而成。葡萄糖无氧条件下在胞质中进行酵解，其中间产物丙酮酸在乳酸脱氢酶(LDH)的作用下，经还原型辅酶 1(NADH1)加氢转化成乳酸,NADH 则转变为辅酶1(NAD$^+$)。当线粒体因为组织缺氧而功能障碍时,丙酮酸容易积聚在胞质中而转变为乳酸,从而发生乳酸酸中毒。机体内乳酸的产生部位主要在骨骼肌、脑、红细胞和皮肤;代谢清除的主要部位是肝脏和肾脏,正常情况下,机体代谢过程中产生的乳酸主要在肝脏中氧化利用,或被转变为糖原储存,少量乳酸经肾脏排出。

乳酸酸中毒常合并存在以下情况:①休克(感染性、心源性或创伤性);②低氧;③肠道缺血;④肝脏疾病;⑤ARDS;⑥短肠综合征;⑦HIV 感染和治疗过程;⑧癫痫;⑨某些药物治疗。

3. 分类·乳酸酸中毒分为先天性和获得性两大类。先天性乳酸酸中毒系遗传性酶的缺陷,如缺乏葡萄糖-6-磷酸酶、丙酮酸羧化酶、果糖-1,6-二磷酸酶、丙酮酸脱氢酶,造成乳酸、丙酮酸代谢障碍。

大多数乳酸酸中毒是获得性的。根据 Cohen 和 Woods 分类修订的结果,获得性乳酸酸中毒可分为 A 型和 B 型两大类。①A型为继发性乳酸酸中毒,其发病机制是组织获得的氧不能满足组织代谢需要,导致无氧酵解增加所产生的。②B 型为自发性乳酸酸中毒,其发病机制与组织缺氧无关,可进一步分为 3 种亚型:B1型与糖尿病、脓毒血症、肝肾功能衰竭等常见病有关;B2 型与药物或毒物有关;B3 型与肌肉剧烈活动、癫痫大发作等其他因素有关。

▶ **诊断与鉴别诊断**

(一)诊断

1. 病史·乳酸酸中毒症状常与原发病有关,需重点询问以下相关病史:①药物使用史;②慢性疾病史,如糖尿病、癫痫、艾滋病等。

2. 体格检查·①发热(体温>38.5℃)或体温降低(体温<35℃);②过度通气;③心动过速;④低血压;⑤意识改变。

3. 辅助检查

(1) 实验室检查:①动脉血气分析,pH<7.35,HCO$_3^-$<15 mmol/L,阴离子间隙>15 mmol/L;②血酮体阴性;③血乳酸>5 mmol/L。

(2) 影像学检查:①肺炎或 ARDS 患者行胸部 X 线或 CT 检查,充血性心力衰竭患者行心脏彩色多普勒超声检查;②如果怀疑存在胆囊炎、肠系膜缺血或胰腺炎,行腹部 B 超或增强 CT

检查。

（二）鉴别诊断

本病需与糖尿病酮症酸中毒、酒精中毒、肾衰竭、非酮症高渗高糖性昏迷、中毒等鉴别。

▶ 监测与治疗

乳酸酸中毒预后不佳，病情危重，死亡率很高，尽早诊断和有效治疗对于挽救患者生命具有重要意义。

（一）监测

监测患者基本生命体征、血糖、尿常规、动脉血气以及其他代谢指标。

（二）治疗

1. 病因治疗· 寻找和去除诱发乳酸酸中毒的诱因，停用所有可诱发乳酸酸中毒的药物及化学物质，治疗原发病是治疗乳酸酸中毒的基本原则和主要措施。同时应纠正水电解质紊乱。①休克患者尽快逆转休克，糖尿病患者控制血糖。②对于全身性感染的感染源，如有外科引流指征应尽可能外科引流。③控制感染。④改善患者的缺氧状态，开始时患者呼吸急促，随后可出现呼吸衰竭，应立即予以吸氧，并做好人工呼吸的各种准备。

2. 支持治疗

（1）补液扩容：是治疗本病的重要手段之一。最好在中心静脉压监护下，迅速大量补液，避免使用含乳酸的制剂，以迅速改善心排血量和组织微循环灌注，纠正休克。

（2）碱性物质的应用：乳酸酸中毒对机体损害极为严重，必须及时有效进行纠正。①碳酸氢钠最为常用，但尚存在争议，当血 pH<7.2 时可考虑使用。开始静脉输注时速度要慢，不宜过多、过快。HCO_3^- 缺乏量＝$0.5 \times$ 体重 $\times (24 - HCO_3^-)$，碳酸氢钠补充量为 $1/3 \sim 1/2$ HCO_3^- 缺乏量。当血 pH≥7.25 时停止补碱，以避免反跳性碱中毒。②二氯醋酸（DCA）是一种很强的丙酮酸脱羧酶激动剂，能迅速增强乳酸代谢，并在一定程度上抑制乳酸生成，一般用量为 $35 \sim 50$ mg/kg，每天用量不超过 4 g。③亚甲蓝制剂是氢离子接收剂，可促使乳酸脱氢氧化为丙酮酸，也可用于乳酸酸中毒，用量一般为 $1 \sim 5$ mg/kg，静脉注射。

（3）补充胰岛素：糖尿病患者由于胰岛素相对或绝对不足，可诱导乳酸酸中毒，因此需用胰岛素治疗。如为非糖尿病患者的乳酸酸中毒,也主张用胰岛素和葡萄糖治疗,以减少糖的无氧酵解。

(4) 血液净化:用不含乳酸根的透析液进行血液或腹膜透析,可有效促进乳酸的排出,并可清除引起乳酸酸中毒的药物。

(5) 其他:注意补钾,防止因纠正酸中毒过快、输钠过多而引起低钾血症和反跳性碱中毒;每2h监测血pH、乳酸和电解质。

乳酸酸中毒诊治流程见图7-3-1。

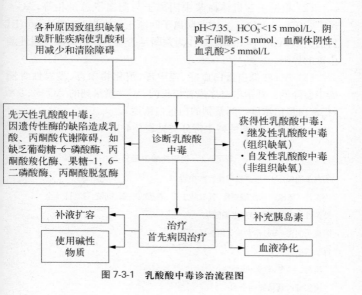

图 7-3-1　乳酸酸中毒诊治流程图

(徐晓婷)

四、代谢性酸中毒

▶ 概述

1. 定义·代谢性酸中毒是指细胞外液 H^+ 增加和(或) HCO_3^- 丢失引起的 pH 下降,以血浆 HCO_3^- 原发性减少为特征的一种酸碱平衡紊乱。

2. 常见的危险因素·①休克;②肾功能衰竭;③血糖不易控制的糖尿病;④劳拉西泮或丙泊酚持续静脉泵入;⑤药物,如水杨酸制剂、甲醇、乙烯、乙二醇、异烟肼、铁剂、甲苯、二甲双胍、利奈唑胺等;⑥超过 3 d 未进食等。

3. 类型判断

(1) 阴离子间隙(anion gap, AG):指血浆中未测定的阴离子与未测定的阳离子的差值。

(2) 根据正常机体血浆中阴离子与阳离子总量相等,AG＝$Na^+-(Cl^-+HCO_3^-)$,因此阴离子间隙正常值为 12±2 mmol/L。目前多以 AG≥16 mmol/L 作为判断是否有 AG 增高型代谢性酸中毒的界限。

(3) AG 在低白蛋白血症、锂中毒、溴化物中毒、多发性骨髓瘤中会降低。低蛋白血症患者校正的 AG＝测量到的 AG＋2.5×(正常白蛋白浓度－测量到的白蛋白浓度)。

4. 分类·代谢性酸中毒分类见表 7-4-1。

表 7-4-1　代谢性酸中毒分类

阴离子间隙(AG)增高型代谢性酸中毒
内源性:糖尿病酮症酸中毒、乳酸酸中毒、酒精酸中毒、饥饿、肾功能不全
外源性:乙二醇、甲醇、水杨酸盐
阴离子间隙(AG)正常型代谢性酸中毒
胃肠道丢失
腹泻、胰瘘、胆瘘、肠外瘘
输尿管乙状结肠吻合术
肾小管性酸中毒
远端肾小管性酸中毒(Ⅰ型)
近端肾小管性酸中毒(Ⅱ型)
Ⅳ型肾小管性酸中毒
高钾血症
应用乙酰唑胺
静脉输注或摄入含氯盐溶液:全胃肠外营养、消胆胺、盐酸

5. 严重酸中毒对机体的危害·严重酸中毒(pH<7.20)对机

体的危害包括：①致死性室性心律失常；②心脏收缩力降低；③血管系统对儿茶酚胺反应性降低；④乏力、感觉迟钝、意识障碍，出现嗜睡甚至昏迷；⑤慢性肾功能不全伴酸中毒可影响骨骼发育，发生成人骨软化症。

▶ 诊断与鉴别诊断

（一）诊断

1. 病史·代谢性酸中毒的症状多为潜在的紊乱，需重点询问以下相关病史：①全身性感染导致的乳酸酸中毒；②腹泻引起的胃肠道 HCO_3^- 丢失；③多尿，过度口渴，上腹部疼痛，呕吐导致的糖尿病酮症酸中毒；④摄入水杨酸制剂、甲醇、乙二醇等药物或者毒物；⑤肾结石引起的肾小管性酸中毒或者慢性腹泻。

2. 体格检查·①Kussmaul 呼吸：深大、规律、叹息样呼吸。②皮肤干燥、苍白，嗜睡，恶臭，扑翼样震颤，心包摩擦音，常见于肾衰竭时。③视神经乳头水肿和视网膜出血，常见于甲醇中毒时。

3. 辅助检查

（1）实验室检查：①动脉血气分析，pH 降低，$PaCO_2$ 降低，HCO_3^- 降低。②代谢相关检查，测量 AG 并对糖尿病酮症患者评估血糖情况。③尿常规，pH＞5.5 且合并酸血症的符合Ⅰ型肾小管性酸中毒，在乙二醇中毒时可见草酸钙结晶。④检测尿 Na^+、K^+、Cl^-，方便计算尿 AG。⑤检测血浆渗透压并计算血浆渗透压间隙。⑥怀疑药物中毒时要检测药物浓度。⑦怀疑全身性感染时需要留取血培养。

（2）影像学检查：①肾脏彩超明确肾衰竭原因；②CT 扫描寻找引起乳酸酸中毒的感染灶或者肠缺血依据。

（3）病理学检查：远端肾小管性酸中毒者常可见钙磷盐结石。

（二）鉴别诊断

本病需与急性肾功能衰竭、慢性功能肾衰竭、透析并发症鉴别。

▶ 监测与治疗

（一）监测

监测患者基本生命体征、血糖、尿常规、动脉血气以及其他代谢指标。

（二）治疗

1. 病因治疗·治疗原发病，去除病因是治疗代谢性酸中毒的基本原则和主要措施。同时应纠正水电解质紊乱。具体措施包括：①休克患者尽快逆转休克，糖尿病患者控制血糖；②对于全身性感染的感染源，如有外科引流可能，应尽可能外科引流；③对于远端肾小管性酸中毒的患者（如钙磷盐结石引起），体外冲击碎石是解决病因的方法之一。

2. 支持治疗

（1）碱性物质的应用：对于 AG 增高型代谢性酸中毒起始阶段，碳酸氢盐疗法需要谨慎使用（尤其是乳酸酸中毒）。若 pH>7.2 且 HCO_3^->16 mmol/L，碳酸氢钠可不补或少补，因其可引起高钠血症、高渗透压，加重细胞内酸中毒。对严重的代谢性酸中毒，尤其是 pH<7.10 及水杨酸制剂中毒患者，需静脉补充碳酸氢钠。HCO_3^- 缺乏量=0.5×体重×（24−HCO_3^-），具体补充量需结合患者的病情、血气结果而定，补碱量宜小不宜大，维持 pH 宁酸勿碱。

（2）血液净化：严重的顽固性代谢性酸中毒和药物或毒物摄入者可以考虑血液透析，重症患者应考虑连续性血液滤过治疗。

（黄英姿）

五、肾小管性酸中毒

▶ **概述**

1. 定义·肾小管性酸中毒（renal tubular acidosis，RTA）是由于近端肾小管和（或）远端肾小管功能障碍引起的代谢性酸中毒。其临床特征为高氯性酸中毒和水、电解质紊乱。

根据发病部位和功能障碍特点，肾小管性酸中毒可分为 4 种类型：Ⅰ型，远端肾小管性酸中毒；Ⅱ型，近端肾小管性酸中毒；Ⅲ型，兼有Ⅰ型和Ⅱ型肾小管性酸中毒的特点；Ⅳ型，高血钾型肾小管性酸中毒。

2. 常见的病因和发病机制

（1）Ⅰ型（远端）肾小管性酸中毒：远端肾小管性酸中毒是由

于远端肾小管功能障碍,管腔液与管周液之间不能形成高 H^+ 梯度,因而不能正常地酸化尿液而导致的代谢性酸中毒。按病因可分为原发性和继发性两大类。①原发性:肾小管功能多有先天性缺陷,大多为常染色体显性遗传,亦有隐性遗传及散发病例。②继发性:主要因自身免疫性疾病、遗传系统性疾病、与肾钙化相关的疾病、药物及毒物导致的肾小管损伤、肾小管间质病、慢性肾盂肾炎、梗阻性肾病、高草酸尿、肾移植等疾病导致。

(2) Ⅱ型(近端)肾小管性酸中毒:此型肾小管性酸中毒由近端肾小管酸化功能障碍引起,主要表现为 HCO_3^- 重吸收障碍。导致此障碍的主要机制有:①肾小管上皮细胞管腔侧 $Na^+ - H^+$ 交换障碍(近端肾小管对 HCO_3^- 的重吸收要依靠此 $Na^+ - H^+$ 交换);②肾小管上皮细胞基底侧 $Na^+ - HCO_3^-$ 协同转运(从胞内转运入血)障碍。

此型肾小管性酸中毒也可由先天遗传性肾小管功能缺陷及各种后天获得性肾小管-间质疾病引起。前者以儿童为主,后者以成人为主。近端肾小管性酸中毒虽可单独存在,但更常为复合性近端肾小管功能缺陷(Fanconi 综合征)的一部分。

(3) Ⅲ型(混合性)肾小管性酸中毒:其特点是Ⅰ型和Ⅱ型肾小管性酸中毒的临床表现均存在。高氯性代谢性酸中毒明显,尿中大量丢失 HCO_3^-,尿可滴定酸及 NH_4^+ 离子排出减少。

(4) Ⅳ型肾小管性酸中毒:发病机制尚未完全清楚,可能是醛固酮分泌减少(部分患者可能与肾实质病变导致肾素合成障碍有关)或远端肾小管对醛固酮反应减弱,肾小管 Na^+ 重吸收及 H^+、K^+ 排泌受损,从而导致酸中毒及高钾血症。

本型肾小管性酸中毒虽可见于先天遗传性肾小管功能缺陷,但主要由后天获得性疾病导致,包括肾上腺皮质疾病和(或)肾小管-间质疾病。

▶ **诊断**

1. Ⅰ型(远端)肾小管性酸中毒 · 出现 AG 正常的高氯性代谢性酸中毒、低钾血症,尿中可滴定酸和(或)NH_4^+ 减少,尿 pH>6.0,远端肾小管性酸中毒诊断即成立。如出现低血钙、低血磷、骨病、肾结石或肾钙化,则更支持诊断。

对不完全性远端肾小管性酸中毒患者,可进行氯化铵负荷试验(有肝病者可用氯化钙代替),结果阳性(尿 pH 不能降至 5.5 以下)可诊断。另外,尿与血二氧化碳分压比值测定、中性磷酸盐试验、硫酸钠试验及呋塞米试验等,均可帮助判断本病发病机制。

2. Ⅱ型(近端)肾小管性酸中毒·出现 AG 正常的高氯性代谢性酸中毒、低钾血症,尿中 HCO_3^- 增多,近端肾小管性酸中毒诊断即成立。对疑似病例可做碳酸氢盐重吸收试验,患者口服或静脉滴注碳酸氢钠后,HCO_3^- 排泄分数>15%即可诊断。

3. Ⅲ型(混合型)肾小管性酸中毒·混合型肾小管性酸中毒患者Ⅰ型及Ⅱ型肾小管性酸中毒表现均存在,尿中可滴定酸及 NH_4^+ 减少,伴 HCO_3^- 增多,临床症状常较重。

4. Ⅳ型肾小管性酸中毒·轻、中度肾功能不全患者出现 AG 正常的高氯性代谢性酸中毒及高钾血症,尿 NH_4^+ 减少,诊断即可成立。血清醛固酮水平降低或正常,后者见于远端肾小管对醛固酮反应减弱时。

▶ 治疗

对于其他疾病引起的继发性肾小管性酸中毒,首先应治疗原发疾病。如果原发疾病可得到治愈,肾小管性酸中毒也可随之治愈。对原发疾病不能根治者,则只能和遗传性肾小管性酸中毒一样采取下列对症治疗。

1. Ⅰ型(远端)肾小管性酸中毒治疗·病因明确的继发性远端肾小管性酸中毒,应设法治疗去除病因。针对肾小管性酸中毒应予下列对症治疗:①纠正酸中毒,应补充碱剂,常用枸橼酸合剂治疗,也可服用碳酸氢钠;②补充钾盐,多服用枸橼酸钾;③防治肾结石、肾钙化和骨病,服用枸橼酸合剂后,尿钙将主要以枸橼酸钙形式排出,其溶解度高,可预防肾结石及钙化。对已发生骨病而无肾钙化的患者,可小心试用钙剂及骨化三醇治疗。

2. Ⅱ型(近端)肾小管性酸中毒治疗·能进行病因治疗者应予治疗。纠正酸中毒及补充钾盐与远端肾小管性酸中毒治疗相似,但碳酸氢钠用量大(6~12 g/d)。重症病例尚应服用氢氯噻嗪并低钠饮食,以减少细胞外容积,促进肾小管对 HCO_3^- 重吸收。

3. Ⅲ型(混合性)肾小管性酸中毒治疗·同Ⅰ型及Ⅱ型肾小管性酸中毒的治疗。

4. Ⅳ型肾小管性酸中毒治疗·除病因治疗外,针对此型肾小管性酸中毒应予如下治疗措施。①纠正酸中毒:服用碳酸氢钠,纠正酸中毒也将有助于降低高血钾。②降低高血钾:应低钾饮食,口服离子交换树脂,并口服利尿剂(呋塞米);出现严重高血钾(血钾>6.5 mmol/L)时应及时进行透析治疗。③肾上腺盐皮质激素治疗:可口服氟氢可的松,低醛固酮血症患者每日服 0.1 mg,而肾小管抗醛固酮患者应每日服 0.3~0.5 mg。

肾小管性酸中毒诊治流程见图 7-5-1。

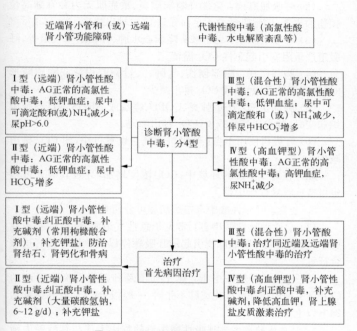

图 7-5-1　肾小管性酸中毒诊治流程图

(徐晓婷)

六、呼吸性酸中毒

▶ 概述

1. 定义 · 呼吸性酸中毒是指肺泡通气功能减弱,不能充分排

出体内生成的 CO_2，导致血液的 $PaCO_2$（或血浆 H_2CO_3）升高而引起高碳酸血症。

2. 常见的危险因素

（1）呼吸中枢抑制：见于颅脑损伤、脑炎、脑血管意外、麻醉药或镇静药过量等，呼吸中枢抑制使肺泡通气量减少，引起 CO_2 潴留。

（2）呼吸肌麻痹：急性脊髓灰质炎、重症肌无力和脊髓高位损伤的患者，因呼吸动力不足而导致 CO_2 排出减少。

（3）呼吸道阻塞：见于喉头痉挛或水肿、异物阻塞气道等，呼吸道严重阻塞引起急性 CO_2 潴留。

（4）胸部疾病：胸部创伤、气胸、大量胸腔积液或胸廓畸形时，胸廓活动受限，导致 CO_2 排出减少。

（5）肺部疾病：严重肺炎、COPD、哮喘或 ARDS 等广泛肺组织病变时，肺泡通气量减少，CO_2 排出障碍。

（6）呼吸机使用不当：呼吸机通气量设置过小，使 CO_2 排出减少。

此外在通气不良的环境中，CO_2 浓度增加，导致其吸入增多也可造成呼吸性酸中毒。

3. 分类 · 呼吸性酸中毒按照病程可分两类。

（1）急性呼吸性酸中毒：常见于急性气道阻塞、急性心源性肺水肿、中枢或呼吸肌麻痹引起的呼吸骤停以及急性呼吸窘迫综合征等。

（2）慢性呼吸性酸中毒：见于气道及肺部慢性炎症引起的COPD 及肺广泛性纤维化或肺不张时，一般指 $PaCO_2$ 升高持续达24 h 以上者。

4. 对机体的危害 · 呼吸性酸中毒的临床表现与其酸碱失衡的发展速度和程度有关，一般表现如下。①呼吸系统：气促、呼吸困难、胸闷及换气不足。②中枢神经系统：可导致肺性脑病；早期症状包括头痛、不安、焦虑，进一步发展可出现震颤、精神错乱、嗜睡，甚至昏迷，后者称为 CO_2 麻醉。③心血管系统：H^+ 浓度增加引起心肌收缩力减弱，高血钾导致心律失常；随着酸中毒的加重，可能出现心率加快、血压下降等休克症状。

▶ 诊断与鉴别诊断

（一）诊断

1. 病史 · 呼吸性酸中毒需重点询问以下相关病史：①中枢

及周围神经系统疾病;②COPD、肥胖性低通气及气道梗阻相关的病史;③使用镇静、镇痛等药物情况。

2. 体格检查·①气道阻塞体征:呼吸困难、气喘、呼气时间延长。②缺氧:呼吸急促、口唇发绀等。③呼吸中枢抑制:呼吸节律异常、抽搐等。

3. 辅助检查

(1) 实验室检查:包括以下检查。①动脉血气分析:pH 降低,$PaCO_2$ 升高,HCO_3^- 升高,肺源性呼吸性酸中毒可能出现低氧血症。②血常规:慢性缺氧可能引起红细胞增多症。③药物检测:若怀疑药物中毒,应检测阿片类药物及苯二氮䓬类药物浓度。

(2) 影像学检查:①胸片排除气道堵塞、肺炎、ARDS、气胸及血胸等;②CT 及 MRI 排除脑血管意外、颅脑损伤、脊髓损伤等。

(二) 鉴别诊断

原发病需要考虑 COPD、哮喘、神经系统疾病及药物中毒等。

▶ 监测与治疗

(一) 监测

监测患者基本生命体征、意识、动脉血气分析以及其他代谢指标。

(二) 治疗

呼吸性酸中毒的治疗目的是改善肺泡通气,并尽可能使 pH 恢复到接近正常范围,以及防止发生严重的低氧血症和酸血症。但对肾脏代偿后代谢因素也增高的患者,应避免 $PaCO_2$ 下降过快。

1. 原发病治疗·病因学治疗包括:去除呼吸道梗阻或痉挛使之通畅,使用呼吸中枢兴奋药或人工呼吸器,对慢性阻塞性肺病采用控制感染、强心、解痉及祛痰等处理。

2. 机械通气·降低 $PaCO_2$ 是纠正酸血症最直接的途径。可根据患者情况采用气管插管或气管切开保持气道通畅,并使用呼吸机改善通气和换气功能。因呼吸机使用不当发生酸中毒时,应调整呼吸机参数,增加有效肺泡通气量。单纯提高吸入氧比例对改善呼吸性酸中毒的帮助不大,反而可能抑制呼吸中枢对缺氧的刺激,导致 $PaCO_2$ 进一步升高。

3. 纠正酸中毒·只有当 pH < 7.1、$PaCO_2$ > 100 mmHg,而通气又不能很快得以改善时,才可以进行补碱治疗。

4. **注意事项** · 在休克或心肺复苏后,出现 $PaCO_2$ 升高,即使 pH 下降至 $7.1\sim7.2$,此时仍可不必急于碳酸氢钠治疗,因其为 CO_2 积聚所致,当通气改善后可自行纠正,而血液过度碱化将加重组织缺氧。

呼吸性酸中毒诊治流程见图 7-6-1。

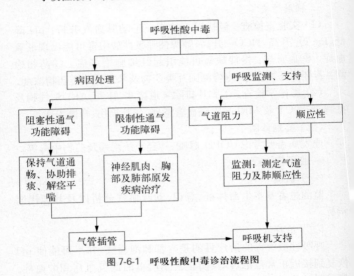

图 7-6-1 呼吸性酸中毒诊治流程图

(郑瑞强)

七、代谢性碱中毒

▶ 概述

1. **定义** · 代谢性碱中毒是指细胞外液 H^+ 减少和(或) HCO_3^- 增多引起的 pH 升高,以血浆 HCO_3^- 原发性增多为特征的一种酸碱平衡紊乱。

2. **常见的危险因素** · 正常肾脏有充分排泄体内过量碳酸氢盐的能力,单纯体内碳酸氢盐的增加不足以引起代谢性碱中毒,还需导致碳酸氢盐不被肾脏排出的机制存在。前者称为始动机制,后者称为维持机制。

代谢性碱中毒产生的始动机制包括细胞外液酸性物质丢失和碳酸氢盐过度负荷两大类。代谢性碱中毒的维持机制则包括有效循环血量减少、肾小球滤过率降低、血浆电解质失衡以及醛固酮分泌增加。低氯血症是代谢性碱中毒维持机制中的重要因素,且与代谢性碱中毒的治疗密切相关。

(1) 消化道丢失 H^+:见于频繁呕吐以及胃肠减压者,富含 H^+ 的大量胃液丢失后,肠液中的 HCO_3^- 得不到中和而被吸收入血,导致血浆中 HCO_3^- 浓度升高,发生代谢性碱中毒。

(2) 肾丢失 H^+:①低氯性碱中毒,噻嗪类和襻利尿剂通过抑制髓襻升支对 Cl^- 的主动重吸收,使 Na^+ 的被动重吸收减少,远曲小管液中的 NaCl 含量增高,H^+-Na^+、K^+-Na^+ 交换增加,Cl^- 以氯化铵的形式排出,H^+-Na^+ 交换增加使 HCO_3^- 重吸收增加,引起低氯性碱中毒。②肾上腺皮质激素增多,促使肾远曲小管和集合管 H^+-Na^+、K^+-Na^+ 交换增加,HCO_3^- 重吸收增加,导致代谢性碱中毒和低钾血症,后者又促进碱中毒的发展。

(3) H^+ 向细胞内转移:低钾血症时,细胞内钾向细胞外转移以代偿血钾降低,作为交换,细胞外液中的 H^+ 移入细胞内,造成细胞外碱中毒和细胞内酸中毒。同时,因肾小管上皮细胞缺钾,K^+-Na^+ 交换减少,H^+-Na^+ 交换增加,H^+ 排出增加,HCO_3^- 重吸收增加,造成低钾性碱中毒。

(4) 碱性物质摄入过多:口服或静脉输入过量碳酸氢盐可引起代谢性碱中毒。大量输入库存血时,库存血中的枸橼酸钠在体内氧化产生碳酸氢钠,在肾功能减退时可引起代谢性碱中毒。

3. 分类·目前通常按照给予盐水后代谢性碱中毒能否纠正将其分为两类,即盐水反应性碱中毒和盐水抵抗性碱中毒。

(1) 盐水反应性碱中毒:主要见于呕吐、胃液吸引及应用利尿剂时,由于伴随细胞外液减少、有效循环血量不足,也常有低钾血症和低氯血症存在,从而影响肾脏排出 HCO_3^- 能力,使碱中毒得以维持。给予等张或半张的盐水来扩充细胞外液,补充 Cl^-,能促进过多的 HCO_3^- 经肾排出,使碱中毒得到纠正。

（2）盐水抵抗性碱中毒：常见于全身性水肿使用利尿剂后、原发性醛固酮增多症、严重低钾血症和血容量减少引起的继发性醛固酮增多症以及 Cushing 综合征等，维持因素是盐皮质激素的直接作用和低血钾。这种碱中毒给予盐水治疗无效。

4. 严重碱中毒对机体的危害·患者常无特异症状，其临床表现主要由原发病引起，而不是高碳酸血症或代谢性碱中毒直接的特异性表现。

（1）中枢神经系统：常有烦躁不安、精神错乱、谵妄、意识模糊等，严重时可因脑和其他器官代谢障碍而发生昏迷，四肢表现为严重乏力、感觉异常、四肢抽搐、肌肉痉挛等。

（2）心血管系统：可因低钾血症或低氧血症诱发各种心律失常，甚至心室颤动。

（3）呼吸系统：抑制呼吸中枢的驱动力，使呼吸变浅、变慢，$PaCO_2$ 上升。

（4）代谢方面：低钾血症、低磷血症、低钙血症，血红蛋白氧离曲线左移造成组织氧供不足。

▶ 诊断与鉴别诊断

（一）诊断

1. 病史与临床表现·代谢性碱中毒的症状多为潜在的紊乱。需重点询问以下相关病史。①全身容量不足的症状：乏力、肌痉挛、直立性低血压。②低钾血症：多尿、口渴、肌无力。③神经系统症状：头痛、抽搐、昏迷。④心脏表现：心律失常。⑤详细询问用药病史。

2. 体格检查· ①低钙血症体征：抽搐、Chvostek 征、Trousseau 征。②评估高血压、心动过速及容量状态。

3. 辅助检查

（1）实验室检查：①动脉血气分析示 pH 升高、$PaCO_2$ 升高、HCO_3^- 升高；②电解质应重点关注 Cl^- 及 K^+；③检测血浆中肾素和醛固酮水平，排除醛固酮增多症；④监测血浆皮质醇水平，并进行地塞米松抑制试验以排除 Cushing 综合征。

（2）影像学检查：①肾脏彩超及 MRI 排除肾血管性高血压；②肾上腺 MRI/CT 检查排除原发性醛固酮增多症。

（二）鉴别诊断

本病需与急性呼吸性酸中毒、慢性呼吸性酸中毒及呼吸性碱中毒相鉴别。

▶ **监测与治疗**

（一）监测

监测患者基本生命体征、血氯、动脉血气分析以及其他代谢指标。

（二）治疗

代谢性碱中毒治疗原则是恢复肾脏排泄剩余 HCO_3^- 的能力和纠正产生碱中毒的始动因素。针对盐水反应性碱中毒，可输入等渗生理盐水以提供充分的容量和氯离子，使肾脏恢复正常排泄 HCO_3^- 的能力；同时监测电解质浓度，及时纠正其浓度失调。

1. 治疗原发病·包括补充血容量、改善组织灌注、保护肾功能、减少胃液丢失、纠正低钾血症等。

2. 纠正代谢性碱中毒·一般而言，纠正电解质紊乱能恢复酸碱平衡。与氯化物不足有关的，必须补充足量的氯化物。对于严重碱中毒（血浆 HCO_3^- 45～50 mmol/L、pH>7.65）患者，可输入等渗盐溶液以帮助 pH 恢复至正常水平。

常用的纠正代谢性碱中毒的药物包括盐酸精氨酸、氯化铵和盐酸。近来有学者认为盐酸精氨酸和氯化铵可能会潜在增加细胞内 pH，因此不提倡使用。应用浓度在 100～200 mmol/L 的盐酸治疗代谢性碱中毒是安全的，根据碱中毒的严重程度及其影响程度，输注速度在 20～50 mmol/h，但必须通过中心静脉输注，必须每小时监测动脉血 pH。

可采用以下公式计算补给的酸量。

需要补给的酸量（mmol）=［测得的 HCO_3^-（mmol/L）－期望达到的 HCO_3^-（mmol/L）］×体重（kg）×0.4。

需要补给的酸量（mmol）=［Cl^- 正常值（mmol/L）－Cl^- 测得值（mmol/L）］×体液量（体重的 60%）×0.2。

第一个 24 h 内一般可给予计算所得补给量的一半，以后根据复查的血气结果和临床表现酌情补给。纠正碱中毒不宜过快，一般也不要求完全纠正。在治疗过程中，可以经常测定尿中氯离子的含量，如果尿中有多量的氯，表示补氯量已足够，不需要继续补氯。

代谢性碱中毒诊治流程见图 7-7-1。

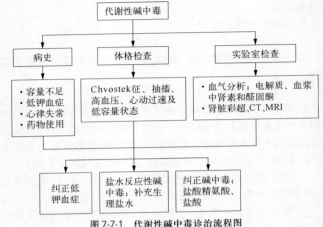

图 7-7-1 代谢性碱中毒诊治流程图

（郑瑞强）

八、呼吸性碱中毒

▶ 概述

1. 定义·呼吸性碱中毒是指每分通气量增加导致 $PaCO_2$ 降低,并继发血液 pH 增高、HCO_3^- 中等程度减少的一种病理过程。由于体内 CO_2 仅由肺排出,所以过度通气是引起呼吸性碱中毒的唯一原因。

2. 常见的危险因素

（1）低氧血症:引起低氧血症的病因有吸入的氧张力过低、高原地区、通气血流比失调、低血压、严重贫血等。

（2）精神、神经系统疾病:包括癔症出现的过度通气、焦虑-过度通气综合征和中枢神经系统疾病(如脑血管意外、感染、创伤及肿瘤)等。

（3）肺疾病:如间质性肺部疾病、急性呼吸窘迫综合征(ARDS)、肺炎、肺梗死等肺部疾病均可引起呼吸性碱中毒。

（4）药物因素:能引起呼吸性碱中毒的药物有水杨酸类、尼古丁、二硝基苯酚、黄嘌呤族、黄体酮、加压激素(肾上腺素、去甲肾上腺素)等。

(5) 其他:如妊娠、肝功能衰竭、革兰阴性杆菌败血症、过度机械通气、代谢性酸中毒恢复等均可能引起呼吸性碱中毒。

3. 分类·呼吸性碱中毒按照发病时间分为急性呼吸性碱中毒和慢性呼吸性碱中毒。

(1) 急性呼吸性碱中毒:常见于人工呼吸机过度通气、癔症、高热和低氧血症时,一般 $PaCO_2$ 在 24 h 内急剧下降而导致 pH 升高。

(2) 慢性呼吸性碱中毒:常见于慢性颅脑疾病、肺部疾病、肝脏疾病、缺氧以及氨兴奋呼吸中枢引起持久的 $PaCO_2$ 下降而导致 pH 升高。

4. 对机体的影响·呼吸性碱中毒的临床表现根据其发生、发展的速度不同而有所不同。

(1) 急性呼吸性碱中毒:$PaCO_2 < 25$ mmHg 时可能出现四肢感觉异常、胸部发紧、口周麻木感,严重时有头晕和意识模糊、全身抽搐,并可能诱发心律失常。此外,急性呼吸性碱中毒使脑血流减少,引起一系列神经系统症状。重症患者出现急性呼吸性碱中毒常常提示预后不良。

(2) 慢性呼吸性碱中毒:常无明显症状。短时间(3~6 d)在高原地区停留引起的呼吸性碱中毒,可使心率增快、心排血量增加、血管阻力下降,但血压可无明显改变。然而如果停留时间延长(1~4 周),持续出现低碳酸血症,可使心排血量接近正常,心率加快,脑血流量逐渐恢复正常。

▶ **诊断与鉴别诊断**

(一) 诊断

1. 病史·临床表现取决于原发疾病及其严重程度,需重点询问以下相关病史:①低碳酸血症使脑血管收缩引起的眩晕、意识模糊、嗜睡等症状;②电解质紊乱导致的肢体抽搐。

2. 体格检查·①中枢神经系统:发热、易怒、脑灌注减少引起的神经系统体征。②呼吸系统:呼吸急促、肺部听诊湿性啰音以及发绀等。③心脑血管系统:心动过速、低血压等。

3. 辅助检查

(1) 实验室检查:①动脉血气分析示 pH 升高,$PaCO_2$ 降低,HCO_3^- 降低;②甲状腺功能及肝功能检测;③尿毒物检测。

（2）影像学检查：①胸片及胸部 CT 了解肺部疾病情况；②头颅 CT 排除颅内病变；③心电图注意 ST 段及 T 波改变。

（二）鉴别诊断

本病需要与代偿的代谢性酸中毒、水杨酸盐过量鉴别。

▶ **监测与治疗**

（一）监测

监测患者基本生命体征、意识状态、动脉血气以及其他代谢指标。

（二）治疗

1. 病因学治疗·去除引起过度通气的相关因素，如改善缺氧导致的呼吸频率过快，纠正癔症患者的精神、心理因素，调整相关药物的应用等。

2. 其他治疗·在减少 CO_2 排出，增加 $PaCO_2$ 方面，可采取的措施包括：①为提高血液 $PaCO_2$，可用纸袋罩住口鼻，以增加呼吸道无效腔，减少 CO_2 的呼出；②让患者吸入含 5% CO_2 的氧气；③如系呼吸机使用不当造成通气过度，通过调整呼吸机的参数（频率、压力或潮气量等）可解除；④精神原因造成的呼吸性碱中毒，则需进行心理治疗；⑤手足抽搐患者静脉注射葡萄糖酸钙。

呼吸性碱中毒诊治流程见图 7-8-1。酸碱平衡紊乱诊断流程见图 7-8-2。

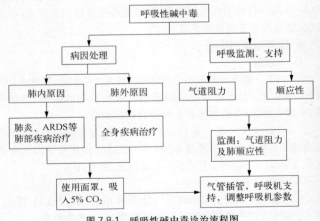

图 7-8-1　呼吸性碱中毒诊治流程图

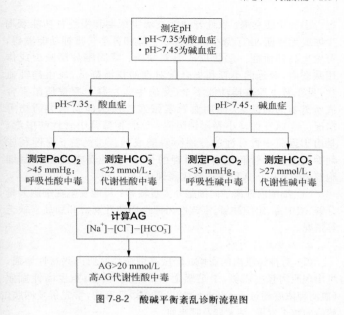

图 7-8-2 酸碱平衡紊乱诊断流程图

（郑瑞强）

九、高钾血症

▶ **概述**

1. 定义·血清钾浓度高于 5.5 mmol/L 称之为高钾血症。诊断时应注意除外假性高钾血症。假性高钾血症最常见的原因为静脉穿刺不当或标本溶血。

2. 常见原因·高钾血症是由于钾摄入增加或排出减少，或由于细胞内钾离子向细胞外转移造成的。

（1）钾摄入增多：在肾功能正常的情况下，高钾饮食一般不会引起高钾血症，只有在静脉补充钾过多、过快，特别是肾功能低下时，才可能引起高钾血症。

（2）排出减少：是引起高钾血症的主要原因，常见于以下情况。①肾功能衰竭：急性肾功能衰竭少尿期和慢性肾功能衰竭少尿或无尿期，由于肾小球滤过率下降和肾小管排钾功能障碍，可发生高钾血症。②盐皮质激素缺乏：醛固酮分泌减少或作用减弱时，肾远曲小管和集合管对钾的排泄降低，发生高钾血症；见于肾上腺皮质功能不全（艾迪生病）、肾上腺皮质激素合成所需要的酶缺乏、使用血管紧张素转换酶抑制剂类药物等情况。③原发性肾小管泌钾障碍：见于Ⅳ型肾小管性酸中毒，是由于远曲小管对钾的分泌障碍造成的。④药物：保钾利尿剂抑制远曲小管和集合管对钾的分泌，洋地黄类药物抑制细胞膜 $Na^+ - K^+ - ATP$ 酶，造成高钾血症。

（3）细胞内钾离子向细胞外大量转移：可能发生在细胞大量分解、酸中毒、组织缺氧、家族性高钾性周期性麻痹和胰岛素缺乏等情况。

3. 对机体的影响

（1）对神经肌肉的影响：轻度高钾血症时肌肉兴奋性增强，可出现肌肉轻度震颤、手足感觉异常，但不明显；重度高钾血症（血清钾浓度超过 7 mmol/L）时出现弛缓性麻痹，常先累及四肢，然后向躯干发展，甚至累及呼吸肌。

（2）对心脏的影响：高钾血症可出现严重的心动过缓、房室传导阻滞甚至窦性停搏。轻度高钾血症（5.5～6.0 mmol/L）时心电图表现为 T 波高尖；当血钾继续升高时，PR 间期延长，P 波消失，QRS 波增宽，最终心脏停搏。

▶ **诊断与鉴别诊断**

（一）诊断

1. 病史·高钾血症的临床症状表现不典型，且经常被原发疾病的症状所掩盖，询问病史时应注意有无肾功能障碍、长期应用保钾利尿剂或含钾药物等。

2. 体格检查·高钾血症早期可出现肌无力，严重者腹壁反射消失、肌肉麻痹，甚至有呼吸肌麻痹。

3. 辅助检查

（1）实验室检查：①血清电解质，监测血钾、血镁及血磷。②肾功能，监测肌酐及尿素氮。③血气分析，包括血钾、血镁、血钠、血钙以及 pH、HCO_3^- 等指标。④尿，检测尿 pH、尿钠、尿钾、尿氯、肌酐以及渗透压。⑤心电图，轻度高钾血症出现 T 波高尖，而血钾继续升高时,PR 间期延长,P 波消失,QRS 波增宽,心率减慢,严重者甚至出现心室颤动导致心跳停搏。

(2) 影像学检查:①泌尿系统彩超排除泌尿系统梗阻;②腹部 CT,如怀疑后腹膜出血行腹部 CT 检查。

(二) 鉴别诊断

1. 假性高钾血症·标本溶血,或者从输注钾的静脉管道中抽取样本。

2. 实验室检测误差。

▶ 监测与治疗

(一) 监测

监测患者基本生命体征、肾功能、尿常规、动脉血气以及其他代谢指标。

(二) 治疗

1. 促进钾的排泄·应用呋塞米或其他襻利尿剂治疗可以使肾脏发挥最大排钾作用。口服或直肠应用小剂量聚苯乙烯磺酸钠可以排出钾。严重威胁生命的高钾血症(血清钾 > 6.5 mmol/L)需要行血液透析治疗。

2. 使钾转移到细胞内·①通过钙来改变自律细胞的兴奋性,能够立即保护心脏免受高钾血症对传导系统的损害,一般给予 10%葡萄糖酸钙静脉注射。②10%葡萄糖加入普通胰岛素配成 10 U/L 的溶液,以 250~500 ml/h 的速度静脉滴注。③输注碳酸氢钠纠正酸中毒。具体药物的剂量、给药途径、起效时间和药物维持时间见表 7-9-1。

高钾血症诊治流程见图 7-9-1。

表 7-9-1 高钾血症的药物治疗

药物	剂量	给药途径	起效时间	作用维持时间
葡萄糖酸钙	1~2 g	静脉推注 5~10 min	1~2 min	10~30 min
碳酸氢钠	50~100 ml	静脉推注 2~5 min	30 min	2~6 h
胰岛素	5~10 U	与 50 ml 50%葡萄糖注射液,静脉推注	15~45 min	2~6 h
50%葡萄糖注射液	50 ml	静脉推注 5 min 以上	30 min	2~6 h

(续表)

药物	剂量	给药途径	起效时间	作用维持时间
10% 葡萄糖注射液	1 000 ml	静脉推注 1~2 h	30 min	2~6 h
呋塞米	20~40 mg	静脉推注	5~15 min	4~6 h
沙丁胺醇	10~20 mg	雾化 10 min 以上	30 min	1~2 h
血液透析	2~4 h	—	立即	—

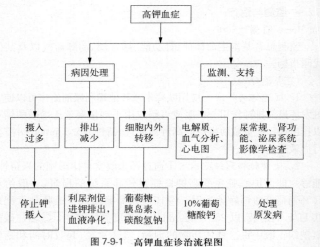

图 7-9-1　高钾血症诊治流程图

(郑瑞强)

十、低钾血症

► 概述

1. 定义·血清钾浓度低于 3.5 mmol/L 称之为低钾血症。血清钾 3.1~3.5 mmol/L 为轻度低钾血症；2.5~3.0 mmol/L 为中度低钾血症；<2.5 mmol/L 为重度低钾血症。缺钾指的是细胞内钾的缺失、体内钾总量减少。应注意低钾血症患者体内钾的总

量并不一定减少。

2. 常见的原因

(1) 摄入减少：长期不能进食而又没有静脉补充足够的钾，此时钾摄入减少，肾脏仍持续排泄钾，从而造成钾丢失。

(2) 排出增多：①消化道丢失，腹泻、呕吐、持续胃肠减压等导致大量富含钾的消化液丢失，呕吐造成的代谢性碱中毒也可使肾脏排钾增多。②经肾脏失钾，长期或大量使用排钾利尿剂，急性肾功能衰竭的多尿期，I 型肾小管性酸中毒时由于远曲小管泌 H^+ 障碍、K^+ - Na^+ 交换增多而导致尿钾增多，盐皮质激素过多时肾脏远曲小管和集合管 K^+ - Na^+ 交换增多导致钾排出增多，一些药物（如顺铂和两性霉素 B）可通过影响肾小管而使肾丢失钾。

(3) 钾从细胞外向细胞内转移：①碱中毒时 H^+ 从细胞内溢出，相应量的钾转移到细胞内；②输注葡萄糖和胰岛素，胰岛素促进细胞合成糖原需要钾参与，细胞外的钾随葡萄糖进入细胞内；③甲状腺素周期性瘫痪可能与甲状腺素增强 Na^+ - K^+ - ATP 酶活性，使钾向细胞内转移有关。

3. 对机体的影响

(1) 中枢神经系统：早期精神萎靡、神情淡漠，严重者反应迟钝、定向力减弱、嗜睡甚至昏迷。

(2) 骨骼肌：四肢软弱无力，甚至出现轻瘫，通常下肢重于上肢。轻者丧失劳动力，重者累及躯干，甚至导致呼吸肌麻痹。

(3) 胃肠道：胃肠道运动减弱，轻者有食欲不振、消化不良、恶心呕吐，严重者可出现麻痹性肠梗阻。

(4) 心血管系统：各种快速性心律失常。由于阻力血管收缩不良，可能发生直立性低血压。

▶ 诊断与鉴别诊断

(一) 诊断

1. 病史 · 注意询问有无恶心呕吐、腹泻、肢体麻木、肌无力以及心悸等病史。

2. 体格检查 · 许多低钾血症患者无任何症状，血压增高可能是发现原发性醛固酮增多症的重要线索。严重低钾血症可能出现房性或室性期前收缩、呼吸衰竭甚至心搏骤停。

3. 辅助检查

(1) 实验室检查：①血清电解质，检测血钾、血钠、血镁以及氯离子浓度。②肾功能,监测肌酐及尿素氮。③血气分析,包括血钾、血镁、血钠、血钙以及 pH、HCO_3^- 等指标。④尿,检测尿 pH、尿钠、尿钾、尿氯、肌酐以及渗透压。⑤心电图,PR 间距延长,QRS 波增宽,ST 段压低,T 波低平,出现 U 波,并可能出现各种快速性心律失常。⑥血肾素及醛固酮,顽固性低钾血症或原因不明的低钾血症应检测血清中肾素及醛固酮水平。

(2) 影像学检查:如果怀疑原发性醛固酮增多症,应行头颅或肾上腺 CT 检查。

(二) 鉴别诊断

本病需与以下疾病鉴别:①Cushing 综合征;②肾小管性酸中毒;③低钙血症。

▶ **监测与治疗**

(一) 监测

监测患者基本生命体征、肾功能、尿常规、动脉血气分析以及其他代谢指标。

(二) 治疗

1. 治疗原则·积极处理原发病,对症处理,补钾,避免高钾血症。

2. 补钾原则·轻度低钾血症,无临床表现者口服补钾,分次给予,剂量为 $40\sim80$ mmol/d。严重低钾血症患者(胃肠道不能利用、血钾<2.0 mmol/L 或有威胁生命的症状)应立即静脉补钾。一般认为,初始补钾的速度在 $10\sim20$ mmol/h 是比较安全的,有报道认为在有监测的条件下,静脉补钾的速度可达 40 mmol/h。若有严重低钾伴威胁生命的临床表现,可在短时间内补钾 $40\sim80$ mmol,但需注意以下几点。

(1) 应严密监测血钾水平,补钾 $60\sim80$ mmol 或补钾后 $1\sim4$ h 内应复查血钾水平。

(2) 若补钾的速度超过 10 mmol/h,应持续心电监护,密切观察心电图的变化,严防威胁生命的高钾血症发生。

(3) 肾功能障碍患者,补钾的速度应为肾功能正常患者的 50%。

(4) 一般认为每日补钾量不宜超过 $100\sim200$ mmol。

(5) 外周静脉输注高浓度钾会刺激静脉壁,产生疼痛和静脉炎,故一般认为经外周静脉补钾浓度不应超过 40 mmol/L。

(6) 应使用氯化钠溶液稀释含钾液体,不建议用葡萄糖或低分子右旋糖酐。

低钾血症诊治流程见图 7-10-1。

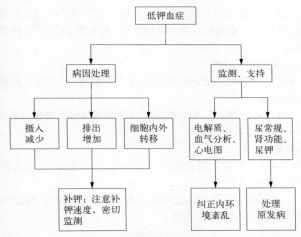

图 7-10-1 低钾血症诊治流程图

(郑瑞强)

十一、高钠血症

▶ 概述

1. 定义·高钠血症是指血清钠浓度超过 150 mmol/L。高钠血症总是伴有高渗,并导致细胞内的水向细胞外转移,使细胞内缺水。

2. 常见的原因·高钠血症主要病因有以下几方面。

(1) 水的丢失超过钠的丢失:机体丢失低渗体液,如在发热、过度换气和暴露于高温环境时经呼吸道和皮肤丢失。另外,严重腹泻、呕吐亦可经胃肠道丢失大量低渗体液。

(2) 中枢神经系统疾病:这类疾病可影响抗利尿激素(ADH)的分泌或其对肾脏的作用,削弱肾脏重吸收水的能力,导致肾脏排水多于排钠。渗透性利尿也会使肾脏失水多于失钠。丢失大量低渗液体后,如不能及时补充,可发生伴有细胞外液容量不足的高钠血症。此外有研究报道,下丘脑损害可导致促肾上腺激素释放激素(ACTH)的异常分泌,并兴奋醛固酮分泌而保钠排钾,使血钠增高。

(3) 钠的摄入超过水的摄入:因摄入过多导致的高钠血症较少见,可见于意外大量口服食盐或海水,医源性因素包括静脉大量输注含钠液体。

3. 对机体的影响

(1) 中枢神经系统:早期疲乏、步态不稳等,严重时可出现嗜睡甚至昏迷、死亡。

(2) 其他表现:渴感、皮肤潮红、口舌黏膜干燥及体温升高等。

▶ **诊断与鉴别诊断**

诊断

1. 病史·注意询问有无多尿或少尿、恶心呕吐、大量出汗以及癫痫或昏迷等病史。

2. 体格检查·高钠血症可能出现口渴、皮肤湿冷、眼球凹陷以及低血压、心动过速等表现。

3. 辅助检查

(1) 实验室检查:①血清电解质,检测血钾、血钠、血镁以及氯离子浓度。②肾功能,监测肌酐及尿素氮。③渗透压,监测血、尿渗透压。

(2) 影像学检查:胸部 X 线排除结核、结节病等。严重高钠血症者应行头颅 CT 或 MRI 检查排除颅内病变。

▶ **监测与治疗**

(一) 监测

监测患者意识、基本生命体征、渗透压、尿常规、电解质等指标。

(二) 治疗

高钠血症的治疗原则是治疗原发病,防止继续丢失水和纠正低血容量。合适的治疗前提是正确评估高钠血症患者的容量状态,及时了解血钠升高的水平、升高的速度及高钠血症持续的时间。早期一旦发现血钠升高,应立即停用一切含钠液体,改输注低渗液体(0.45%或 0.225%氯化钠溶液)或低分子右旋糖酐。水的需要量按以下公式计算。

水补充量(ml) = 4 × 体重(kg)×[血钠实测值(mmol/L) — 血钠正常值(mmol/L)]

计算所得的补水量不宜在当日一次性输入，一般可分2～3天内补给。若病情允许，应停用高渗利尿剂。肾功能障碍者必要时可行血液透析治疗。

对有症状的急性高钠血症，可快速予以纠正，快速纠正能改善预后而不增加脑水肿风险，但由于血钠上升过快，脑细胞尚未适应这种不平衡的状态，因此这类患者血钠水平每小时降低1～2 mmol/L是适当的。在血钠水平已经下降20～25 mmol/L或血钠水平已经降至148 mmol/L以下等情况时，应减慢纠正速度。

发病时间较长或发病时间不明确时，应减慢血钠下降的速度，以预防惊厥、脑水肿甚至脑疝的发生。血钠浓度下降速度最大不超过每小时0.5 mmol/L，以每24 h下降10～12 mmol/L为宜。若患者出现有效循环血量不足或低血压时建议用生理盐水、复方氯化钠溶液、乳酸钠林格注射液、低渗液体（0.45%或0.225%氯化钠溶液）或低分子右旋糖酐扩容，尽快纠正低血压。

治疗过程中应密切监测血钠水平，早期应每2～4 h检测一次血钠水平，直至症状消失；然后每4～8 h检测一次，直到血钠降低到145 mmol/L。

高钠血症诊治流程见图7-11-1。

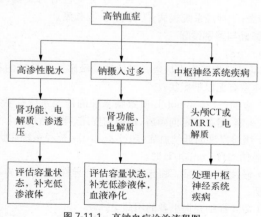

图 7-11-1　高钠血症诊治流程图

（郑瑞强）

十二、低钠血症

▶ **概述**

1. 定义·低钠血症是指血清钠≤135 mmol/L,而体内的总钠可正常、增高或降低的一种病理生理状态。

2. 常见的危险因素·①住院;②应用噻嗪类利尿剂;③手术后状态;④精神异常患者的烦渴;⑤经尿道前列腺切除术;⑥高龄等。

3. 分类·低钠血症可分为以下几类。

(1) 假性低钠血症:假性低钠血症的血渗透压正常。

(2) 非低渗性低钠血症:血中含有其他渗透性物质使有效渗透压增加,吸引细胞内的水至细胞外液而导致细胞外液稀释所致的低钠血症。包括等渗性低钠血症及高渗性低钠血症。

(3) 低渗性低钠血症:测得的血渗透压<275 mOsm/L 常提示低渗性低钠血症。根据血容量情况,可进一步分为:①低渗低容量低钠血症;②低渗等容量低钠血症;③低渗高容量低钠血症。

4. 引起低钠血症的常见疾病·①充血性心力衰竭;②肝硬化;③肺炎;④神经系统疾病;⑤肾衰竭;⑥肺癌。

▶ **诊断与鉴别诊断**

(一) 诊断

1. 病史·临床症状与患者对低钠的敏感性及低钠的程度有关。需注意有无以下症状。

(1) 血钠<125 mmol/L 所致脑水肿的神经系统症状:恶心和不适、头痛、嗜睡和定向障碍、抽搐和昏迷、呼吸暂停。

(2) 缓慢发展的低钠血症(超过2~3 d):神经系统症状较少甚至是血钠<115 mmol/L 时。

(3) 慢性低钠血症:临床表现为非特异性,包括乏力、头晕、步态障碍。

(4) 需要仔细查询患者的用药史。

2. 体格检查·

(1) 神经系统体征:深层腱反射减弱、巴氏征阳性、脑神经麻痹、Cheyne-Stokes 呼吸。

（2）低容量相关体征：心率快、直立性低血压、黏膜与皮肤干燥，眼球凹陷。

（3）高容量相关体征：颈静脉怒张、腹水、水肿、肺部啰音。

3. 辅助检查

（1）实验室检查

1）初步的实验室检查：①电解质、血糖、肾功能；②血及尿渗透压；③尿钠及尿钾。

2）后续的实验室检查：甲状腺功能、皮质醇水平以及促皮质素实验。

（2）影像学检查：①胸片了解肺部疾病；②头颅 CT 扫描了解有无抗利尿激素分泌失调综合征（SIADH）的改变。

（二）鉴别诊断

应判断低钠血症是由于失钠过多、水过多还是正常血容量性，可根据总体水、总体钠来鉴别。

▶ 监测与治疗

（一）监测

监测患者基本生命体征、电解质、尿常规以及其他代谢指标。

（二）饮食

高容量低钠限盐。因过量饮啤酒酒癖、茶和食用烤面包饮食引起低钠的，应注意营养支持治疗。若为原发性烦渴，应注意行为调整。

（三）护理

卧床休息直至血流动力学稳定，记出入量，预防抽搐。

（四）治疗

1. 病因治疗·治疗原发病，去除引起低钠血症的原因。

（1）噻嗪类药物导致的低钠：禁用噻嗪类药物。

（2）对细胞外液增加的患者：如心力衰竭、肝硬化，限制液体。

（3）限制液体：如晚期肾衰竭、SIADH、原发性烦渴。

（4）纠正高血糖、肾上腺功能不全、甲状腺功能减退及引起 SIADH 的病因。

（5）肝硬化及充血性心力衰竭使用襻利尿剂。

（6）如果因皮质醇功能减退或甲状腺功能减退造成的低钠血症，给予激素替代治疗后，血钠可恢复正常，若低钠血症症状仍未改善，可给予适度补钠。

2. 支持治疗

(1) 一线治疗：急性低钠血症（48 h 内血钠低于 120～125 mmol/L，并有神经系统症状）者，给予 3% 盐水，强调纠钠的临床管理。中、重度低钠血症者，建议输注 3% 高渗盐水，但血钠纠正幅度过大、速度过快，可能会引起中枢性脑桥脱髓鞘病变，故在治疗过程中，注意补钠速度，具体如下。①治疗 1 h 后血钠升高 5 mmol/L，若症状改善则停止高渗盐水的输注，改用等渗盐水维持血钠浓度稳定；若症状未改善，则继续 3% 高渗盐水补充，血钠浓度以 1 mmol/(L·h) 的速度升高为宜，当血钠升高幅度为 10 mmol/L，或达 130 mmol/L 时需停止输注高渗盐水。②第 1 个 24 h 内血钠升高浓度应不超过 10 mmol/L，以后每天补钠不超过 8 mmol/L，直到 130 mmol/L，且浓度趋于稳定。③注意第 6、12 h，以后每天复查电解质，直至血钠浓度稳定。④如合并低钾血症，注意纠正低钾，可能对低钠也有一定的改善。

(2) 二线药物：SIADH 可使用脱氧金霉素，300～600 mg，每日 2 次，但不良反应多，现临床不推荐使用。

3. 会诊 · ①严重症状、难治性或疑难病例，请神经内科会诊。②难治性充血性心力衰竭、肝硬化、甲状腺功能减退和肾上腺功能不全者，请心血管、消化及内分泌科会诊。

4. 注意事项 · 快速纠正低钠血症（在第 1 个 24 h 超过 20 mmol/L）可引起渗透性脱髓鞘综合征（ODS），导致不可逆脑损害。ODS 可表现为无力性麻痹、发音困难、吞咽困难、抽搐、昏迷甚至死亡，临床症状可在 2～6 天后才出现；CT 或 MRI 可发现脱髓鞘改变，但一般 4～6 周后才有阳性结果。ODS 没有有效的治疗方法，重在预防。肝衰竭、低钾、营养不良、绝经前妇女 ODS 的风险增加。高渗盐水、低容量性离子钠、肾上腺功能不全补充皮质醇、停用噻嗪类利尿剂均可导致血钠快速上升。

低渗性低钠血症治疗流程见图 7-12-1。

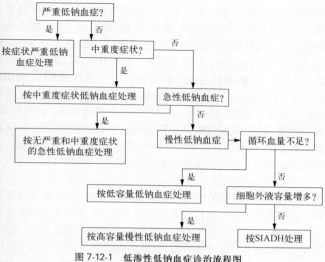

图 7-12-1　低渗性低钠血症诊治流程图

（徐远达）

十三、高钙血症

▶ **概述**

1. 定义·高钙血症是指因甲状旁腺功能亢进导致钙离子病理性地向细胞外转移或血清钙离子>2.625 mmol/L(10.5 mg/dl)。

2. 分类·①轻度或慢性：血清钙<3 mmol/L(12 mg/dl)；②中度：血清钙 3～3.5 mmol/L（12～14 mg/dl)；③重度>3.5 mmol/L(14 mg/dl)。

3. 常见的病因·包括：原发性甲状旁腺功能亢进、终末期肾病、肉芽肿性疾病或恶性肿瘤。院外患者常见病因为原发性甲状旁腺功能亢进，住院患者常见为恶性肿瘤相关性，如乳腺癌、肺癌、多发性骨髓瘤。

▶ **诊断与鉴别诊断**

（一）诊断

1. 病史与临床表现·高钙血症的病因多种多样，家族史、用药史亦是诊断中不可缺少的资料。本病临床表现不一,可有如下表现。①神经系统:低迷、乏力、沮丧、混乱、昏迷、出汗、震颤或痛阈降低。②心血管系统:心悸。③呼吸系统:咳嗽。④消化系统:恶心、呕吐、厌食、便秘或近期体重下降。⑤血液系统:淤血。⑥泌尿系统:口干、多尿、夜尿、血尿、肾区疼痛。⑦骨骼肌肉系统:骨痛。

2. 体格检查。①神经系统:沮丧、混乱、认知功能障碍或昏迷。②心血管系统:高血压、心律不齐。③消化系统:腹部压痛、腹部膨隆、呕血、黑便或脏器穿孔表现。④肾:肋部压痛、肾结石继发性血尿、稀释尿。⑤肿瘤:肿块或淋巴结肿大。⑥骨骼:骨压痛或病理性骨折。⑦皮肤:结节性红斑(提示结病或结核)。

3. 辅助检查

(1) 实验室检查:①反复测血钙以明确诊断、查白蛋白校正钙。白蛋白校正钙=测得的总钙(mg/dl)+0.8×[4.0-血清白蛋白(g/dl)],此公式有助于排除假性高钙血症。②查 PTH 水平,原发性甲状旁腺功能亢进升高,其他疾病降低;若 PTH 和 PTH-rP 低,测 25-羟基维生素 D_3 及 1,25-二羟基维生素 D_3。③计算 24 小时尿钙,原发性甲状旁腺功能亢进、恶性肿瘤相关、维生素 D 过多的患者升高;利尿剂相关、乳碱综合征、家族性低尿钙患者降低。④测全血细胞计数(CBC)、电解质、血磷、尿素氮、肌酐、碱性磷酸酶。⑤检测血清电泳。⑥测甲状腺功能。⑦查尿蛋白了解有无蛋白泄漏、查本周蛋白了解有无多发性骨髓瘤。

(2) 影像学检查:①X 线、双能 X 线吸收法、骨扫描、心电图(QT 间期变短)。②甲状旁腺扫描或 B 超以查找单发的肿瘤,CT 或 MRI 扫描以确定甲状旁腺腺瘤位置。③考虑恶性肿瘤相关的还需其他检查。

(3) 病理学:对潜在的病变器官行组织活检,病理结果可能提示恶性肿瘤(实质器官或血液系统相关)、甲状旁腺疾病(腺瘤、增生或肿瘤)或肉芽肿性疾病。

(二) 鉴别诊断

主要需在恶性肿瘤、甲状腺毒症、肉芽肿疾病、使用肠外营养、慢性肾脏疾病、药物所致、甲状旁腺功能亢进之间进行鉴别。

▶ 监测与治疗

(一) 监测

监测患者基本生命体征、血钙、血磷、尿钙以及其他代谢指标。

（二）饮食

摄入足量的水。对乳碱综合征及高维生素 D 血症患者，减少钙吸收。原发性甲状旁腺功能亢进患者避免低钙饮食。限制维生素 D 的摄入并摄入足量的磷。

（三）治疗

1. 病因治疗·高钙血症病因多且复杂，应积极寻找并治疗原发病因。较常见的原发病及处理如下：①甲状旁腺腺瘤及甲状旁腺增生可行手术治疗；②结节病及韦格纳肉芽肿等肉芽肿性疾病需治疗原发病；③甲状腺功能亢进、嗜铬细胞瘤、肾上腺皮质功能减退以及肢端肥大症等所致的高钙血症需积极治疗原发病。

2. 药物治疗·血钙>3.5 mmol/L（14 mg/dl），或>3 mmol/L（12 mg/dl）并有症状时，需立即处理。

（1）一线药物：二磷酸盐（A 级）阻止钙吸收，对恶性肿瘤所致者最有效，静脉使用二磷酸盐是迄今为止最有效的治疗方法。①帕米磷酸：单次给药。血钙<3 mmol/L（12 mg/dl）时，给 30 mg；血钙 3～3.375 mmol/L（12～13.5 mg/dl）时，给 60 mg；血钙>3.375 mmol/L（13.5 mg/dl）时，给 90 mg。②唑来膦酸：复发、难治性高钙血症或骨转移，4 mg 或 8 mg 静脉注射，副作用包括发热、关节痛、肌痛、乏力、骨痛、葡萄膜炎、低钙血症、低磷血症、肾功能受损、肾病综合征、下颌骨坏死。

（2）二线药物：①降钙素，200 IU 皮下注射或静脉注射，每 8～12 h 1 次，2 d，减少破骨细胞对骨重吸收以快速降低血钙，但可导致脱逸现象（重复注射同一剂量的降钙素不能达到首次注射的降血钙效果，即多次注射，作用减弱，不适于长期用药）。②氢化可的松，100 mg，每 8～12 h 1 次（A 级），减少肠道吸收及肾外骨化三醇，对于实性肿瘤或原发性甲状旁腺功能亢进所致的高钙血症无效。③普卡霉素（金霉素），25 mg/kg，静脉注射每日 4～6 小时以上，由于其严重的不良反应（肾脏毒性、骨髓抑制），临床上已经很少应用。④硝酸镓，也许可阻止破骨细胞的骨重吸收和 PTH 分泌，主要用于 PTH - rP 或非 PTH - rP 高钙血症；由于其严重的不良反应（肾脏毒性、骨髓抑制），临床上已经很少应用。⑤氯喹，结节病相关高钙血症用氯喹 250 mg，每 12 h 1 次，可阻止外周产生骨化三醇。⑥酮康唑，骨化三醇所致高钙血症可予酮康唑。⑦西那卡塞，可用于原发性甲状旁腺功能亢进和有症状但又无法手术治疗的高钙血症,是拟钙剂受体刺激剂,可模拟高钙,作用于钙敏感受体,减少 PTH 分泌。⑧狄诺塞麦,RANKL 配体的单克隆抗体,可以干扰 RANK - RANKL 通路活化,目前国外已批准治疗骨质疏松以及骨转移。⑨其他,补充盐水维持血容量,呋塞米可使尿钾增加,和盐水一起治疗存在争议,当足量扩容后可考虑使用;静脉补充晶体液使尿量排出达 250~300 ml/h 以达到平衡,原理主要为钙和钠一起经肾重吸收,减少钠的吸收,可使钙排出增加;必须监测患者的容量及电解质,只短期内有效。对有严重症状或对药物反应差的可采取血液透析治疗。

3. 血液透析·严重的顽固性代谢性酸中毒和药物或毒物摄入者,可以考虑血液透析,重症患者应考虑连续性血液滤过治疗。

4. 手术治疗·甲状旁腺腺瘤及甲状腺增生可考虑手术切除。手术适应证包括:年龄<50 岁;有症状的原发性甲状旁腺功能亢进(肾结石、乏力、昏睡);血清钙大于正常值上限的 0.25 mmol/L(1 mg/dl);尿钙>400 mg/d,肌酐清除率降低超过 30%。

5. 会诊·高钙血症的病因多样,必要时应请内分泌科、肿瘤科、肾脏科会诊。

高钙血症诊断流程见图 7-13-1。

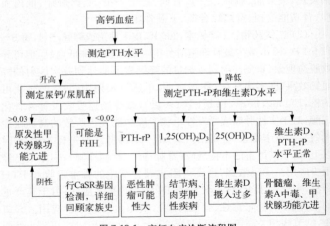

图 7-13-1 高钙血症诊断流程图

(徐远达)

十四、低钙血症

▶ **概述**

1. **定义** · 低钙血症是指血清总钙<2.0 mmol/L(8 mg/dl),离子钙<1.0 mmol/L(4 mg/dl)。

2. **病因及危险因素**

(1) 常见的病因:医源性低钙、药物及毒素、危重症及慢性病、甲状腺或甲状旁腺手术、维生素 D 相关疾病、甲状旁腺发育障碍。

(2) 危险因素:高龄、脓毒血症、休克、急性肾功能衰竭、多次输血、营养不良、镁缺乏、胶体溶液复苏。

3. **病理生理**

(1) 大约99%的钙储藏在骨骼中,0.9%的钙存在细胞内,0.1%在细胞外;在细胞外液中的钙,50%以结合物的形式存在(大部分和白蛋白结合,少部分和磷及柠檬酸结合),另50%为离子钙。

(2) 与 PTH 及维生素 D 这两种激素有关,骨、肾、小肠这3种器官参与调节钙的平衡。

(3) 低钙时刺激甲状旁腺主细胞的钙敏感受体,PTH 分泌增加。在骨中,PTH 增加钙和磷的吸收;在肾中,其增加钙的重吸收,减少磷的重吸收,还可促进 25-羟基维生素 D_3 活化。维生素 D 促进小肠对钙及磷的重吸收,和 PTH 一起通过破骨细胞升高钙浓度。

▶ **诊断与鉴别诊断**

(一) 诊断

1. **病史** · 临床表现不一,有如下表现:①肌肉痉挛、强直收缩;②支气管痉挛所致气促;③心绞痛;④吞咽困难;⑤腹泻;⑥慢性瘙痒症。

2. **体格检查** · ①神经肌肉无力:面神经叩击征(Chvostek 征)、束臂征(Trousseau 征)、知觉异常、手足搐搦或癫痫(局部发作、小发作、大发作)、多肌炎、喉痉挛、支气管痉挛。②神经系统体征及症状:因基底节钙化所致锥体外束征、颅内压增高、舞蹈手足徐动症、肌张力痉挛。③心理状态:意识模糊、定向障碍,精神不正常。④外胚层的变化:毛发粗糙、脆甲症、牙釉质发育不全、迟萌牙、牛皮癣、疱疹样脓疱病。⑤累及平滑肌时:胆绞痛、早产、逼尿肌功能紊乱。⑥眼科症状：包膜白内障、视乳头水肿。⑦心血管：充血性心力衰竭、心肌病。

3. 辅助检查

（1）实验室检查：①测总钙及离子钙（使用非肝素的注射器）以明确诊断，查白蛋白校正钙。白蛋白校正钙＝测得的总钙（mg/dl）＋$0.8 \times [4.0 -$ 血清白蛋白$(g/dl)]$。②血磷及血镁。③PTH 水平（放射性免疫法）。④维生素 D 代谢水平，25 -羟基维生素 D_3 及 1,25 -二羟基维生素 D_3。⑤鉴别甲状旁腺功能减退和Ⅰ型、Ⅱ型假性甲状旁腺功能减退，查尿环磷酸腺苷（cAMP）。⑥24 小时尿钙及尿镁。⑦肝功能及 ABG 评估酸碱水平。

高 PTH，磷正常或升高，镁正常，高肌酐时提示肾衰竭或假性甲状旁腺功能减退。高 PTH，磷正常或降低，镁正常，肌酐正常提示维生素 D 缺乏。低 PTH，磷正常或升高，肌酐正常提示甲状旁腺功能减退或低镁血症。碱中毒时钙离子和白蛋白结合增加，离子钙降低。

（2）心电图：QT 间期延长（$>0.4 s$）、ST 段缩短（50%患者无）、室性心律失常、尖端扭转。

（3）影像学检查：①骨骼 X 线、佝偻病、恶性肿瘤骨转移（乳腺、前列腺、肺肿瘤）。②CT 扫描，基底节钙化或锥体外束异常（特发性甲状旁腺功能减退）。

（4）病理学检查：高钙及继发性甲状旁腺功能亢进可有骨炎囊性纤维化及骨软化。

（二）鉴别诊断

本病需与高钙血症、高镁血症、非酮症高渗高糖性昏迷、甲状旁腺功能亢进、高磷酸血症鉴别。

▶ 监测与治疗

（一）监测

监测患者基本生命体征，血钙、血磷、血镁以及其他代谢指标，心电图。注意氧疗及保护呼吸道。

（二）预防

主要措施包括：①足够的营养；②阳光照射；③甲状旁腺术前补充钙及维生素 D 1～2 d；④对服用可能导致低钙的药物的患者，监测血钙浓度；⑤每输注 5 U 红细胞时，补充 1～2 g 葡萄糖酸钙。

（三）饮食

钙补充剂及饮食中钙$>1 g/d$。肾衰竭相关的低钙血症，磷的摄入量应在 400～800 mg/d 以防止高磷血症、使用磷黏合剂及补充维生素 D。

（四）治疗

当病情危及生命时应入住 ICU。高磷及有症状的低钙血症可血液透析治疗，注意内分泌随诊。

1. 病因治疗 · 找到及治疗低钙血症的病因。若为甲状旁腺切除所致的急性低钙，可予葡萄糖酸钙 10 g 加入 1 000 ml 溶液中，给药速度为 1 g/h。

2. 支持治疗

（1）一线治疗：有严重心血管及神经系统症状的低钙需立即处理。

1）补钙：静脉补充葡萄糖酸钙，10% 葡萄糖酸钙 10 ml 含 90 mg 钙离子；氯化钙，10% 氯化钙 10 ml 含 272 mg 钙离子。补钙速度起始为 0.5 mg/(kg · h)，根据需要，可调整为 2.0 mg/(kg · h)。①钙离子在 1～1.12 mmol/L：2 g 葡萄糖酸钙加入 5% 葡萄糖溶液或 0.9% 氯化钠溶液 50～150 ml，静脉滴注 2 h 以上；钙离子<1.0 mmol/L：4 g 葡萄糖酸钙加入 5% 葡萄糖溶液或 0.9% 氯化钠溶液 50～150 ml，静脉滴注 2 h 以上。②轻度、无症状或慢性低钙：可口服补钙，1 000～2 600 mg/(kg · d)。③因甲状旁腺切除所致的急性低钙：10 g 葡萄糖酸钙加入 1 000 ml 溶液中，给药速度为 1 g/h。

在替代治疗期间，钙离子升高至 0.5～1.5 mmol/L，应持续 1～2 d；补钙前测 $CaPO_4$，若>60 mg/dl，磷酸钙在角膜、肺、肾、心脏传导系统及血管中析出的风险增加。

2）儿科：①葡萄糖酸钙 10～20 mg/kg（1～2 ml/kg）在 5～10 min 内缓慢静脉推注以控制癫痫；然后静脉补充 50～75 mg/(kg · d)，超过 24 h。②低钙高磷时必须纠正高磷以免螯合，有症状的低钙通常需考虑血透。③纠正严重的代谢性酸中毒时，必须先纠正低钙，因为纠正酸中毒可加重低钙及手足搐搦。④注意药物的相互作用，如钙补充剂可降低四环素、阿替洛尔、水杨酸、铁盐及氟喹诺酮类药物的疗效；当静脉给药时，可拮抗钙通道阻滞剂的疗效。⑤注意，当患者使用洋地黄，有呼吸衰竭、酸中毒或严重的高磷血症，静脉补钙时需严密监测钙浓度，因为其可致心律失常。⑥注意纠正电解质紊乱，如纠正低镁血症（低镁可减少 PTH 的释放及末端器官反应,也可减少钙从骨释放)。

(2) 二线治疗:①早期补钙及维生素 D,如碳酸钙 500 mg 或咀嚼片 200 mg;碳酸钙 250 mg＋维生素 D 125 IU/片或 Os - Cal 250＋D 100 mg。②药物相互作用:降脂树脂 2 号、矿物油或消胆酸可减少小肠的吸收;噻嗪类利尿剂可增强维生素 D 的功效。

3. 手术 • 严重继发性甲状旁腺功能亢进及肾性骨营养不良可考虑甲状旁腺切除术(次全切除术或全切除术)。

低钙血症诊断流程见图 7-14-1。

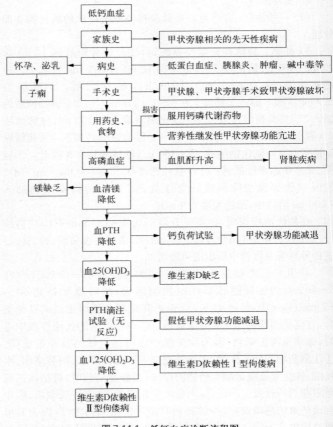

图 7-14-1　低钙血症诊断流程图

(徐远达)

十五、低镁血症

▶ 概述

1. 定义·低镁血症是指血清镁<0.75 mmol/L(1.82 mg/dl)。

2. 常见的原因·①酗酒;②小肠吸收不良;③结肠腹泻;④糖尿病;⑤应用襻利尿剂及噻嗪类利尿剂;⑥肾毒素;⑦表皮生长因子单克隆抗体。

3. 病理生理·①大部分的镁贮藏在骨骼及细胞内液中,1%贮藏在细胞外液中;镁主要在空肠及回肠吸收;在肾脏中,70%~80%的镁通过肾小球滤过,大部分重吸收。当镁缺乏或过量,可通过严格调节肾对镁的排泄来达到平衡。②镁缺乏通常在低镁血症明显时才发现,然而,由于镁主要存储于细胞内,总镁降低可出现在低镁血症前。

▶ 诊断与鉴别诊断

(一)诊断

1. 病史与表现·轻微及中度的低镁血症通常无症状。主要表现包括:①感觉异常、抽搐、癫痫;②对声、光反应过强,焦虑,易激动;③心电图改变(T波改变、U波、QT间期延长等,甚至有室性心动过速、尖端扭转型室性心动过速、心室颤动),心肌坏死;④低镁血症常伴有低钾血症,大部分低镁患者伴有低钙血症;⑤恶心、呕吐、厌食,腹泻。

2. 体格检查

(1)生命体征:检查血压和脉搏了解有无低血压和快速性心律失常。测量血压时,将袖带充气至收缩压以上,保留3分钟后检查有无腕部痉挛(Trousseau征)。

(2)五官科:检查有无Chvostek征(叩击面神经产生口和眼的抽搐),有无眼球震颤。

(3)心脏:检查心率,并检查心律是否规则。

(4)腹部:注意各种临床证据的收集。肠鸣音消失和触痛提示胰腺炎、肝脾大;水母头、腹水、蜘蛛痣提示慢性肝脏疾病;肝掌提示酒精过度等。

(5)神经系统:可出现反射亢进、肌束颤搐、肌无力、癫痫发作及手足抽搐等。戒酒及低钙血症时也可出现反射亢进。

(6) 精神状况：可能出现精神疾病、抑郁症和精神激动症状。

3. 辅助检查

(1) 实验室检查：①血清镁测定，血清镁＜0.75 mmol/L 时可诊断低镁血症，但并不能作为反映体内镁缺乏的可靠指标。此外，血镁还受酸碱度、蛋白质等多种因素的影响。②尿镁测定，如临床估计有缺镁而血镁正常者，应做尿镁测定。24 h 尿镁排出量低于 1.5 mmol 可诊断为镁缺乏症。③组织细胞内镁的测定，其检查方法复杂。④静脉内镁负荷试验，不能应用在有肾功能不全、心脏传导障碍或呼吸功能不全的患者。⑤血清电解质、血糖、血钙和血磷，低镁血症常伴有其他电解质异常，尤其是低钙血症，低钾血症和碱中毒。⑥血 PTH、甲状腺素、醛固酮等。⑦其他，必要时酒精中毒患者可行肝功能检测，可疑胰腺炎患者可行血清淀粉酶检测等。

(2) 心电图：心电图检查可能提示 PR 间期、QT 间期、QRS 时限延长以及 ST 段压低、T 波改变。心律失常包括室上性心律失常（特别是心房颤动）以及室性心动过速和心室颤动。

(3) 影像学检查：①B 超了解有无泌尿系结石，心脏彩超可发现心肌坏死。②怀疑急性胰腺炎时可行腹部 CT 检查。

(二) 鉴别诊断

本病需与肠吸收障碍、肾脏疾病、甲状腺功能亢进、甲状旁腺功能障碍、原发性醛固酮增多症鉴别。

▶ 监测与治疗

(一) 监测

监测患者基本生命体征，血钙、血磷、血镁、血钾、血糖以及其他代谢指标，心电图等。

(二) 治疗

1. 控制原发疾病·是防止镁过多丢失的根本方法。

2. 镁替代治疗·轻症及无症状的低镁血症是否需要治疗尚不明确，推荐症状性低镁血症、潜在心脏病或癫痫病、严重的低钾或低钙、严重低镁血症（血镁＜0.56 mmol/L）时进行治疗。

(1) 轻症无胃肠道吸收障碍者：可用氧化镁（250～500 mg，每天 3～4 次口服）、氢氧化镁（0.2～0.3 g，每天 3～4 次口服）或 10%硫酸镁（10 ml，每天 3～4 次口服）。口服镁剂，特别是高剂量时，易发生腹泻。

(2) 有口服吸收障碍的患者：建议静脉补镁，一般 50%硫酸镁 2 ml 或 25% 硫酸镁 5～10 ml 加入 5% 葡萄糖中缓慢静脉滴注。

(3) 缺镁严重而肾功能正常者：可增至每日 1 mmol/kg，可为肌内注射或静脉滴注。

(4) 低镁性抽搐：给 10% 硫酸镁 0.5 ml/kg 缓慢静脉滴注。完全补足体内缺少的镁需时较长，需解除症状后持续补镁 1～3 周，常给予 50% 硫酸镁 5～10 ml 肌内注射，或稀释后静脉滴注，建议心电图密切监测下执行。血镁正常后应谨慎补镁 1～2 天。

(5) 注意：静脉补镁可能因暂时的高镁血症带来不良反应，如脸红、低血压、迟缓性瘫痪。

3. 纠正代谢紊乱·需纠正低钾、低钠、低钙、低磷、酸中毒等代谢紊乱。

4. 其他治疗·阿米洛利 10～20 mg 每天 1 次，口服，可减少部分患者的肾镁损耗，具体机制不明。

低镁血症诊断流程见图 7-15-1。

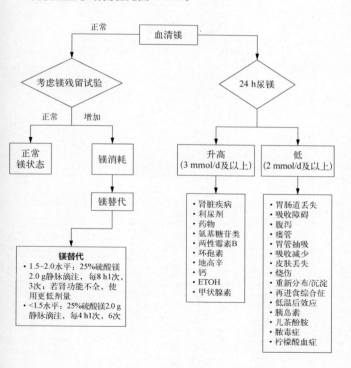

图 7-15-1

需怀疑低镁血症的情况			
心血管系统	**神经肌肉系统**	**胃肠道系统**	**内分泌系统**
· 心律失常	· 无力	· 恶心	· 低钙血症
· 心绞痛	· 痉挛	· 呕吐	· 低钾血症
	· 癫痫	· 吞咽困难	· 低磷血症
	· 震颤		

图 7-15-1　低镁血症诊断流程图

（徐远达）

第八章
内分泌系统重症

一、糖尿病酮症酸中毒

▶ **概述**

1. 定义·糖尿病酮症酸中毒(DKA)是糖尿病危及生命的一种并发症,以代谢性酸中毒、酮症和高血糖为主要表现。DKA 常发生于 1 型糖尿病患者,但在某些诱因诱发后,2 型糖尿病患者也可发生 DKA。

2. 危险因素·①胰岛素不恰当减量或突然中断治疗;②新发的糖尿病;③感染;④妊娠;⑤心肌梗死;⑥休克;⑦急性胰腺炎;⑧肺栓塞;⑨严重呕吐;⑩使用激素、戊烷脒、拟交感神经兴奋药物、α受体或β受体阻滞剂,或利尿剂过量。

3. 病理生理改变·胰岛素的绝对或相对不足是 DKA 发生的基础。胰岛素缺乏时,伴随着胰高血糖素等升糖激素(胰高血糖素、皮质醇、生长激素、儿茶酚胺类激素)的不恰当升高。

DKA 常可导致肝脏、脂肪组织、外周组织及肾脏等器官组织的病理生理改变。

(1) 肝脏:胰岛素的缺乏和升糖激素水平的升高会增加肝脏的糖酵解和糖异生,促进脂肪酸氧化、酮体(乙酰乙酸、β-羟丁酸、丙酮)生成。

(2) 脂肪组织:胰岛素缺乏可导致脂肪动员和分解加速,释放更多的游离脂肪酸。

(3) 外周组织:外周组织利用葡萄糖障碍,并出现胰岛素抵抗。

(4) 肾脏:正常肾糖阈为 240 mg/dl,血糖水平过高将导致渗透性利尿,机体明显失水,严重时甚至出现休克。另外,渗透性利尿还会导致低钠血症和低钾血症。

▶ **诊断与鉴别诊断**

(一) 诊断

1. 临床表现·糖尿病酮症酸中毒患者常伴有以下临床表现:①口渴、多尿、体重减轻;②意识障碍;③乏力、精神萎靡;④恶心呕吐,或腹部疼痛不适;⑤昏迷(约 10%的患者表现为昏迷);⑥呼吸急促。

2. **体格检查** · ①血压下降、心率增快、体液丢失导致的皮肤黏膜干燥；②Kussmaul 呼吸（呼吸深快）；③呼气中有烂苹果气味（丙酮酸气味）；④低体温、四肢厥冷。

3. **实验室检查** · 对于怀疑 DKA 的患者，应完善血糖、电解质、肌酐、尿素氮、血气分析及尿酮体等检查。心电图、尿常规及培养、血培养等检查也应完善。下列检查结果可协助 DKA 诊断：血糖（BG）>13.8 mmol/L（250 mg/dl）、pH<7.30（高 AG 代谢性酸中毒）、血清碳酸氢盐<15 mmol/L、尿酮体（＋＋＋）、血清酮体阳性（β-羟丁酸和乙酰乙酸盐>3 mmol/L）。

（1）β-羟丁酸：为酮体的前体，其水平的升高可导致酸中毒。

（2）对于使用胰岛素治疗而血糖波动在正常范围的 DKA 患者，β-羟丁酸有很好的辅助诊断作用。

（3）20%～50%的 DKA 患者存在转氨酶升高，25%～40%的 DKA 伴 MI 患者存在肌酸激酶水平升高，16%～25%的 DKA 伴急性胰腺炎患者存在淀粉酶和脂肪酶水平升高。

（4）胸片检查：有助于确定诱因或伴发疾病。

（二）鉴别诊断

本病需与酒精性酮症酸中毒，高渗性高血糖状态，饥饿性酮症，乳酸酸中毒，水杨酸盐、乙二醇、三聚乙醛、甲醛中毒等鉴别。

▶ **治疗**

1. 药物治疗

（1）纠正 DKA 的诱发因素。

（2）积极补液治疗：①30～60 min 内给予 1 L 生理盐水，若存在血流动力学不稳定，则应在 30～60 min 内给予 1～2 L 生理盐水；②随后给予 0.45%氯化钠注射液，以 150～500 ml/h 的速度输注；③当血糖降至 13.8 mmol/L（250 mg/dl）时，以 100～200 ml/h 的速度补充 5%葡萄糖注射液；④患者酮体完全清除或可经口饮水后方可停止静脉补充 0.45%氯化钠注射液。

（3）胰岛素治疗：①短效胰岛素快速静脉给药，初始剂量 0.1～0.15 U/kg；②随后以 0.1 U/(kg·h)的速度持续静脉泵入胰岛素；③每小时监测血糖水平，血糖水平基本稳定后，可每 2 h 监测一次；④血糖下降速度控制在 50～75 mg/(dl·h)；⑤若血糖下降速度>100 mg/(dl·h)，立即将胰岛素泵入速度减半；⑥若血糖下降速度<50 mg/(dl・h),需将胰岛素泵入速度增至原来泵速的1.5倍;⑦当血糖水平<13.8 mmol/L(250 mg/dl)时,开始补充5%葡萄糖注射液,维持目标血糖在8.3~11.1 mmol/L(150~200 mg/dl)直至阴离子间隙恢复至正常范围;⑧若患者的阴离子间隙恢复至正常范围,血清碳酸氢盐>15 mmol/L且患者可经口进食,则可停止静脉胰岛素治疗;⑨在停止静脉泵入胰岛素前1 h,皮下注射短效胰岛素1次,或在餐前胰岛素注射后1~2小时再停止静脉给药;⑩为避免DKA复发,过渡至平时剂量的胰岛素治疗时,应继续胰岛素静脉泵入半小时。

(4) 纠正低钾血症:①通常情况下第24~36 h内需补充100~200 mmol的钾离子;②若DKA患者血钾<3.3 mmol/L,静脉胰岛素治疗的同时需给予40 mmol的钾离子,直至血钾>3.3 mmol/L;③若血钾≥5.5 mmol/L,则无需补充钾离子,但需每2 h复测钾离子水平;④若血钾在4~5.4 mmol/L,则静脉补钾20 mmol;⑤若血钾在3~3.9 mmol/L,则静脉补钾40 mmol。

(5) 二线治疗:①一般无需额外补充碳酸氢盐。②若存在下列情况:血pH<7,严重酸中毒导致心肌、呼吸抑制,血清碳酸氢盐浓度5~10 mmol/L以下,严重高钾血症,则在每补充1 L 0.45%氯化钠注射液的同时给予碳酸氢盐44~88 mmol/h。③DKA患者若血清磷酸盐<1 mg/dl,则需补充磷酸盐,每24 h可补充磷酸钾30~60 mmol/L。补充磷酸盐可能的并发症包括低钙血症、低镁血症和软组织钙化。

2. 其他治疗

(1) 一般其他治疗:①存在感染时需给予广谱抗菌药物;②低分子肝素或普通肝素预防DVT。

(2) 住院患者的治疗:①存在血流动力学不稳定时需积极补液扩容。②需收住入院治疗的标准为血流动力学不稳定、严重腹胀、缺乏气道自洁能力、门急诊无法静脉给予胰岛素治疗、门急诊无法完善血糖监测或其他实验室检查。③若患者大量液体丢失,则补液量可能达5~8 L。④对于住院患者,需密切监测生命体征变化,治疗期间每1~2 h监测血糖;根据治疗效果,及时复查电解质、血pH。⑤患者出院指征为血流动力学稳定,电解质紊乱已纠正,可经口进食。

3. 注意并发症·本病并发症包括脑水肿、静脉血栓、ARDS、吸入性肺炎、霉菌病、低血糖症、急性胃扩张、电解质紊乱（低钾、低磷）、高氯性代谢性酸中毒、液体过负荷、横纹肌溶解（伴或不伴有恶性高热）。

糖尿病酮症酸中毒诊治流程见图 8-1-1。

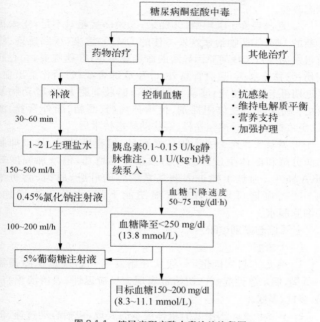

图 8-1-1　糖尿病酮症酸中毒诊治流程图

（李　卿）

二、非酮症高渗性高血糖昏迷

▶ 概述

1. 定义·非酮症高渗性高血糖昏迷（HONK）是 2 型糖尿病的一种严重并发症，临床以严重高血糖而无明显酮症酸中毒、血浆渗透压显著升高、失水和意识障碍为特征。HONK 多见于老年糖尿病患者,预后不良。

HONK 典型特征:①血糖≥33.3 mmol/L(600 mg/dl);②血晶体渗透压>320 mOsm/L;③血清尿素/肌酐值升高、机体脱水;④酮体水平多在正常范围;⑤血清碳酸氢盐>15 mmol/L;⑥意识状态改变。

2. 危险因素·①年龄;②痴呆;③胰岛素相对不足;④未被诊断的 DM;⑤药物治疗效果不佳的 DM;⑥感染(尿路感染、蜂窝组织炎等);⑦任何原因导致的血容量不足;⑧胰腺炎;⑨心肌损伤;⑩肺栓塞;⑪脑血管意外;⑫库欣综合征;⑬消化道出血;⑭近期可卡因使用史;⑮横纹肌溶解;⑯肢端肥大症;⑰药物暴露史:利尿剂、β 受体阻滞剂、抗精神病药、酒精、肠外营养、激素、免疫抑制剂;⑱神经外科、冠状动脉搭桥术后。

3. 病理生理改变·①胰岛素不足,但程度较轻,足以抑制脂肪分解和酮体生成。②升糖激素分泌增加,但增加程度较 DKA 轻。③血糖不能进入胰岛素敏感的肝脏、肌肉、脂肪细胞。④高血糖可导致肾脏浓缩功能下降、水分丢失增加。⑤细胞脱水。

▶ **诊断与鉴别诊断**

(一) 诊断

1. 病史·起病隐匿,一般从开始发病到出现意识障碍需1~2 周,偶尔急性起病。初始常表现为反应迟钝、表情淡漠、口渴、多饮、多尿。

2. 体格检查·①主要为机体脱水的表现,包括心动过速、低血压、皮肤弹性差以及黏膜干燥。②贫血,体温正常常提示可能存在感染。③合并酸中毒时常有呼吸频率增快。④血浆晶体渗透压>330 mOsm/L 常伴随淡漠、注意力不集中等精神状态改变。

3. 实验室检查·①高血糖。②血晶体渗透压>320 mOsm/L。③轻度酸中毒(一般 pH>7.3);若 pH<7.3;则需明确是否存在其他原因导致的酸中毒。④若血常规白细胞计数>25×10^9/L,则提示可能存在感染。⑤HONK 代谢性酸中毒时常合并高钠血症。⑥阴离子间隙常≤12 mmol/L。⑦尿素氮和肌酐水平常升高。⑧横纹肌溶解和心肌损伤常可导致肌酸激酶水平升高。

⑨考虑存在感染时,需留取血培养、尿培养。⑩尿常规检查常提示尿糖阳性、白细胞阳性,但酮体常阴性。⑪容量不足、横纹肌溶解时可导致急性肾损伤。⑫每4h监测酸碱情况和电解质情况,并完善血红蛋白水平检测。⑬影像学检查,胸片检查明确是否存在肺炎,头颅CT检查明确是否存在其他导致神经系统变化的病变。

(二)鉴别诊断

本病鉴别诊断包括:DKA、酒精性酸中毒、饥饿性酸中毒、乳酸酸中毒、尿毒症性酸中毒、横纹肌溶解、误服甲醇或乙烯、误服异丙醇、痴呆、药物过量(水杨酸盐)、脑膜炎/脑炎。

▶ 治疗

1. 药物治疗

(1)一线治疗:①若患者存在昏迷,则应立即开放气道和静脉通道,并积极补液。②HONK患者均有严重失水(病情严重的患者液体丢失量可达10 L甚至更多),初始补充等渗溶液,第1 h内补充1~2 L[15~20 ml/(kg·h)],基础存在脑水肿或心功能不全的患者减慢补液速度。随后继续按照200~500 ml/h的速度补充0.45%生理盐水,但若钠离子水平下降明显,则继续补充等渗溶液。若血糖水平降至11.1 mmol/L(200 mg/dl),则开始补充葡萄糖注射液。

(2)二线治疗:①充分的液体复苏后需静脉使用胰岛素降糖治疗,胰岛素的负荷剂量为0.15 U/kg,维持剂量为0.1 U/(kg·h)。血糖的下降速度控制在2.7~3.8 mmol/L(50~70 mg/dl),可根据血糖下降速度调整胰岛素剂量。②若钾离子水平<3.3 mmol/L,则补液的同时补钾,钾离子在正常范围后再继续给予胰岛素治疗;若钾离子水平>5.0 mmol/L,持续胰岛素静脉泵入并每2 h复测钾离子水平;若钾离子水平在3.3~5.0 mmol/L,每1 L液体补充20~30 mmol钾离子以维持钾离子水平在4.0~5.0 mmol/L。

2. 其他治疗 ①维持其他电解质稳定,尤其保证血磷<1.0 mg/dl。②当血糖水平<16.7 mmol/L(300 mg/dl)且血浆渗透压降至正常时,胰岛素泵入速度应减慢。③存在感染时给予广谱抗菌药物。④筛查是否存在心肌梗死、横纹肌溶解等诱发因素。

所有 HONK 患者均应收住入院治疗,病情严重者应收住 ICU 抢救。加强对 HONK 患者的护理,监测其生命体征变化。当患者电解质紊乱已纠正、神志状态改善后,可考虑转出 ICU。

3. 并发症·包括:心肌梗死、肠系膜缺血、DIC、横纹肌溶解、脑水肿、呼吸衰竭、吸入性肺炎/肺炎、静脉血栓形成、多器官功能衰竭。

非酮症高渗性高血糖昏迷诊治流程见图 8-2-1。

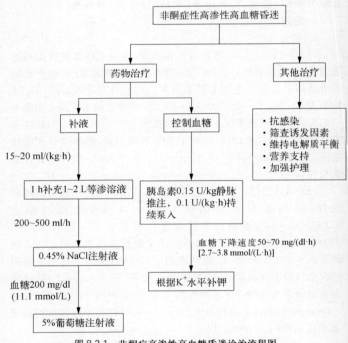

图 8-2-1　非酮症高渗性高血糖昏迷诊治流程图

(李　卿)

三、甲状腺功能减退危象

▶ **概述**

1. **定义**·甲状腺功能减退危象是一种严重的代谢失调状态，是甲状腺功能减退未能及时诊治，病情处于恶化阶段的最严重形式，常因低体温状态、血流动力学不稳定而导致昏迷。

2. **发病诱因**·甲状腺功能减退危象有多种发病诱因，包括低体温、脑血管事件、充血性心力衰竭等心功能不全的情况、药物因素（如麻醉剂、镇静剂、催眠药、胺碘酮、碳酸锂等）、低氧、代谢紊乱（低血糖、低钠血症、高碳酸血症、酸中毒、高钙血症等）、尿路感染、创伤、胃肠道出血、未遵医嘱使用甲状腺药物替代治疗等。不同的诱发因素决定了患者的临床特点，也影响患者的治疗方案。

3. **病理生理机制**·甲状腺功能减退危象的病理生理机制复杂，至今尚未完全阐明。可能的机制有：①体温调节功能障碍导致体温过度降低。②二氧化碳潴留，甲减导致呼吸频率减慢，二氧化碳潴留。③脑组织酶系统功能障碍，甲状腺素缺乏可导致脑组织多种酶系统活性下降，脑功能障碍，患者开始表现为反应迟钝，进而可发展为昏迷。④糖代谢障碍，甲状腺功能减退可影响糖原储存能力和组织细胞对葡萄糖的利用，引起能量代谢障碍。⑤低血钠和水中毒：甲状腺功能减退患者可出现钠的慢性丧失及稀释性低钠血症，可伴有抗利尿激素分泌增多，低血钠和水中毒可导致脑功能障碍甚至昏迷。

▶ **诊断与鉴别诊断**

（一）诊断

1. **临床表现**·甲状腺受体广泛分布于人体绝大多数器官系统，因此甲状腺素缺乏会导致多器官的功能受损。其主要机制是代谢减少以及蛋白质基质黏多糖在不同组织沉积。各个器官功能受累时的临床表现如下。

（1）中枢神经系统：认知功能减退、肌腱反射松弛阶段的延迟、嗜睡、活动减少及昏迷，亦可出现癫痫发作。

（2）代谢紊乱：低体温、低钠血症、低血糖。

（3）呼吸系统：呼吸驱动减低以及重症患者的肌肉功能减低可导致通气障碍。胸腔积液可导致肺膨胀受限，而水肿性巨舌可阻塞气道和加重潜在的睡眠呼吸暂停，因此临床常常表现为低氧、高碳酸血症。

（4）心血管系统：心动过缓、舒张期血压升高、脉压降低、心包积液；重症患者可出现心脏扩大、QT 间期延长、扩张性心肌病、低血压等表现。

（5）胃肠道系统：糖异生作用减少、便秘、胃肠道运动减低、胃弛缓、恶心、粪便嵌塞。重症患者可出现肠梗阻及巨结肠。

（6）肾脏：肌酐清除率降低、自由水清除率降低，重症患者可出现急性肾功能衰竭。

（7）内分泌系统：抗利尿激素过量释放导致水潴留。部分患者合并肾上腺功能不全，尤以中枢性甲状腺功能减退患者更常见。

（8）皮肤：毛发粗糙、皮肤干燥、非凹陷性水肿、巨舌。

2. 实验室检查

（1）初步实验室检查：①轻度贫血，正细胞正色素性贫血；②低钠血症、低血糖症、低氯血症、血肌酐升高；③血浆抗利尿激素水平升高；④肌酐、磷酸激酶及乳酸脱氢酶升高；⑤血浆胆固醇升高；⑥动脉血气分析可出现呼吸性酸中毒及低氧血症。

（2）确诊实验：甲状腺功能试验，如 TSH 升高，且 T_3、T_4 减低具有诊断意义。中枢性甲状腺功能减退患者 TSH 可正常或轻度增高，推荐 4～6 周后重复甲状腺功能试验。应用血管升压素（多巴胺）及类固醇也可能引起 TSH 正常及低 T_4 的表现，临床需注意排除。

（3）影像学检查：放射性检查可用于排除其他导致或加重本病进程的疾病。

3. 临床诊断 · 符合临床表现、病史及体格检查者应疑为该诊断，若高度相似，可不进行确诊试验，直接进行治疗。

4. 诊断程序 · 不需要特殊的诊断程序，但建立中心静脉通路、机械通气、建立动脉通路以进行血流动力学监测是必要的支持治疗手段。

（二）鉴别诊断

本病需与不同病因所致脑病、感染性休克、低体温症、淀粉样蛋白病等进行鉴别。

▶ **治疗**

1. **药物治疗**·甲状腺素替代治疗可改善生存率。①T_3是具有活性的甲状腺素。②T_4在外周组织通过脱碘酶转化为T_3，严重甲状腺功能减退患者该酶活性可被抑制。③若应用T_4治疗，静脉注射的推荐负荷剂量为$250\sim500\ \mu g$，维持剂量为$50\sim100\ \mu g$，应静脉注射直到患者可口服药物。④T_3可单独使用，亦可与T_4同时使用，其常用剂量为第1个24 h内10 μg每8 h 1次或持续至患者可口服药物。⑤治疗过程中需警惕心脏并发症及潜在冠状动脉疾病的出现，尤其是使用T_3治疗的患者更容易发生。

2. **支持治疗**·①低血压：补液或使用升压药，使用升压药物时需警惕心律失常。②常需应用机械通气治疗高碳酸血症或低氧血症。③采取血培养、胸片等方法检查隐性的感染。④应用氢化可的松100 mg每8 h 1次直至肾上腺功能不全得到改善或可排除。⑤积极纠正电解质紊乱。⑥低体温者应采取被动复温治疗，主动复温产生的血管舒张作用可加重低血压。

3. **手术/其他治疗**·若必须进行紧急手术，甲状腺素补充及氢化可的松治疗应同时持续进行。

4. **住院患者注意事项**

(1) 首先是稳定病情治疗：①应包括基本的 ABC 评估；②患者可表现为呼吸衰竭、低血压、低体温，应采取支持治疗；③纠正内环境紊乱。

(2) 收入 ICU 标准：所以住院患者，如可疑严重甲状腺功能减退或黏液水肿性昏迷者，均应收入 ICU 实施治疗。

(3) 液体治疗：①低血压及低灌注时需要有效液体复苏及应用血管升压药；②老年患者治疗过程尤其需要密切监测心律失常及心肌缺血的体征。

甲状腺功能减退危象诊治流程见图 8-3-1。

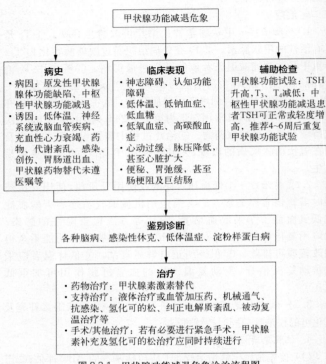

图 8-3-1　甲状腺功能减退危象诊治流程图

(张丽娜)

四、甲状腺危象

▶ 概述

1. 定义·甲状腺危象又称甲亢危象,是因外伤、感染、精神刺激、突然停服抗甲状腺药物及 ^{131}I 治疗等因素诱发,导致严重甲状腺功能亢进和机体代偿机制衰竭,以高热、大汗、意识障碍、心律失常、严重呕吐及腹泻等为特征的综合征。

2. 危险因素

(1) 全身性因素：感染、非甲状腺的创伤、手术应激、精神创伤、分娩、心肌梗死或其他内科急症等。

(2) 甲状腺特异性因素：^{131}I治疗、服用含有高剂量碘的化合物（如含碘造影剂）、停用抗甲状腺药物治疗、甲状腺损伤、使用胺碘酮等。

3. 预后·未予治疗者常死亡，早期发现可大大改善预后。治疗后患者死亡率接近30%，常与潜在疾病有关。

4. 病理生理

(1) 甲状腺激素的生成：下丘脑产生促甲状腺激素释放激素（TRH），刺激垂体前叶分泌促甲状腺激素（TSH），进而刺激甲状腺释放甲状腺激素。甲状腺释放的甲状腺激素（T_4）在肝脏、肾脏通过初步的脱碘作用转化为具有生物活性的三碘甲状腺原氨酸（T_3）；仅少量T_3直接由甲状腺产生。甲状腺激素通常受循环游离激素的负反馈调控，当T_3/T_4增加时血浆促甲状腺激素常无法检测到。

(2) 甲状腺危象时血中游离甲状腺激素增加：甲状腺激素急性释放可导致循环中激素水平迅速增高。感染、甲状腺以外手术等应激状态下，血中甲状腺激素结合球蛋白和甲状腺激素结合前白蛋白浓度下降，与其结合的甲状腺激素解离，血中游离甲状腺激素水平增高。

(3) 甲状腺危象时组织对甲状腺激素的敏感性增强，机体对甲状腺激素的耐量减低。

(4) 血中游离甲状腺激素增加的效应：①刺激心脏和神经系统的儿茶酚胺激素受体数目增加，儿茶酚胺作用增强，导致患者出现心动过速、心律失常。②可使迷走神经张力增加，胃排空和肠蠕动速度加快，小肠吸收功能不良，从而导致顽固性腹泻。③可直接或通过增加儿茶酚胺使脂肪分解加速，由于大量ATP消耗于将脂肪分解产生脂酸再脂化的过程，在此过程中氧耗增加，并产生大量热量，导致高热。

▶ 诊断与鉴别诊断

1. 病史与临床表现

(1) 有甲状腺疾病病史或碘剂摄入史（包括胺碘酮）。

(2) 有神经精神症状：焦虑、意识模糊、精神错乱甚至昏迷；

精神状态的改变是建立诊断的关键。

(3) 胃肠道症状：小肠运动增加导致频繁排便或腹泻。

(4) 心血管症状：心悸、胸痛、呼吸困难。

(5) 全身症状：脂肪分解增加,导致体重减轻。

(6) 生殖系统症状：月经减少、性欲减退。

(7) 眼科症状：复视、眼部刺激症状等。

2. 体格检查

(1) 主要特征包括精神状态和神志的改变,发热及与发热程度不成比例的心动过速。

(2) Graves 病的皮肤红斑表现(面部、颈部红斑样改变,触之褪色)、弥漫性甲状腺肿、眼征、肌病、老年患者的淡漠状态。

(3) 皮肤温暖潮湿,脉压增宽,存在休克。

(4) 可用于确诊的甲状腺危象评分系统：①体温($37.2 \sim 40.0 ℃$)：$5 \sim 30$ 分；②中枢神经系统反应(躁动—昏迷)：$10 \sim 30$ 分；③胃肠道功能紊乱(腹泻—黄疸)：$10 \sim 20$ 分；④心动过速($99 \sim 140$ 次/分)：$5 \sim 25$ 分；⑤充血性心力衰竭(踝关节水肿、心房颤动)：$5 \sim 10$ 分；⑥病史(否—是)：$5 \sim 10$ 分；⑦总分>45 分,高度提示诊断；总分在 $25 \sim 44$ 分,支持诊断；总分<25 分,不支持该诊断。

3. 诊断试验与注意事项

(1) 初步实验室检查：①实验室检查结果回报之前需启动治疗,因此检查结果常具有不确定性；②实验室检查结果升高程度与甲状腺危象的出现相关性很小；③甲状腺危象的游离 T_4 和 T_3 升高与甲状腺功能亢进没有显著差别,常伴有促甲状腺激素降低($<0.05 \mu U/ml$)；④由于内源性皮质醇代谢加速及储存减少,肾上腺皮质功能会受到影响；⑤可表现为白细胞增多、转氨酶增高、高血糖、高钙血症,甲状腺功能亢进性周期性麻痹(TPP)可见低血钾。

(2) 影像学：①胸片可确定肺水肿或继发肺部感染；②心电图窦性心动过速最常见,也可见心房颤动,罕见完全性心脏阻滞；③甲状腺核素扫描,Graves 病患者呈弥散性摄取,毒性结节性甲状腺炎呈局部性摄取。

▶ 治疗

1. 一线药物治疗

(1) 治疗的主要目的：减少激素合成、阻断其释放以及阻止

外周的 T_4 转化为 T_3。

(2) 丙硫氧嘧啶(PTU):可阻止酪氨酸碘化,并抑制外周 T_4 转化为 T_3,应作为首选药物。成人:600~1 200 mg 负荷剂量,后续 200~250 mg,口服,每 4~6 h 1 次。儿童:6~10 岁,50~150 mg/d,口服;>10 岁,150~300 mg/d,口服;尚不建议<6 岁儿童使用。治疗效果可即刻出现,但治疗疗程通常需 4~12 周。

(3) 甲巯咪唑:亦可抑制甲状腺激素的合成,半衰期更长,可避免频繁用药。成人起始剂量 20~25 mg,口服,每 6 h 1 次。

(4) 碘造影剂:在最初使用的 1~3 周可抑制甲状腺激素合成及外周 T_4 向 T_3 转化。

碘造影剂应在丙硫氧嘧啶应用后 1 h 后使用;第一个 24 h 内 1 g,口服,每 8 h 1 次,随后 500 mg,口服,每 12 h 1 次。

(5) 碘剂:阻断甲状腺释放 T_3、T_4。可使用饱和碘化钾溶液:成人/儿童剂量为 5 g,口服,每 6 h 1 次。

(6) 合并肾上腺功能亢进症状者可应用 β 受体阻滞剂:普萘洛尔(心得安)可减少外周 T_4 向 T_3 转化,因此为首选药。该药可改善由于甲状腺毒性心动过速或心肌抑制导致的心力衰竭,剂量为成人 60~80 mg,口服,每 4 h 1 次,或 80~120 mg,口服,每 6 h 1 次。

2. 二线治疗药物·糖皮质激素:出现低血压或怀疑潜在的肾上腺功能不全时应用;大剂量氢化可的松或地塞米松亦可抑制激素合成及外周 T_4 向 T_3 转化。成人剂量为氢化可的松 200~300 mg/d,或地塞米松 2 mg,口服/静脉,每 6 h 1 次。

3. 其他治疗

(1) 一般措施:①严格检查及治疗任何隐性的感染;②提供支持治疗,积极补液;③使用对乙酰氨基酚治疗发热。

(2) 可选的补充治疗:①碳酸锂,用于硫代酰胺或碘剂治疗禁忌者,亦可阻断甲状腺激素的释放及合成。成人剂量为 300 mg,口服,每 8 h 1 次,应定期监测血药浓度使其维持在 0.6~1.0 mmol/L 水平。②高氯酸钾,与硫代酰胺联合用于 II 型胺碘酮诱发的甲状腺毒性作用,抑制甲状腺摄碘。成人 1 g,口服,每 24 h 1 次。③考来烯酸(消胆胺),与硫代酰胺联合使用,减少肝肠循环中甲状腺激素的再摄取。成人 4 g,口服,每 6 h 1 次。④难治性甲状腺危象患者可使用血液净化,活性炭血液灌注法及血浆置换可迅速降低甲状腺激素水平。

4. 住院患者治疗的注意事项。①初始需要稳定患者病情,启动 ABC 评估,严重精神状态改变时应加强心电监护和气管插管。②甲状腺危象是紧急的医疗事件,患者应收入 ICU 治疗。③需积极液体复苏,晶体液量达到 3～5 L/d。

甲状腺危象诊治流程见图 8-4-1。

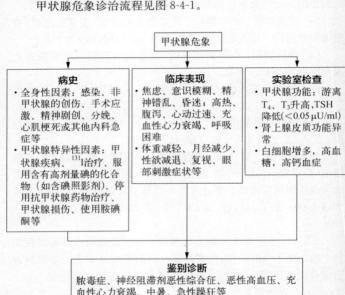

图 8-4-1　甲状腺危象诊治流程图

（张丽娜）

五、垂体危象

▶ **概述**

1. **定义** · 腺垂体功能减退症的患者,在感染、呕吐、腹泻、脱水、寒冷、饥饿、创伤、应用安眠药或麻醉剂、终止激素替代治疗等情况下,出现高热(体温>40℃)、低体温(体温<30℃)、低血糖、循环衰竭、水中毒、谵妄、昏迷等表现。

2. **常见病因** · ①垂体、下丘脑附近肿瘤:垂体瘤、颅咽管瘤、脑膜瘤、下丘脑或视交叉附近的胶质瘤等。②垂体缺血性坏死:产后大出血、糖尿病血管病变、动脉粥样硬化等。③垂体手术、创伤或放射性损伤。④各种颅内感染或炎症引起垂体破坏。⑤空泡蝶鞍。

3. **病理生理机制** · 腺垂体分泌的激素包括促甲状腺素、促肾上腺皮质激素、黄体生成激素、卵泡刺激素、泌乳素、生长激素、促黑激素、促脂解素、内啡肽等。这些激素进入血液循环,被输送到诸如甲状腺、肾上腺皮质、性腺等外周内分泌腺体以及乳腺、骨骼、肌肉等器官,刺激相应靶腺分泌特异性激素,并调节相应器官的功能。多种病因造成腺垂体垂体激素分泌不足,导致下游腺体(主要为性腺、甲状腺及肾上腺皮质)功能低下。

▶ **诊断与鉴别诊断**

(一) **诊断**

1. **病史** · ①存在腺垂体功能减退病史或存在导致腺垂体功能减退的基础疾病。②存在感染、呕吐、腹泻、脱水、寒冷、饥饿、创伤、应用安眠药或麻醉剂、终止激素替代治疗等诱因。③出现高热(体温>40℃)或低体温(体温<30℃)、低血糖、循环衰竭、水中毒、谵妄、昏迷等表现。

2. **临床表现** · 可以是单纯肾上腺皮质激素缺乏或甲状腺激素缺乏,也可两者同时出现。主要表现为胃肠道、心血管以及中枢神经系统的多系统症状。腺垂体功能减退发病一般较为隐匿,也可在垂体缺血坏死后短时间内发生,在诱发因素作用下数小时至数天内发生垂体危象。

(1) 呼吸系统：严重甲状腺激素缺乏的患者因舌体肥大、咽喉部及胸腹壁黏液性水肿、胸腔积液等原因，可出现阻塞性和（或）限制性通气障碍，出现呼吸困难、发绀、意识障碍。

(2) 循环系统：重度肾上腺皮质激素缺乏可使钠大量丢失，出现严重低钠血症，水分向细胞内转移，造成血容量降低，表现为脉搏细弱、皮肤干冷、心率过快或过缓、血压过低，甚至休克。

(3) 消化系统：肾上腺皮质激素缺乏可以导致胃酸分泌减少、吸收不良以及电解质紊乱，可在原有的厌食、腹胀、腹泻基础上，发展为恶心、呕吐，甚至不能进食。甲状腺激素缺乏可加重上述症状。

(4) 精神症状与神经系统：患者因低钠、低血糖、二氧化碳潴留、高热或低体温出现精神萎靡、烦躁不安、嗜睡、昏迷或谵妄。一般剂量的镇静剂和麻醉药即可使患者陷入长时期的昏睡乃至昏迷。

(5) 体温异常：单纯肾上腺皮质激素缺乏的患者因感染可表现为高热，合并甲状腺激素缺乏的患者表现为低体温。

(6) 低血糖：可表现为无力、出汗、视物不清、意识模糊甚至昏迷。

3. 体格检查

(1) 生命体征：注意体温、呼吸、心率、血压、指脉氧饱和度、神志等情况。

(2) 慢性腺垂体功能减退的表现：精神萎靡、反应迟钝、皮肤干燥、阴毛和腋毛脱落、眉毛稀疏、贫血貌、唇舌厚大、声音嘶哑、黏液性水肿。

(3) 垂体危象表现：高热（体温＞40℃）或低体温、休克、严重水肿、谵妄、昏迷。

4. 辅助检查

(1) 血常规：合并甲状腺功能减退的患者可出现贫血；合并感染患者，白细胞总数和中性粒细胞数明显升高。

(2) 生化：严重的低钠血症最为常见，血钠通常低于120 mmol/L，可出现高钾血症或低钾血症，血糖降低。

(3) 激素测定：血促肾上腺皮质激素、血皮质醇、促甲状腺激素、T_3、T_4、游离 T_3、游离 T_4、促卵泡激素、促黄体生成素、雌二醇、睾酮以及 24 h 尿游离皮质醇均降低。

(4) 影像学检查：磁共振成像薄层扫描作为首选，对于鞍区结构异常的阳性检出率最高。根据病因不同,可表现为下丘脑及垂体的占位病变、弥漫性病变、囊性变或空泡蝶鞍。无条件或不能够做 MR 检查的患者可以选择鞍区 CT 增强扫描,与 MRI 相比,其阳性检出率不高,但对于有鞍底骨质破坏或垂体卒中急性期的患者,CT 比 MRI 有价值。

(二)鉴别诊断

1. 低血糖・降糖药物的不合理使用是低血糖最常见原因,B超或 CT 排除胰岛素瘤以及肝脏肿瘤。

2. 精神疾病・癔症、精神分裂症等精神病患者通常无机体内环境的异常(低血糖、低血钠)。

3. 休克・常常有明确的细菌感染,过敏性、梗阻性或心源性因素,补液和使用血管加压药,血压容易上升。

4. 低钠血症・需排除心力衰竭、肝硬化、肾衰竭造成的稀释性低钠以及抗利尿激素分泌失调综合征、脑耗盐综合征等疾病。

▶ 监测与治疗

(一)监测

1. 监测生命体征・如体温、心率、血压、呼吸频率与节律、指脉氧饱和度、神志、尿量、中心静脉压。

2. 生化监测・血糖、电解质、血气分析、甲状腺激素、皮质醇。

(二)治疗

1. 纠正低血糖・先静脉注射 50% 葡萄糖 40~60 ml,继以 5% 葡萄糖盐溶液持续静脉滴注,液体中加入氢化可的松,每天 200~300 mg。

2. 纠正低钠血症・在补充肾上腺皮质激素的基础上补充氯化钠,每小时血钠升高<0.5 mmol/L,血钠>125 mmol/L 时不补钠,以防止脑桥中央髓鞘溶解症。

3. 纠正低体温・使用电热毯、输注 37℃ 液体使体温逐渐回升至 35℃ 以上,并在补充肾上腺皮质激素的基础上,给予小剂量甲状腺激素[左甲状腺素钠片(优甲乐)12.5 μg/d],意识不清的患者需经胃管给予甲状腺素。

4. 循环衰竭的处理・在监测中心静脉压和尿量的基础上,补充 5% 葡萄糖盐溶液。因糖皮质激素是去甲肾上腺素发挥收缩血管作用的必要条件,对于此类休克患者应在常规静脉补充糖皮质激素的前提下,使用缩血管药物。

5. 合并感染的处理・积极抗感染治疗,高热患者用物理降温,慎用解热镇痛药。

6. 合并尿崩症的处理・经胃管给予去氨加压素(弥凝)100 μg,每 8 h 1 次,服药期间应当密切关注患者的尿量,也可暂时给予垂体后叶素 1~2 U/h 泵入。

7. 合并垂体卒中的处理・给予大剂量糖皮质激素和止血剂,颅内压增高的患者给予甘露醇,严重颅内压增高、视力减退、昏迷、病情进行性恶化者,应手术减压。

垂体危象诊治流程见图 8-5-1。

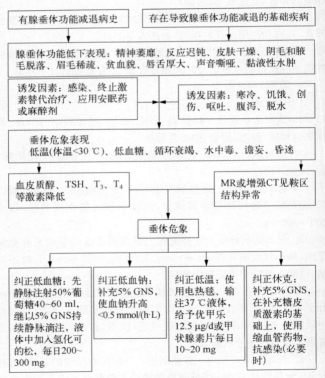

图 8-5-1　垂体危象诊治流程图

(徐昌盛)

六、肾上腺危象

▶ 概述

1. 定义·肾上腺危象又称急性肾上腺皮质功能减退症,是机体在不同诱因下肾上腺皮质激素绝对或相对分泌不足而出现肾上腺皮质功能急性衰竭所致的临床综合征。临床表现为神志障碍、腹痛、发热、脱水、低血压及休克、恶心、呕吐、难以解释的低血糖,常伴有低钠血症、高钾血症、氮质血症、高钙血症等电解质紊乱,是一种危及生命的内分泌急症。而危重病相关性皮质醇不足(CIRCI)是由于重症疾病导致皮质醇活性不足的一种综合征。

2. 病因学

(1) CIRCI:最常见于严重脓毒症(脓毒性休克)以及 ARDS 患者。

(2) 原发性肾上腺危象:主要病因是急性肾上腺皮质损伤。

(3) 继发性肾上腺危象:主要病因如下。①在慢性肾上腺功能减退(Addison病、肾上腺次全切除术及肾上腺结核等)的基础上合并感染、劳累、创伤、手术、分娩以及容量缺乏等应激状态。②长期应用激素治疗突然停药或减药。③垂体功能低下的患者,未补充激素时应用一些药物,如苯妥英钠、巴比妥类、利福平以及甲状腺素或胰岛素等。

3. 病理生理特点·①肾上腺功能不全主要影响炎症系统应答(过多的炎症)以及心血管功能(低血压)。②CIRCI 的主要发病机制是炎症系统的过度炎症应答,皮质醇不足以调解炎症转录因子的下调,皮质类固醇组织抵抗以及循环中游离皮质醇的不足。③肾上腺危象主要发病机制是急性肾上腺皮质激素分泌绝对或相对不足。

▶ 诊断与鉴别诊断

1. 临床表现

(1) 全身症状:精神萎靡、乏力。大多有高热,体温达 40℃以上。可出现中度、重度脱水，口唇及皮肤干燥、弹性差。

（2）循环系统：脉搏细弱、皮肤湿冷，四肢末梢冷而发绀，心率增快、心律不齐，血压下降、体位性低血压，虚脱，严重时出现休克。

（3）消化系统：厌食、腹胀、恶心、呕吐、腹泻、腹痛等。

（4）神经系统：精神萎靡、烦躁不安或嗜睡、谵妄或神志模糊，重症者可昏迷。低血糖者表现为无力、出汗，视物不清、复视或出现低血糖昏迷。

（5）泌尿系统：尿量减少、氮质血症，严重者可表现为肾功能衰竭。

（6）给予脓毒症休克患者足够的液体复苏及相应的血管活性药物治疗后，仍存在顽固性低血压是脓毒症并发肾上腺功能不全（AI）最常见的临床表现。

（7）当存在顽固性低钠血症、低血糖及难以纠正的休克等临床表现时，需要高度警惕是否发生了相对肾上腺功能不全（RAI），并及时进行血浆皮质醇水平检测。

2. 实验室检查

（1）基础皮质醇测定：重症患者皮质醇的分泌通常增加，且昼夜节律紊乱，故测定任意时间血清总皮质醇水平即可。美国重症医学会（SCCM）推荐以总皮质醇水平＜10 μg/dl 作为 CIRCI 的最佳诊断标准之一，其特异性高达 100%，但敏感性很低，仅为 19%。

（2）游离皮质醇测定：大部分皮质醇与皮质醇结合球蛋白（CBG）结合，约 10%皮质醇以具有生物活性的游离形式存在。游离皮质醇水平＜2.0 μg/dl 作为诊断 CIRCI 的界点，尤其对于白蛋白＜25 g/L 的重症患者，动态监测游离皮质醇浓度可减少不必要的糖皮质激素治疗。

（3）标准促肾上腺皮质激素（ACTH）快速兴奋试验（short corticotropin stimulation test，SST）：美国重症医学会推荐以随机时间皮质醇水平＜10 μg/dl 和（或）SST 后 Δ_{max}＜9 μg/dl 作为 CIRCI 最佳诊断标准。然而 250 μg 的 ACTH 剂量远超出生理最大刺激量，容易得出假阳性结果，因此 2012 年严重脓毒症和脓毒性休克治疗指南中建议脓毒性休克患者应先进行激素治疗，不需要等待 ACTH 兴奋试验结果。

（4）小剂量 ACTH 兴奋试验（low-dosecorticotropin stimulation test，LST）：小剂量 ACTH 更接近感染性休克患者的 ACTH 生理剂量（100 pg/dl），对早期 CIRCI 有较好的灵敏度。但由于试验剂量小，操作复杂，LST 无法广泛应用，因此 SCCM 尚未推荐使用 LST。

（5）美替拉酮试验：美替拉酮能阻断羟化酶，通过与细胞色素结合抑制皮质醇的产生，是非危重患者诊断的金标准。

3. 诊断

（1）CIRCI：①重症患者肾上腺功能不全的诊断基于随机的总血清皮质醇水平（"应激"皮质醇水平）或血清皮质醇对 250 μg 人工合成 ACTH 的反应（ACTH 刺激试验），即所谓的皮质醇增量而确定。②重症患者肾上腺功能不全的诊断标准最好采用 ACTH（250 μg）刺激后皮质醇增量 <9 μg/dl 或随机总皮质醇 <10 μg/dl。③大多数重症患者血中皮质类固醇结合球蛋白水平下降，游离皮质醇百分比相应增加。重症患者血清总皮质醇水平可能无法准确地反映游离皮质醇水平。④重症时不推荐常规检测游离皮质醇。⑤ACTH 刺激试验并不适用于需要糖皮质激素治疗的感染性休克或呼吸窘迫综合征的患者。⑥诊断 CIRCI 的标准分为单指标标准和多指标标准，ACTH 刺激试验是多指标标准。其他的单指标诊断方法有单独皮质醇水平（包括非应激状态下基础皮质醇水平和应激状态下任意皮质醇水平）、ACTH 水平、生长激素释放激素试验及胰岛素刺激试验等。

（2）肾上腺危象：主要根据病史、症状、体征以及相应辅助检查做出临床诊断。对于有慢性肾上腺皮质功能减退病史的患者，当有感染、劳累、创伤、手术、分娩以及容量缺乏等应激状态，或应用 ACTH、利福平、苯妥英钠等药物时，出现低血压、胃肠症状、神志改变和发热等表现时应考虑为肾上腺危象并开始治疗。

▶ 治疗

1. 药物治疗

（1）氢化可的松：是感染性休克，尤其是对液体复苏和升压药的反应不佳的患者,应该考虑的治疗策略。

(2) 小剂量糖皮质激素替代疗法:有利于血流动力学的稳定,缩短休克复苏时间,减少大剂量糖皮质激素带来的不良反应,现已得到多项临床试验证实。①小剂量糖皮质激素能显著降低合并肾上腺功能不全脓毒症患者的病死率。②小剂量糖皮质激素替代疗法基本以氢化可的松为主,剂量为 200~300 mg/d,平均疗程 5~7 d。

(3) 大剂量糖皮质激素:可导致许多并发症,包括降低机体抵抗力,增加多重感染机会,损害肝、肾功能,增加胃肠道出血的发生率等。

(4) 对于没有 RAI 的脓毒性休克患者,皮质类固醇治疗并不能降低病死率。

(5) 在重症患者中,氢化可的松、甲泼尼龙和地塞米松是最常用的糖皮质激素类药物,目前尚无研究比较三者的作用差异。

(6) 糖皮质激素治疗期间是否需要同时加用盐皮质激素仍无明确意见。

(7) 氢化可的松半衰期较短,为 8~12 h,所以使用中、小剂量氢化可的松治疗脓毒症合并肾上腺功能不全(AI)/相对肾上腺功能不全(RAI)时,建议静脉持续滴注,不再建议分次给药。

2. 注意事项

(1) 使用糖皮质激素的过程中,建议逐渐减量,不主张突然停药,因为骤然停用糖皮质激素容易引起反跳现象或撤药反应。

(2) 如果脓毒性休克患者经过液体复苏和升压药治疗能够纠正休克,则不建议静脉应用氢化可的松;若不能则建议静脉给予氢化可的松 200 mg/d。

(3) 脓毒症患者在没有出现休克时,临床上不推荐使用糖皮质激素,除非先前就存在 AI。

(4) 当停止使用升压药时,也应该逐渐停止使用激素。

肾上腺危象诊治流程见图 8-6-1。

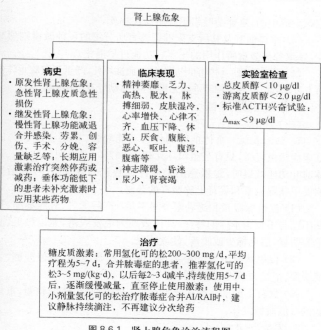

图 8-6-1 肾上腺危象诊治流程图

（张丽娜）

七、希恩综合征

▶ 概述

1. 概述·希恩综合征(Sheehan syndrome)是生育期妇女因产后腺垂体缺血性坏死导致的一种或多种垂体激素分泌不足所致的临床综合征,其本质为腺垂体功能减退而引发的一系列病理生理改变。

2. 病理生理改变

(1) 妊娠期垂体增生肥大,需氧量增多,对缺氧特别敏感。分娩后垂体迅速复旧,血流量减少,其分泌的各种激素亦相应迅速下降。

(2) 分娩时发生大出血,引起失血性休克,甚至发生 DIC 时,交感神经反射性兴奋引起动脉痉挛甚至闭塞,使垂体动脉血液供应减少或中断,垂体前叶组织细胞变性坏死。

(3) 垂体前叶及其所支配的靶器官所分泌的各种激素剧烈减少,导致各类激素所作用的靶器官功能过早退化。

(4) 病理表现:垂体前叶呈大片缺血性坏死,严重者仅腺垂体的后上方、柄部、中部与神经垂体无累及,垂体动脉有血栓形成。

► **诊断与鉴别诊断**

(一) 诊断

1. 临床表现·垂体前叶的代偿功能较强,坏死超过 75% 时临床症状极轻微,只有当组织坏死超过 90% 时才有明显症状。垂体前叶功能减退时,最敏感的是促性腺激素的分泌减少,其后影响促甲状腺激素和促肾上腺激素的分泌。

(1) 促性腺激素和泌乳素分泌不足:产后无乳、乳腺萎缩、长期闭经与不育为本症的特征,具体表现为毛发脱落,尤以腋毛、阴毛为明显,眉毛稀少或脱落,性欲减退。

(2) 促甲状腺激素分泌不足:畏寒、食欲减退、精神抑郁、表情淡漠、记忆力减退、行动迟缓。

(3) 促肾上腺皮质激素分泌不足:极度疲乏、体力软弱,重症病例有低血糖发作。

2. 实验室检查

(1) 下丘脑-垂体-性腺轴功能检查:血 FSH、LH 及雌二醇。

(2) 下丘脑-垂体-甲状腺轴功能检查:T_3、T_4、FT_3、FT_4、TSH 均低于正常。

(3) 下丘脑-垂体-肾上腺皮质轴功能检查:24 h 尿 17-羟皮质类固醇、游离皮质醇及血皮质醇均低于正常,血 ACTH 可降低。

(4) 下丘脑-垂体-生长激素轴功能检查:80% 以上患者 GH 储备降低,胰岛素低血糖试验是诊断的金标准。

(二) 鉴别诊断

本病鉴别诊断包括神经性厌食、多靶腺功能减退、西蒙病、遗传性腺垂体功能减退。

► **治疗**

1. 一般治疗·加强营养,适当运动,补充维生素、钙剂,治疗贫血等,但不宜过度饮水。

2. 药物治疗

(1) 肾上腺皮质激素:最为重要,且应优先于甲状腺激素的补充,以免诱发肾上腺危象。口服可的松或氢化可的松,有水肿者改用泼尼松或地塞米松。当有感染、发热、创伤、手术时,剂量应适当增加。

(2) 甲状腺素片:需从小剂量开始,以免加重肾上腺皮质负担,诱发危象。一般在服用肾上腺皮质激素几天之后开始服用。

(3) 性激素:可采用人工周期疗法,中年以上者可以不用,青年患者口服己烯雌酚,最后 5 d 加用黄体酮,停药 3~7 d 后如月经来潮,可在出血后 5 d 重复使用。有生育要求者为促排卵,可联合应用 HMG 或 HCG,效果良好。

3. 垂体危象的处理

(1) 补液:快速静脉补充 50%葡萄糖溶液 40~60 ml,继以 10%葡萄糖盐溶液静脉滴注,以抢救低血糖及失水。液体中加入氢化可的松,每日 200~300 mg,或用地塞米松注射液静脉或肌内注射。

(2) 低体温或高热:低体温者热水浴、电热毯复温至体温 35℃以上,并给予小剂量甲状腺激素;高热者用物理降温法降温。

(3) 水中毒:口服泼尼松 10~25 mg,或可的松 50~100 mg,或氢化可的松 40~80 mg,以后每 6 h 用 1 次;不能口服者用氢化可的松 50~200 mg(地塞米松 1~5 mg)加入 50%葡萄糖 40 ml 缓慢静脉滴注。

(4) 禁用或慎用吗啡等麻醉剂,巴比妥安眠剂、氯丙嗪等中枢神经抑制剂及各种降血糖药物,防止诱发昏迷。

希恩综合征诊治流程见图 8-7-1。

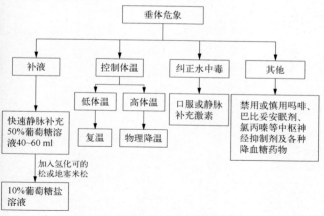

图 8-7-1 希恩综合征诊治流程图

(李 卿)

第九章
重症营养

一、营养监测与评估

▶ **概述**

1. 营养风险・指疾病或治疗导致发生营养不良的风险。

2. 营养风险筛查・发现有风险的患者,当给予营养支持时,临床结局将明显得到改善,建议对所有患者进行营养风险评估(表9-1-1)。

表 9-1-1　NUTRIC 营养评估表

评估项目	得分			
	0	1 分	2 分	3 分
年龄(岁)	<50	50~74	≥75	
APACHE Ⅱ 评分	<15 分	15~19 分	20~27 分	≥28 分
SOFA 评分	<6 分	6~9 分	≥10 分	
引发器官功能不全	0~1 项	≥2 项		
入 ICU 前的住院时间(天)	0	≥1		
IL-6(μ/L)	0~399	≥400		
总分				

注:0~5 分提示营养不良风险低,6~9 分提示营养不良风险高。

▶ **营养监测**

(一)临床监测

1. 临床体征・①患者精神状态;②生命体征,如体温、脉搏、血压;③水肿或脱水征象。

2. 营养参数・①食欲;②经口摄入和通过各种途径摄入总量;③胃肠道功能。

3. 人体测量・①每日体重(监测体液平衡具有重要作用);②每周体重(监测组织生长和 BMI 的长期变化);③每周中臂围和皮褶厚度(体重称量困难时的有用指标)。

4. 功能・下列功能测定非常有用,但不是绝对必需的。①握力测定(测定肌肉力量);②呼气流速峰值(反映呼吸肌力量);③情绪评分;④生活质量评估;⑤日常生活互动评分(老年人)。

5. 液体平衡记录表 · 每日测定体重是评估液体平衡的最好方法,尽管液体平衡记录表本身存在不足,但仍不失为一项监测尿量、瘘的丢失量和胃肠减压等的有效方法。

(二)临床营养实验室监测

1. 氮平衡 · 测定和比较人体摄入氮量和排出氮量之间的关系。

2. 营养状态的蛋白质标记物

(1)白蛋白(ALB):半衰期长,不适用于营养支持效果的监测。

(2)转铁蛋白(TRF):受铁剂的影响而不适用于监测。

(3)视黄醇结合蛋白(RBP):测定费用高,且血浆浓度容易受肾功能和维生素 A 的影响。

(4)前白蛋白(TTR):最适合用于营养支持效果监测的蛋白质。TTR 受肝脏疾病、创伤后重新分布和稀释等影响。反映血浆炎症状态的标记蛋白必须和 TTR 一起测定(如 C 反应蛋白、α_1 糖蛋白酸)等。当 CRP 稳定时,如果 TTR 血浆浓度下降,可能是营养状况受损引起(表 9-1-2)。

表 9-1-2 血浆 TTR 和 CRP 变化说明

C 反应蛋白	前白蛋白	说明
—	↓	营养状况受损
—	↑	营养状况改善
↓	↑	炎症减轻(有无营养状况改善)
↑	↓	炎症反应

TTR 可反映预后,已经证实,在接受足够营养支持的危重患者中,如仍有持续性低水平 TTR,预示发生并发症和死亡的可能。血浆 TTR 应至少每 3 d 检测一次,每日的变化比单个绝对值更为重要。

3. IGF-1 和其结合蛋白 · 血浆 IGF-1 及其结合蛋白的水平,尤其是 BP3,随营养状况而变化,具有较高敏感性和相对特异性。

4. 3-甲基组氨酸(3-MH)的排泄值 · 作为肌蛋白分解的指标。3-MH 在尿中的排泄可反映肌肉的分解情况,尤其能反映骨骼肌的分解情况(如以 3-MH/肌酐表示)。3-MH/肌酐的正常值是 0.23 ± 0.07,与性别和年龄无关。3-MH 的精确测量主要取决于 24 h 尿收集是否完全。实际上,3-MH 必须 1 周连续测 3 次,其结果每 3 d 为 1 组。

5. 免疫学指标·淋巴细胞计数因受疾病影响而缺乏特异性。皮肤敏感性试验对检测短期营养治疗的疗效并不敏感。

6. 微量营养素·可根据需要检测微量元素(尤其是锌和硒)和维生素(尤其是维生素 C、维生素 D、维生素 E、维生素 B_6 等)。然而在大多数病例中,缺乏微量元素及维生素的可靠易测的检测标记物。

营养风险评估和营养评估流程见图 9-1-1。

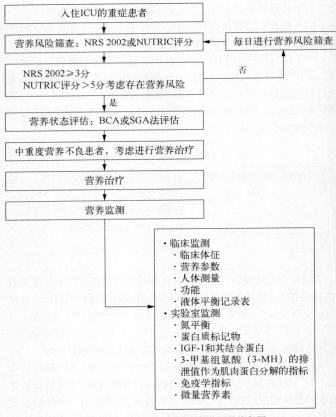

图 9-1-1　营养风险评估和营养评估流程图

(莫　敏)

二、肠内营养策略与途径

▶ 适应证和禁忌证

1. **适应证** · 如果患者胃肠道功能存在,但不能或不愿进食以满足自身营养需求,就应考虑通过各种途径给予肠内营养。原则上,肠内营养液的输注部位应该是具有吸收功能的胃肠道(GI),但如果胃肠道功能受损,有时可给予特殊的肠内营养制剂,如肽类配方可以克服胃肠道的不耐受,又可避免使用肠外营养。

2. **禁忌证** · 以下情况属于肠内营养禁忌证:①衰竭、严重感染及手术后消化道麻痹所致的肠功能障碍;②完全性肠梗阻;③无法经肠道给予营养,如严重烧伤、多发性创伤;④有可能增加机会性感染的情况则为管饲的相对禁忌证,如上颚-面部手术或抗肿瘤治疗。

▶ 肠内营养的途径

进入消化道的途径很多,具体视胃肠道的病理情况、预计应用管饲的持续时间和最适合患者的途径而定(如图 9-2-1),具体途径包括:

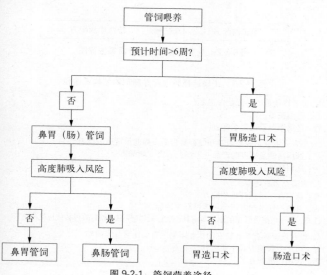

图 9-2-1　管饲营养途径

口服、鼻胃管、鼻十二指肠管/空肠管、经皮内镜下胃造口(PEG)、经皮内镜下空肠造口(PEJ)、术中胃/空肠造口、管饲营养途径。

▶ **肠内营养制剂的选择**

根据当地的实践经验、习惯和现成的产品,帮助大多数患者选择适宜的肠内营养制剂。可借助图 9-2-2 和表 9-2-1 所述的结构式方法,帮助临床选择出最佳的营养支持方案。

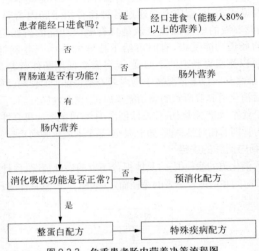

图 9-2-2　危重患者肠内营养决策流程图

表 9-2-1　正确选择肠内营养制剂的结构式途径

1. 患者胃肠道的功能是否正常?
是:选用整蛋白配方
否:选用半要素或要素配方
2. 患者入液量是否要限制和(或)是否需要高能量密度的配方?
是:选用高能量密度的产品并考虑是否需专病配方
否:选用标准方
3. 患者是否有便秘?
是:选用含不溶性纤维的配方
否:可选用标准配方或含可溶性纤维的配方
注意:由于可溶性纤维的配方具有其他的益处(如控制血糖),故可替代标准配方
4. 患者是否具有某些特殊的饮食限制或有其他营养需要?
是:可予专病配方或小儿配方
否:选用标准配方。

商品化的肠内营养制剂的选择范围很广。最合适的营养制剂应该个体化,并且在保证最大吸收率前提下,输入胃肠道的位置越高越好。

▶ **管饲营养的管理**

1. 管饲营养的原则 · ①必须满足所有的营养需求(包括所有的微量元素);②输注系统必须能尽量减少被污染的机会(规范的操作、尽可能减少接口等);③如要经喂养管注入药物,必须征得药剂师的许可(以避免喂养管堵塞和药物-营养素的相互作用)

2. 管饲营养制剂的输注方式 · ①间歇推注法(bolus):< 30 ml/min;②间歇滴注法(intermittent):输注 3 h,休息 2 h;③夜间输注法(overnight):夜间输注;④连续输注法(continuous):可长达 20 h。

▶ **肠内营养并发症**

肠内营养的胃肠道及机械性并发症见表 9-2-2。

表 9-2-2 肠内营养的胃肠道并发症与机械性并发症

胃肠道并发症 (30% ~ 38%)	机械性并发症 (2% ~ 10%)
腹痛	鼻炎、耳炎、腮腺炎
腹胀	咽炎、食管炎
恶心和呕吐	肺吸入
食管反流	食管糜烂
腹泻	导管错位
吸收不良	导管阻塞
胃肠道出血	穿孔
肠梗阻	

1. 胃肠道并发症 · ①腹泻:最常见的并发症,发生率较广(2%~63%);②恶心、呕吐;③便秘。

2. 机械性并发症 · ①吸入;②喂养管相关并发症;③导管阻塞。

3. 代谢并发症 · 见表 9-2-3。

表 9-2-3　常见肠内营养代谢并发症

类型	原因	处理方法
低钠血症	水分过多	更换配方,限制液体
高钠血症	液体摄入不足	增加自由水
脱水	腹泻、液体摄入不足	评估腹泻原因,增加自由水摄入
高血糖	能量摄入过量、胰岛素不足	评估能量摄入,调整胰岛素剂量
低钾血症	腹泻、再喂养综合征	纠正钾缺乏,评估腹泻原因
高钾血症	钾摄入过量、肾功能不全	更换配方
低磷血症	再喂养综合征	增加磷摄入,减少能量负荷
高磷血症	肾功能不全	更换配方

4. 再喂养综合征 · 重度营养不良或长期禁食患者再次喂养时可能会出现再喂养综合征。

▶ 简易胃肠功能评分方法

简易胃肠功能评分方法见表 9-2-4。

表 9-2-4　肠功能评分量表

评价内容	计分内容			
	0	1分	2分	5分
腹胀/腹痛	无	轻度腹胀,无腹痛	明显腹胀,或腹痛自行缓解,或腹内压 15~20 mmHg	严重腹胀,或腹痛不能自行缓解,或腹内压>20 mmHg
恶心/呕吐	无或持续胃减压无症状	恶心,但无呕吐	恶心、呕吐(不需胃肠减压),或 GRV>250 ml	呕吐且需胃肠减压,或 GRV>500 ml
腹泻	无	稀便3~5次/天且量<500 ml	稀便≥5次/天且量为500~1 500 ml	稀便≥5次/天且量≥1 500 ml

重症患者肠内营养诊治流程见图 9-2-3。

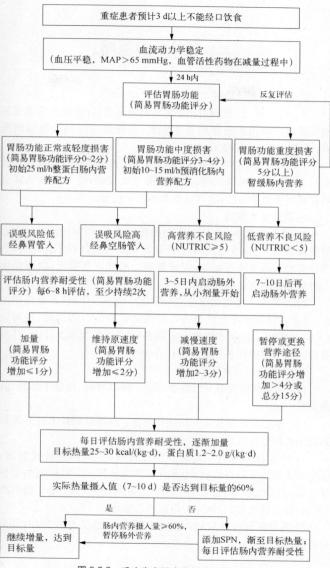

图 9-2-3 **重症患者肠内营养诊治流程图**

（莫 敏）

三、肠外营养策略

▶ 适应证和禁忌证

1. 适应证·①胃肠道功能障碍的重症患者；②由于手术或解剖问题禁止使用胃肠道的重症患者；③有尚未控制的腹部情况者：如腹腔感染、肠梗阻、肠瘘等。

2. 禁忌证·①早期复苏阶段、血流动力学尚未稳定或存在严重的水电解质与酸碱失衡；②严重肝功能衰竭；③急性肾功能衰竭存在严重氮质血症；④严重高血糖尚未控制。

▶ 肠外营养途径

1. 经外周静脉（PVC）·①短期肠外营养（PPN）者（避免中心静脉置管的危险性）；②当中心静脉置管是禁忌证或不能施行时；③导管相关感染或败血症，应避免中心静脉置管数天，以防止中心静脉导管细菌定植。

PPN 适用于接受低渗透压（<1 200 mOsm/L）营养液短期治疗，且有较好周围静脉的患者。需高能量和（或）蛋白质、电解质（尤其钾）输入，有液体超负荷危险和（或）长期营养支持者，且没有较好的周围静脉条件的均不适合 PPN。

2. 经中心静脉（CVC）

（1）常选择的静脉导管穿刺部位：颈内静脉、锁骨下静脉、股静脉。

（2）中心静脉导管置管相关并发症：包括早期技术性并发症和晚期机械性并发症。

1）早期技术性并发症：①置管失败；②局部血肿或脓肿；③穿刺点或皮下隧道出血；④导管错置或移位；⑤动脉损伤；⑥导管栓塞；⑦空气栓塞；⑧心律失常；⑨血胸；⑩气胸；⑪心包积液（积血）和心脏压塞；⑫胸导管损伤和乳糜胸。

2）晚期机械性并发症：①血栓形成；②感染性并发症；③意外拔管。

3. 经外周中心静脉置管(PICC)。

▶ **肠外营养输注系统**

1. 多瓶输注系统(multiple bottle system，MRS)·通常用 $0.5\sim1$ L 的输液瓶并联或串联输注氨基酸、葡萄糖和脂肪乳剂。电解质和维生素分别添加在各个输液瓶中，在不同的时间输注。

2. 全合一输注(all-in-one，AIO，3 - in - 1)·将所有肠外营养成分混合在一个容器中输注。

▶ **肠外营养方案**

1. 全肠外营养(total parental nutrition，TPN)·所有营养素均须经静脉输入，不经肠道摄入。

2. 部分肠外营养·部分食物经胃肠摄入，其余营养素由静脉输注。

3. 肠外营养处方需考虑的因素

(1) 能量：避免摄入过度或不足，可依据基础能量消耗(BEE)的 Harris-Benedict(H - B)公式。BEE 乘以创伤和活动系数能获得总能量消耗值。

(2) 氨基酸：健康成人的基本需要量是 $0.8\sim1.0$ g/(kg·d)。但是在严重分解代谢、明显蛋白质丢失或重度营养不良时需要增加，可增加至 $1.5\sim2.0$ g/(kg·d)。

(3) 水和电解质：液体量必须同时将水和电解质计算入内。

(4) 葡萄糖和脂肪乳剂：葡萄糖是肠外营养中唯一的碳水化合物。脂肪提供能量应占总能量的 $25\%\sim40\%$。

(5) 微量营养素：微量元素和维生素的混合制剂应提供每日所需量。

(6) 特殊营养物质添加：如谷氨酰胺、ω - 3 脂肪酸等。

▶ **肠外营养代谢性并发症**

肠外营养代谢性并发症分为亚临床性代谢性并发症、急性代谢性并发症和慢性(长期)代谢性并发症(表 9-3-1)。

表 9-3-1　肠外营养代谢性并发症

并发症	预防和治疗
营养素缺乏	
电解质缺乏：钾、镁、磷、钙	血、尿电解质检测，防止缺乏
微量元素缺乏：铁、锌、铜、硒等	症状监测（皮肤改变、血液系统改变），足量给予
维生素缺乏：维生素 B_1、维生素 B_2、维生素 B_6、维生素 B_{12}、维生素 C、叶酸、维生素 A、维生素 E	症状监测，足量给予
必须脂肪酸缺乏	每周至少提供 20% LCT 500 ml
急性代谢性并发症	
水、电解质紊乱	合理调节水、电解质代谢，每日称重和定期生化监测
高血糖和低血糖	连续 TPN 输注，血糖监测，必要时给予胰岛素
高血钙	康复治疗，避免维生素 D 中毒
高甘油三酯	监测血脂，根据耐受性调整脂肪乳剂剂量
肝脏脂肪变性	减少碳水化合物摄入，避免过度营养，周期性肠外营养支持
慢性代谢性并发症	
肠外营养相关肝脏疾病（PNALD）	尽早肠内营养，预防细菌过度生长，应用牛磺酸、熊去氧胆酸、胆囊收缩素、维生素 E
骨病	调整维生素 D 剂量，康复治疗，避免铝中毒

重症患者肠外营养支持流程见图 9-3-1。

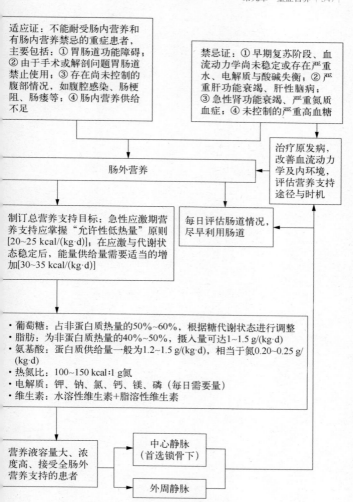

图 9-3-1　重症患者肠外营养支持流程图

（莫　敏）

第十章
重症感染

一、高热

▶ **概述**

1. 定义·由于多种不同原因导致人体产热大于散热,使体温超过正常范围,称为发热(fever)。临床上按体温高低将发热分为低热、中度热、高热及超高热。所谓低热,指腋温 37.5~38℃,中度热为 38.1~39℃,高热 39.1~40℃,超高热则为 40℃以上。发热时间超过 2 周为长期发热。

2. 病理生理·发热是由于发热激活物作用于机体,进而导致内生致热原(EP)产生并入脑后作用于体温调节中枢,进而造成发热中枢介质释放而引起体温调定点改变,最终引起发热。常见的发热激活物有来自体外的外致热原,如细菌、病毒、真菌、螺旋体、疟原虫等;也有来自体内的,如抗原抗体复合物、类固醇等。还有一部分来自非致热原,常见于以下几种情况:①体温调节中枢直接受损,如颅脑外伤、出血、炎症等;②引起产热过多的疾病,如癫痫持续状态、甲状腺功能亢进等;③引起散热减少的疾病,如广泛性皮肤病、心力衰竭等。恶性高热(malignant hyperthermia,MH)属于非感染性发热。

▶ **诊断与鉴别诊断**

发热原因一般分为急性感染性疾病和非感染性疾病两大类。前者最为多见,如细菌、病毒引起的呼吸道、消化道、尿路及皮肤感染等;后者主要由变态反应性疾病,如药物热、血清病以及自主神经功能紊乱和代谢疾病引起。发热的诊断与鉴别诊断需从病史、体格检查、热型以及辅助检查多方面综合考虑。

1. 病史与体格检查·详细询问病史(包括流行病学资料)、认真系统地体格检查非常重要,如起病缓急、发热期限与体温的高低、伴随症状及对治疗的反应等。

2. 分析热型·临床上各种感染性疾病具有不同的热型。了解热型对于诊断、判断病情、评价疗效和预后均有一定的参考意义。

（1）稽留热（continued fever）：是指体温恒定维持在39～40℃或以上的高水平，达数天或数周，24 h 内体温波动范围不超过 1℃。常见于大叶性肺炎、斑疹伤寒及伤寒高热期。

（2）弛张热（remittent fever）：又称败血症热型。体温常在39℃以上，波动幅度大，24 h 内波动范围超过 2℃，但都在正常水平以上。常见于败血症、风湿热、重症肺结核及化脓性炎症等。

（3）间歇热（intermittent fever）：体温骤升达高峰后持续数小时，又迅速降至正常水平，无热期（间歇期）可持续 1 d 至数天，如此高热期与无热期反复交替出现。常见于疟疾、急性肾盂肾炎等。

（4）波状热（undulant fever）：体温逐渐上升达 39℃或以上，数天后又逐渐下降至正常水平，持续数天后又逐渐升高，如此反复多次。常见于布氏杆菌病。

（5）回归热（recurrent fever）：体温急剧上升至 39℃或以上，持续数天后又骤然下降至正常水平。高热期与无热期各持续若干天后规律性交替一次。可见于霍奇金（Hodgkin）病等；

（6）不规则热（irregular fever）：发热的体温曲线无一定规律，可见于结核病、风湿热、支气管肺炎、渗出性胸膜炎等。

3. 辅助检查 要根据具体情况有选择地结合临床表现进行分析判断。辅助检查包括：血常规、尿常规、病原学检查（直接涂片、培养、特异性抗原抗体检测、分子生物学检测等）、X 线、B 超、CT、MRI、组织活检、骨髓穿刺等。PCT 和 CRP 等有助于对感染的诊断。

必要时可行的检查包括肥达反应、外斐反应、嗜异性凝集试验、冷凝集试验等，均有助于鉴别诊断。风湿热或类风湿病应分别进行抗链球菌溶血素 O 或类风湿因子检查。疑似病毒感染且有条件者，可行免疫学方面的早期快速诊断检查。免疫缺陷病致反复感染者可行血清免疫球蛋白及细胞免疫与补体测定。血液病宜行骨髓象检查。怀疑结核病则需进行结核菌素试验。

4. 不明原因发热(fever of unknown origin，FUO)·①发热持续时间≥3周；②体温多次＞38.3℃；③经≥1周完整的病史询问、体格检查和常规实验室检查后仍不能确诊。FUO本身是症状诊断，不是疾病诊断。

▶ 监测与治疗

对高热患者应积极监测生命体征和内环境变化，及时适当降温，以防惊厥及其他不良后果。对既往有高热惊厥史或烦躁不安的患者，在降温同时给予镇静药。发热待诊者，应尽可能查明原因，可暂不给予特殊治疗，否则将改变热型，模糊临床征象，延误诊断。

1. 降温

(1) 物理降温：置患者于阴凉、空气流通处。用冷温毛巾或冷水袋敷头额、双侧腋下及腹股沟等部位，或用布包裹冰袋枕于头部或放置于上述部位，或应用冰毯。可用乙醇(30%～50%)于四肢、躯干两侧及背部擦浴，也可用冷生理盐水(30～32℃)洗胃或灌肠，或者将静脉液体适当降温后输注。

(2) 药物降温：对未成熟儿、小婴儿与体弱儿，一般不用解热剂降温。

2. 补充水、电解质及器官功能监测·高热时不显性水分丢失增多，加之食欲减退，应及时补充水分和电解质。口服有困难者给予静脉补液，并注意热量的供给。

3. 积极寻找病因及原发病处理·对于由感染引起的高热，应根据病情选用有效抗菌药物治疗。对局部感染病灶要及时清除。因非感染性疾病所致的高热，也需根据不同病因采取相应的治疗措施。

高热诊治流程见图 10-1-1。

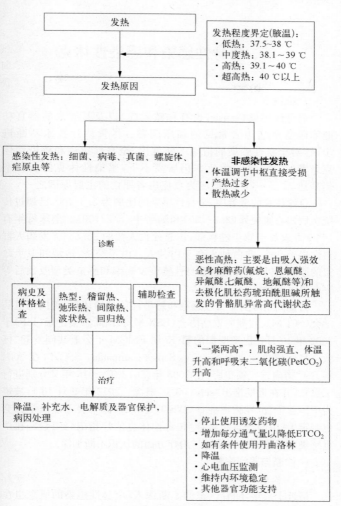

图 10-1-1　高热诊治流程图

（杨从山）

二、全身性感染和感染性休克

▶ **概述**

全身性感染(sepsis,也有称脓毒症)以及其导致的器官功能障碍是重症患者常见的临床问题。尽管诊疗技术不断进步,针对全身性感染的指南不断推出,全身性感染和感染性休克患者的发病率和病死率仍居高不下,感染性休克的病死率仍高达 30%～70%,已成为重症患者死亡的主要原因之一。

急诊住院的患者中,全身性感染的比例为 3.3/100,已超过传统疾病如心肌梗死(2.3/100)和脑卒中(2.2/100)。全球每年有 1 500 万人死于感染性疾病,占总死亡人数的 25.5%。发病人群男性多于女性,非白种人高于白种人。由于经济、地域和卫生政策的原因,各国家和地区全身性感染发病率和感染类型及预后等存在很大差异。

为提高全球对全身性感染和感染性休克的认识,美国危重病学会(SCCM)、欧洲危重病协会(ESICM)和国际感染论坛(ISF)于 2002 年 10 月在巴塞罗那的第 15 届 ESICM 年会上共同发起"拯救全身性感染运动(Surviving Sepsis Campaign, SSC)",在 2004 年 SSC 指南首次颁布后,在 2008 年、2012 年、2016 年又分别进行了更新,并在近期推出"sepsis 3.0"概念。2012 年 9 月 13 日被定为中国首个"世界脓毒症日(WSD)"。中华医学会重症医学分会也制定了《中国严重脓毒症/脓毒性休克治疗指南(2014)》,在严重感染和感染性休克诊断与治疗方面的认识不断加深。

▶ **诊断与鉴别诊断**

(一)诊断

最近十余年,随着认识的不断深入,全身性感染的概念也在不断改变。

1. sepsis 1.0 · 1991 年在芝加哥召开美国胸科医师学会和危重病医学会(ACCP/SCCM)联席会议,将感染或创伤引起的持续全身炎症反应失控的临床表现命名为全身炎症反应综合征(systemic inflammatory response syndrome, SIRS),并制定了相应的诊断标准(符合两项或两项以上)(表 10-2-1)。全身性感染(sepsis)是指由感染引起的 SIRS;严重感染(severe sepsis)是感染合并器官功能障碍;感染性休克(septic shock)是指严重感染出现顽固性低血压(尽管给予充分的液体治疗仍然有低血压存在)。

表 10-2-1　SIRS 诊断标准

项目	诊断标准
体温	>38℃或<36℃
心率	>90 次/分
呼吸	呼吸频率>20 次/分,或动脉血二氧化碳分压($PaCO_2$)<32 mmHg(1 mmHg=0.133 kPa)
白细胞计数	外周血白细胞>$12×10^9$/L 或<$4×10^9$/L 或幼稚杆状白细胞>10%

注:符合 4 项中 2 项及以上者,诊断为 SIRS。

SIRS 标准敏感性过高,特异性差,也有很多明确存在感染和器官功能障碍,但不符合 SIRS 诊断标准的,导致全身性感染诊断困难。

2. sepsis 2.0 · 2001 年国际 sepsis 大会(International Sepsis Definitions Conference)认识到了 SIRS 定义的局限性,希望以生物标志物(biomarker)来定义全身性感染,提出了更多诊断条件,包括一般性指标(体温、心率、呼吸、神志、水肿情况、血糖的异常)、炎症指标[白细胞、C 反应蛋白(C-reaction protein, CRP)及降钙素原]、血流动力学指标(血压、心排血量)、器官衰竭评估指标(sequential organ failure assessment, SOFA)及组织灌注指标(乳酸、毛细血管再充盈)总共 21 项指标,协助全身性感染诊断。但由于指标过于繁琐,且无足够科学证据,临床实际应用并不广泛。

3. sepsis 3.0 · 2016 年第 3 次国际脓毒症暨脓毒症休克共识会 (International Consensus Definitions for Sepsis and Septic Shock)定义脓毒症为宿主对感染的失调反应导致危及生命的器官功能障碍,诊断脓毒症的临床条件为当患者在怀疑或确定感染的前提下,全身性感染相关性器官功能衰竭评分(sepsis-related organ failure assessment, SOFA)超过 2 分。

由于 SOFA(表 10-2-2)多项指标(肝、肾及凝血功能)需验血才能得知,对非重症监护病房的患者评估是否有脓毒症较为不易,专家筛选了 3 项床边即时可获得的指标(qSOFA),即神志改变,收缩压≤100 mmHg(1 mmHg=0.133 kPa),或呼吸频率≥22 次/分,发现 qSOFA≥2 对非 ICU 且怀疑脓毒症的患者是否死亡或需要超过 3 天的 ICU 治疗的预测能力与 SOFA 相似,但若用 qSOFA 评估重症监护病房患者时,其预测力较 SOFA 降低。由于 qSOFA 具备可在 ICU 外快速筛选脓毒症患者的优势,sepsis 3.0 建议当在重症监护病房外发现患者符合 2 个 qSOFA 条件时,即应更积极的治疗或进入重症监护病房观察。

表 10-2-2 全身性感染相关性器官功能衰竭评分 (SOFA)

器官系统	分值				
	0	1分	2分	3分	4分
呼吸：PaO_2/FiO_2 (mmHg)	>400	301~400	<301(没有呼吸支持)	101~200(有呼吸支持)	≤100(有呼吸支持)
(kPa)	>53.2	40.0~53.1	<40.0(没有呼吸支持)	13.4~26.6(有呼吸支持)	≤13.3(有呼吸支持)
凝血：血小板 ($\times10^9$/L)	>150	101~150	51~100	21~50	≤20
肝脏：胆红素 (mg/dl)	<1.2	1.2~1.9	2.0~5.9	6.0~11.9	>12.0
(μmol/L)	<20	20~32	33~101	102~204	>204
心血管：低血压	MAP>70 mmHg	MAP<70 mmHg	多巴胺≤5.0 μg/(kg·min),或任何剂量的多巴胺,或任何剂量的米力农,或任何剂量的左西孟旦	多巴胺>5.0 μg/(kg·min),或肾上腺素≤0.1 μg/(kg·min),或去甲肾上腺素≤0.1 μg/(kg·min),或任何剂量的垂体后叶素,或任何剂量的阿拉明,或任何剂量的苯肾上腺素	多巴胺>15.0 μg/(kg·min),或肾上腺素>0.1 μg/(kg·min),或去甲肾上腺素>0.1 μg/(kg·min)
格拉斯哥昏迷评分(GCS)(分)	15	13~14	10~12	6~9	<6

（续表）

器官系统	分值				
	0	1分	2分	3分	4分
肾脏：血肌酐（mg/dl）	<1.2	1.2~1.9	2.0~3.4	3.5~4.9	>5.0
（μmol/L）	<110	110~170	171~299	300~440	>440
，或尿量				或<500 ml/d	或<200 ml/d

Sepsis 3.0 主要为在 ICU 外的医护人员制定一个简洁的方法，从而快速筛选出脓毒症患者，转入 ICU 进行积极治疗。同时，在进行临床试验及流行病调查时，使用新版的脓毒症定义与临床最关心的终点——病死率有较好的相关。但也有学者提出不同的意见：①全身性感染新定义特别小组成员未包括中低收入国家的成员，没有广泛的代表性；②在与 qSOFA 的比较中，SIRS 标准虽特异性差，但敏感度高，对于筛查指标而言，应更强调敏感度；③绝大部分全身性感染患者首诊在基层医院，而基层医生对 SOFA 评分系统并不常用；④qSOFA 中，收缩压和呼吸频率的阈值欠妥，如果某患者的基础血压在 90~100 mmHg，再有焦虑和疼痛使呼吸频率在 22~25 次/分，则该患者会被认为有器官功能障碍；⑤qSOFA 容易被理解为全身性感染的筛查指标，使人产生 qSOFA 阳性的患者都应该按照全身性感染进行治疗的错觉，而忽略了对许多严重疾病（如心源性休克、肺栓塞等）进行鉴别。

4. 感染性休克·既往临床上感染性休克诊断需符合以下标准：①有明确感染灶；②有全身炎症反应存在；③收缩压<90 mmHg，或较原来基础值下降 40 mmHg，经液体复苏后 1 h 不能恢复或需血管活性药维持；④伴有器官组织的低灌注，如尿量<30 ml/h，或有急性意识障碍等；⑤血培养可能有致病微生物生长。

近年来，随着"sepsis 3.0"的颁布，感染性休克定义为经过充分的液体复苏，仍需要血管活性药物以维持平均动脉压≥65 mmHg，且血清乳酸水平>2 mmol/L。

（二）鉴别诊断

诊断全身性感染时需注意与非感染性疾病，如血液系统疾病、结缔组织病、心源性肺水肿等鉴别。当患者出现循环功能障碍时，应结合病史、辅助检查（包括血流动力学监测），积极与其他类型的休克如低血容量性休克、心源性休克、梗阻性休克等鉴别。床旁超声有助于休克类型的快速判定。

▶ 治疗

脓毒症指南建议当怀疑有脓毒症时,要尽早筛查以辅助诊断,在病因处理基础上积极行感染灶引流,早期正确选用抗菌药物治疗,早期血流动力学支持以及各重要脏器功能支持与保护等。

1. 感染源筛查和积极引流是治疗根本·尽早明确感染源及致病菌有利于感染的控制。应该及时寻找感染源(如肺部感染、血流感染、坏死性软组织感染、腹膜炎、胆管炎、肠梗阻),尽可能在抗菌药物使用前留取标本,并进行病原微生物培养+药敏试验,为目标性使用抗菌药物提供依据。留取标本的部位包括:不同部位的血标本[至少 1 份外周血和每根导管的导管血(导管留置大于 48 h)]和相应可疑感染部位的标本(如尿培养、脑脊液培养、伤口培养、痰培养或引流液)。除了借助临床表现和体格检查,应充分利用床旁 B 超及影像学检查筛查可疑感染灶。一旦诊断明确需考虑外科清创引流,如果条件允许,应该在诊断感染后 12 h 内完成。

2. 早期有效抗菌治疗可明显改善患者预后·早期有效的抗菌药物治疗能够明显降低严重感染和感染性休克的病死率。一旦发现患者出现严重感染和感染性休克,应在 1 h 内给予有效的抗菌药物治疗。如果留取标本(如血培养),不应延误抗菌药物使用,应在抗菌药物使用前先留取标本进行培养。早期经验性抗感染治疗不仅需要早期给药,而且抗菌药物覆盖面要广。抗菌药物可以单用或者联合使用,其抗菌谱应该能够覆盖可疑病原菌。值得强调的是,抗菌药物的选择还需关注其组织穿透能力,保证有足够的组织浓度以杀灭感染源中的病原菌。患者在治疗过程中,每日都需要对抗菌药物疗效进行评价,以期目标性抗感染治疗以降低细菌耐药、抗菌药物副作用和治疗费用。如果没有感染的依据且 PCT 不高,应停用经验性抗菌药物治疗。抗菌药物治疗的疗程为 7~10 d,但对于存在感染源引流障碍、多重耐药菌、真菌、病毒感染及免疫功能缺陷的患者,抗菌药物疗程需要适当延长。

3. 早期目标性血流动力学管理是关键·为早期有效地进行感染性休克的早期复苏,SSC 2012 指南提出 3 h 和 6 h bundle。

(1) 3 h 之内完成:①测量乳酸水平;②在应用抗菌药物之前留取血培养标本;③及时应用广谱抗菌药物;④对于低血压或乳

酸≥4 mmol/L 的患者,应用 30 ml/kg 晶体液进行复苏。

(2) 6 h 之内,除完成上述 3 h bundle 外,另需完成:①对于早期积极液体复苏后仍存在低血压的患者,应用血管活性药维持平均动脉压(MAP)≥65 mmHg;②对于积极复苏后持续低血压或者初始乳酸≥4 mmol/L(36 mg/dl)者,监测中心静脉压(CVP)和中心静脉氧饱和度(ScvO₂);③如果初始乳酸升高,重新测量乳酸。

需要同时满足 MAP≥65 mmHg, CVP≥8 mmHg, ScvO₂≥70%,如未达标,再次动态评估容量反应性(如超声、被动抬腿试验)。2018 年 SSC 更是进一步提出 1 h bundle,进一步强化早期干预的重要性,目前还存在争议。

4. 不推荐常规应用糖皮质激素 · 目前指南不推荐常规应用糖皮质激素治疗严重感染或感染性休克。但经充分液体复苏和使用升压药仍不易维持血流动力学稳定的感染性休克患者,推荐静脉使用氢化可的松 200 mg/d。

5. 强化血糖控制 · 对于连续 2 次血糖≥180 mg/dl 的患者,应当制定血糖控制方案,其目标血糖应控制在 140～180 mg/dl。当患者在接受葡萄糖输注和同步胰岛素泵入时,应当每 1～2 h 监测 1 次血糖,当血糖和胰岛素泵入剂量稳定时,可以每 4 h 监测 1 次。若患者出现低血糖,应当及时调整胰岛素治疗方案。

6. 加强器官支持,避免 MODS

(1) 急性呼吸窘迫综合征(ARDS)与机械通气:应给予 6 ml/kg 潮气量机械通气,控制平台压≤30 cmH₂O(1 cmH₂O=0.098 kPa),中重度 ARDS 应给予高 PEEP 联合肺复张以维持肺泡复张。对于 PaO₂/FiO₂<100 mmHg 的 ARDS 患者,可以给予俯卧位通气以改善氧合。建议患者床头抬高 30°～45°,预防呼吸机相关性肺炎。

(2) 预防深静脉血栓形成(DVT):严重感染是 DVT 的高危险因素。若无禁忌证,应使用小剂量肝素或低分子肝素预防 DVT。有肝素使用禁忌证(血小板减少、重度凝血功能障碍、活动性出血、近期脑出血)的患者,推荐使用物理预防措施(弹力袜、间歇加压装置)。对于严重感染且有 DVT 史的高危患者,应联合应用药物和物理措施进行预防。

7. 营养支持 · 在诊断严重感染或感染性休克 48 h 内,应尽早给予肠内营养,如果肠道完全不能耐受,仅静脉输注葡萄糖补充热卡;在诊断严重感染或感染性休克 7 d 内,避免在肠道不耐受的情况下,强制给予足热量肠内营养,可以允许肠内营养不超过 500 kcal/d,可采用肠内营养＋静脉输注葡萄糖的营养策略,应尽量避免全肠外营养或肠外＋肠内联合营养。

感染性休克诊治流程见图 10-2-1。全身性感染诊治流程见图 10-2-2。

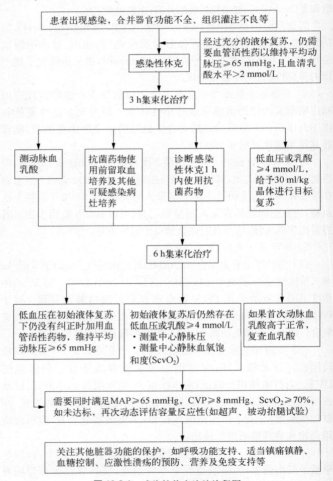

图 10-2-1　感染性休克诊治流程图

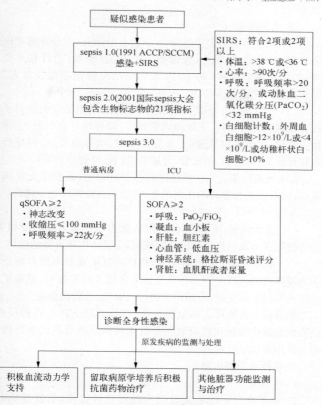

图 10-2-2 全身性感染诊治流程图

(杨从山)

三、菌血症

▶ 概述

1. 定义·菌血症(bacteremia)就是指在血液循环中存在细菌,可为自发性,也常与组织感染播散、导管留置相关。临床可表现为一过性或持续性,伴或不伴全身性炎性反应。

2. 危险因素

(1) 宿主因素：①年龄≥65 岁或者婴幼儿；②合并基础疾病患者，如糖尿病、肝硬化、尿毒症等；③危重患者；④营养不良患者；⑤免疫缺陷患者，如 HIV、长期使用免疫抑制剂及激素等；⑥长期使用广谱抗菌药物。

(2) 治疗因素：①侵入性操作，如口腔组织感染的外科手术或者常规的牙科操作、下尿路插管感染、脓肿切开和引流；②体内留置装置，如血管内装置(中心静脉导管、动脉导管、心内导管)、血管外装置(引流管、造瘘管、导尿管、胃管、气管导管等)。

(3) 环境因素：ICU 留住时间越长的患者，罹患菌血症风险越高；同时护士与患者的比例越低，罹患菌血症风险也会越高。

3. 发病机制和病理生理

(1) 发病机制：①病原菌的致病能力与其毒力和数量相关；②各种原因所致的机体防御功能减弱；③机体生理屏障的破坏。

(2) 病理生理：生理情况下，机体完好的皮肤黏膜是防止细菌入侵体内的天然屏障。当局部感染未能及时控制时，感染扩散或体内黏膜屏障受损，致病微生物侵入血流，导致菌血症。

细菌侵入血流对机体危害极大，机体自然会产生各种反应。菌血症的临床表现和转归取决于机体与病原体及其代谢产物的相互作用和反应过程。

▶ **诊断与鉴别诊断**

(一) 诊断

1. 临床症状 · ①有入侵门户或侵袭性操作，有迁徙病灶；②有全身中毒症状而缺乏局部感染灶；③有皮疹或者出血点、肝脾大，血中性粒细胞增多或明显减少；④有低血压或者休克。

2. 病原学诊断·符合下列两者之一：①血培养和(或)骨髓培养分离出病原微生物；②血液和(或)骨髓培养中检测得到病原体的抗原成分。

3. 对于病原学标本留取时机、送检细节的解释 · 血培养是诊断菌血症最重要的检查手段，目前是诊断菌血症的金标准。当怀疑菌血症，应在使用抗菌药物之前留取血培养。

在留取血培养过程中，推荐留取 2~3 套不同部位的血培养标本。双侧采血的优点在于不同部位采血增加了捕捉细菌的机会。另外，获得血中细菌的最佳条件是有足够的血量，血量和血培养阳性率之间有着直接的关系。研究发现采血量在 2～30 ml 的范围内,病原菌的阳性培养率与血量成正比。建议成人最佳的血标本体积为 20～30 ml。

（二）鉴别诊断

菌血症因其临床表现的非特异性,鉴别诊断的主要目的是区分感染与非感染,及不同部位的感染。

1. 与引起发热的非感染因素的鉴别·包括风湿免疫系统疾病、血液系统疾病、药物热、静脉血栓等。

2. 与引起发热的其他部位感染的鉴别·包括与鼻窦炎、泌尿系统感染、中枢神经系统感染、腹腔感染鉴别,但以上部位感染都可能会并发菌血症,因此在临床出现菌血症时也需要排查是否存在以上部位的感染。

▶ 治疗

患者一旦确诊菌血症,应积极进行治疗,包括感染源的识别与控制,经验性抗菌药物应用和全身组织灌注、器官功能的维持。

（一）监测

菌血症患者病情往往发展迅速,损害可波及各组织和器官,临床表现变化多端。因此需要密切监测生命体征及器官功能,特别是循环、呼吸、肾脏等重要脏器功能。所有菌血症患者均需要持续监测血压、心率、呼吸频率及指脉氧饱和度,必要时进行精确的血流动力学监测(心功能及心脏前后负荷、氧代谢、周围器官灌注情况)。规范地进行血培养至关重要,依据病情留取尿液、痰液、脓液及分泌物培养,以评估感染灶。

（二）治疗

1. 感染源的识别与控制·首先需要迅速而彻底的查明感染源。在抗感染治疗开始前,应留取血培养及可疑感染部位培养。

2. 抗感染治疗·确诊菌血症患者,在处理感染源、留取培养标本后须尽快开始经验性抗感染治疗。抗菌药物应结合患者感染来源、病情严重程度、当地流行病学资料、药物在血中浓度和药效学/药动学参数进行选择。在感染源控制的同时应进行抗菌药物应用。

(1) 对于血培养提示革兰阳性球菌感染,可以考虑使用万古霉素(15～20 mg/kg,每 8～12 h 1 次)或者达托霉素(6 mg/kg,每日 1 次),若药敏结果回报,则根据药敏结果调整方案。对于培养报告为 MSSA 的菌血症,可降阶梯为萘夫西林、苯唑西林、头孢唑林。链球菌中草绿色链球菌比例最高,青霉素对非肺炎链球菌耐药率较低(4.7%),仍是治疗草绿色链球菌感染的首选药物。抗菌药物应持续应用至血培养阴性后 14 d。

(2)对革兰阴性杆菌敏感性较好的药物是碳青霉烯类及第三、第四代头孢菌素和加用酶抑制剂的 β-内酰胺类药物。

(3)厌氧菌感染首选治疗药物为甲硝唑,也可选用克林霉素、红霉素,革兰阴性菌与厌氧菌混合感染可选用哌拉西林-三唑巴坦、美罗培南或亚胺培南。

菌血症诊治流程见图 10-3-1。

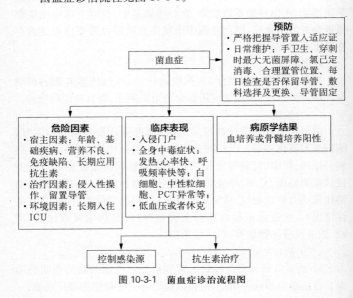

图 10-3-1　菌血症诊治流程图

(杨　晓　胡　波)

四、导管相关血流感染

► **概述**

留置血管内导管是救治危重患者、实施特殊用药和治疗的医疗操作技术,对于重症患者,血管内置管往往必不可少。由于病情本身的严重性、皮肤黏膜的破坏、长时间的保留导管等，置管后的患者存在发生感染的危险，可能延长患者住院时间，增加患者病死率。

1. **定义** · 导管相关血流感染（catheter related blood stream infection，CRBSI）是指带有血管内导管或者拔除血管内导管 48 h 内的患者出现菌血症或真菌血症，并伴有发热（体温＞38℃）、寒战或低血压等感染表现，除血管导管外没有其他明确的感染源；实验室微生物学检查显示外周静脉血培养细菌或真菌阳性，或者从导管段和外周血培养出相同种类、相同药敏结果的致病菌。

2. **病理生理与发病机制** · 导致血流感染危险因素与患者基础疾病、治疗措施、微生物和环境因素有关。基础疾病包括：血液和非血液恶性肿瘤、糖尿病、维持性血液透析、慢性肝衰竭、免疫功能低下及正常皮肤屏障的破坏（如严重烧伤和压疮）。血管内导管、导尿管、手术和引流管等增加血流感染风险。

导管相关血流感染的危险因素主要包括：导管留置的时间、置管部位及其细菌定植情况、无菌操作技术、置管技术、患者免疫功能和健康状况等。微生物引起导管感染的方式有以下 3 种：①皮肤表面的细菌在穿刺时或之后，通过皮下至导管皮内段至导管尖端定植，随后引起局部或全身感染；②另一感染灶的微生物通过血行播散到导管，在导管上黏附定植，引起 CRBSI；③微生物污染导管接头和内腔，导致管腔内细菌繁殖，引起感染。其中，前两种属于腔外途径，第三种为腔内途径。短期（＜1 周）留置的导管（如周围静脉导管、动脉导管和无套囊非隧道式导管）中通过腔外途径感染最为常见；长期（＞1 周）留置的导管（如带袖套式的隧道式中心静脉导管、皮下输液港和经外周中心静脉导管）中腔内定植为主要发病机制。致病微生物附着在发病过程中也起着重要作用。

▶ **诊断与鉴别诊断**

导管相关血流感染是留置导管患者极严重的并发症之一。临床表现常包括发热，寒战，或置管部位皮肤红肿、硬结或有脓液渗出。除此以外，还有医院获得性心内膜炎、骨髓炎和其他迁徙性感染症状。

导管相关血流感染的诊断包括：留置血管内装置的患者出现菌血症，经外周静脉抽取血培养，至少一次结果阳性，同时伴有感染的临床表现（发热，寒战，或置管部位红肿、硬结或有脓液渗出），且除导管外无其他明确的血行感染源；同时如确认具备下述条件中的任意一项，可证明导管为血源性感染的感染来源，①1 次半定量导管培养阳性或定量导管培养阳性,同时外周血培养阳性且与导管尖端培养为同一微生物;②菌落计数比,导管血:外周血≥5:1;③中心静脉导管血培养阳性出现时间比外周早 2 h;④外周血和导管出口部位脓液培养均阳性,且为同一株病原微生物。

表 10-4-1 和表 10-4-2 为保留导管与拔除导管后 CRBSI 的判断方法。

表 10-4-1　保留导管的 CRBSI 判断方法

中心静脉导管血	外周静脉血	条件	结果判断
+	+	细菌种属相同	CRBSI
−	+	金黄色葡萄球菌或假丝酵母菌	CRBSI 可能
+	+	导管静脉血较外周静脉血报阳早 120 min,导管静脉血细菌浓度较外周静脉血高 3～5 倍	提示为 CRBSI
			不能确定(定植菌或采集血标本时污染)

表 10-4-2　拔除导管的 CRBSI 判断方法

导管尖端或整根	外周静脉血 1	外周静脉血 2	结果判断
+	+	+	CRBSI(菌谱相同)
+	+	−	
−	+	+	
			培养为金黄色葡萄球菌或假丝酵母菌且缺乏其他感染的证据,提示可能为 CRBSI
+	−	−	导管定植菌

▶ 治疗

1. 导管的处理·怀疑导管相关感染时,应考虑临床相关因素后再决定是否拔除或者更换导管。周围静脉导管怀疑导管相关感染时,立即拔除导管;中心静脉导管合并可能的感染表现时,应及时判断导管与感染表现的相关性,同时送检导管血与经皮穿刺获得的血标本进行血培养。单纯发热,无严重并发症者不急于拔管;但如果留置中心静脉导管患者,发热同时合并导管血与外周血阳性时间差≥2 h、组织低灌注、严重脏器功能不全、穿刺部位脓肿、严重感染和感染性休克以及不明原因发热时要立即拔管。

2. 抗菌药物治疗·依据患者可能的感染病原体选择初始经验性抗菌药物,并注意不同部位感染和抗菌药物疗程。反复血培养阳性,尤其阳性菌感染(如 MRSA),需要进一步筛查有无感染性心内膜炎。如诊断为感染性心内膜炎,疗程至少 4~6 周,且要动态复查血培养和心脏超声等影像学变化。

对于凝固酶阴性葡萄球菌引起的非复杂性导管相关血流感染,或者血液净化用的永久置管,如果无明显的循环功能紊乱,可以考虑早期在抗菌药物全身应用的前提下局部采用抗菌药物封管治疗。有研究显示,万古霉素、达托霉素都可以采用一定的浓度给予封管治疗。

3. 器官功能支持·导管相关血流感染可能导致严重的循环功能、凝血功能障碍等,需针对性进行相应的器官功能支持。如有感染性休克者,应按感染性休克的 3 h 和 6 h bundle 积极复苏。严重循环障碍时注意氧合情况的监测,必要时尽早机械通气。若合并其他器官功能障碍者,需密切监测、积极器官保护和器官支持治疗。

导管相关血流感染的感控及抗菌药物选择流程见图 10-4-1,导管相关血流感染诊断流程见图 10-4-2,导管相关血流感染治疗流程见图 10-4-3。

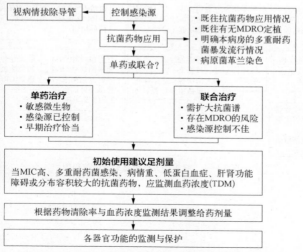

图 10-4-1　导管相关血流感染的感控及抗菌药物选择流程图

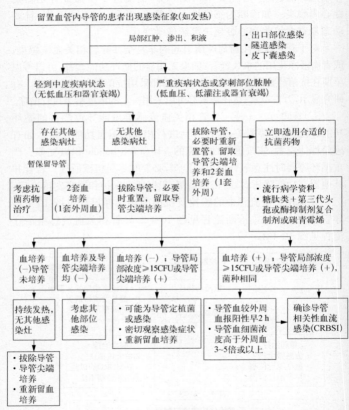

图 10-4-2　导管相关血流感染诊断流程图

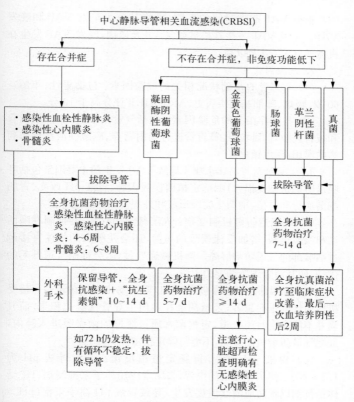

图 10-4-3 导管相关血流感染治疗流程图

(杨从山)

五、呼吸机相关性肺炎

▶ 概述

1. 定义 · 呼吸机相关性肺炎（ventilator associated pneumonia，VAP）指气管插管或气管切开患者在接受机械通气 48 h 后发生的肺炎，撤机、拔管 48 h 内出现的肺炎，也属 VAP。

根据 VAP 起病时间的不同,可将其分为早发 VAP 和晚发 VAP。早发 VAP 发生在机械通气 4 d 及以内,晚发 VAP 发生在机械通气第 5 d 及以后。

2. 危险因素

(1) 与患者的基础状况相关的危险因素:包括男性、年龄>60 岁、吸烟、肺部基础疾病史、APACHEⅡ 评分高于 16 分。

(2) 与诊疗相关的危险因素:包括气管内插管、非计划拔管和拔管失败、仰卧位、经鼻胃管进行肠内营养、应激性溃疡预防药物的滥用、深度镇静。

3. 发病机制与病理生理·导致 VAP 发生的主要因素包括呼吸道防御机制受损、口咽部定植菌误吸入肺、胃液 pH 改变、胃肠细菌逆行和易位、细菌生物膜形成和外源性细菌感染等。

(1) 呼吸道防御机制受损:人工气道的存在,会抑制吞咽活动和咳嗽机制,增加反流误吸的风险,还会使吸入的气体直接越过咽喉部的气道防御屏障。而机械通气过程,会抑制气道纤毛的摆动,使其清除细菌的能力下降。

(2) 口咽部定植菌误吸入肺:口咽部易出现细菌定植。接受机械通气的重症患者,定植菌会在声门下导管气囊上积聚,而气囊并不能完全封闭气道,定植菌常通过缓慢的微误吸进入肺内,加之气道防御机制减弱,不能清除定植菌,引起感染。

(3) 胃液 pH 改变,胃肠定植菌反流:正常胃液 pH 为 1.5~2.0。使用呼吸机的患者,临床常应用质子泵抑制剂、H_2 受体拮抗剂以预防应激性溃疡发生,导致胃液 pH 高于正常(pH>4),会极大削弱胃液对胃内细菌的杀灭作用,有利于进入胃内的细菌定植。定植于胃、十二指肠内的细菌通过胃食管反流和肺对胃内容物的误吸进入肺部,引起感染。

(4) 细菌生物膜的形成:气管导管表面可形成细菌生物膜,极大增强了细菌的耐药性。机械通气过程中,生物膜碎片易脱落进入肺部引起感染,也是 VAP 病情反复和难以治愈的重要原因。

(5) 外源性细菌感染:外源性感染的 VAP 多为医源性感染,尤其与医院感染控制相关,如无菌技术操作不严格,病房空气、呼吸机管路与器械消毒不彻底,气道冷凝水收集不规范等,都是导致 VAP 外源性细菌感染的重要原因。

▶ 诊断与鉴别诊断

因为临床表现和影像学缺乏特异性,VAP 的准确诊断一直是难点。2013 年由中华医学会重症医学分会制定的《呼吸机相关性肺炎诊断、预防和治疗指南》建议,主要依据临床表现、影像学改变和病原学对 VAP 进行诊断。临床肺部感染评分(CPIS)具有良好的可行性,推荐用于临床诊断 VAP。

(一)诊断

1. 临床和影像学表现

(1)胸部 X 线:可见新发生的或进展性的浸润阴影,是 VAP 的常见表现。

(2)如同时满足下述至少 2 项,可考虑诊断 VAP:①体温>38℃或<36℃;②外周血白细胞计数>$10×10^9$/L 或<$4×10^9$/L;③气管支气管内出现脓性分泌物。需注意除外肺水肿、急性呼吸窘迫综合征、肺结核、肺栓塞等疾病。

2. 微生物学诊断

(1)对疑诊 VAP 患者,需在经验性使用抗菌药物前留取病原学标本进行检查。获取病原学标本的方法包括经气管导管内吸引(endotracheal aspiration,ETA)分泌物、经气管镜保护性毛刷(protected specimen brush,PSB)和经气管镜支气管肺泡灌洗(bronchoalveolar lavage,BAL)。ETA 的优势在于操作简单、费用低廉,但出现污染菌概率较高;PSB 和 BAL 是更准确的病原学诊断方法,但技术要求较高,临床广泛开展目前尚存在难度。

(2)获取分泌物标本后应快速进行革兰染色涂片检查,可在第一时间初步区分革兰阳性菌、革兰阴性菌和真菌,有助于早期抗菌药物的经验性使用。如在镜下能发现吞噬病原微生物的白细胞,且白细胞所占比例在 2%以上,以此标准诊断 VAP 具有较高的敏感性和特异性。相较于涂片阳性,分泌物涂片阴性对除外 VAP 更有意义。

3. 临床肺部感染评分(CPIS)·1991 年 Pugin 等提出了 CPIS,由 6 项内容组成(见表 10-5-1)。提出 CIPS 的初衷是为了评估是否继续使用抗菌药物治疗肺部感染,以评分≤6 分作为停用抗菌药物的标准。

表 10-5-1 临床肺部感染评分（CPIS）

评分项目	标准	分值
体温(12 h 平均值,℃)	36～38	0
	38～39	1 分
	>39 或<36	2 分
白细胞计数(×10^9/L)	4～11	0
	11～17	1 分
	<4 或>17	2 分
分泌物(24 h 吸出物性状及数量)	无痰或少许痰	0
	中～大量,非脓性	1 分
	中～大量,脓性	2 分
气体交换指数(PaO$_2$/FiO$_2$,mmHg)	>250	0
	<250	2 分
X 线胸片浸润影	无	0
	斑片状	1 分
	融合片状	2 分
气管吸取物培养或痰培养	无致病菌生长	0
	有致病菌生长	1 分
	两次培养到同一种细菌或革兰染色与培养一致	2 分

  2003 年 Luna 等对 CPIS 进行了修订,去除了对痰培养结果的要求,称为简化 CPIS,有利于早期评估患者肺部感染程度,以评分≥5 分作为阳性阈值。有研究比较了 CPIS 与病理或 PSB 的诊断价值,显示 CPIS 在 VAP 的诊断强度属于中等。结合 CPIS 简单易行,《呼吸机相关性肺炎诊断、预防和治疗指南》建议应用 CPIS 评分辅助 VAP 诊断。

  4. 组织学诊断·经皮肺穿刺活检或开放性肺活检所采集的肺组织和分泌物,可作病理学检查、特殊病原学培养,是诊断肺炎的金标准。但因其是创伤性检查且不能早期诊断,故一般仅用于初始治疗无效,需明确诊断的患者。

（二）鉴别诊断

与其他疾病不太相同的地方是，VAP因其本身诊断的困难性，其鉴别诊断的主要目的是区分感染与非感染、不同感染部位等。因为这将关系到初始抗菌药物的使用，而不必要和不恰当的初始抗菌药物使用不仅会增加耐药菌的出现，还会增加病死率。

1. 与引起发热的非感染因素鉴别·①活动性肺纤维化；②另一些引起发热的非感染因素，包括：风湿免疫系统疾病、血液系统疾病、药物热、静脉血栓等。

2. 与引起发热的其他部位感染鉴别·使用呼吸机的患者，临床出现疑似VAP的发热，其原因除VAP外，还可能是鼻窦炎、导管相关性感染、泌尿系统感染、难辨梭状芽孢杆菌性肠炎、腹腔内脓肿、菌血症等。

▶ 监测与治疗

（一）监测

VAP监测包括评估气道分泌物及加强气道管理，氧合及呼吸功能监测（如动静脉血气分析），病原体培养及药敏评估，及组织灌注、乳酸等循环及其他器官功能评估等。当VAP患者呼吸功能改善、气道保护能力恢复，同时循环等器官功能基本稳定时，应尽早考虑并尝试脱机拔管。

（二）治疗

VAP一旦确诊，其治疗原则包含三部分：针对感染源的处理、抗菌药物的使用和增强患者机体免疫力。

1. 针对感染源的处理·VAP的感染源主要为气道内含有致病菌的分泌物。因此针对感染源的处理就是加强排出气道内的分泌物，可采用的方法包括：胸部物理治疗（如体位引流、胸部叩拍、呼吸锻炼）、吸痰管吸痰、纤维支气管镜吸痰、加强气道温化及湿化等。

2. 抗菌药物的使用

（1）初始经验性治疗策略：初始经验性抗感染治疗是指临床诊断为VAP的24 h内，在病原菌还未明确时即开始抗感染治疗。早期恰当的经验性治疗对降低VAP病死率有积极意义，但存在因药物未能覆盖致病菌而导致治疗不当的风险，因此初始抗菌药物的准确选择尤为重要。选择抗菌药物应重点考虑下列因素：

VAP 发生时间、本地区细菌流行病学监测资料、患者基础状况和是否存在多重耐药（multi-drug resistant，MDR）病原菌感染的高危因素。

　　重症感染患者的早期经验性抗感染治疗可考虑降阶梯策略。降阶梯治疗策略可有效提高 VAP 患者初始经验性治疗抗菌药物品种选择合理率，并降低肺炎复发率。但要强调的是，早期广谱覆盖 48～72 h 后，应及时根据患者临床表现、细菌学监测及药敏试验结果调整使用窄谱、安全的药物。

　　（2）目标性治疗：目标性治疗是在充分评估患者的临床特征并获取病原学培养及药敏结果的前提下，按照致病菌药敏结果给予相应的抗菌药物进行针对性治疗。如病原菌为对抗菌药物敏感菌，则依照药敏结果进行选择；如病原菌为 MDR，甚至泛耐药（extensively drug resistant，XDR）或全耐药（pan drug resistant，PDR）细菌，则需要制定相应的耐药菌抗感染治疗策略。依照中华医学会重症医学分会 2013 年《呼吸机相关性肺炎诊断、预防和治疗指南》，VAP 常见耐药菌目标治疗方案见表 10-5-2。

表 10-5-2　VAP 常见病原菌目标治疗的抗菌药物选择

病原菌	可选择的药物
铜绿假单胞菌	头孢菌素类药物（如头孢哌酮、头孢他啶、头孢吡肟）；或碳青霉烯类（如亚胺培南、美罗培南）；或 β-内酰胺类/β-内酰胺酶抑制剂复方制剂（如头孢哌酮舒巴坦、哌拉西林他唑巴坦） 可联合使用 抗假单胞菌的喹诺酮类（如环丙沙星、左氧氟沙星）；或氨基糖苷类（如阿米卡星、庆大霉素）
鲍曼不动杆菌	含舒巴坦的 β-内酰胺类复方制剂（如头孢哌酮舒巴坦、氨苄西林舒巴坦）；或碳青霉烯类（如亚胺培南、美罗培南） 可联合使用 氨基糖苷类（如阿米卡星）；或四环素类（如米诺环素、多西环素、替加环素）；或喹诺酮类（如左氧氟沙星、环丙沙星）；或多粘菌素 E

（续表）

病原菌	可选择的药物
产 ESBLs 肠杆菌	β-内酰胺类/β-内酰胺酶抑制剂复方制剂（如头孢哌酮舒巴坦、哌拉西林他唑巴坦）；或碳青霉烯类（如亚胺培南、美罗培南）；或四环素类（如替加环素）
耐甲氧西林金黄色葡萄球菌	利奈唑胺；或糖肽类（如万古霉素、替考拉宁）；或四环素类（如替加环素）

（3）VAP 抗感染治疗疗程：VAP 抗感染疗程一般为 7～10 d。具体到每个患者，疗程具有个体差异性，需结合患者感染的严重程度、潜在的致病菌、临床疗效等因素决定。临床上如为单一、敏感病原菌感染，患者基础状况良好，免疫功能无明显降低，则可考虑 7 d 的短疗程治疗；如初始经验性抗感染治疗失败，或为 MDR 感染，患者免疫状况低下，则疗程可考虑延长至两周或更长。

（4）抗感染治疗需关注的其他几个问题：抗菌药物的治疗效果除与药物敏感性相关外，还与其在体内的药动学（PK）/药效学（PD）特点相关。

VAP 的抗感染治疗除静脉应用抗菌药物外，可以考虑经气道雾化抗菌药物用药，可有效提高肺组织的药物浓度，同时减少全身用药的相关副作用。但并不是所有抗菌药物都适合雾化给药，目前，最常使用的雾化抗菌药物为氨基糖苷类药物（如妥布霉素、庆大霉素、阿米卡星），可作为对全身用药效果不佳的 MDR 的辅助治疗措施。

3. 提高患者机体的免疫力·抗感染治疗的效果除与感染源的控制、抗菌药物效果密切相关外，还与患者自身的机体免疫状况有紧密联系。

呼吸机相关性肺炎诊治流程见图 10-5-1。

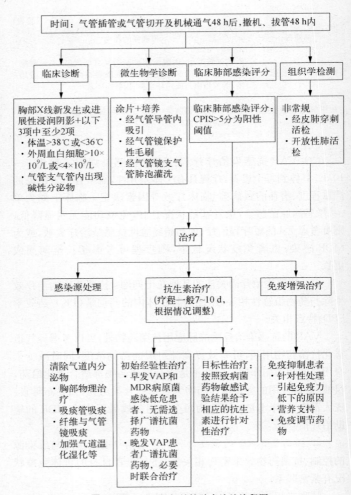

图 10-5-1　呼吸机相关性肺炎诊治流程图

（甘　泉　胡　波）

六、导尿管相关尿路感染

▶ **概述**

1. **定义** · 导尿管相关尿路感染（catheter-associated urinary tract infection，CAUTI）主要是指患者留置导尿管后，或者拔除导尿管 48 h 内发生的泌尿系统感染。

2. **危险因素** · CAUTI 的感染方式主要为逆行性感染，其危险因素主要包括患者因素和导尿管因素两方面。

3. *发病机制和病理生理*

（1）发病机制：CAUTI 的发病机制包括，①导尿管置入损伤尿道黏膜，从而有利于细菌黏附；②留置导尿管易造成膀胱过度充盈和排尿不全，而残余尿增多更有利于细菌生长；③留置导尿管为尿路病原菌的定植提供了黏附平台，易形成细菌生物膜。

（2）病理生理：正常人前尿道、尿道口周围及女性阴道前庭可有细菌存在，但由于机体泌尿道存在比较完善的防御感染的能力，一般不引起感染。危重病患者常由于留置导尿管或尿路器械使用、尿道损伤、尿路梗阻或合并血源性感染、免疫力降低等，导致致病微生物通过逆行性途径或血源性途径到达泌尿系统引起感染。

▶ **诊断与鉴别诊断**

（一）诊断

留置导尿管、耻骨上方导尿管或间歇导尿的患者，出现尿路感染相应的症状、体征，且无其他原因可以解释，同时经导尿管留取标本或拔除导尿管后 48 h 内留取的清洁中段尿标本细菌培养菌落计数≥10^3 CFU/ml，可诊断 CAUTI。

1. **临床症状** · ①CAUTI 的症状和体征包括发热、寒战、意识改变、腰痛、肋脊角叩痛、急性血尿、盆腔不适，已拔除导尿管的患者可有排尿困难、尿频、耻骨上方疼痛或压痛；②对于脊髓损伤的患者，CAUTI 的临床症状可表现为持续痉挛、自主反射障碍或感觉不安；③仅有脓尿而无临床症状不能诊断为 CAUTI。

2. **病原学诊断** · 在符合临床诊断的基础上，须符合以下条件之一：①清洁中段尿或者导尿留取尿液（非留置导尿）培养，革兰阳性球菌菌落计数≥10^4 CFU/ml,革兰阴性杆菌菌落数≥10^5 CFU/ml;②耻骨联合上膀胱穿刺留取尿液培养的细菌菌落计数≥10^3 CFU/ml;③新鲜尿液标本经离心应用相差显微镜检查,在每 30 个视野中有半数视野见到细菌。

（二）鉴别诊断

导尿管相关性无症状性菌尿(catheter-associated asymptomatic bacteriuria, CAASB)是指留置导尿管、耻骨上方导尿管或间歇导尿的患者,单次经导尿管留取标本的细菌培养菌落计数≥10^5 CFU/ml,且无尿路感染相应的症状。

关于 CAASB 究竟是否属于 CAUTI,一直存在争论,争论的核心在于留置尿管患者出现无症状性菌尿(ASB)到底有无临床意义。NHSN 在尿路感染监测的定义标准中,明确移除了 ASB。

▶ **监测与治疗**

患者一旦确诊 CAUTI,应积极进行治疗,包括导尿管的拔除或更换,经验性抗菌药物应用和全身组织灌注、器官功能的维持。

（一）监测

注意监测患者尿量、尿色、尿常规及肾功能;留取中段尿培养,必要时留取血培养等,进行病原学监测。鼓励多饮水,勤排尿。有发热等全身炎症反应表现时应卧床休息。每日评估是否有留置导尿管的指征,无需留置导尿管时应尽早拔管。有诱发因素者(如尿路梗阻)应加以治疗。

（二）治疗

1. **导尿管的拔除或更换·**确诊 CAUTI 的患者,应尽可能拔除导尿管。若因病情需要仍需长期留置导尿管者,应予以更换。

2. **病原学检查·**在抗感染治疗开始前,应留取尿培养。如果导尿管已拔除,应在开始抗感染治疗前,留取清洁中段尿培养以指导治疗;如果为更换导尿管,须自新留置的导尿管留取标本行尿培养检查以指导治疗。尿培养标本的留取必须规范,将标本污染的可能性降至最低。

3. **抗感染治疗·**确诊 CAUTI 的患者,在处理导尿管、留取培养标本后须尽快开始经验性抗感染治疗。抗菌药物应结合患者病情严重程度、当地流行病学资料、药物在泌尿系统浓度和药效学/药动学参数进行选择。针对细菌感染,因最常见的是肠杆菌科,所以可经验性选择的抗菌药物包括第三、第四代头孢菌素,

β-内酰胺酶抑制剂,氟喹诺酮类及碳青霉烯类药物;真菌感染可能性大时,经验性治疗药物多选择氟康唑,如氟康唑不敏感,则替换药物包括两性霉素 B 及两性霉素 B 脂质体。

CAUTI 患者经抗感染治疗后症状迅速缓解者,治疗疗程为 7 d,而治疗反应延迟者疗程为 10~14 d。年龄低于 65 岁的女性患者,如无上尿路感染症状,在拔除导尿管后可考虑 3 d 抗感染治疗。

导尿管相关尿路感染诊治流程见图 10-6-1。

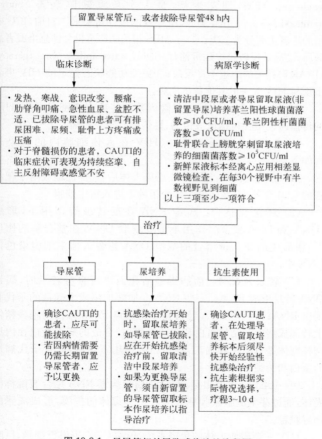

图 10-6-1 导尿管相关尿路感染诊治流程图

(甘 泉 胡 波)

七、ICU 相关性人类免疫缺陷病毒感染

▶ **概述**

1. **定义** · 获得性免疫缺陷综合征（acquired immune deficiency syndrome，AIDS）即艾滋病，是人类免疫缺陷病毒（human immunodeficiency virus，HIV）所导致的慢性传染病。目前，ICU 收治的患者主要分为三类：①与 AIDS 相关的严重机会性感染或者恶病质；②高效反转录抗病毒治疗（highly active antiretroviral therapy，HAART）相关的严重不良反应；③免疫功能状态稳定的 HIV 患者出现与 HIV 无关的其他危重疾病。

2. **危险因素** · HIV 的危险因素与传播方式密不可分，HIV 的传播途径主要包括血液传播、性传播及母婴传播。

3. **病原学和发病机制** · HIV 在人体细胞内的感染过程如下：

（1）吸附及传入：HIV-1 感染人体后，选择性地吸附于靶细胞的 CD4 受体上，在辅助受体的帮助下进入宿主细胞。

（2）环化及整合：病毒 RNA 在反转录酶作用下，形成 cDNA，在 DNA 聚合酶作用下形成双股 DNA，在整合酶的作用下，新形成的非共价结合的双股 DNA 整合入宿主细胞染色体 DNA 中。

（3）转录及翻译：前病毒被活化而进行自身转录时，病毒 DNA 转录形成 RNA。一些 RNA 经加帽加尾成为病毒的子代基因组 RNA；另一些 RNA 经拼接成为病毒 mRNA，在细胞核糖体上转译成病毒的结构蛋白和非结构蛋白，合成的病毒蛋白在内质网核糖体进行糖化和加工，在蛋白酶作用下裂解，产生子代病毒的蛋白和酶类。

（4）装配、成熟及出芽：Gag 蛋白与病毒 RNA 结合装配称核壳体，通过芽生从胞浆膜释放时获得病毒体的包膜，形成成熟的病毒颗粒。

HIV 主要侵犯人体的免疫系统，包括 CD4$^+$ T 淋巴细胞、巨噬细胞和树突状细胞等，主要表现为 CD4$^+$ T 淋巴细胞数量不断减

少,最终导致人体细胞免疫功能缺陷,引起各种机会性感染和肿瘤的发生。

► **诊断与鉴别诊断**

HIV/AIDS 的诊断需结合流行病学史(包括不安全性生活史、静脉注射毒品史、输入未经抗 HIV 抗体检测的血液或血液制品、HIV 抗体阳性者所生子女或职业暴露史等)、临床表现和实验室检查进行综合分析,慎重诊断。

成人符合下列一项者即可诊断:①HIV 抗体筛查试验阳性和 HIV 补充试验阳性(抗体补充试验阳性或核酸定性检测阳性或核酸定量超过每毫升 5 000 拷贝);②分离出 HIV。

艾滋病期的诊断标准有流行病学史、实验室检查 HIV 抗体阳性,加下列各项中的任何一项,即可诊断:①不明原因的持续不规则发热,体温 38℃以上,>1 个月;②腹泻(排便次数多于 3 次/日),>1 个月;③6 个月之内体重下降 10% 以上;④反复发作的口腔真菌感染;⑤反复发作的单纯疱疹病毒感染或带状疱疹病毒感染;⑥肺孢子菌肺炎(PCP);⑦反复发生的细菌性肺炎;⑧活动性结核或非结核分枝杆菌病;⑨深部真菌感染;⑩中枢神经系统占位性病变;⑪中青年人出现痴呆;⑫活动性巨细胞病毒感染;⑬弓形虫脑病;⑭马尔尼菲青霉病;⑮反复发生的败血症;⑯皮肤黏膜或内脏的卡波西肉瘤、淋巴瘤;或者 HIV 抗体阳性,而每微升 CD4$^+$ T 淋巴细胞数<200个,也可以诊断为艾滋病。

► **监测与治疗**

(一)高效抗反转录病毒治疗

高效抗反转录病毒治疗(highly active antiretroviral therapy, HAART)能有效抑制病毒复制、提升 CD4$^+$ 细胞水平,改善 HIV 患者的免疫功能状态,从而延长寿命和提高生活质量。

目前有 6 大类抗反转录病毒药物,包括核苷类反转录酶抑制剂(NRTI)、非核苷类反转录酶抑制剂(NNRTI)、蛋白酶抑制剂(PI)、整合酶抑制剂、融合抑制剂(FI)及 CCR5 抑制剂。国内的抗反转录病毒治疗(ARV)药物有 NNRTI、NRTI、PI 和整合酶抑制剂四类(表 10-7-1)。成人初始抗反转录病毒治疗推荐方案为 2 种 NRTI＋1 种 NNRTI 或 2 种 NRTI＋1 种增强型 PI。对于基线 CD4$^+$ T 淋巴细胞每微升大于 250 个的患者,要尽量避免使用

NVP 的治疗方案，合并 HCV 感染的尽量避免使用含 NVP 的方案。

表 10-7-1　国内现有常见 HAART 药物

药物名称	缩写	类别	用法与用量	主要不良反应	药物间相互作用和注意事项	备注
齐多夫定 (Zidovudine)	AZT	NRTI	每次 300 mg，每天 2 次	• 骨髓抑制：严重贫血和中性粒细胞减少 • 胃肠道不适：恶心、呕吐、腹泻等 • 磷酸肌酸激酶升高和 ALT 升高，乳酸酸中毒/肝脂肪变性	不能与司他夫定(d4T)合用	已有国产
拉米夫定 (Lamividine)	3TC	NRTI	每次 150 mg，每日 2 次或 300 mg/d，每日 1 次	不良反应少，偶有头痛、恶心、腹泻等不适		已有国产
替诺福韦 (Tenofovirdisoproxil)	TDF	NRTI	每次 300 mg，每日 1 次，与食物同服	• 肾脏毒性 • 轻度至中度消化道不适：如恶心、呕吐、腹泻等 • 代谢异常：低磷酸盐血症、脂肪分布异常 • 可能引起酸中毒/肝脂肪变性		进口
恩曲他滨 (Emtricitabine)	FTC	NRTI	每次 0.2 g，每日 1 次	• 头痛、腹泻、恶心和皮疹 • 皮肤色素沉着		已有国产
奈韦拉平 (Nevirapine)	NVP	NNRTI	每次 200 mg，每日 2 次	• 皮疹：出现严重的致命性皮疹应终身停药 • 肝损害：出现重症肝损害，应终身停药	引起 PI 类药物浓度下降，与茚地那韦(IDV)合用时，应调整 IDV 剂量	已有国产

（续表）

药物名称	缩写	类别	用法与用量	主要不良反应	药物间相互作用和注意事项	备注
依非韦伦 (Efavirenz)	EFV	NNTRI	每次 600 mg，每日 1 次，睡前服用	• 中枢神经系统毒性：如头晕头痛、抑郁，可产生长期神经精神作用 • 皮疹 • 肝损害 • 高脂血症和高甘油三酯血症	与 IDV 合用时，建议调整剂量；不建议与沙奎那韦 (SDV) 合用	已有进口及国产药物
洛匹那韦/利托那韦 (Lopinavir/Ritonavir)	LPV/r	PI	每次 2 片，每日 2 次（每粒含 LPV 200 mg，RTV 50 mg）	主要为腹泻、恶心、血脂异常，也可出现头痛和转氨酶升高	与去羟肌苷 (ddI) 合用时，ddI 应在本药服用前 1h 或服用后 2h 再口服	进口

合并 HBV 感染者需兼顾 HIV、HBV 两种病毒的抗病毒治疗，更换方案时需要保留对 HBV 有活性的药物。当患者需要抗 HBV 治疗时，无论其 CD4$^+$ T 淋巴细胞计数高低，建议尽早开始 HAART。为避免 HBV 相关免疫重建炎性反应综合征（IRIS）的发生和避免单用核苷类所致耐药问题，HIV/HBV 合并感染患者的 HAART 方案中核苷类药物推荐选择 TDF+3TC（FTC）。治疗过程中需要每 3～6 个月监测 HBV DNA。如因为肾功能不全而不能只用 TDF，HAART 方案需加用恩替卡韦。尤其是基线 HBV DNA>20 000 IU/ml，不能使用单个对 HBV 有活性的核苷类药物方案，以避免诱导耐药性的产生。

HIV 患者常合并 HCV 感染。合并有 HCV 感染的 HIV 患者应更早启动 HAART 治疗，以提升 CD4 细胞水平，减缓肝脏疾病进展。

（二）机会性感染

1. 肺孢子菌肺炎（PCP）

（1）PCP 临床表现：①亚急性起病、呼吸窘迫；②肺部阳性体征少，或可闻及少量散在的干湿啰音，体征与疾病症状严重程度往往不呈比例；③胸部 X 线检查可见双肺从肺门开始的弥漫性网状结节样间质浸润，肺部 CT 显示双肺毛玻璃状改变；④血气分析提示低氧血症;⑤血乳酸脱氢酶常＞500 mg/dl;⑥确诊依靠病原学检查,如痰液或支气管肺泡灌洗或肺组织活检等发现肺孢子菌的包囊或滋养体。

(2) 病原学治疗:首选复方磺胺甲噁唑(SMZ-TMP),对于ICU 重症患者建议静脉用药,TMP 15~20 mg/(kg·d),SMZ 75~100 mg/(kg·d),分 3~4 次用,疗程 21 d。替代治疗方案为:克林霉素 600~900 mg,静脉滴注,每 8 小时 1 次,或 450 mg 口服,每 6 小时 1 次,联合应用伯氨喹 15~30 mg,口服,每天 1 次;联合应用甲氧苄啶 200~400 mg 口服,每天 2~3 次,疗程 21 d;或用喷他脒,3~4 mg/kg,每天 1 次,缓慢静脉滴注(60 min 以上),疗程 21 d。对于中重度患者(PaO$_2$＜70 mmHg 或者肺泡-动脉血氧分压差≥35 mmHg),早期(72 h)可应用激素治疗,可用泼尼松 40 mg,每天 2 次,口服 5 d,之后改 20 mg,每天 2 次,口服 5 d,然后 20 mg,每天 1 次,口服至疗程结束;静脉使用甲泼尼龙的剂量为上述泼尼松剂量的 75%。

(3) HIV 合并 PCP 患者预后不良的因素:主要有高龄、入 ICU 时低氧血症、低血红蛋白、低白蛋白、合并其他感染(如巨细胞病毒或细菌)、高 APACHE Ⅱ评分、ICU 住院日＞5 d 和机械通气时发生气胸。HAART 治疗建议于 2 周内启动,以改善病死率。

2. 结核病·2015 年《中国艾滋病诊疗指南》建议,对于 CD4$^+$T 淋巴细胞计数＜200 个/μl 的患者,建议肺结核患者抗结核治疗 2 周内开始 HAART,而中枢神经系统结核则建议抗结核治疗 4 周后再开始 HAART。对于 CD4$^+$T 淋巴细胞计数＞200 个/μl,肺结核病情较严重者,如低体重指数、低血红蛋白、低白蛋白以及器官功能障碍,建议在抗结核 8 周内抗病毒治疗;如病情较轻,则可在抗结核 2 周后再开始 HAART。对于 CD4$^+$T 淋巴细胞＞200 个/μl 而患有中枢神经系统结核感染者,应尽早启动 HAART。

3. 巨细胞病毒感染·巨细胞病毒(CMV)感染的,建议在抗真菌治疗后 5~6 周开始 HAART 治疗。

4. 弓形虫脑病·临床表现为局灶性或弥漫性中枢神经系统损害,增强扫描呈环状或结节样增强,周围一般有水肿带。MRI 表现为颅内多发长 T$_1$ 和长 T$_2$ 信号。正电子发射扫描(PET)检测有助于临床诊断。确诊依赖脑组织活检。弓形虫感染应尽快启动 HAART,同时开始抗弓形虫治疗。第一次予乙胺嘧啶

100 mg,每天 2 次,口服。此后剂量根据体重变化:体重≤60 kg 者,予乙胺嘧啶 50 mg,口服,每天 1 次,联合磺胺嘧啶 1 000 mg, 口服,每 6 h 1 次,联合甲酰四氢叶酸 10~25 mg,口服,每天 1 次; 体重>60 kg 者,予乙胺嘧啶 75 mg,口服,每天 1 次,联合磺胺嘧 啶 1 500 mg,口服,每 6 h 1 次,联合甲酰四氢叶酸 10~25 mg,口 服,每天 1 次。替代治疗方案如下:SMZ - TMP 30 mg/kg,口服, 每 12 h 1 次,加或者不加克林霉素每次 600 mg,每 8 h 1 次,静脉 给药;或者 SMZ - TMP 30 mg/kg,口服,每 12 h 1 次,加或者不加 阿奇霉素 0.5 g,每天 1 次,静脉给药,持续给药 6 周。此外注意给 予降颅压、抗惊厥等对症支持治疗。

5. 真菌感染

(1)假丝酵母菌感染:口腔假丝酵母菌感染首选制霉菌素局 部涂抹加碳酸氢钠漱口水治疗,疗效欠佳时选用口服氟康唑 100 mg/d,共 7~14 d。

(2)新型隐球菌感染:分为诱导期、巩固期和维持期三个阶 段进行治疗。①诱导期治疗经典方案为两性霉素 B 联合 5 - 氟胞 嘧啶。两性霉素 B 从 0.02~0.1 mg/(kg·d)开始,逐渐增加剂量 至 0.5~0.7 mg/(kg·d);两性霉素 B 不良反应较多,需严密观 察。不能耐受者可用两性霉素 B 脂质体 3~4 mg/(kg·d)。5 - 氟胞嘧啶 100~150 mg/(kg·d),分 3~4 次口服。诱导治疗期至 少 2 周。②在脑脊液培养转阴后改为氟康唑(400 mg/d)进行巩 固期治疗,巩固期治疗至少 8 周。③而后改为氟康唑(200 mg/d) 进行维持治疗,维持期至少 1 年,持续至患者通过抗病毒治疗后 CD4$^+$ T 淋巴细胞计数>200 个/μl 并持续至少 6 个月后可停药。 ④诱导期替代方案:氟康唑 800~1 200 mg,每天 1 次,联合 5 - 氟 胞嘧啶 100~150 mg/(kg·d)(每天分 4 次口服),共治疗 6 周或 者单用氟康唑 1 200~2 000 mg,每天 1 次,治疗 10~12 周。

(3)肺隐球菌感染:推荐使用氟康唑,400 mg/d 口服或静脉滴 注,疗程 12 个月。如抗病毒治疗后 CD4$^+$ T 淋巴细胞计数>100 个/μl,在治疗 1 年后停止氟康唑维持治疗。艾滋病合并隐球菌肺炎 的患者应在抗隐球菌治疗 2 周内应尽早进行 HAART。

(三)非 HIV 相关危重疾病治疗

1. 肝功能衰竭·合并 HBV、HCV 的 HIV 感染容易导致患 者出现肝功能失代偿,对于晚期患者可以考虑肝脏移植。

2. 呼吸衰竭。

3. 心血管疾病。

4. 肾脏疾病。

5. 脓毒症。

（四）免疫重建炎性反应综合征（IRIS）

IRIS 是指艾滋病患者在经抗病毒治疗后免疫功能恢复过程中出现的一组临床综合征，主要表现为发热、出现潜伏感染或原有感染的加重。因此接受 HAART 前，CD4$^+$ T 淋巴细胞数越低的患者，患 IRIS 的可能性越大。IRIS 病例有限、表现多样，目前没有比较成熟的治疗方案。最重要的是提高对 IRIS 的鉴别能力，减少治疗的延误。免疫重建的特征之一就是恢复了针对机会性致病病原体的免疫反应，因此除非有可能威胁患者生命或导致非常高的致残率，都应继续应用 HAART。

ICU 相关性人类免疫缺陷病毒感染诊治流程见图 10-7-1。

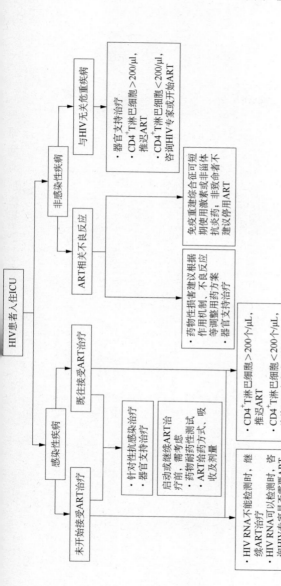

图 10-7-1 ICU 相关性 HIV 感染诊治流程图

ART（antiretroviral therapy），抗反转录病毒治疗

（杨　晓　波）

第十一章

中毒

一、热射病

▶ 概述

1. 定义·热射病指在高温高湿度环境中，由于机体大量产热或散热障碍，导致体温显著升高，所继发的以中枢神经系统功能障碍为主要表现的多器官功能障碍综合征。

2. 分类

(1) 劳力性热射病：多在高温、湿度大和无风天气进行重体力劳动或剧烈运动时发病，表现为高热和神志障碍，此类患者易发生横纹肌溶解、急性肾衰竭、肝衰竭和弥散性血管内凝血。

(2) 非劳力性热射病：主要是在高温环境下体温调节功能障碍引起散热减少，多见于慢性病患者以及不使用空调、电风扇的老年人，直肠温度常在41℃以上，84%以上皮肤干热无汗，常有谵妄或昏迷，可出现抽搐、休克、心律失常、心力衰竭、肺水肿、脑水肿。

3. 病理生理机制·高温导致人体散热障碍是热射病发生的主要原因。不使用空调或电风扇、行为性体温调节能力下降、肥胖、使用抗胆碱能药物、硬皮病、大面积烧伤后瘢痕形成、先天性汗腺缺乏均是非劳力性热射病的危险因素。人体产热急剧增加是热射病发生的另一个常见原因，强体力劳动或剧烈运动的人体，产热量可高达600～900 kcal/(m^2·h)，较静息状态增加10倍以上。

热射病患者体温常在41℃以上。超高热对细胞膜和细胞膜内结构造成直接损伤，使机体的结构蛋白和功能蛋白（包括酶和受体）发生热变性，改变细胞膜的流动性，损伤线粒体等，造成包括神经细胞、血管内皮细胞在内的全身组织细胞广泛损伤，继发炎症介质和细胞因子的释放增多，进一步加剧细胞损伤。

▶ 诊断与鉴别诊断

(一) 诊断

1. 病史·在高温高湿的环境中，从事重体力劳动或剧烈运动的青壮年,或未使用空调或电风扇的老人或慢性病患者,出现神志障碍伴体温过高,要怀疑热射病的可能。

2. 体格检查 · 患者体温常明显升高,常在 41℃ 以上。伴不同程度的意识障碍(昏睡、谵妄、昏迷)、皮肤干热、呼吸急促、心率明显增快(可达 180 次/分)。

3. 辅助检查

(1) 血常规:血白细胞升高,血小板下降,血细胞比容升高。

(2) 尿常规:尿比重升高,出现镜下血尿和蛋白尿。

(3) 生化检测:血清胆红素、谷丙转氨酶和谷草转氨酶升高。血清尿素氮、肌酐升高。血清肌酸激酶、肌红蛋白以及心肌标志物、淀粉酶、神经元特异性烯醇化酶升高。

(4) 凝血功能:出现凝血酶原时间、活化部分凝血活酶时间和凝血酶时间延长,纤维蛋白原降低。

(二)鉴别诊断

1. 中枢神经系统感染 · 行腰椎穿刺、脑脊液检查多可排除。

2. 脑血管疾病 · 行头颅 CT 或 MR 检查有助于明确诊断。

3. 菌血症 · 存在感染征象,血象/PCT 及细菌培养阳性有助于明确诊断。

4. 甲状腺危象 · 往往有甲状腺功能亢进病史,突眼、甲状腺肿大、双手震颤,甲状腺激素明显升高。

5. 抗胆碱药物中毒 · 有过量使用阿托品、莨菪碱或饮用曼陀罗药酒史。

6. 恶性综合征 · 患者往往有服用抗精神病药物史,肌张力增高。

7. 恶性高热 · 发病前吸入氟烷、安氟醚、异氟醚后出现骨骼肌强直性收缩。

▶ 监测与治疗

(一)监测

主要监测内容包括:①持续监测核心温度;②生命体征监测;③血流动力学监测;④器官功能监测。

(二)治疗

1. 积极降温 · 应在 1 h 内将患者核心温度降至 39℃ 以下。措施包括:①环境降温;②体表降温;③体腔降温;④血液降温。

注意事项包括：①联合降温；②冬眠疗法；③镇静疗法。

2. 支持治疗·主要包括：①呼吸支持；②循环支持；③肝脏功能支持；④肾脏支持；⑤凝血功能；⑥神经系统。

（三）预后

体温升高的程度及持续时间与病死率直接相关。2013年浙江 CDC 报告热射病总病死率 7.1%。劳力性热射病住院病死率 26.1%，弥散性血管内凝血和急性肾损伤是劳力性热射病死亡的独立危险因素，两者同时出现时病死率高达 94%。75岁以上非劳力性热射病病死率可达 69%。

热射病诊治流程见图 11-1-1。

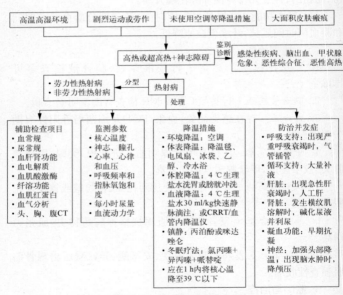

图 11-1-1　热射病诊治流程图

（徐昌盛）

二、一氧化碳中毒

▶ **概述**

1. **定义** · 一氧化碳(CO)中毒是指吸入过量的一氧化碳导致机体缺氧,引起的以神经系统损害为突出表现的一种中毒急症。

2. **发病机制及病理生理** · 一氧化碳是无色、无臭、无刺激性的窒息性气体,约占空气的 0.03%,主要为含碳物质不完全燃烧时产生。一氧化碳与血红蛋白的亲和力是氧的 240 倍,碳氧血红蛋白(COHb)解离速度是氧合血红蛋白的 1/3 600。

一氧化碳中毒的主要机制是导致人体缺氧。碳氧血红蛋白的形成使血液失去携带氧气的能力;一氧化碳与含二价铁的肌球蛋白结合,影响氧从毛细血管弥散到细胞内;一氧化碳与还原型细胞色素氧化酶的二价铁结合,抑制细胞色素氧化酶的活性,阻碍对氧的利用。缺氧会导致细胞、组织和器官的功能障碍和结构损害,特别是大脑和心脏。继发的细胞毒性脑水肿和血管源性脑水肿会使颅内压升高,脑血液循环障碍可诱发脑血栓形成、脑细胞缺血性坏死以及广泛的脱髓鞘病变。

3. **中毒程度分级**

(1) 轻度中毒(血液碳氧血红蛋白浓度可高于 10%):具有以下任何一项表现者,①出现剧烈的头痛、头晕、心悸、四肢无力、恶心、呕吐;②轻度至中度意识障碍、抽搐。

(2) 中度中毒(血液碳氧血红蛋白浓度可高于 30%):除有上述症状外,出现呼吸困难,意识障碍表现为浅昏迷至中度昏迷,经抢救后恢复且无明显并发症者。

(3) 重度中毒(血液碳氧血红蛋白浓度可高于 50%):具备以下任何一项者,①意识障碍程度达深昏迷或去大脑皮层状态;②患者有意识障碍且并发有下列任何一项表现者,脑水肿、休克或严重的心肌损害、肺水肿、呼吸衰竭、上消化道出血、大脑局灶性损害(如锥体系或锥体外系损害)体征。

(4) 急性一氧化碳中毒迟发性脑病:急性一氧化碳中毒意识障碍恢复后,经 2~60 d 的"假愈期",又出现下列临床表现之一者,①精神及意识障碍,呈痴呆状态、谵妄状态或去大脑皮层状态;②锥体外系神经障碍,出现震颤麻痹综合征;③锥体系神经损害,如偏瘫、病理反射阳性或小便失禁等;④大脑皮层局灶性功能障碍,如失语、失明等,或出现继发性癫痫,头颅 CT 检查可发现脑部有病理性密度减低区,脑电图检查可发现中度及高度异常。

► **诊断与鉴别诊断**

(一)诊断

1. 病史 · ①有明确或可疑一氧化碳接触史(使用燃气热水器、煤炉、吃火锅、接触汽车废气、火灾以及瓦斯爆炸救援和幸存者)。②出现头痛、头晕、恶心、呕吐、心悸、乏力、呼吸困难、昏迷、抽搐等。

2. 体格检查 · 皮肤黏膜呈樱桃红色,呼吸增快、心率增快、血压下降、意识障碍等。

3. 辅助检查

(1)血液碳氧血红蛋白浓度测定。

(2)损伤标志物检查:肌酸激酶、乳酸脱氢酶、天门冬氨酸氨基转移酶、丙氨酸氨基转移酶、肌钙蛋白 I 或 T、肌红蛋白、血肌酐、血淀粉酶、神经元特异性烯醇化酶等。

(3)血气分析。

(4)颅脑 CT:轻、中度中毒患者头颅 CT 可有或无异常改变。重度急性一氧化碳中毒患者 60%～80%早期表现为脑水肿。

(5)核磁共振:早期双侧苍白球长 T_1、T_2,双侧大脑半球白质等 T_1、稍长 T_2,偶见内囊、大脑脚、黑质、海马异常信号。晚期半卵圆中心、侧脑室周围长 T_1、T_2,脑室扩大、脑沟增宽。

(6)脑电图:轻度急性一氧化碳中毒可见局部(额叶多见)慢波增多为主;中、重度患者慢波弥漫性增多,呈广泛中度或重度异常。

(二)鉴别诊断

1. 轻度中毒 · 注意与食物中毒、硫化氢中毒等鉴别。

2. 中度及重度中毒 · 注意与氰化物中毒、安眠药中毒、脑卒中等鉴别。

3. 急性一氧化碳中毒迟发性脑病 · 应考虑与帕金森病、脑血管病、其他精神疾病等鉴别。

▶ **监测与治疗**

(一) 监测

注意监测生命体征、意识状态、碳氧血红蛋白浓度。

(二) 治疗

1. 迅速移离现场。

2. 氧疗·氧疗是治疗一氧化碳中毒的关键措施。氧疗方法应根据患者病情轻重、临床状况以及客观条件选择。

(1) 带储氧袋非重复呼吸面罩：吸入氧比例可达 60%～90%，为避免氧中毒，此法吸氧不宜超过 6 h。

(2) 机械通气：适用于重度中毒出现频繁抽搐、深昏迷或去大脑皮层状态、顽固性低氧血症、休克、上消化道出血的患者，气管插管，通过呼吸机吸入纯氧不应超过 6 h。

(3) 高压氧：中国《2012 年一氧化碳中毒临床治疗指南》建议对所有急性一氧化碳中毒患者应尽早给予高压氧治疗，常用压力为 2.0～2.5 绝对大气压（ATA），1 次/日，舱内吸氧时间 60 min，连续治疗不超过 30 次。

3. 防治脑水肿·昏迷伴球结膜水肿、视盘水肿或监测颅内压增高者，可予 20% 甘露醇 125 ml 静脉滴注，呋塞米 20 mg 静脉注射，两者交替使用，每 6 h 或 8 h 1 次。

4. 控制抽搐·首选地西泮 10～20 mg 静脉注射，根据病情可重复使用，可加用苯巴比妥 100 mg 肌内注射，每 8 h 1 次。抽搐难以控制者可联合异丙酚 1～3 mg/kg 静脉注射后，以 4～10 mg/(kg·h) 持续泵入；或咪达唑仑 0.2 mg/kg 静脉注射后，以 0.05～0.4 mg/(kg·h) 持续泵入，必要时吸入麻醉剂（如异氟烷等）。

5. 其他可能有益的措施·包括亚低温、糖皮质激素、抗血小板药物、依达拉奉、奥拉西坦。

一氧化碳中毒诊治流程见图 11-2-1。

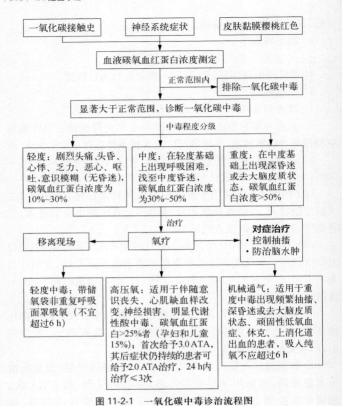

图 11-2-1　一氧化碳中毒诊治流程图

（徐昌盛　罗永朝）

三、急性酒精中毒

▶ 概述

1. 定义・急性酒精中毒是指在短时间内摄入大量酒精（乙醇）或含酒精饮料后出现的以意识障碍为主要表现的一种中毒急症，容易继发外伤和其他脏器损害，严重者可致死。

2. 发病机制及病理生理·乙醇具有脂溶性,可迅速透过大脑神经细胞膜并作用于膜上的酶而影响细胞功能。乙醇的成人致死剂量为 250~500 g。乙醇对中枢神经系统的抑制,随着剂量的增加,由大脑皮质向下,通过边缘系统、小脑、网状结构到延髓。低浓度乙醇拮抗 γ-氨基丁酸对脑的抑制作用,使患者出现兴奋症状。随着乙醇浓度的增高,作用于小脑引起共济失调,作用于网状结构引起昏睡和昏迷。极高浓度的乙醇可抑制延髓中枢引起呼吸、循环功能衰竭。另外,乙醇在肝内代谢,生成大量 NADH,使细胞内还原氧化比值(NADH/NAD)增高,因而依赖于 NADH/NAD 正常的代谢可发生异常,如乳酸升高、酮体蓄积、低血糖等。

3. 临床分级

(1) 轻度中毒:血酒精浓度达 500 mg/L 以上,患者处于兴奋状态,语无伦次,轻度运动不协调,嗜睡。

(2) 中度中毒:具备下列之一者(血酒精浓度达 1 500 mg/L 以上),①处于昏睡或昏迷状态,或 5 分<Glasgow 昏迷评分≤8 分;②出现躁狂或攻击行为;③意识不清伴严重共济失调;④出现错幻觉或惊厥发作;⑤出现代谢紊乱,如酸中毒、低血钾、低血糖;⑥出现器官功能受损,如与酒精中毒有关的心律失常(频发期前收缩、心房颤动或心房扑动等)、心肌损伤(ST-T 异常、心肌酶升高 2 倍以上)或上消化道出血、胰腺炎等。

(3) 重度中毒:具备下列之一者(血酒精浓度达 2 500 mg/L 以上),①处于昏迷状态,Glasgow 评分≤5 分;②出现微循环灌注不足,脸色苍白、皮肤湿冷、口唇发绀、心率加快、脉搏细弱、血压代偿性升高或下降(低于 90/60 mmHg 或收缩压较基础血压下降 30 mmHg 以上);③出现严重代谢紊乱,pH≤7.2、血钾≤2.5 mmol/L、血糖≤2.5 mmol/L;④出现重要脏器功能不全。

(4) 极重度中毒:血酒精浓度达 4 000 mg/L 以上,出现深昏迷,呼吸循环麻痹。

▶ 诊断与鉴别诊断

(一) 诊断

1. 临床诊断·需同时具备以下两点。

(1) 明确的过量酒精或含酒精饮料摄入史。

(2) 呼出气体或呕吐物有酒精气味,并有以下之一者:①易激惹、多语、语无伦次、行为粗鲁或攻击行为、恶心、呕吐等;②出现明显的共济失调、眼球震颤,复视、躁动、感觉迟钝;③出现昏睡或昏迷、颜面苍白、皮肤湿冷、体温降低、血压异常、呼吸节律或频率异常、心率快或慢、二便失禁等。

2. **实验室确诊** • 血酒精浓度≥500 mg/L。

3. **诊断注意事项** • ①外伤:急性酒精中毒后外伤常见,特别是脑外伤,延误诊断可致死。②并发症:酒精中毒容易诱发心血管事件,脑出血、窒息、胰腺炎、吸入性肺炎、食管贲门黏膜撕裂症、上消化道出血、横纹肌溶解综合征也时有发生,因此不能忽视并发症的诊断。

(二)鉴别诊断

1. **脑血管疾病** • 神经系统定位体征及头颅 CT 或 MR 检查可明确。

2. **低血糖症** • 患者常有糖尿病病史,床旁血糖监测可明确。

3. **双硫仑样反应** • 在应用某些头孢菌素类或咪唑类药物过程中饮酒,或饮酒后应用上述药物出现的类似服用双硫仑后的反应,往往在饮酒 30 min 内发病,主要表现为面部潮红、头痛、头晕、心慌、胸闷、视物模糊、心率增快、多汗,严重者出现血压下降、意识不清或惊厥。

▶ **监测与治疗**

(一)监测

监测神志、瞳孔、血压、呼吸和指脉氧饱和度、肢体运动、血糖、乳酸、血气分析、血酒精浓度和心电图等。

(二)治疗

1. **一般治疗** • 兴奋躁动患者需适当约束并加强看护,昏迷患者需保暖和去枕侧卧位。对于剧烈呕吐者,给予止吐治疗,谨防误吸、食管贲门黏膜撕裂和食管破裂。

2. **毒物清除**

(1)洗胃:仅限于以下情况之一者,①摄入致死量的酒精;②同时存在或高度怀疑其他剧毒毒物中毒。对于昏睡、昏迷的患者,洗胃前必须气管插管。

(2)血液净化:经常规治疗病情恶化并具备下列之一者可行血液净化,①血酒精含量超过 4 000 mg/L;②呼吸循环严重抑制的深昏迷;③严重酸中毒(pH≤7.2);④出现急性肾衰竭;⑤复合中毒或高度怀疑合并其他危及生命的中毒。单纯急性中毒首选血液透析,呼吸循环不稳定时选择持续肾脏替代治疗(CRRT)。

3. 解毒剂

（1）美他多辛：该药能激活乙醛脱氢酶，使乙醛脱氢酶的活性明显增加，从而加速酒精的代谢。另外它还能拮抗酒精中毒引起的乙醇脱氢酶活性下降，提高细胞内还原型谷胱甘肽水平。剂量为每次 0.9 g（3 支）加入 500 ml 生理盐水静脉滴注。

（2）纳洛酮：对中枢抑制的患者可能有一定疗效，能缩短昏迷时间。建议中度中毒时 0.4～0.8 mg 静脉推注，必要时可重复；重度中毒时首剂 0.8～1.2 mg 静脉推注，用药 30 min 神志未恢复可重复一次或以 0.4 mg/h 静脉泵入，直至神志转清。

4. 对症治疗·过度兴奋伴有攻击行为者可用地西泮，躁狂者予氟哌啶醇 5～10 mg 肌内注射。应慎用镇静剂，使用中注意观察呼吸和血压。可给予质子泵抑制剂或 H_2 受体拮抗剂。

急性酒精中毒诊治流程见图 11-3-1。

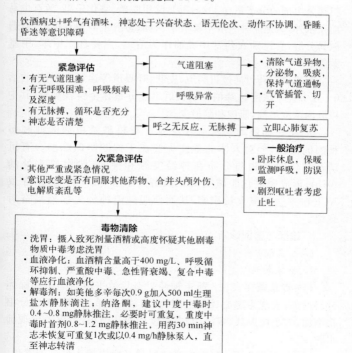

图 11-3-1 急性酒精中毒诊治流程图

（徐昌盛 马绍磊）

四、急性有机磷杀虫剂中毒

▶ 概述

1. 定义·急性有机磷杀虫剂中毒(acute organophosphate pesticide,AOPP)是指有机磷农药短时间内大量进入人体造成乙酰胆碱酯酶(AChE)抑制,导致乙酰胆碱(ACh)在突触间隙大量积聚,出现以毒蕈碱样表现和烟碱样表现为主要表现的一种中毒危重症。

2. 常见病因·有机磷杀虫剂品种繁多,引起 AOPP 最常见的毒物为敌敌畏、甲胺磷、氧化乐果、乐果、对硫磷、敌百虫。常用有机磷杀虫剂的分子量在114~291,除甲胺磷、氧化乐果、敌百虫易溶于水外,其他品种一般不易溶于水,而易溶于多种有机溶剂,遇碱易分解,有机磷农药常用乳油作为溶剂,主要含二甲苯、甲基萘等。

有机磷农药可通过胃肠道、皮肤、呼吸道等途径吸收,吸收后6~12 h 血中浓度达峰值。吸收后迅速分布在全身各脏器,其中以肝内浓度最高,肌肉和脑最少。

3. 发病机制及病理生理特征·有机磷杀虫剂能抑制多种酶的活性,但对人体的毒性主要在于抑制胆碱酯酶。有机磷及其代谢产物与分布在神经突触和神经-肌肉接头处的AChE 形成磷酰化胆碱酯酶。该酶无水解 ACh 的能力,导致ACh 在突触间隙大量积聚,从而使胆碱能神经先强烈兴奋后衰竭。

▶ 诊断与鉴别诊断

(一) 诊断

1. 临床表现

(1) 毒蕈碱样表现:迷走神经兴奋导致平滑肌痉挛和腺体分泌增加;表现为恶心、呕吐、腹痛、腹泻、流涕、流涎、气道分泌物增加、大小便失禁、多汗、心率减慢和瞳孔缩小,严重者出现肺水肿。

(2) 烟碱样表现:ACh 在横纹肌神经肌肉接头处过度蓄积,

使面、眼睑、舌、四肢和全身横纹肌发生肌纤维颤动,甚至全身强直性痉挛。患者常先有全身紧束和压迫感,而后肌力减退和瘫痪,可出现呼吸肌麻痹。AChE 受抑制后,交感神经节前纤维释放的 ACh 持续刺激节后纤维末梢,使得儿茶酚胺释放增多,部分患者可见血压增高、心率加快和心律失常。

(3)中枢神经系统表现:头晕、头痛、疲乏、共济失调、烦躁不安、谵妄、抽搐和昏迷。

(4)中毒程度分级:①轻度中毒,表现为头晕、头痛、恶心、呕吐、腹痛、多汗、胸闷、乏力、视物模糊、瞳孔缩小。全血 ChE 活性下降到 50%~70%。②中度中毒,除上述症状外,出现烟碱样症状,全血 ChE 活性下降到 30%~50%。③重度中毒,除上述症状外,出现昏迷、肺水肿、呼吸肌麻痹和脑水肿,全血 ChE 活性下降到 30%以下。

(5)特殊表现:①反跳现象,AOPP 患者,特别是乐果和马拉硫磷口服中毒者,经急救好转后,可在数日至一周出现病情突发恶化,重新出现上述胆碱能危象,甚至发生肺水肿或突然死亡。②中间型综合征,指 AOPP 所引起的以肌无力为突出表现的综合征。多在中毒后 24~96 h 发病,主要表现为屈颈肌、四肢近端肌肉以及颅神经所支配的肌肉肌力减退(如睁眼困难、眼球活动受限、复视、吞咽困难、声音嘶哑)。累及呼吸肌时,可引起呼吸肌麻痹。③迟发性多发性神经病,少数患者在急性重度中毒症状消失后 2~3 周出现感觉神经和运动神经多发性损害,主要表现为肢体末端烧灼感、疼痛和麻木,下肢无力、瘫痪和肌肉萎缩。④局部损害,皮肤接触后可出现过敏性皮炎,甚至剥脱性皮炎。累及眼部可引起结膜充血和瞳孔缩小。

2. 诊断依据

(1)病史:有机磷杀虫剂的接触史。

(2)典型临床表现:毒蕈碱样表现、烟碱样表现和中枢神经系统表现。

(3)全血胆碱酯酶测定:血清 ChE 活性仅占全血 ChE 活性 16%,红细胞内 ChE 约占 84%。全血胆碱酯酶活性不仅是诊断 AOPP 的特异性指标,还能用来判断中毒程度、评估疗效及预后。

（二）鉴别诊断

1. 急性胃肠炎 • 发病前不洁饮食史，粪便常规异常，无瞳孔缩小，全血 AChE 正常。

2. 氨基甲酸酯类杀虫剂中毒 • 毒物接触史不同，全血 AChE 下降不明显。

▶ 监测与治疗

（一）监测

监测生命体征、神志、瞳孔、皮肤潮湿度、肺部湿啰音、肌颤、肌力以及 AchE 活性。

（二）治疗

1. 毒物的清除

（1）洗胃：经口摄入的患者应尽早洗胃，对于口腔内大量分泌物、意识不清或预计病情迅速恶化的患者，洗胃前应先气管插管保护气道。

（2）皮肤、毛发和口腔的清洗。

（3）吸附与导泻：洗胃完毕后可经胃管给予活性炭（1 g/kg），并同时给予 20% 甘露醇 250~500 ml。

（4）血液灌流：因有机磷农药脂溶性高，分布容积大，血浆中毒物存留时间很短，大部分进入红细胞和周围组织，实验研究提示分布于血液中的有机磷仅约占总量 1%，单次血液灌流 2 h 清除的有机磷量约占体内总量 3%。

2. 特效解毒剂 • 具体用法见表 11-4-1。

（1）胆碱酯酶复活剂：能有效解除烟碱样症状，迅速控制肌纤维颤动。常用药物为氯解磷定和碘解磷定，前者肟基含量高，极易溶于水，可供肌内注射，而后者只能静脉注射，两者半衰期分别为 77 min 和 102 min。

（2）抗胆碱药物：此类药物可与乙酰胆碱争夺胆碱能受体，从而阻断 Ach 的作用。临床常用的药物为阿托品和戊乙奎醚，两者均能有效解除毒蕈碱样症状和呼吸中枢抑制。应用阿托品时应尽快达到并维持阿托品化，具体指标为：瞳孔较前散大、口干、皮肤干燥、颜面潮红、肺部啰音消失、心率加快。同时要密切观察，防止阿托品中毒。阿托品中毒表现为高热、瞳孔散大、意识模糊、幻觉、谵妄、抽搐、尿潴留等。戊乙奎醚对心率影响较小，半衰期长，无需频繁给药，还具有拮抗烟碱

样作用的特点，能有效解除肌颤和肌肉强直。具体用法见表
11-4-1。

表 11-4-1　AOPP 解毒药的剂量与用法

药名	轻度中毒	中度中毒	重度中毒
氯解磷定	首剂 30 mg/kg 加入 5% 葡萄糖 100 ml 中快速静脉滴注，必要时 2 h 后重复 1 次	首剂 30 mg/kg 加入 5% 葡萄糖 100 ml 中快速静脉滴注，然后以 8 mg/(kg·h) 的速度静脉泵入，疗程 2～3 d	首剂 30 mg/kg 加入 5% 葡萄糖 100 ml 中快速静脉滴注，然后以 8 mg/(kg·h) 的速度静脉泵入，疗程 5～7 d
碘解磷定	首剂 1.0 g 加入 5% 葡萄糖 100 ml 中快速静脉滴注，必要时 2 h 后重复一次	首剂 1.5 g 加入 5% 葡萄糖 100 ml 中快速静脉滴注，然后以 0.5 g/h 的速度静脉泵入，疗程 2～3 d	首剂 2.0 g 加入 5% 葡萄糖 100 ml 中快速静脉滴注，然后以 0.5 g/h 的速度静脉泵入，疗程 5～7 d
阿托品	首剂 2～4 mg 皮下注射，随后 1～2 h 重复 1 次；阿托品化后 0.5 mg，皮下注射每 4～6 h 1 次	首剂 5～10 mg 静脉推注，随后 1～2 mg 静脉推注每 30 min 1 次；阿托品化后 1 mg，皮下注射每 4～6 h 1 次	首剂 10～20 mg 静脉推注，随后 2～5 mg 静脉推注每 10～30 min 1 次；阿托品化后 1 mg，皮下注射每 2～4 h 1 次
戊乙奎醚	首剂 1～2 mg 肌内注射，45 min 后视情况重复 1～2 mg；阿托品化后 1～2 mg，肌内注射，每 8～12 h 1 次	首剂 2～4 mg 肌内注射，45 min 后视情况重复首剂半量 1～2 次；阿托品化后 1～2 mg，肌内注射，每 8～12 h 1 次	首剂 4～6 mg 肌内注射，45 min 后视情况重复首剂半量 1～2 次；阿托品化后 1～2 mg，肌内注射，每 8～12 h 1 次

3. 器官支持治疗。

急性有机磷杀虫剂中毒诊治流程见图 11-4-1。

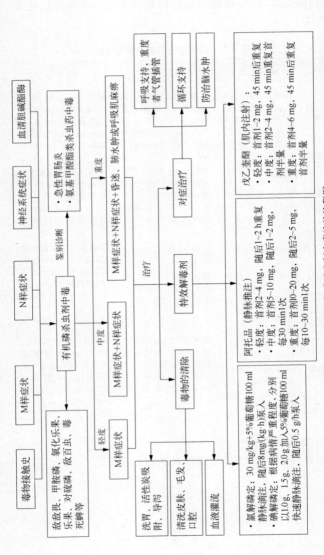

图 11-4-1 急性有机磷杀虫剂中毒诊治流程图

（徐昌盛　黄丽丽）

五、百草枯中毒

▶ **概述**

1. 定义 · 百草枯中毒是指经消化道等途径摄入一定量的百草枯后,出现以皮肤黏膜损害、不可逆性肺纤维化及顽固性低氧血症为主要表现的一种中毒急症。

2. 常见病因 · 百草枯分子量 186.3,无色且极易溶于水,遇碱分解失活。经口摄入百草枯,在小肠经载体主动转运吸收,消化道吸收率 17.6%,2～4 h 达血浆浓度峰值,分布半衰期 5～7 h,消除半衰期 84 h,分布于肺、肾、肝、肌肉等组织,表观分布容积为 1.2～1.6 L/kg。因 I 型和 II 型肺泡上皮细胞存在多胺主动摄取系统,口服后约 15 h 肺中浓度达峰值,肺内浓度是血浆浓度的 10～90 倍。百草枯在肾小管中不被重吸收,以原形从肾脏排出。

3. 发病机制及病理生理特征 · 人摄入百草枯后,经微粒体还原型辅酶 II、细胞色素 C 还原酶等催化,产生有毒的超氧离子及氧自由基,并导致 NADPH 大量消耗,干扰呼吸链电子传递,使能量合成减少至停止,引起细胞凋亡或坏死。病变早期大量超氧化物能破坏细胞结构,造成肺泡表面活性物质的减少和失衡,继而出现肺水肿及透明膜变性,后期出现胶原沉积、纤维细胞增生,最终导致严重的肺纤维化和低氧血症。除肺之外,百草枯也能导致肝、肾、中枢神经系统及心脏损害。

国内市场销售的百草枯浓度绝大多数为 20%,其中加入蓝色颜料以避免与饮料混淆,还加入臭味剂和催吐剂(三氮唑嘧啶酮)。人口服致死量为 30～40 mg/kg,约等于 20%百草枯 10 ml。

▶ **诊断与鉴别诊断**

(一)诊断

1. 临床表现 · 百草枯摄入量越大,临床表现越严重。根据中毒严重程度分级如下。

(1)轻度中毒:百草枯摄入量<20 mg/kg,恶心、呕吐、腹泻及皮肤、眼睛刺激症状,伴或不伴轻度肝肾功能损害,多数患者能够完全恢复。

（2）中重度中毒：百草枯摄入量20～40 mg/kg,剧烈呕吐、腹泻伴全身中毒症状,皮肤及黏膜炎症及溃疡形成,可在1～4天出现肝肾损伤、低血压、心动过速,2周内出现肺损伤,多数在3周内死于肺纤维化继发的呼吸衰竭。

（3）极重度中毒：百草枯摄入量＞40 mg/kg,出现严重的消化道及全身中毒症状,迅速出现多器官功能失常（肝、肾、胰、肾上腺、中枢神经系统、心血管、呼吸系统）,常见口咽部或食管溃疡,可出现食管穿孔及纵隔炎,数小时至数日内死亡。

2. 诊断依据

（1）病史：①明确的毒物接触史,催吐可见蓝色液体,伴有特殊恶臭；②呕吐、腹痛、腹泻,严重者出现胸骨后烧灼感、消化道出血、血尿。

（2）体检：①局部皮肤及黏膜可见灼伤、糜烂、溃疡形成或出血；②呼吸急促、发绀、肺部湿啰音,重者出现肺水肿、气胸及纵隔气肿；③重者短期内出现昏迷、黄疸、低血压及心律失常。

（3）辅助检查：①毒物检测,血液和尿液百草枯浓度。②血气分析,早期可无明显异常或仅乳酸增高,中晚期可出现明显的Ⅰ型呼吸衰竭。③胸部HRCT（薄层CT）,早期可见非特异性渗出及磨玻璃样改变,以中下肺野为著。随着病情加重,2周内可出现肺实变、间质性及渗出性改变,2周后表现为纹理粗乱、网格样等肺纤维化表现,并可出现浆膜腔积液、皮下及纵隔气肿。

（二）鉴别诊断

1. 其他腐蚀性毒物中毒·强酸、强碱等。

2. 药物导致的肺纤维化·甲氨蝶呤、胺碘酮等。

3. 中毒性肝炎·对乙酰氨基酚、四氯化碳等。

▶ 监测与治疗

（一）监测

监测基本生命体征,每日检测尿百草枯浓度直至阴性。

（二）治疗

1. 现场处理·①口服中毒者立即催吐,并口服白陶土混悬液1 000 ml或活性炭100 g。②皮肤接触后予流动清水或肥皂水冲洗至少15 min,眼污染后予清水冲洗至少10 min。

2. 清除胃肠道毒物·口服患者需尽早洗胃,予2％碳酸氢钠溶液洗至彻底清澈无味。洗胃后口服甘露醇导泻,同时加用活性炭 50~100 g 吸附,持续 2~3 d。有条件者可予聚乙二醇电解质溶液 1 500~2 000 ml/h 全肠道灌洗至排出物清亮为止。

3. 促使毒物排出·①补液利尿:早期肾功能正常时大量补液和利尿。②血液净化:尽快开始血液灌流,联合血液透析更有助于毒物的清除。

4. 抗氧化治疗·N-乙酰半胱氨酸能减轻氧自由基引起的损伤。谷胱甘肽、依达拉奉、维生素 C 也有类似作用。

5. 糖皮质激素及免疫抑制剂·对中重度百草枯中毒的患者,早期给予甲泼尼龙 15 mg/kg 共 3 d,联合环磷酰胺 15 mg/kg 共 2 d 治疗,后期予地塞米松 20 mg/d。如出现 $PaO_2 < 60$ mmHg,且距上次治疗 2 周以上,可再次重复使用,需注意其副作用。

6. 对症处理·对频繁呕吐的患者,可用 5-羟色胺受体拮抗剂或吩噻嗪类止吐剂控制症状,避免使用甲氧氯普胺(胃复安)。对疼痛明显的患者可使用吗啡等,同时使用胃黏膜保护剂和抑酸剂等。

百草枯中毒诊治流程见图 11-5-1。

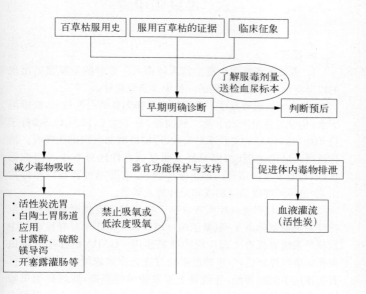

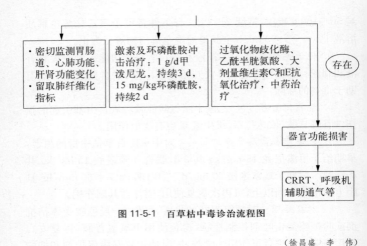

图 11-5-1　百草枯中毒诊治流程图

（徐昌盛　李　伟）

六、毒鼠强中毒

► **概述**

1. *定义* · 毒鼠强中毒是指人体摄入一定量的毒鼠强后出现的以全身抽搐为主要表现的一种中毒急危重症。

2. *毒物代谢动力学* · 毒鼠强为无味无臭的白色粉末，极难溶于水，化学名称是四次甲基二砜四胺，分子式 $C_4H_8N_4O_4S_2$，分子量 240.25。完整的皮肤不易吸收，可被口咽部黏膜迅速吸收。消化道摄入后迅速吸收，以原形无明显选择性地分布于各组织器官，不与血浆蛋白结合。排出速率缓慢，主要通过肾脏以原形排出，少量可经呼吸道排出或随胆汁排入肠道。

3. *发病机制及病理生理特征* · 中毒的主要机制是拮抗中枢神经系统抑制物质 γ-氨基丁酸（GABA）。GABA 对脊椎动物中枢神经系统有强有力而广泛的抑制作用。GABA 的作用被毒鼠强非竞争性抑制后，中枢神经系统过度兴奋致惊厥。毒鼠强还可直接作用于交感神经，导致肾上腺素能神经兴奋，通过抑制单胺氧化酶和儿茶酚胺氧位甲基移位酶，使其失去灭活肾上腺素和去甲肾上腺素的作用,进一步导致交感神经兴奋性增强。人体摄入毒鼠强后,常于数分钟至 0.5 h 内发病,成人的致死量为 5~12 mg。

毒鼠强中毒后,全身各器官均可受累,中枢神经系统首先累及,肾脏常最后累及。组织充血、出血、坏死等变化明显。

▶ **诊断与鉴别诊断**

(一)诊断

1. 临床表现

(1)临床表现、潜伏期长短与接触毒鼠强的量及纯度密切相关。急性中毒者潜伏期短,进食后 5~30 min 即突然发病,少量和慢性中毒者可缓慢起病。主要为神经系统和心血管系统损害表现,可因强直性惊厥导致脑疝、呼吸衰竭而死亡。

(2)严重程度分级:①轻度中毒,出现头痛、头晕、恶心、呕吐和四肢无力等症状,可有肌颤或局灶性癫痫样发作,生物样品中检出毒鼠强;②中度中毒,在轻度中毒基础上,具有癫痫样大发作、精神病样症状(幻觉、妄想等)之一者;③重度中毒,在中度中毒基础上,出现癫痫持续状态或脏器功能衰竭。

2. 诊断依据

(1)病史:有明确的接触史多可迅速诊断,对不能提供病史或病史不详的,出现下列情况时应怀疑毒鼠强中毒,①进食后数分钟至 0.5 h 发病者;②进食后出现恶心、呕吐、抽搐及意识障碍者;③不明原因反复抽搐者。

(2)体格检查:①中枢神经系统,全身阵发性强直性抽搐,每次抽搐持续 1~10 min,多可自行缓解,间隔数分钟后再次发作,每天发作可达几十次,严重者呈癫痫持续状态;②消化系统,部分患者出现肝大及肝区叩痛;③循环系统,可有心率增快、频发期前收缩等。

(3)辅助检查:①毒物检测,血、尿和呕吐物等标本中检出毒鼠强;②脑电图,θ波阵发性节律伴活动增多,δ波阵发性分布并有高电位节律性棘慢波综合发放。

(二)鉴别诊断

1. 氟乙酰胺中毒·潜伏期为 10~15 h,高度疑似者需行毒物分析鉴别。

2. 癫痫·既往有癫痫发作史。

3. **脑血管疾病**·头颅 CT 或 MR 可鉴别。

▶ **监测与治疗**

（一）监测

监测生命体征，有条件的监测血毒鼠强浓度。

（二）治疗

急救和治疗原则是维持生命体征，快速控制惊厥发作，尽快清除体内毒物，保护脑、肺、心、肝等重要器官功能。

1. **毒物的清除**

（1）洗胃：对于经口中毒<24 h 的患者需要进行洗胃，洗胃使用清水即可。中、重度中毒的患者洗胃后需留置胃管，以备反复洗胃和灌入活性炭。

（2）活性炭吸附：轻度中毒患者洗胃后立即给予活性炭 1 次，成人每次 50 g，儿童每次 1 g/kg，配成 10％混悬液经洗胃管灌入；中、重度中毒的患者洗胃后最初 24 h 内每 6～8 h 使用活性炭 1 次，24 h 后仍可使用。

（3）导泻：洗胃后应用 20％甘露醇 250～500 ml 经胃管内注入。

（4）血液灌流：可快速降低血中毒鼠强浓度。中、重度中毒患者应早期进行血液灌流，可多次进行，直至抽搐症状得到控制。

2. **镇静解痉**·毒鼠强中毒时出现的全身性持续性抽搐和频繁的颅内癫痫性放电，可导致呼吸肌痉挛性麻痹或窒息，造成机体严重缺氧和脑水肿，甚至出现横纹肌溶解、超高热，最终可因多器官功能衰竭死亡。因此，尽快彻底地控制抽搐是挽救患者生命、提高抢救成功率的关键。

（1）苯巴比妥：为基础用药，可与其他镇静止痉药物合用。轻度中毒者每次 0.1 g，每 8 h 肌内注射 1 次。中、重度中毒者每次 0.1～0.2 g，每 6～8 h 肌内注射 1 次，儿童每次 2 mg/kg，抽搐停止后减量，使用 3～7 d。

（2）地西泮：癫痫样大发作和癫痫持续状态的首选药，成人每次 10～20 mg，儿童每次 0.3～0.5 mg/kg，缓慢静脉注射，成人速度不超过 5 mg/min，儿童注射速度不超过 2 mg/min。必要时重复使用，间隔时间在 15 min 以上。

（3）其他药物：癫痫持续超过 30 min，连续 2 次使用地西泮仍不能有效控制抽搐，应及时使用静脉麻醉剂，常需气管插管呼吸机辅助控制通气,可能需要使用血管收缩药,有条件者应持续进行脑电监测。

3. 预防呼吸衰竭和肺部感染。及时清除口咽部分泌物,留置牙垫防止舌咬伤,保持呼吸道通畅,必要时行气管插管或切开以及呼吸机辅助通气,尤其是在应用大量镇静剂时。

4. 维护器官功能和防治多脏器功能不全。频繁抽搐者给予甘露醇脱水,治疗脑水肿。出现超高热者,应采取积极降温措施,并注意补液、利尿和碱化尿液,防止肌红蛋白造成的肾损伤。肝功能受损时,静脉滴注谷胱甘肽。

毒鼠强中毒诊治流程见图 11-6-1。

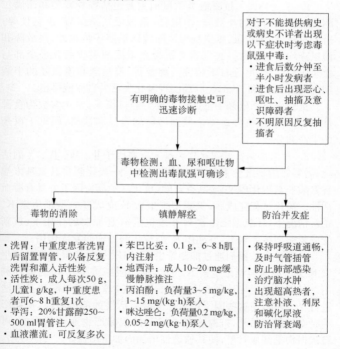

图 11-6-1　毒鼠强中毒诊治流程图

(徐昌盛　马绍磊)

七、抗凝血类杀鼠剂中毒

▶ 概述与病理生理

目前主要以溴敌隆中毒为主,2000 年以后累计报告溴敌隆中毒 436 例,其中 2010 年以后 369 例,占总数的 84.6%。

1. **定义**·抗凝血类杀鼠剂中毒是指短期内摄入抗凝血类杀鼠剂后引起的以凝血功能障碍为主的一种中毒急症。

2. **常见病因**·抗凝血类杀鼠剂主要包括香豆素类和茚满二酮类两种。前者如溴敌隆、溴鼠隆(杀鼠灵)、杀鼠醚、杀它仗等;后者有敌鼠、氯敌鼠、杀鼠酮等。除敌鼠钠溶于热水外,溴敌隆和溴鼠隆均难溶于水。香豆素类抗凝血杀鼠剂吸收后几乎全部与血浆蛋白结合,可分布于肺、肝、脾及肾,溴敌隆和溴鼠隆的半衰期分别为 24 d 和 56 d,经肝药酶羟基化失活后自尿液排出。

抗凝血类杀鼠剂中毒途径主要为经口摄入,绝大多数为食源性中毒,如食用抗凝血类杀鼠剂污染的食品和饮料,偶见于鼠药的生产和分装。

3. **发病机制及病理生理特征**·凝血因子 II、VII、IX、X 的活化,需要氢醌型维生素 K 作为辅酶,通过 γ-羧化酶将其氨基末端谷氨酸残基羧化成 γ-羧基谷氨酸,羧化后的凝血因子方具有凝血活性。羧化过程完成后,氢醌型维生素 K 变成环氧型维生素 K。正常情况下,环氧型维生素 K 在维生素 K 还原酶的作用下,重新变成氢醌型维生素 K,方能作为 γ-羧化酶的辅酶发挥作用。

抗凝血类杀鼠剂通过抑制维生素 K 还原酶,使得环氧型维生素 K 无法向氢醌型维生素 K 转化,从而阻断维生素 K 的循环利用。其循环受阻导致凝血因子 II、VII、IX、X 的谷氨酸残基无法进行 γ-羧化,使这些因子停留在无凝血活性的前体阶段,从而影响凝血过程。另外,抗凝血类杀鼠剂的代谢产物亚苄基丙酮,可直接损伤毛细血管壁,使其通透性增加而加重出血。

▶ 诊断与鉴别诊断

(一)诊断

1. **临床表现**·表现为不同程度、不同部位出血,以皮肤、黏膜出血为主,严重者表现为内脏出血。

2. 诊断依据

(1) 病史：明确或可疑杀鼠剂接触史；出现广泛性多部位出血(咯血、呕血或黑便、肉眼血尿、月经过多)。

(2) 体格检查：根据出血的部位、快慢以及出血量，可能出现血压下降、贫血貌、意识障碍、皮肤黏膜瘀点瘀斑、肺部湿啰音、心率增快、腹部压痛、移动性浊音阳性等体征。

(3) 辅助检查：①凝血酶原时间、活化部分凝血活酶时间延长，而血小板、肝功能、纤维蛋白原、D-二聚体基本正常；②凝血因子 II、VII、IX、X 的活性减低；③CT 检查可能发现颅内出血、胸部弥漫性渗出、腹腔积液等；④血液、呕吐物和(或)食物等样品中检出抗凝血类杀鼠剂。

(二) 鉴别诊断

1. 华法林中毒·患者有心房颤动、瓣膜置换或深静脉血栓形成病史，近期口服华法林。

2. 先天性凝血障碍性疾病·幼年发病，反复出血不止史，存在阳性家族史。

3. 弥散性血管内凝血·患者常有严重感染、休克、羊水栓塞等基础疾病，血小板和纤维蛋白原常显著降低。

4. 严重肝病·患者肝功能严重异常，肝脏缩小，脾大。

5. 维生素 K 缺乏症·长期进食减少，长期使用广谱抗生素如头孢哌酮，阻塞性黄疸，炎症性肠病，慢性腹泻等。

▶ 监测与治疗

(一) 监测

监测患者生命体征，注意观察皮肤黏膜出血的面积，咯血量和指脉氧饱和度，呕血和黑便量及频次，阴道出血量和速度，神志和瞳孔的变化。

(二) 治疗

1. 毒物的清除·口服中毒 6 h 内者催吐、洗胃，大量摄入导泻剂和使用活性炭吸附。因香豆素类抗凝血杀鼠剂吸收后几乎全部与血浆蛋白结合，因此有条件的可行血浆置换。

2. 特效解毒剂

(1) 维生素 K_1：大部分患者给予维生素 K_1 治疗 1~2 d 后凝血功能可恢复正常。轻度出血者，每日静脉滴注 10~20 mg；严重出血者，每日分次静脉滴注 100 mg，出血现象消失，凝血酶原时间正常后可停药。停药后需监测凝血功能，如果再次出现凝血酶原时间延长,可能需要使用维生素 K 6 个月。

（2）凝血酶原复合物或新鲜血浆：对于急性大量失血、大咯血和颅内出血的患者,在使用维生素 K_1 的前提下,输注凝血酶原复合物（每千克体重输注 $10\sim20$ U）或新鲜血浆 400 ml,根据出血的严重程度、危险程度以及凝血功能的改善情况,必要时可重复输注。

3. 降低毛细血管通透性 · 可给予卡巴克络（安络血）、维生素 C、地塞米松等药物。

4. 输血 · 对于大量出血导致低血压、晕厥或休克的患者,输注适量红细胞悬液。

（三）预后

及时明确诊断并采取有效治疗,预后佳。住院病死率约 4.3%,患者往往死于颅内出血或多器官功能障碍综合征。

抗凝血类杀鼠剂中毒诊治流程见图 11-7-1。

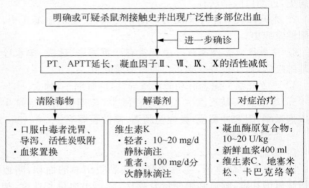

图 11-7-1　抗凝血类杀鼠剂中毒诊治流程图

（徐昌盛　马绍磊）

八、河鲀毒素中毒

▶ 概述

1. 定义 · 河鲀毒素（tetrodotoxin, TTX）,又称河豚毒素,是河鲀体内一种氨基全氢喹唑啉型化合物,毒性比氰化钠高 1 250 倍。

因误食河鲀内脏或被内脏毒液污染的食物可发生河鲀毒素中毒。

2. 常见病因·多因为误食引起。鱼体内毒素含量的多少因部位及季节不同而有较大差异,3、5月是河鲀性腺成熟期和产卵期,鱼体各部位毒力都较同年其他时期强,其中河鲀卵巢毒素的毒性最强,0.5 mg即可致人死亡。

3. 发病机制及病理生理特征·河鲀毒素通过分子内胍基与神经细胞膜钠离子通道上芳香性氨基酸的羧基(COO—)相互吸引,高亲和性地与钠离子通道受体结合,阻碍电压依赖性钠离子通道开放。由于TTX具有高度选择性,钾离子通道完全不受影响,因而导致细胞内的钾离子、钠离子数量失去平衡,阻滞了动作电位,从而阻止神经冲动的发生和传导,使神经肌肉丧失兴奋性,导致与之相关的生理活动的障碍。TTX阻滞钠离子通道是一种"全或无"的方式,毒素分子与受体结合也是可逆的,钠、钾、钙等离子可与其竞争受体。河鲀毒素对呼吸、心血管、胃肠道及肌肉等功能的抑制是对中枢和外周神经共同作用的结果。

河鲀毒素除直接作用于胃肠道引起局部刺激症状外,主要是阻断神经和肌肉的传导。吸收入血后迅速作用于神经末梢和神经中枢,阻碍神经传导,首先是感觉神经受累,继而引起运动神经麻痹。河鲀毒素毒量较大时会累及迷走神经,影响呼吸并造成脉搏迟缓;严重时出现体温和血压下降,最终导致血管运动中枢和呼吸中枢麻痹而死亡。

▶ **诊断与鉴别诊断**

(一)诊断

1. 临床表现

(1)症状:TTX中毒后症状出现的快慢、严重程度与个体差异和毒素摄入量有关。进食带有河鲀毒素的食物后0.5~3 h内迅速发病,中毒严重者在发病后4~6 h发生呼吸和循环衰竭而死亡。

(2)TTX中毒分级:可分为4级。①Ⅰ级:口唇、舌尖及肢端麻木,伴有恶心、呕吐、腹痛、腹泻等胃肠道症状。②Ⅱ级:不完全运动麻痹,如行动蹒跚、乏力、共济失调、肢体及躯干麻木、感觉异常。③Ⅲ级:完全运动麻痹,如四肢无力、言语不清、吞咽困难、呼吸困难、出现血压下降和发绀。④Ⅳ级:意识障碍、昏睡、昏迷、严重低血压、呼吸浅表不规则进而呼吸抑制、心律失常及心搏骤停。

2. **体格检查** · 体温低、四肢和躯干感觉异常、构音不清、眼睑下垂、腱反射减弱或消失、肌力及肌张力下降,严重者昏睡、昏迷。

3. **辅助检查** · 常规检查可出现白细胞升高、尿蛋白(+)及粪便隐血试验(+)。心电图检查可出现心动过缓、房室传导阻滞、QT间期延长、ST段心肌缺血表现等。

4. **诊断依据**

(1) 病史:起病前曾进食河鲀。

(2) 典型的临床表现:主要是神经麻痹,先是感觉神经麻痹,继而是运动神经麻痹,最后呼吸中枢和血管神经中枢麻痹,相应出现感觉障碍、瘫痪、呼吸衰竭、心搏骤停等。

(3) 辅助检查:心电图示不同程度的房室传导阻滞。

(二) 鉴别诊断

注意与其他中毒及神经系统疾病相鉴别。

▶ **治疗**

河鲀毒素中毒无特效解毒药,临床治疗的关键是及早发现中毒,并尽快给予各种排毒措施和维持呼吸通畅等对症支持治疗。

1. **清除毒物**

(1) 催吐或洗胃:食用含TTX食物的中毒患者,早期口服1%硫酸铜100 ml,或阿扑吗啡5～6 mg皮下注射(呼吸衰竭禁用)催吐。1:5 000高锰酸钾或0.5%药用活性炭洗胃,再口服硫酸镁15～30 g导泻,对胃肠道内残留的有毒物质进行清除。

(2) 促进毒素排出:L-半胱氨酸200～400 mg/d,加入补液中静脉滴注,同时给予补液、利尿,促进河鲀毒素排出体外。

2. **重症病例救治**

(1) 对重症患者进行连续生命体征监测、加强护理。

(2) 肌肉麻痹者予士的宁2～3 mg肌内或皮下注射,3次/天。

(3) 呼吸衰竭:保持呼吸道通畅,给予糖皮质激素缓解支气管痉挛,必要时气管插管建立人工气道接呼吸机辅助通气。

(4) 房室传导阻滞:宜用0.5 mg异丙肾上腺素溶液连续静脉滴注,控制心率在60～70次/分。

(5) 严重低血压及休克:积极补充血容量,应用血管活性药物维持MAP>65 mmHg,尿量在0.5～1 ml/kg以上。

(6) 心搏骤停:立即启动心肺复苏及电除颤,开放气道及建立静脉通路,予肾上腺素、阿托品等药物抢救治疗。

(7)血液透析或血液灌流:对 TTX 中毒有较好的临床效果,应尽早应用。

河鲀毒素中毒诊治流程见图 11-8-1。

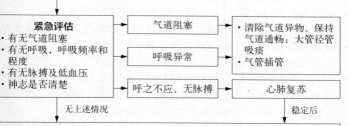

河鲀毒素(TTX)中毒:河鲀进食史+口唇、舌尖及肢端麻木、运动麻痹、呼吸困难、血压下降、意识障碍

紧急评估
· 有无气道阻塞
· 有无呼吸,呼吸频率和程度
· 有无脉搏及低血压
· 神志是否清楚

气道阻塞 → 清除气道异物、保持气道通畅:大管径管吸痰
呼吸异常 → · 气管插管
呼之不应、无脉搏 → 心肺复苏

无上述情况 / 稳定后

· 保持气道通畅
· 建立静脉通路
· 监护血压、心率、呼吸、SpO₂
· 吸氧,维持SpO₂>95%

· 催吐:口服1%硫酸铜100 ml或阿扑吗啡5~6 mg皮下注射(呼吸衰竭禁用)催吐
· 洗胃及导泻:1:5 000高锰酸钾或0.5%药用活性炭洗胃,再口服硫酸镁15~30 g导泻
· 促进毒素排出:L-半胱氨酸200~400 mg/d,静脉滴注,同时给予补液、利尿,促进河鲀毒素排出体外

病情无改善

· 肌肉麻痹:士的宁2~3 mg肌内或皮下注射,3次/日
· 呼吸衰竭:气管插管建立人工气道接呼吸机辅助通气
· 房室传导阻滞:0.5 mg异丙肾上腺素溶液连续静脉滴注,控制心率在60~70次/分
· 严重低血压及休克:积极补充血容量,应用血管活性药物维持MAP>65 mmHg,尿量>0.5~1 ml/kg
· 血液透析或血液灌流

图 11-8-1 河鲀毒素中毒诊治流程图

(尹海燕)

九、苯二氮䓬类药物中毒

▶ 概述

1. 定义 · 苯二氮䓬类(benzodiazepines，BZD)药物主要用于镇静催眠、减轻焦虑、抗癫痫及肌肉松弛。苯二氮䓬类药物中毒是指此类药物过量服用，引起中枢神经系统抑制表现。

2. 常见病因 · 该类药物均具有脂溶性，根据作用时间长短分为短效类(半衰期<12 h，如三唑仑、咪达唑仑)；中效类(半衰期12～20 h，如艾司唑仑、阿普唑仑)；长效类(半衰期20～50 h，如地西泮、硝西泮)。

BZD主要作用于中枢神经系统的边缘系统，大剂量时对中枢神经系统有抑制作用。一次误服大量或长期服用较大剂量，均可引起苯二氮䓬类药物中毒。苯二氮䓬类药物中毒的危险因素有：①个体和种族差异；②过量饮酒；③肝肾功能障碍；④药物，如西咪替丁、奥美拉唑、普萘洛尔、口服避孕药、经细胞色素氧化酶P450代谢的药物。

3. 发病机制 · 苯二氮䓬类药物口服或注射后吸收快，主要与中枢神经系统特异性受体——苯二氮䓬受体结合，通过抑制大脑边缘系统的功能而发挥镇静催眠作用。

在神经细胞表面，苯二氮䓬与GABA结合时，促进GABA与GABA受体的结合而使氯离子通道开放的频率增加(而非使氯离子通道开放时间延长或使氯离子流增大)，更多的氯离子内流，使神经细胞膜超极化，增强GABA能神经传递功能。GABA是中枢神经系统的抑制性神经递质，因此产生抑制效应。

4. 病理生理特征 · 中枢神经系统内有高亲和力的特异性结合位点——苯二氮䓬受体，其分布以皮质为最密，其次为边缘系统和中脑，再次为脑干和脊髓。

▶ 诊断与鉴别诊断

(一)诊断

1. 临床表现

(1)症状：中枢神经系统受抑制程度不同，临床表现程度分为以下3种。①轻度中毒：头晕乏力、疲劳嗜睡、恶心、呕吐、语言不清、步履蹒跚、记忆力减退和共济失调等。②重度中毒：呼吸困难、眼球震颤、低血压、心动过缓、严重乏力和意识障碍，甚至出现昏睡、昏迷及呼吸抑制。③戒断症状：可出现兴奋、多语、睡眠障碍甚至幻觉。

（2）体格检查：视物模糊、思维迟缓、肌张力下降，可伴有尿失禁或排尿困难；随着病情进展出现体温降低、血压下降、反射减退；长期大量服用药物时可出现肝功能损害及白细胞减少。

（3）辅助检查：①实验室检查，药物浓度测定取血清、尿液或胃液标本检测苯二氮䓬类药物浓度，但因个体差异较大，药物浓度与病情及预后无关；②影像学检查，胸部 X 线有肺部渗出。

2. 诊断依据·①病史：有过量或长期应用苯二氮䓬类药物史；②临床表现。

（二）鉴别诊断

1. 急性中毒·昏迷应除外急性脑血管意外、肺性脑病、肝性脑病，尿毒症，糖尿病，低血糖，一氧化碳中毒及酒精、有机溶剂、阿片类或其他镇静催眠药物中毒。

2. 慢性中毒·躁狂状态患者出现疲乏、步态不稳等结合用药史可与躁郁病鉴别。

3. 戒断综合征·根据既往史、酗酒史与精神分裂症、酒精中毒、癫痫鉴别。

▶ 治疗

1. 急症处理·①生命体征监测；②保持气道通畅；③建立静脉通道；④催醒：纳洛酮 0.4～0.8 mg 静脉注射，根据病情每 15 min 重复 1 次，至呼吸抑制缓解或清醒。

2. 促进毒物排出

（1）洗胃：凡经口摄入者，为迅速清除毒物，均应尽早尽快洗胃。

（2）活性炭：反复使用能有效清除消化道内尚未吸收的药物；首剂 1～2 g/kg，2～4 h 重复 0.5～1 g/kg，至症状改善。

（3）补液利尿：促进已经吸收的药物排泄。

（4）血液净化：危重症患者可选用血液灌流。

3. 特效解毒药·氟马西尼（flumazenil）为相对特异性苯二氮䓬类拮抗药，作用于中枢神经系统的苯二氮䓬受体，能阻断该受体与苯二氮䓬类药物结合，拮抗苯二氮䓬类药物的中枢抑制作用。用法如下。

（1）逆转苯二氮䓬类镇静作用：推荐剂量 0.2 mg，静脉注射 15 s 以上，如未清醒，60 s 重复 0.2 mg，直至总量达 1 mg，偶可达 2 mg。

（2）苯二氮䓬类中毒急救：起始剂量 0.2 mg，静脉注射 30 s 以上，60 s 重复 0.3～0.5 mg，有效治疗剂量为 0.6～2.5 mg，总量可达 3～5 mg。

（3）症状反复：初始治疗缓解后再出现嗜睡，可予静脉持续滴注 0.1～0.2 mg/h，直至达到要求的清醒程度。

苯二氮䓬类药物中毒诊治流程见图 11-9-1。

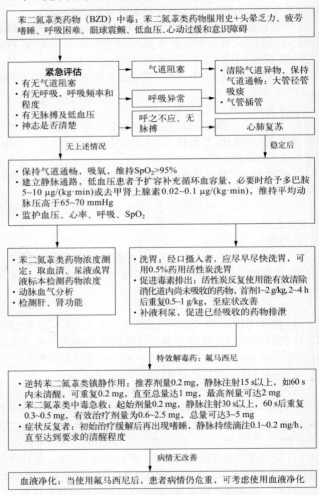

图 11-9-1　苯二氮䓬类药物中毒诊治流程图

（尹海燕）

十、对乙酰氨基酚中毒

▶ 概述

对乙酰氨基酚(acetaminophen)是使用最广泛的解热镇痛药,治疗剂量为 $10\sim15$ mg/kg、儿童口服超过 200 mg/kg、成人口服超过 150 mg/kg 即可产生明显的肝毒性。

1. 定义·过量服用对乙酰氨基酚导致中毒,主要导致肝损伤。

2. 常见原因·主要是患者过量或者误食对乙酰氨基酚类药物,引起中毒。对乙酰氨基酚的中毒量并非固定值,在一定程度上还取决于下列危险因素:①服药总量,服药至就诊时间;②酗酒者;③肝肾功能障碍;④药物,如异烟肼、利福平、巴比妥类、卡马西平、细胞色素氧化酶 P450 药物;⑤长期禁食、营养不良、艾滋病、慢性呕吐、吞咽功能障碍。

3. 发病机制·对乙酰氨基酚自胃肠道吸收迅速,通常在 $30\sim120$ min 血浆浓度达到峰值。血浆蛋白结合率 $25\%\sim30\%$,药物半衰期 2 h,90%经肝脏代谢。其中 $2\%\sim4\%$ 的药物被细胞色素 P450 2E1(CYP2E1)氧化成具有高细胞毒性的代谢中间产物,N-乙酰对苯醌亚胺(NAPQI)。在治疗剂量下,NAPQI 很快会与体内的谷胱甘肽或者含硫醇化合物结合而形成无毒性的代谢产物从尿中排出。但在大剂量服用对乙酰氨基酚后,NAPQI 的量超过了谷胱甘肽的存储量以及肝再生谷胱甘肽的能力,产生非结合状态的 NAPQI。具有高度亲电活性的 NAPQI 与肝脏细胞内大分子共价键结合,启动一系列级联反应,最终引起肝细胞死亡。肾损伤的发病机制,可能由肾脏 CYP 酶介导,或前列腺素合成酶激活引起。极高浓度的对乙酰氨基酚会引起乳酸酸中毒和精神状态的改变,可能与其所致的线粒体功能损伤有关。

4. 病理生理特征·对乙酰氨基酚中毒导致肝脏的损害首先发生在氧化代谢产物聚集的肝Ⅲ区(小叶中央),毒性剧烈可导致肝实质发生坏死。对乙酰氨基酚毒性对机体的严重影响主要表现为暴发性肝衰竭而并非对乙酰氨基酚本身对机体的直接作用；其次可出现全身炎症反应综合征、多脏器功能障碍、低血压及脑水肿。

▶ 诊断与鉴别诊断

（一）诊断

1. 临床表现

（1）临床症状：血清转氨酶升高，肝功能损害是对乙酰氨基酚中毒主要临床表现之一。①24 h 内：表现为一些轻微的非特异性症状，如恶心、呕吐、头晕、纳差、不适、出汗等。②24～48 h 后：患者可有右上腹部疼痛、呕吐和黄疸症状，提示出现肝功能损害，表现为谷草转氨酶（AST）和谷丙转氨酶（ALT）开始上升。③2～4 d 后：AST、ALT 达到高峰，凝血酶原时间（PT）、PT/INR、胆红素也会随着 AST 增高并很快达到峰值。当肝功能损害达到最高峰时，患者会出现暴发性肝衰竭的症状和体征，包括代谢性酸中毒、凝血功能障碍、肝性脑病。最后患者继发多器官功能衰竭（MOF）。

（2）体格检查：偶见皮疹、皮炎、荨麻疹、支气管痉挛等。服药 24 h 内，患者可有轻度厌食、恶心、呕吐和出汗。服药后 24～48 h，可出现右上腹肝区的疼痛和皮肤、黏膜黄染。随着疾病进展出现肝功能衰竭的体征，如食欲极差、极度乏力、烦躁不安、腹胀、明显的出血倾向、性格改变、意识障碍。

（3）辅助检查

1）实验室检查：①检测血浆对乙酰氨基酚浓度：中毒后 4 h 浓度＞150 μg/L。②肝功能检查：中毒后 24 h AST、ALT 异常升高，血浆胆红素升高。③凝血功能：凝血酶原时间（PT）、国际标准化比值（INR）延长。④检测血清电解质：如 Na^+、K^+、Cl^- 和血浆葡萄糖。⑤肾功能检查：可有血肌酐、尿素氮增高。⑥尿常规：尿中可出现蛋白质、管型、红细胞。⑦检测血清乳酸浓度：用于判断中毒的严重程度及预后。

2）影像学检查：肝脏彩超检查示肝脏光点增粗等非特异性肝脏损伤表现。

2. 诊断依据·①病史：有大剂量或长期对乙酰氨基酚药物服用史；②典型临床表现。

（二）鉴别诊断

1. 病毒性肝病·病毒感染相关指标检查可有病毒抗原阳性，定量检测病毒核酸含量，判断病毒感染是否处于活动期。

2. 酒精性肝病·有长期饮酒史，一般超过 5 年，肝脏 B 超或 CT 检查有典型表现。

3. 工业毒素引起的肝损伤·如四氯化碳、三氯乙烯、黄磷。工业毒素引起的肝损伤，有各类工业毒素的接触史。

4. 其他药物引起的肝损伤·通过患者用药史、中毒史及毒理学检测可以鉴别。

▶ 治疗

对乙酰氨基酚中毒的治疗措施包括阻止胃肠道吸收及对症支持治疗，关键点是在有指征时开始 N-乙酰半胱氨酸（NAC）治疗，以抑制对乙酰氨基酚转化为 NAPQI 的过程。

1. 阻止胃肠道吸收

（1）催吐、洗胃：由于对乙酰氨基酚在体内吸收迅速，因此催吐、洗胃在对乙酰氨基酚过量的情况下较少使用，只在近期、同时服用其他威胁生命的药物时才考虑。

（2）活性炭（AC）：可以有效地结合对乙酰氨基酚，但没有任何证据表明使用 AC 可以改善患者预后。

2. N-乙酰半胱氨酸（NAC）·当有使用指征时应尽快给予 NAC 治疗。服药后 6~8 h 以内给予 NAC 是非常有效的。NAC 主要通过降解 NAPQI 来预防对乙酰氨基酚的肝毒性。这一阶段的患者发生肝损伤的危险性<4%，死亡率几乎为零。服药后 8~24 h 给予 NAC 也有是有效的，但这一阶段患者肝损伤的发生率明显增加，约 30%。

3. 支持治疗

（1）血液净化：血液透析可以有效去除血液中的对乙酰氨基酚，但由于 NAC 解毒治疗效果好，一般不推荐血液透析。只在大剂量摄入后，血浆对乙酰氨基酚浓度>1 000 mg/L，并伴有昏迷或低血压时，可以考虑进行血液透析。

（2）肝移植：当出现急性暴发性肝功能衰竭，在支持治疗的同时应尽早肝移植。

对乙酰氨基酚中毒诊治流程见图 11-10-1。

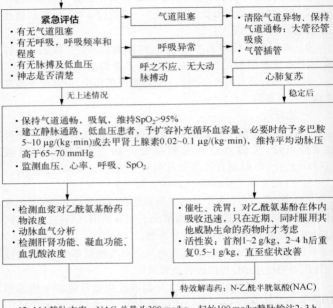

对乙酰氨基酚中毒：大剂量或长期对乙酰氨基酚服用史+右上腹疼痛、呕吐、黄疸 转氨酶升高、凝血功能障碍、肝性脑病等肝功能受损和多器官功能衰竭

紧急评估
• 有无气道阻塞
• 有无呼吸，呼吸频率和程度
• 有无脉搏及低血压
• 神志是否清楚

气道阻塞 → • 清除气道异物、保持气道通畅：大管径管吸痰 • 气管插管

呼吸异常

呼之不应、无大动脉搏动 → 心肺复苏

无上述情况 ↓   稳定后 ↓

• 保持气道通畅，吸氧，维持SpO₂>95%
• 建立静脉通路，低血压患者，予扩容补充循环血容量，必要时给予多巴胺5~10 μg/(kg·min)或去甲肾上腺素0.02~0.1 μg/(kg·min)，维持平均动脉压高于65~70 mmHg
• 监测血压、心率、呼吸、SpO₂

• 检测血浆对乙酰氨基酚药物浓度
• 动脉血气分析
• 检测肝肾功能、凝血功能、血乳酸浓度

• 催吐、洗胃：对乙酰氨基酚在体内吸收迅速，只在近期、同时服用其他威胁生命的药物时才考虑
• 活性炭：首剂1~2 g/kg，2~4 h后重复0.5~1 g/kg，直至症状改善

特效解毒药：N-乙酰半胱氨酸(NAC) ↓

• 12~14 h静脉方案：NAC总量为300 mg/kg，起始100 mg/kg静脉输注2~3 h，随后200 mg/kg静脉输注10~12 h，因其可减少呕吐、类过敏反应及由此引起的治疗中断
• 20~25 h静脉方案：NAC总量为300 mg/kg，起始负荷量150 mg/kg静脉输注15~30 min，随后50 mg/kg静脉输注4~6 h，最后100 mg/kg静脉输注16~18 h
• 72 h口服方案：17倍剂量的NAC疗法，首次负荷量140 mg/kg，随后按70 mg/kg每4 h口服1次，共17次

病情无改善 ↓

• 血液净化：大剂量摄入后，血浆对乙酰氨基酚浓度>1 000 mg/L，并伴有昏迷或低血压时，可以考虑进行血液透析
• 肝移植：当出现急性暴发性肝衰竭，在支持治疗的同时尽早肝移植

图 11-10-1 对乙酰氨基酚中毒诊治流程图

(尹海燕)

十一、地高辛中毒

▶ 概述

地高辛是中效强心苷类药物,能够增加心肌收缩力和心排血量,用于治疗充血性心力衰竭(左心室收缩功能 NYHA 分级Ⅲ~Ⅳ,左心室射血分数<45%)。

1. **定义** · 地高辛治疗指数低,治疗剂量与中毒剂量接近,合并存在危险因素时,易导致地高辛血药浓度上升,引起包括视觉、消化、神经和心血管系统异常等一系列中毒症状。

2. **常见病因** · 误服或大量吞服地高辛可发生致命性中毒,临床应用时因某些危险因素易发中毒。常见危险因素包括:①心脏疾病,如先天性心脏病、缺血性心肌病、充血性心力衰竭、心肌炎;②肾功能损害;③电解质紊乱,如低血钾、低血镁、高血钙;④碱中毒;⑤药物,如β受体阻滞剂、钙通道阻滞剂、拟交感神经药、奎尼丁、胺碘酮、三环类抗抑郁药等;⑥甲状腺功能减退;⑦高龄、低体重。

3. **发病机制** · 大剂量或长期服用地高辛、合并存在各种危险因素时,地高辛血药浓度易超过治疗浓度(0.7~0.9 ng/ml),常超过 2.0 ng/ml。通过抑制细胞膜 Na^+-K^+-ATP 酶,影响窦房结、房室结及浦肯野纤维,从而引起包括心律失常、消化系统、神经系统和视觉症状等中毒反应。

4. **病理生理特征**

(1) 抑制心肌细胞膜 Na^+-K^+-ATP 酶,增加细胞内 Na^+、Ca^{2+} 浓度及细胞外 K^+ 浓度:治疗剂量对血清电解质影响小,中毒剂量时,地高辛因抑制细胞膜 Na^+-K^+-ATP 酶,K^+ 不能向细胞内转移,导致血清 K^+ 浓度升高。

(2) 直接或间接作用于窦房结和房室结:治疗剂量的地高辛间接增强迷走神经活性,降低交感神经活性。地高辛中毒时直接抑制窦房结产生冲动、阻滞房室结传导,使窦房结和房室结对儿茶酚胺敏感性增加。

(3) 对浦肯野纤维的主要作用:①降低静息电位,减慢 0 期去极化和传导速度;②缩短动作电位持续时间,增加肌纤维对电刺激的敏感性;③增强自律性,加快 4 期复极速率,延迟后除极。洋地黄中毒最常见的室性期前收缩,与上述机制有关。中毒加深时浦肯野纤维对机械和电刺激处于超敏状态,出现严重心律失常,如室性心动过速、心室颤动、心搏骤停。

▶ **诊断与鉴别诊断**

(一)诊断

1. 临床表现

(1)临床症状:早期主要表现为胃肠道、神经系统及视觉症状。随着地高辛血药浓度升高,开始出现各种心律失常,症状严重时出现呼吸困难、意识消失,甚至心跳停止。①胃肠道症状:恶心、呕吐、厌食、腹痛、腹泻。②视觉症状:视物模糊,黄、绿视。③神经系统症状:疲乏、眩晕、幻觉、意识模糊、定向障碍等。④心律失常:室性期前收缩、窦性心动过缓、窦性停搏、房室传导阻滞、房性心动过速、室性心动过速等。

(2)体格检查:地高辛中毒时体征无特异性。

(3)辅助检查:①心电图:可出现室性期前收缩、窦性心动过缓、窦性停搏、房室传导阻滞、阵发性或非阵发性交界性心动过速、阵发性房性心动过速伴房室传导阻滞、心房扑动、心房颤动、室性心动过速、心室颤动等。②胸部 X 线可有心脏增大、肺淤血、肺水肿。③超声心动图可定量或定性房室内径、心脏几何形态、有无瓣膜狭窄及关闭不全。

2. 诊断依据·①病史:大剂量或长期地高辛药物服用史,急、慢性心力衰竭病史。②临床表现。

(二)鉴别诊断

1. 心律失常·与心脏基础疾病或其他心脏毒性药物鉴别。

2. 神经系统症状·与药物、毒物、感染、创伤、炎症、代谢紊乱等鉴别。

3. 消化道症状·与胃炎、肠炎、结肠炎鉴别。

▶ **治疗**

1. 阻止胃肠道吸收·催吐、洗胃用于清除胃内残留药物,减少再吸收。由于地高辛在体内吸收迅速,只有急性大剂量服用地高辛的中毒患者才考虑催吐洗胃。

2. 阿托品·常用于治疗存在严重心动过缓和高度房室传导阻滞的患者。

3. 起搏治疗·地高辛中毒时，心肌处于超敏状态，心室内起搏可诱发快速型心律失常。

4. 地高辛特异性抗体片段（Fab）·地高辛特异性抗体片段（Fab）通过裂解绵羊抗地高辛免疫球蛋白产生，半衰期为 19～30 h，可逆转被地高辛抑制的细胞膜 $Na^+ - K^+ - ATP$ 酶，降低血浆地高辛浓度，从而改善临床症状。在 30～50 min 即可逆转地高辛的毒性反应，价格昂贵。

地高辛的血药浓度＞2.0 ng/ml，并且存在以下指征时优先考虑使用该药：①地高辛中毒引起危及生命的征象，包括缓慢型或快速型心律失常，如二度、三度房室传导阻滞，室性心动过速等；②血钾＞6 mmol/L，血流动力学紊乱。推荐用法为：急性中毒时，首次给予 Fab 80 mg 缓慢静脉推注，必要时重复给予 80 mg 缓慢静脉滴注；慢性中毒时给予 Fab 40 mg 缓慢静脉推注维持。

5. 纠正电解质紊乱

（1）急性中毒者：服药 1～2 h 后血钾浓度可迅速升高，因此即使患者存在轻度低钾（3.0～3.5 mmol/L）也不应补钾。血钾浓度＞5 mmol/L 时，可考虑使用 Fab 治疗或其他降低血钾措施（钙剂、胰岛素、碳酸氢钠等）。

（2）慢性中毒者：病情常因为低钾血症而加重，因此应将血钾提升至 3.5～4.0 mmol/L。使用利尿剂易出现低镁血症，应注意补充硫酸镁。

6. 抗心律失常·苯妥英钠和利多卡因可用于治疗地高辛中毒诱发的快速型心律失常。苯妥英钠抑制钙离子内流，降低心肌自律性及抑制心房、心室异位节律，负荷量 10～15 mg/kg，继续以 25～50 mg/min 静脉滴注维持。利多卡因可降低心室肌及心肌传导纤维的自律性及兴奋性，负量荷 1～3 mg/kg，继续以 1～4 mg/min 静脉滴注维持。其他抗心律失常药，如 β 受体阻滞剂、钙通道阻滞剂、胺碘酮、异丙肾上腺素、普鲁卡因，可加重心律失常，需谨慎选择。

7. 血液净化·对于急性中毒，特别是故意服用大剂量地高辛的患者、地高辛血药浓度高、血浆清除率慢以及危及生命的室性心律失常时，应选择血液净化治疗。由于地高辛蛋白结合率很高、分布容积大，血液透析和血液滤过的清除解毒效果均差，血浆置换效果较好。

地高辛中毒诊治流程见图 11-11-1。

地高辛中毒：大剂量或长期地高辛药物服用史+恶心、呕吐、厌食、腹痛、腹泻、视物模糊、黄视、绿视、眩晕、幻觉、心律失常、呼吸困难、意识消失

紧急评估：
· 有无气道阻塞
· 有无呼吸，呼吸频率和程度
· 有无脉搏及低血压
· 神志是否清楚

气道阻塞 → 清除气道异物、保持气道通畅：大管径气管吸痰
· 气管插管

呼吸异常

呼之不应、无大动脉搏动 → 心肺复苏

无上述情况 ↓   稳定后 ↓

· 保持气道通畅，吸氧，维持SpO₂>95%
· 建立静脉通路，低血压患者，予扩容补充循环血容量，必要时给予多巴胺5~10 μg/(kg·min)或去甲肾上腺素0.02~0.1 μg/(kg·min)，维持平均动脉压高于65~70 mmHg
· 监护血压、心率、呼吸、SpO₂

催吐、洗胃：地高辛在体内吸收迅速，只有在急性大剂量服用地高辛的中毒患者才考虑

· 检测血浆地高辛药物浓度
· 心电图
· 检测肾功能、NT-proBNP、CK-MB、cTnI或cTnT、血清电解质

特效解毒药：地高辛特异性抗体片段 ↓

· 阿托品：常用于治疗存在严重心动过缓和高度房室传导阻滞的患者
· 起搏治疗：适用于严重心动过缓或房室传导阻滞
· 纠正电解质紊乱：K⁺ 3.5~5.0 mmol/L；低镁血症，补充硫酸镁
· 快速型心律失常：苯妥英钠，负荷量10~15 mg/kg，继续以25~50 mg/min静脉滴注维持；利多卡因，负荷量1~3 mg/kg，继续以1~4 mg/min静脉滴注维持

· 急性中毒：首次给予地高辛特异性抗体片段（Fab）40~80 mg静脉缓慢推注，必要时重复给予40~80 mg缓慢静脉滴注
· 慢性中毒：给予Fab 40 mg缓慢静脉滴注

病情无改善 ↓

血液净化：对于急性中毒特别是故意服用大剂量地高辛的患者、地高辛血药浓度高、血浆清除率慢及危及生命的室性心律失常，血浆置换效果较好

图 11-11-1　地高辛中毒诊治流程图

（尹海燕）

第十二章
重症创伤

一、多发性创伤

▶ 概述

1. 定义 • 创伤是机械致伤因子导致的组织破坏和功能障碍。

由单个致病因素导致的两个或两个以上解剖部位同时发生的创伤(如头、胸、腹等),且至少有一个部位的创伤可能威胁生命,这类创伤称为多发性创伤。创伤严重程度评分(ISS)≥16 分者为严重多发性创伤。

复合伤是指两个或者两个以上原因引起的损伤(典型的如原子弹爆炸所致的热烧伤、冲击伤、辐射伤)。多发性创伤应与复合伤、多处伤、联合伤区别。严重创伤是损害人类生命和健康的三大杀手(心脑血管疾病、肿瘤、创伤)之一。

2. 病理生理 • 多发性创伤患者的病理生理改变取决于休克状态是否出现和逆转、继发微生物感染和最终是否恢复到创伤前的状态。

▶ 诊断与鉴别诊断

1. 救治模式 • 在多发性创伤的急诊救治中,需改变常规的诊疗模式,由原来的"诊断→治疗"模式转变为"抢救→诊断→治疗"模式。伤后 60 min 是决定患者生死的关键时刻,属危重抢救阶段,被称为抢救的"黄金时间",即"黄金一小时"。

2. 患者的检查 • 多发性创伤危重患者到达急诊科后,接诊医生首先应注意患者的神志、面色、呼吸、血压、脉搏、体位、出血、伤肢姿态,有无大小便失禁、衣服撕裂和血迹、呕吐物的性状等情况。尤其应注意患者有无呼吸道梗阻、心搏呼吸骤停、休克、大出血等致命征象。

危重患者接诊后,应立即脱去衣物,迅速进行全身检查,主要检查呼吸道是否畅通、有否出血、有否休克等。评估顺序按"CRASH PLAN"进行:C=心脏(cardiac),R=呼吸(respiration),A=腹部(abdomen),S=脊柱脊髓(spine),H=头颅(head),P=

骨盆（pelvis），L＝四肢（limb），A＝动脉（arteries），N＝神经（nerves）。

3. 诊断标准 · 多发性创伤的诊断标准见表 12-1-1。

表 12-1-1　多发性创伤的诊断标准

受伤部位	损伤脏器
颅脑损伤	颅内血肿、脑挫裂伤及颅底骨折
颈部损伤	颈椎损伤（不论有无神经损伤）
颜面损伤	开放性骨折，伴大出血
胸部外伤	气胸、血胸、气管和支气管破裂、连枷胸、横膈膜疝、心脏大血管损伤和纵隔气肿（不论有无肋骨骨折）
腹部损伤	腹腔内脏器损伤
骨盆骨折	伴有后腹膜血肿而致休克
上肢	肩胛骨或长骨骨折
下肢	长骨骨折
软组织损伤	伴有广泛的挫伤、出血

注：表中有 2 项或 2 项以上合并存在时，即为多发性创伤；但仅有上肢和下肢骨折合并者，为多发性骨折，不诊断为多发性创伤。

► 治疗

1. 治疗策略 · 早期失血性休克的治疗是以抢救生命为主，采取先救治后诊断或边救治边检查诊断的方式进行抗休克治疗，也可将失血性休克的早期救治概括为 ABCD 阶段：①首先保持呼吸道通畅（airway）及充分供氧（breath）；②液体复苏（circulation），保证脏器灌注；③紧急控制出血，尽早手术止血或应用介入、微创等手段止血，积极进行脏器功能支持，防治多器官功能障碍（dysfunction）。

2. 现场抢救 · 现场急救的任务应限定为：发现危重患者并将其移离险恶环境，进行最初步的紧急处理，如清除阻塞气道的口咽部异物、加压包扎制止外出血、肢体骨折的简单固定、建立静脉通道以便转运途中输液等。应迅速将患者运送到有条件的医疗机构,最好是创伤急救中心。

3. 急诊抢救 · 对伴有休克或呼吸功能障碍的危重患者,收集病史及查体应与复苏同步进行,目的是尽快查明危及生命的严重损伤。诊断要求快、准,尽量少搬动患者,并应在最短时间内明确脑、胸、腹是否有致命性的损伤。

严重多发性创伤抢救的程序可归纳为 VIPC:① V = ventilation,要求保持呼吸道通畅并充分通气供氧;② I = infusion,指输液、输血扩充血容量及细胞外液;③ P = pulsation,指对心泵功能的监测;④ C = control bleeding,是指在多发性创伤抢救中紧急控制明显或隐蔽性出血。

4. 手术时机与方式的选择 · 严重多发性创伤的处理重点和先后顺序十分重要。应区别轻重缓急,优先处理危及生命的损伤。颅脑、胸、腹部损伤是处理的重点。对于严重创伤患者,应实施"损伤控制性手术"(damage control operation, DCO),目的是挽救生命;主要任务是通过最简单快捷的方法止血(填塞或缝合)和控制污染源(破裂肠管外置、缝合,不做吻合),迅速结束手术,送 ICU 进一步复苏,病情稳定后再行确定性手术。

5. 后期救治 · 在多发性创伤救治全过程中,早期治疗集中在抢救生命、复苏,中期则旨在确定性手术、防治多器官功能衰竭和感染,后期主要进行矫正、治疗各种后遗症、畸形和康复。此三阶段是紧密相连的,救治的每一步骤都要想到下一步可能会出现的问题并予以预防。

多发性创伤诊治流程见图 12-1-1。

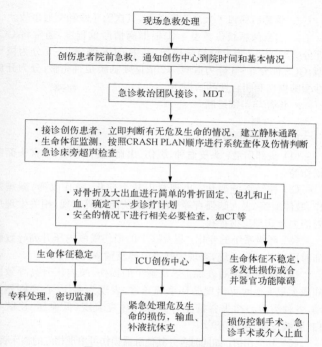

图 12-1-1 多发性创伤诊治流程图

（刘松桥）

二、重症颅脑损伤

▶ 概述

1. 定义·重症颅脑损伤（STBI）是因暴力直接或间接作用于头部引起颅脑组织的严重损伤，可导致广泛颅骨骨折、广泛脑挫裂伤、脑干损伤或颅内血肿。临床表现如下：①深昏迷（GCS 评分≤8 分）或昏迷时间超过 12 h，意识障碍逐渐加重或再次昏迷；②有明显神经系统阳性体征；③有体温、呼吸、血压、脉搏等生命体征明显变化。

2. 常见的病因·大多为坠落伤,其次为斗殴和交通事故。

3. 重症颅脑损伤类型·①根据病情严重程度,通常将 GCS 评分≤8 分定义为重型颅脑损伤,其中 GCS 评分 3～5 分为极重型,GCS 评分 5～8 分为重型。②依据硬脑膜是否完整,分为开放性颅脑损伤和闭合性颅脑损伤。

► **诊断与鉴别诊断**

(一)诊断

1. 临床表现

(1)头部伤情:头皮血肿、裂伤、出血、脑脊液漏、五官头面部损伤等。

(2)神经系统变化:出现意识状态变化、瞳孔改变、癫痫发作、肢体瘫痪、去大脑强直等神经系统功能障碍表现,相关生理反射消失及病理反射存在。

(3)呼吸系统的变化:累及脑干的损伤或颅内压升高导致脑疝时可累及呼吸系统,表现为呼吸节律及频率的异常。

(4)循环系统的表现:累及脑干的损伤、颅内压升高导致脑疝或大量失血时可出现循环系统异常,表现为血压、心率剧烈波动,各种类型心律失常甚至神经源性休克表现(低血压、皮肤苍白、肢端发凉、少尿等)。

(5)其他伤情:如同时合并其他脏器损伤可出现相应的临床表现

2. 诊断依据

(1)病史:有明确的外伤史。

(2)体格检查:查体可见头颅外伤,呼吸、循环、神经系统变化,如同时合并其他脏器损伤可出现相应的临床表现。

(3)辅助检查

1)实验室检查:①血常规及凝血:大量失血可见血红蛋白、血小板降低、凝血功能障碍;合并感染或严重应激可见白细胞及中性粒细胞计数升高。②肝肾功能检查:合并休克或相关脏器损伤可见肝酶、胆红素升高,低蛋白血症,肌酐、尿素氮升高,心肌酶、肌酸激酶升高等。③血气分析:呼吸异常时血气分析提示低氧血症、高碳酸血症,合并休克时出现高乳酸血症、碱剩余减少等。

2)影像学检查:①X 线平片、CT、MRI 扫描可明确颅脑损伤情况和严重程度;②如合并四肢及胸腹腔脏器损伤,应行 X 线平片、CT/MRI 或超声检查明确损伤情况和严重程度。

（二）鉴别诊断

诊断明确，一般无需鉴别诊断。

▶ **监测与治疗**

（一）监测

1. 颅内压监测·一般认为重症颅脑损伤（GCS 评分≤8 分）均应行颅内压（ICP）监测。一般认为 ICP 应维持在 20 mmHg 以下，大于此值预后不良。ICP 监测方法有脑室内、脑实质内、硬膜下、硬膜外与蛛网膜等几种，以脑室内插管连接外部压力监测装置最为精确可靠，但应注意出血、感染等并发症。

2. 其他监测·生命体征（体温、呼吸、血压、脉搏、心率、心律）的监测；意识、瞳孔、神经定位体征变化的监测。出现病情变化时应及时复查 CT。实验室检查包括血生化、内环境、电解质及血气分析监测。

（二）治疗

按照 STBI 的病程转归，可人为将治疗过程分为急性期、过渡期及康复期。

1. 急性期治疗·一般指 STBI 发生 1 周以内，此期的重点在于维持生命体征稳定，处理危及生命的原发病及并发症，脏器功能保护及支持，防止病情进展恶化。

（1）维持呼吸功能：保持呼吸道通畅、清理气道分泌物、防止误吸，出现呼吸衰竭的患者可行气管插管、气管切开并以呼吸机辅助通气。

（2）维持循环稳定：对休克患者迅速建立静脉通道、快速输血输液扩容、必要时血管活性药物维持血压。

（3）神经及其他相关专科紧急处理：专科会诊明确有无颅脑紧急手术指征，如出现活动性出血、血肿增大或脑疝应及时行血肿清除、脑室引流或去骨瓣减压术。另需明确有无合并伤紧急手术的指征，如骨折复位、固定，胸腹腔损伤的止血、修补和外引流等手术。

（4）对症支持治疗：包括营养支持，感染的预防及治疗，液体平衡、内环境及电解质稳定的维持，脏器功能的替代支持等治疗。

2. 过渡期治疗·一般指 STBI 发生 1~3 周。此期强调相关并发症的预防处理及脏器功能支持，应特别警惕迟发型损伤的出现，包括：①及时发现并处理血肿与慢性血肿、脑梗死与脑萎缩、外伤性脑积水、脑脊液漏等并发症；②感染的预防，预防及治疗颅内感染、肺部感染、泌尿系感染等；③器官功能支持，维持肝肾功能、胃肠功能、内分泌功能等稳定。

3. 康复期治疗 · 一般指 STBI 发生 3 周以后，此期重点在于神经功能的康复(如药物、高压氧、理疗、体疗、中医、针灸等)、相关并发症及后遗症的处理(如颅骨修补，脑积水的处理，癫痫的治疗等)。

重症颅脑损伤诊治流程见图 12-2-1。

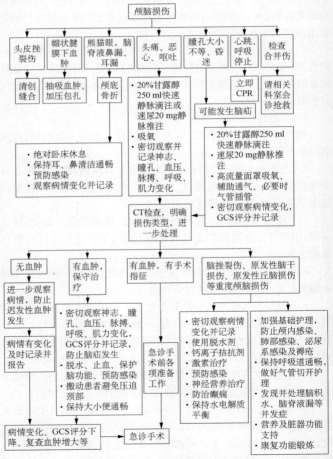

图 12-2-1 重症颅脑损伤诊治流程图

(董 亮)

三、脊髓损伤

▶ **概述**

脊髓损伤是脊柱损伤最严重的并发症,往往导致损伤节段以下肢体严重的功能障碍。脊髓功能包括:反射功能、运动功能、感觉功能、传导功能、调节功能等,任一节段受损均可导致相应节段支配的功能受损伤。

▶ **诊断与鉴别诊断**

(一)损伤评估与诊断

根据运动、感觉、反射和自主神经功能障碍的平面来判断损伤的节段。

1. 纵向节段定位·根据运动、感觉、反射和自主神经功能障碍的平面来判断损伤的节段。临床中较为常用的定位节段如图12-3-1。

2. 横向定位

(1)中央性脊髓损伤综合征:是最常见的不全损伤,多表现为上肢与下肢的瘫痪程度不一,上肢重下肢轻,或者单有上肢损伤。在损伤节段平面以下,可有感觉过敏或感觉减退、上肢反射减退、下肢反射亢进、尿潴留。也可能出现触觉障碍及深感觉障碍。

(2)脊髓半切综合征:也称 Brown-Sequard 综合征,损伤水平以下,同侧肢体运动瘫痪和深感觉障碍,而对侧痛觉和温度觉障碍,但触觉功能无影响。由于一侧骶神经尚完整,故大小便功能仍正常。

(3)前侧脊髓综合征:可能与脊髓前侧被骨片或椎间盘压迫有关,也可由中央动脉分支的损伤或被压所致。与脊髓白质相比,脊髓灰质对缺血更敏感,在损伤、压迫或缺血条件下,前角运动神经细胞较易发生选择性损伤。本病好发于颈髓下段和胸髓上段。若损伤在颈髓,主要表现为四肢瘫痪,在损伤节段平面以下的痛觉、温觉减退而位置觉、震动觉正常,会阴部和下肢仍保留深感觉和位置觉。本病在不全损伤中的预后

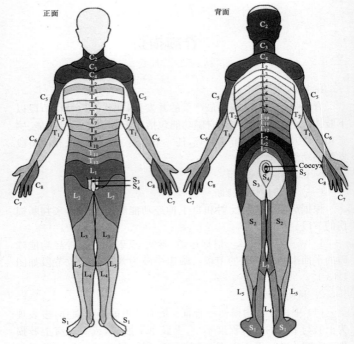

图 12-3-1　脊髓节段定位图

最差。

（4）脊髓后方损伤综合征：多见于颈椎过伸位受伤者，系脊髓的后部结构受到轻度挫伤所致。脊髓后角及脊神经后根亦可受累。其临床症状以感觉丧失为主，亦可表现为神经刺激症状，即在损伤节段平面以下对称性疼痛和烧灼感。

（5）马尾-圆锥损伤综合征：由马尾神经或脊髓圆锥损伤所致，主要与胸腰结合段或其下方脊柱的严重损伤有关。临床特点：①支配区肌肉下运动神经元瘫痪，出现迟缓性瘫痪；②支配区所有感觉丧失；③骶部反射部分或全部丧失，膀胱和直肠呈下运动神经元瘫痪，出现大小便失禁。马尾损伤程度轻时可与其他周围神经一样再生，甚至完全恢复，但损伤严重或完全断裂则不易自愈。

3. 神经功能评估

(1) 根据支配主要肌肉群损伤情况评估(表 12-3-1)。

表 12-3-1　评估脊髓损伤的主要肌肉群(ASIA)

脊髓	肌群	脊髓	肌群
C_5	肘屈肌	L_2	髋屈肌
C_6	腕伸肌	L_3	膝伸肌
C_7	肘伸肌	L_4	踝关节背屈肌
C_8	指伸肌	L_5	趾长伸肌
T_1	指外展肌	S_1	踝关节趾屈肌

(2) 脊髓损伤分级(表 12-3-2)。

表 12-3-2　脊髓损伤分级 (ASIA)

损伤分级	描述
A	完全性损伤,损伤平面以下,包括 $S_{4\sim5}$ 无感觉和运动功能
B	不完全性损伤,损伤平面以下,包括 $S_{4\sim5}$ 有感觉功能,但无运动功能
C	不完全性损伤,损伤平面以下存在运动功能,平面以下半数以上关键肌肌力<3 级
D	不完全性损伤,损伤平面以下存在运动功能,平面以下至少半数以上关键肌肌力≥3 级
E	正常,感觉和运动功能正常

4. 其他相关诊断

(1) 脊髓休克:脊髓遭受严重创伤和病理损害时即可发生功能的暂时性完全抑制,临床表现以迟缓性瘫痪为特征,各种脊髓反射及大小便功能均丧失。全身表现可有低血压或心排血量降低、心动过缓、体温降低及呼吸功能障碍等。

本病伤后可立即发生,持续数小时至数周。儿童一般持续3~4 d,成人多为3~6 周。脊髓损伤部位越低,其持续时间越短。

(2) 脊髓震荡:脊髓损伤后出现短暂性功能抑制状态。大体病理无明显器质性改变,显微镜下仅有少许水肿,神经细胞和神经纤维未见破坏现象。临床表现为受伤后损伤平面以下立即出现迟缓性瘫痪,经过数小时至 2 d,脊髓功能即开始恢复,且日后不留任何神经系统后遗症。

(二)影像学检查

1. X 线 · 简便、迅速,多可发现脊椎骨折,但脊髓损伤的诊断准确性较差。

2. CT · 创伤后需进行全脊柱 CT 扫描,必要时可进行脊柱的二维和(或)三维重建,便于明确脊髓损伤的情况。

3. MRI · 与 CT 相比,对脊髓损伤的评估准确性相对较高,但由于其检查需要的时间长,对于病情危重的患者而言存在局限性。

► **治疗**

1. 固定 · 一旦怀疑脊髓损伤,需立即给予妥善固定,避免继发器官功能损害。

2. 外科治疗 · 有手术指征者则需尽早行手术治疗,便于后期器官功能的恢复及管理。

3. 内科治疗

(1)减轻脊髓水肿:维持循环的情况下可给予甘露醇或速尿进行脱水治疗。根据发病时限给予甲泼尼龙冲击疗法。

(2)保证灌注:维持血压在平素水平,甚至高于平素水平,具体根据临床情况而定。

(3)营养神经。

(4)并发症处理:①呼吸系统,如气道管理,必要时可开放气道,机械通气。②循环系统,有时可伴发休克,需评估容量状态,必要时可加用血管活性药物,以维持血压、保证灌注。③消化系统,多可出现应激性溃疡等胃肠道功能障碍,早期可给予抑酸治疗,待功能改善,可尽早给予肠内营养支持治疗,保持肠道通畅。④泌尿系统,继发泌尿系统损伤时,需监测尿量及性状,同时关注肾功能水平,必要时可给予血液净化治疗。⑤其他,如肢体康复锻炼等。

脊髓损伤诊治流程见图 12-3-2。

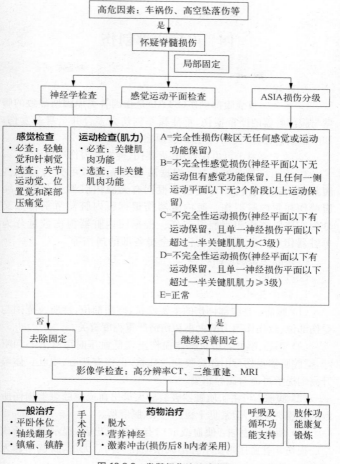

图 12-3-2 脊髓损伤诊治流程图

（郭兰骐）

四、重症腹部创伤

▶ 概述

1. 定义·重症腹部创伤(STAI)是指因各类原因所导致的腹壁与腹部脏器的严重损伤,重症腹部创伤大多合并全身多发伤,如颅脑损伤、胸部损伤、脊柱四肢损伤等。

2. 常见病因·可由锐器伤、火器伤、钝性暴力伤所导致。

3. 重症腹部创伤类型·根据腹壁有无伤口可分为开放性腹部创伤和闭合性腹部创伤。根据有无腹内脏器伤分为单纯腹壁伤和腹内脏器伤。腹内脏器伤根据腹内脏器解剖特点又分为实质脏器伤和空腔脏器伤。根据腹内脏器损伤数量分为单脏器伤和多脏器伤以及合并全身各部的损伤等。

▶ 诊断与鉴别诊断

(一)诊断

1. 临床表现

(1)腹痛:是腹部创伤的主要症状,疼痛部位、性质及范围与受伤部位、致伤作用力的大小和伤情严重程度有关。

(2)恶心、呕吐:实质脏器损伤出现低血压时可有恶心和呕吐,空腔脏器损伤可引起腹膜刺激症状,也伴有恶心、呕吐。体温升高则提示可能有腹腔感染。

(3)腹胀:可由实质脏器破裂后大量出血或空腔脏器损伤所致的腹膜炎引起,但常见于腹腔感染、肠麻痹。

(4)便血和血尿:便血或肛门有血液流出者,提示有直肠或结肠损伤。有血尿则提示有泌尿系损伤。伤后无尿,膀胱叩诊无实音区,可能为膀胱破裂。

(5)头部伤情:头皮血肿、裂伤、出血、脑脊液漏、五官头面部损伤等。

(6)休克、低血压:可由实质性脏器破裂导致的失血性休克引起或由创伤性休克引起。

(7)其他伤情:如同时合并其他脏器损伤可出现相应的临床表现。

2. 开放性腹部创伤诊断

(1) 病史：详细了解受伤经过、时间、受伤时的姿势，伤后有无呕血、便血、尿血等，并需了解致伤物及其入口和出口。

(2) 体格检查：腹部查体提示腹部压痛、反跳痛和肌紧张等腹膜刺激征，肝浊音界消失，移动性浊音，肠鸣音减弱或消失。同时要注意能否看到内脏和伤口流出物的性质，根据后者可判断何种脏器伤。开放性创伤腹壁缺损和伤口较大时，可有内脏脱出，以肠管为多见。

(3) 辅助检查

1) 实验室检查：①血常规及凝血，大量失血可见血红蛋白、血小板降低，凝血功能障碍；合并感染或严重应激可见白细胞及中性粒细胞计数升高。②肝肾功能检查，合并休克或相关脏器损伤可见肝酶、胆红素升高，低蛋白血症，肌酐、尿素氮升高，心肌酶、肌酸激酶升高等。

2) 影像学检查：①X 线平片、CT、MRI 扫描可明确腹腔脏器损伤情况和严重程度；②如合并四肢或胸腹腔脏器损伤，应行 X 线平片、CT/MRI 或超声检查明确损伤情况和严重程度。

3. 闭合性腹部创伤诊断 · 诊断较开放性腹部创伤困难，重点是正确判断有无腹内脏器伤。一般实质脏器伤（肝、脾、肠系膜等）主要临床表现为内出血或出血性休克，其严重程度与出血量有关。空腔脏器伤（胃、肠、胆囊、膀胱等）主要临床表现为腹膜炎。

(1) 病史：外伤史应详细询问受伤情况、时间，致伤物的速度、性质、方向，伤后有无腹痛、恶心、呕吐、便血、尿血等。

(2) 体格检查：腹部查体提示腹部压痛、反跳痛和肌紧张等腹膜刺激征，肝浊音界消失，移动性浊音，肠鸣音减弱或消失。腹腔内出血可出现脉搏进行性加速、血压进行性下降。伤后直肠内诊检查很重要。

(3) 辅助检查

1) 实验室检查：红细胞及血红蛋白检查可了解并能动态观察失血情况，又可了解有无继续出血。血细胞比容检查也可了解失血情况，尿常规可了解有无血尿。血清淀粉酶检查有助了解有无胰腺损伤等。

2) 影像学检查：①X 线平片，可行立位腹平片、左侧卧位腹平片、骨盆正位片等。②CT检查对实质性脏器损伤及其范围和程度有重要的诊断价值。③磁共振成像（MRI）对血管伤和某些特殊部位的损伤（如膈肌破裂和十二指肠壁间血肿）有较高的诊断价值，但比CT更不易普及，较少应用。④B超检查有助于内出血，肝、脾包膜下血肿，肝、脾破裂等诊断。⑤核素扫描，选择性腹腔动脉造影、腹腔镜检查：主要用于临床难以决定是否需要剖腹的患者，可视患者情况和具体条件选用。

3）诊断性腹腔穿刺及灌洗：对闭合性腹部创伤的诊断有很大帮助。诊断性穿刺简单易行，痛苦小，可反复施行，为常用方法；可有假阳性或假阴性。

（二）鉴别诊断

诊断明确，一般无需鉴别诊断。

▶ 监测与治疗

（一）监测

严重腹部创伤患者应进行密切监测，包括血压、心率、腹部体征、血常规等。

（二）治疗

主要治疗措施如下。

（1）首先处理危及生命的外伤（呼吸道阻塞、开放性或张力性气胸、大出血、进展迅速的颅脑外伤等），再处理腹部其他伤。

（2）投射物引起的腹部穿透伤，应尽早剖腹探查。

（3）内脏脱出者，因有污染或损伤，切勿即行还纳，可用消毒碗、消毒敷料将脱出的内脏扣住或用消毒敷料包扎，再护送或搬运。

（4）抗感染、抗休克，及时注射破伤风抗毒素（TAT）。

（5）诊断明确后应立即手术。术前全面了解伤情、失血量、心血管功能及合并损伤等，必要时配血，应建立通畅的输液通道。

（6）治疗过程中应密切监测，如病情急剧恶化需随时手术剖腹探查。手术探查指征包括：①明确的腹膜刺激征；②有腹腔游离气体；③腹腔穿刺或灌洗发现胆汁污染或肠内容物；④胃肠道出血；⑤持续低血压，难以用腹部以外原因解释。

重症腹部创伤诊治流程见图12-4-1。

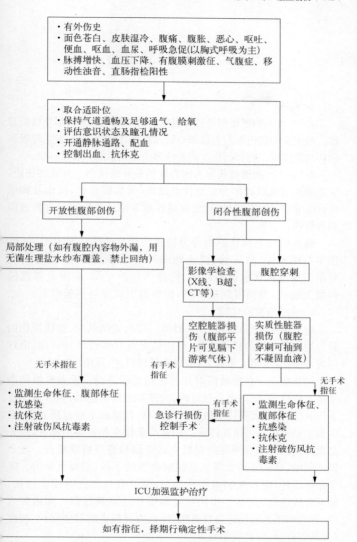

图 12-4-1　重症腹部创伤诊治流程图

（董　亮）

五、重症胸部创伤

▶ 概述

1. 定义·胸部创伤是各种机械暴力因素导致的胸部外伤的总称。最主要的胸内脏器为肺和心脏大血管,创伤后容易发生呼吸和循环功能障碍。胸部创伤在多发性创伤致死原因中居第一位。

2. 分类·胸部创伤分为闭合性伤和开放性伤。开放性伤中,穿透胸膜或纵隔者称为穿通性开放伤,又称胸腔伤,仅伤及胸壁者称为非穿通性开放性,无论穿通性或非穿通性伤均可有贯通伤和盲管伤。

胸部创伤的致伤原因分为钝性伤和穿透性伤两大类,钝性伤多由减速性、挤压性、撞击性或冲击性暴力所致,损伤机制复杂。穿透性伤包括刃器伤、枪弹伤和弹片伤,多由火器或锐器暴力致伤,损伤机制较清楚,损伤范围直接与伤道有关。

▶ 诊断与鉴别诊断

病史主要采集要点是受伤时间、部位、现场状况、造成损伤的暴力类型及具体的致伤武器、致伤情况及具体背景、伤后的治疗经过,同时应写明主要痛苦(清醒者最好自述)及接诊时间。

初步检查应在抢救同时并使之稳定后进行。重点是损伤的范围及程度,包括胸廓是否对称、胸壁有无反常运动、颈部有无皮下气肿、腹部有无腹膜刺激征,如股动脉搏动和下肢血压异常,通常为主动脉损伤的早期体征。如有严重休克和呼吸困难者,应先急救处理。待全身情况稳定后再做全面检查或特殊检查。在个别病例中,穿刺既是诊断又是缓解病情的手段,如血气胸时。除生命体征外,应首先明确损伤类型;如开放性伤还是闭合性伤。如系开放性伤,应进一步搞清是胸壁伤还是胸腔伤。如系穿入伤,更须判明是盲伤还是贯通伤,以及内脏损害的具体部位、程度(如纵隔破裂、肺破裂等)。

X线和CT影像学检查是胸部创伤的重要检查手段。近年来超声检查在多发性创伤患者早期床边评估中的作用越来越显著。床边快速超声检查(focused assessment sonograph trauma,

FAST)对胸腹部闭合性创伤患者检查时间显著优于 CT 检查时间,尤其适用于不宜搬动进行 CT 检查的患者。

► 治疗

胸部创伤的救治原则在于及早纠正呼吸和循环功能紊乱,包括:①恢复胸壁的完整性和呼吸运动功能;②保持呼吸道通畅;③补充血容量和止血;④解除胸膜腔和心包腔内的压力;⑤适时进行开胸手术。

多发性创伤(包括胸部创伤)患者救治采用 VIPCO 程序:V(ventilation)指保持呼吸道通畅、通气和给氧;I(infusion)指输血、补液扩容以防治休克;P(pulsation)指维护心泵功能,监护心脏搏动以及进行心肺复苏;C(control)指控制出血;O(operation)指开胸手术。需要紧急处理而不容许进行更多检查(包括 X 线胸片)的伤情包括:①呼吸道阻塞;②浮动胸壁的反常呼吸运动;③开放性气胸;④张力性气胸;⑤大出血;⑥急性心脏压塞和心脏大血管损伤。

重症胸部创伤诊治流程见图 12-5-1。

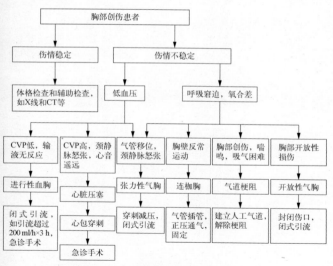

图 12-5-1 重症胸部创伤诊治流程图

(刘松桥)

第十三章
妇科和产科重症

一、子痫前期与子痫

▶ **概述**

1. 定义·子痫前期(pre-eclampsia，PEC)是指血压正常的女性在妊娠 20 周后发生的高血压基础上，并发蛋白尿或者其他终末器官(脑、心血管、肺、肝、肾、血液、胎盘)功能障碍。子痫(eclampsia)是指在子痫前期基础上新发抽搐、惊厥，可出现在产前、产时或产后，是目前世界范围内威胁孕产妇生命的严重妊娠并发症。

2. 危险因素·包括：①初产妇；②子痫前期病史；③慢性高血压和(或)慢性肾病；④血栓性疾病；⑤多胎妊娠；⑥辅助生育技术妊娠；⑦家族子痫前期病史；⑧1 型或 2 型糖尿病；⑨肥胖；⑩自身免疫性疾病；⑪孕产妇年龄≥40 岁；⑫存在心血管系统疾病。

3. 病理生理·血管内皮细胞受损和系统炎性反应可引起血管痉挛和内皮细胞损伤，全身小动脉痉挛和血管壁通透性增加是子痫前期及子痫的基本病变。

▶ **诊断与鉴别诊断**

(一)诊断

1. 子痫前期诊断标准

(1) 妊娠 20 周后至分娩后 2 周内出现收缩压≥140 mmHg 和(或)舒张压≥90 mmHg(需测量 2 次，且至少相隔 6 h)。

(2) 伴有下列任 1 项。

1) 尿蛋白≥0.3 g/24 h。

2) 无蛋白尿但伴有以下任 1 项：①血小板<$100 \times 10^9/L$；②血肌酐≥97.24 μmol/L，或无其他肾功能损伤指标时，肌酐浓度升高 2 倍；③肝酶升高 2 倍；④肺水肿；⑤中枢神经系统功能异常或视力障碍。

2. 重度子痫前期诊断标准·子痫前期基础上符合以下任一条标准。

(1) 血压持续升高：收缩压≥160 mmHg 和(或)舒张压≥110 mmHg(需 2 次测量，至少相隔 6 h)。

（2）存在持续性头痛、视觉障碍或其他中枢神经系统功能异常表现。

（3）持续性右上腹或上腹部剧烈疼痛。

（4）肝酶异常：血 ALT 或 AST 水平升高超过正常 2 倍。

（5）肾功能受损：尿蛋白＞2.0 g/24 h，少尿（24 h 尿量＜400 ml，或每小时尿量＜17 ml），或血肌酐＞106 μmol/L。

（6）低蛋白血症伴腹水、胸腔积液或心包积液。

（7）血液系统异常：血小板计数呈持续性下降并低于 $100×10^9$/L，微血管内溶血[表现为贫血、黄疸或血乳酸脱氢酶（LDH）水平升高]。

（8）心功能衰竭。

（9）肺水肿。

（10）胎儿生长受限或羊水过少、胎死宫内、胎盘早剥等。

（二）鉴别诊断

1. 内分泌系统疾病·如嗜铬细胞瘤、高醛固酮症、库欣综合征、甲状腺毒症。

2. 泌尿系统疾病·如狼疮肾炎、急性和慢性肾小球肾炎、间质性肾炎、肾盂肾炎。

3. 消化系统疾病·如妊娠合并急性脂肪肝、妊娠胆汁淤积、胆囊炎、胆管炎、病毒性肝炎、急性胰腺炎、胃炎、胃溃疡。

4. 血液系统疾病·如怀孕所致良性血小板减少、血栓性血小板减少性紫癜、溶血性尿毒症综合征、特发性血小板减少性紫癜、抗磷脂综合征、叶酸缺乏。

5. 呼吸系统疾病·如肺炎、肺栓塞。

6. 心血管系统疾病·如围生期心肌病、心肌梗死或缺血。

7. 神经系统病变·如狼疮脑病、癫痫、脑肿瘤、脑血管意外、高血压性脑病。

8. 眼部疾病·如视网膜动脉或静脉血栓形成、视网膜缺血、视网膜脱离、视网膜血管的持续性痉挛、中央性浆液型视网膜病变。

▶ 治疗

治疗原则是预防抽搐，控制性降压、利尿、镇静，密切监测母胎情况，预防和治疗严重并发症，适时终止妊娠。

1. 一般处理

（1）休息：建议住院治疗，取左侧卧位以便减轻子宫对腹主动脉、下腔静脉压迫。

（2）间断吸氧：改善全身主要脏器和胎盘的氧供。

（3）饮食：应包括充足的蛋白质、热量，不需要特别限制盐和液体，但水肿明显者，可适当限制盐的摄入。

（4）子痫一旦发生，要注意避免摔伤和咬伤，保证气道通畅。

2. 降压 · 未合并严重并发症的子痫前期患者，收缩压＜160 mmHg 或舒张压＜110 mmHg 时，暂不应用降压药物治疗。重度子痫前期患者，血压持续升高（收缩压≥160 mmHg 或舒张压≥110 mmHg），建议应用降压药物治疗。产后持续性高血压患者，收缩压≥150 mmHg 或舒张压≥100 mmHg（2 次测量时间至少相隔 4～6 h），应用降压药物进行治疗。若收缩压≥160 mmHg 或舒张压≥110 mmHg，应在 1 h 内进行降压治疗。收缩压应控制在 130～139 mmHg，舒张压应控制在 80～89 mmHg。

常用口服降压药物有拉贝洛尔、硝苯地平或硝苯地平缓释片等。常用静脉药物有：拉贝洛尔、酚妥拉明。孕期一般不使用利尿剂降压，以防血液浓缩、有效循环血量减少和高凝倾向。不推荐使用阿替洛尔和哌唑嗪。硫酸镁不作为降压药使用。妊娠中晚期禁止使用血管紧张素转换酶抑制剂（ACEI）和血管紧张素 Ⅱ受体拮抗剂（ARB）。

3. 预防和控制抽搐 · 硫酸镁是重度子痫前期预防子痫发作、控制抽搐及预防子痫复发的首选药物。存在硫酸镁应用禁忌或者硫酸镁疗效不佳时，可使用苯巴比妥和苯二氮䓬类药物。

硫酸镁负荷剂量 4～5 g，20～30 min 内静脉推注，随后维持剂量 1～2 g/h 静脉滴注维持；或者夜间睡眠前改为 25% 硫酸镁 20 ml＋2% 利多卡因 2 ml 臀部肌内注射，一般 24 h 总量不超过 25 g。应注意，血清镁有效治疗浓度为 1.8～3.0 mmol/L，超过 3.5 mmol/L 即可出现中毒症状。用药期间应监测血清镁离子浓度，并注意观察患者症状体征，当出现以下情况时停用硫酸镁：①膝腱反射消失；②呼吸＜16 次/分；③尿量＜25 ml/h（即＜600 ml/d）。镁离子中毒时应停用硫酸镁并缓慢（5～10 min）静脉推注 10% 葡萄糖酸钙 10 ml。

4. 镇静

（1）地西泮：2.5～5.0 mg 口服，每天 2～3 次，或者睡前服用；必要时地西泮 10 mg 肌内注射或静脉注射（＞2 min）。

(2) 苯巴比妥：镇静时口服剂量为 30 mg，每天 3 次；控制子痫时肌内注射 0.1 g。

(3) 冬眠合剂：由氯丙嗪 50 mg、哌替啶 100 mg 和异丙嗪 50 mg 三种药物组成。通常以 1/3～1/2 量肌内注射，或以半量加入 5% 葡萄糖溶液 250 ml 静脉滴注。氯丙嗪可能使血压急剧下降，导致肾及胎盘血流量降低，且对孕妇及胎儿肝脏有一定损害，可抑制胎儿呼吸。

5. 扩容·子痫前期孕妇一般不主张扩容，以避免肺水肿。

6. 利尿剂的应用·不主张常规应用利尿剂，仅当孕妇出现全身性水肿、肺水肿、脑水肿、肾功能不全、急性心功能衰竭时，可酌情使用。

7. 纠正低蛋白血症·严重低蛋白血症伴腹水、胸水或心包积液者，应补充白蛋白或血浆，同时注意配合应用利尿剂，严密监测病情变化。

8. 促胎肺成熟·孕周＜34 周并预计在 1 周内分娩的孕妇，均应接受糖皮质激素治疗，以促胎肺成熟。用法如下：地塞米松 5 mg 或 6 mg，肌内注射，每 12 h 1 次，连续 4 次；或倍他米松 12 mg，肌内注射，每天 1 次，连续 2 d。

9. 分娩时机和方式·子痫前期孕妇经积极治疗，母胎状况无改善或者病情持续进展的情况下，终止妊娠是唯一有效的治疗措施。

(1) 终止妊娠指征：①重度子痫前期患者发生母胎严重并发症者，需要稳定母体状况后尽早（在 24 h 内或 48 h 内）终止妊娠，不考虑促胎肺成熟治疗。②当存在母体器官系统受累时，评估母体器官系统累及程度、发生并发症的严重度以及胎儿安危情况，综合考虑终止妊娠时机。如血小板计数＜100×10^9/L、肝酶水平轻度升高、肌酐水平轻度升高、羊水过少、脐血流反向、胎儿生长受限等，可同时在稳定病情和严密监护之下尽量争取给予促胎肺成熟后终止妊娠；对已经发生胎死宫内者，可在稳定病情后终止妊娠。

(2) 终止妊娠的方式：妊娠期高血压疾病孕妇，如无产科剖宫产指征，原则上考虑阴道试产。但如果不能短时间内阴道分娩，病情有可能加重的，可考虑放宽剖宫产的指征。

10. 产后处理·重度子痫前期孕妇产后应继续使用硫酸镁至少 24～48 h，预防产后子痫。注意产后迟发型子痫前期及子痫（发生在产后 48 h 后的子痫前期及子痫）的发生。产后 3～6 d 每天监测血压,如产后血压升高超过 150/100 mmHg,应继续给予降压治疗。哺乳期禁用 ACEI 和 ARB 类降压药。

子痫前期诊治流程见图 13-1-1。

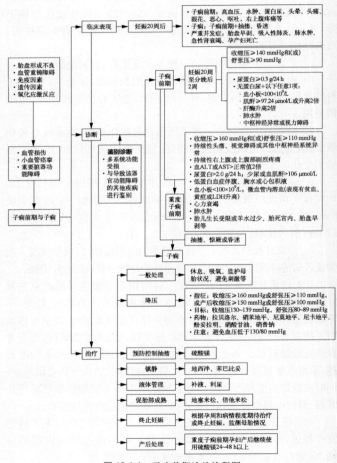

图 13-1-1　子痫前期诊治流程图

(刘艾然)

二、前置胎盘

▶ **概述**

1. **定义** · 前置胎盘(placenta praevia)是指妊娠 28 周后,胎盘仍附着于子宫下段,其下缘达到或覆盖宫颈内口,位置低于胎先露部的病变。分娩时子宫颈扩张,导致胎盘从其下组织分离,可引起大出血,危及母胎生命,是妊娠晚期严重并发症之一。

2. **危险因素和发病机制**

(1) 危险因素:包括多胎妊娠、瘢痕子宫(包括曾行剖宫产)、经产妇、高龄产妇、吸烟、体外受精(IVF)和细胞质内精子注射(ICSI)。

(2) 发病机制:目前认为主要包括,①子宫内膜损伤或病变;②胎盘异常;③胎盘供血减少;④受精卵滋养层发育迟缓;⑤胚胎着床位置偏低。

3. **分型** · 前置胎盘按照胎盘与宫颈内口的关系可分为以下几种类型。

(1) 完全性前置胎盘或中央性前置胎盘:宫颈内口全部为胎盘组织覆盖,当宫颈扩张时,随之发生出血。

(2) 部分性前置胎盘:宫颈内口部分为胎盘组织覆盖。

(3) 边缘性前置胎盘:胎盘附着于子宫下段,达宫颈内口边缘,不超越宫颈内口。

(4) 低置胎盘:胎盘附着于子宫下段,边缘距宫颈内口的距离<20 mm。

胎盘下缘与宫颈内口的关系可随子宫增大、宫颈扩张而改变,诊断均以处理前最后一次检查来确定其分类。

▶ **诊断与鉴别诊断**

(一)诊断

1. **症状** · 第三孕期出现无痛性阴道出血,应注意询问有无多次刮宫或多次分娩史。

2. **体格检查**

(1) 腹部体征:如果怀疑前置胎盘,不要做双合诊检查。子宫大小与孕期相符,子宫软、无压痛,可扪及阵发性宫缩,间歇期可完全放松,可有胎头高浮、臀先露或胎头跨耻征、胎心异常、耻骨联合上方可闻及胎盘血流杂音。

(2) 宫颈局部变化:一般不做阴道检查,禁止行肛门检查。如发现宫颈口已开,短时间可经阴道分娩的,可行阴道检查。首先以食指、中指轻轻行阴道穹窿扪诊,如感觉手指与胎先露之间有较厚的软组织,应考虑前置胎盘,如感觉为胎先露,可排除前置胎盘;再轻触宫颈内有无胎盘组织,确定胎盘下缘与宫颈内口的关系。

(3) 贫血、失血性休克体征:面色苍白、四肢发冷、脉搏细弱、血压下降等。

3. 实验室检查

(1) B超:可评估胎盘位置与宫颈口的关系,是目前诊断前置胎盘最有效的方法,首选阴道超声,准确率更高。

有前置胎盘的情况,尤其存在瘢痕子宫的,要注意胎盘-子宫交界以排除胎盘植入。B超表现为胎盘内多个不规则的无回声区伴丰富血流信号和(或)膀胱壁连续性的中断,子宫肌层变薄(厚度<1 mm),胎盘和子宫分界不清。

(2) 磁共振检查:可用于确诊前置胎盘,与经阴道超声检查相比,无明显优势。

(3) 产后检查:胎盘和胎膜胎盘边缘间陈旧性黑色血块附着处为胎盘前置部分。

(4) 血常规:有出血但血红蛋白和 HCT 正常的,不能延迟输血。

(5) 凝血功能和纤维蛋白原:要考虑妊娠妇女与非妊娠妇女相比,体内多种凝血因子明显增多,纤维蛋白原增加,APTT缩短。

(二) 鉴别诊断

本病主要需与胎盘早剥、帆状胎盘前置血管破裂、宫颈或阴道损伤或感染鉴别。

▶ 治疗

1. 期待疗法・适用于阴道流血量不多、生命体征平稳、胎儿存活、胎龄<36 周、胎儿体重不足 2 300 g 的孕妇。阴道流血者推荐住院治疗,监测阴道流血情况,检测血常规、凝血功能,备血,监

护胎儿情况。具体治疗措施如下：①绝对卧床休息；②抑制宫缩；③促胎肺成熟；④纠正贫血；⑤预防感染。

2. 终止妊娠

（1）紧急终止妊娠：一旦前置胎盘发生严重出血危及孕妇生命安全时，不论胎龄大小均应立即剖宫产；如期待治疗中出现胎儿窘迫可考虑行急诊手术；临产时出血量较多的部分性或边缘性前置胎盘，短时间内不能分娩者，可选择急诊剖宫产。

（2）择期终止妊娠：如少量阴道出血者，完全性前置胎盘可在孕36周后、部分性及边缘性前置胎盘可在孕37周后终止妊娠；边缘性前置胎盘满38周后考虑终止妊娠；部分性前置胎盘根据胎盘遮盖宫颈内口情况终止妊娠。

（3）终止妊娠方式选择：①剖宫产，首选，术前纠正休克、备血、输液、抢救新生儿准备，切口尽量避开胎盘。②阴道分娩，边缘性前置胎盘、低置胎盘、出血不多、枕先露，部分性前置胎盘宫颈口开大且估计短时间内分娩者可考虑。一旦产程停滞或阴道流血增多者，应立即剖宫产结束分娩。

3. 大出血及失血性休克处理·监测生命体征和出血情况，监测阴道出血情况以及宫底高度，宫底高度突然升高提示宫腔内出血。

（1）复苏：诊断一旦确定，要立即开始对母亲进行复苏，输血和血制品，在获得血液之前使用平衡盐等晶体液。

（2）输血：纠正凝血功能异常。

（3）维持组织灌注，监测重要脏器功能。

（4）产科、重症医学科、麻醉科、手术室、介入科、新生儿科相互协作。

（5）外科处理：上述情况可以尝试如 B-Lynch 子宫缝合、Bakri 气球填塞和其他止血措施。紧急情况下应行子宫切除。

（6）介入治疗：如果分娩后持续出血，患者相对稳定且今后希望怀孕的，可考虑介入止血。

（7）新生儿复苏。

4. 胎盘植入处理

（1）终止妊娠时机：无症状的前置胎盘合并胎盘植入者推荐妊娠36周后行手术；伴有反复出血症状的前置胎盘合并胎盘植入者促胎肺成熟后提前终止妊娠。

（2）剖宫产终止妊娠：后壁胎盘或前侧壁胎盘植入者，可行子宫下段剖宫产术；前壁胎盘植入者，行子宫体部剖宫产术。

前置胎盘诊治流程见图13-2-1。

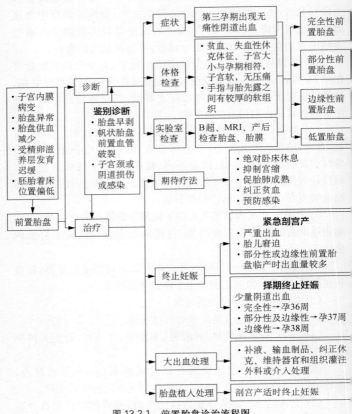

图 13-2-1 前置胎盘诊治流程图

（刘艾然）

三、胎盘早剥

▶ **概述**

1. **定义** · 胎盘早剥是指在胎儿娩出之前胎盘从子宫剥离,是病情危急的妊娠晚期出血原因之一。

2. **病因** · ①血管病变;②机械性因素:外伤、胎位异常行外倒转术矫正胎位、脐带过短或脐带绕颈、在分娩过程中胎先露部下降,均可能促使胎盘早剥;③子宫静脉压突然升高;④胎膜早破;⑤吸烟;⑥滥用可卡因;⑦孕妇年龄及产次。

3. **病理生理** · 胎盘早剥发生内出血时,血液积聚于胎盘与子宫壁之间,由于局部压力逐渐增大,使血液侵入子宫肌层,引起肌纤维分离,甚至断裂、变性。当血液浸渍子宫浆膜层时,子宫表面呈蓝紫色瘀斑,尤其在胎盘附着处更明显,称为子宫胎盘卒中(uteroplacental apoplexy)。由于肌纤维受血液浸渍,收缩力减弱,常出现宫缩乏力性产后出血。严重的胎盘早剥可能发生凝血功能障碍。

▶ **诊断与鉴别诊断**

(一)诊断

1. **高危因素** · 产妇有慢性高血压、血管病变、机械因素、子宫静脉压升高、高龄、多产、多胎、既往有胎盘早剥病史、羊水过多、外伤及接受辅助生育技术助孕等。

2. **早期表现** · 常是胎心率首先发生变化,宫缩后子宫收缩欠佳。触诊时子宫张力增大,宫底增高,严重时子宫呈板状,压痛明显。

3. 临床表现

(1)症状:典型症状是阴道出血、腹痛、子宫收缩和子宫压痛。后壁胎盘的隐性剥离多表现为腰背部疼痛,子宫压痛可不明显。

(2)体征:①强直性子宫,持续出现子宫收缩状态,无舒张间歇;②阴道流血,绝大多数发生在孕 34 周以后,出血特征为陈旧性不凝血,可见与失血不成比例的低血容量性休克。

4. 辅助检查

(1) 超声检查：超声检查不是诊断胎盘早剥的敏感手段，准确率在 25% 左右。

(2) 胎心监护：胎盘早剥时可出现基线变异消失、变异减速、晚期减速、正弦波形及胎心率缓慢等。

(3) 实验室检查：主要检查产妇的贫血程度、凝血功能、肝肾功能及电解质等。应进行凝血功能检测和纤溶系统确诊试验，以便及时发现 DIC。

(二) 鉴别诊断

本病主要与其他原因引起的出血及疼痛鉴别，包括：①前置胎盘；②子宫破裂；③未足月产；④非产科原因导致的腹痛。

▶ 治疗

1. 一般处理。

2. 纠正休克。

3. 纠正凝血功能障碍·有 DIC 表现者要尽早纠正凝血功能障碍。

4. 监测胎儿宫内情况。

5. 终止妊娠·①阴道分娩：胎儿已死亡，在评价产妇生命体征前提下首选阴道分娩。②剖宫产术分娩：孕 32 周以上，胎儿存活，胎盘早剥 2 级以上，建议尽快剖宫产。

6. 保守治疗·对于孕 32～34 周 0～1 级胎盘早剥者，可予以保守治疗。孕 34 周以前者需给予皮质类固醇激素促胎肺成熟。孕 28～32 周以及 28 孕周以下极早产产妇，如为显性阴道出血、子宫松弛，产妇及胎儿状况稳定时，行促胎肺成熟的同时考虑保守治疗。分娩时机应权衡产妇及胎儿的风险后再决定。保守治疗过程中，应密切监测超声，检测胎盘早剥情况。一旦出现明显阴道出血、子宫张力高、凝血功能障碍及胎儿窘迫，应立即终止妊娠。

胎盘早剥诊治流程见图 13-3-1。

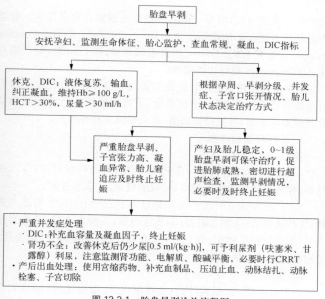

图 13-3-1 胎盘早剥诊治流程图

(陈敏英)

四、产后出血

► **概述**

1. 定义·产后出血（postpartum hemorrhage，PPH）是目前我国孕产妇死亡的首位原因。2017 年美国妇产科学会对产后出血的最新定义为：胎儿娩出后 24 h 内（包括产时）累积出血量达到或超过 1 000 ml 或出血伴血容量减少的症状或体征。与传统定义不同的是该定义不再局限于分娩方式。

2. 病因与病理生理

（1）病因：产后出血的四大原因是子宫收缩乏力、产道损伤、胎盘因素和凝血功能障碍。上述原因可以合并存在，也可以互为因果；每种原因又包括各种病因和高危因素。所有孕产妇都有发生产后出血的可能,但有一种或多种高危因素者更易发生。有学者总结出方便记忆的产后出血病因——"4 Ts":①Tone(uterine atony),宫缩乏力;②Tissus,胎盘组织滞留;③Trauma,软产道损伤;④Thrombin,凝血功能障碍。

(2)病理生理:包括妊娠期间的血容量增加,分娩后子宫肌纤维疲劳造成持续伸展、子宫弛缓,子宫肌层中走行的螺旋小动脉开放形成血窦,导致持续出血,进而形成失血性休克。

▶ **诊断与鉴别诊断**

诊断

1. 有 PPH 高危因素·①PPH 病史;②月经量过多;③产程延长,伴或不伴绒毛膜羊膜炎;④双胎妊娠;⑤羊水过多。

2. 症状与体征·①产后阴道活动性出血;②有宫缩乏力表现;③产道撕裂;④胎盘附着;⑤子宫内翻;⑥凝血紊乱;⑦血容量不足,如直立性低血压、面色苍白、心动过速、尿量减少、低血压、急剧的血流动力学恶化。

3. 诊断性检查与实验室检查

(1)血常规:红细胞计数、血红蛋白、血细胞比容(HCT)、血小板计数;HCT 下降 10% 提示明显出血。

(2)出凝血指标延长、纤维蛋白原降低。

(3)组织灌注指标:血乳酸升高。

4. 影像学表现·子宫超声示胎盘滞留,可见团块状回声取代内膜条纹影。

▶ **治疗**

治疗原则是在积极支持对症处理的同时尽快寻找病因并有效解决。

(一)支持疗法

应在寻找出血原因的同时进行一般处理。建立双静脉通道或中心静脉通路,积极补充血容量。进行呼吸管理,保持气道通畅,必要时给氧。监测出血量和生命体征,留置导尿管,记录尿量。通知血库和检验科做好准备,交叉配血。进行基础的实验室检查(血常规、凝血功能、肝肾功能等)并行动态监测。

(二)病因治疗

病因治疗是最根本的治疗,应检查宫缩、胎盘、产道情况及凝血功能,针对出血原因进行积极处理。

1. 宫缩乏力

（1）机械刺激法：子宫按摩或压迫法，可采用经腹按摩或经腹经阴道联合按压，按摩时间以子宫恢复正常收缩并能保持收缩状态为止，应配合应用宫缩剂。

（2）宫缩剂：①缩宫素，一线药物最常用的种类，用法为先10 U 肌内注射、子宫肌层或宫颈注射，此后将 10～20 U 缩宫素加入 500 ml 晶体液中静脉滴注，给药速度可根据患者的反应调整，常规速度为 250 ml/h，约为 80 mU/min。②米索前列醇，系前列腺素 E 的衍生物，可引起全子宫有力收缩，在没有缩宫素的情况下也可作为治疗子宫收缩乏力性产后出血的一线药物，同时具有不需冷藏、口服用药方便、吸收迅速、半衰期较长及费用低廉等优点，适合产后出血和孕产妇死亡发生率最高而且卫生条件最差的非洲和南亚国家。

（3）止血药物：①氨甲环酸，该药具有抗纤维蛋白溶解作用，是一种可以静脉内或口服给予的抗纤维蛋白溶解剂。②重组活化Ⅶa 因子，是维生素 K 依赖性丝氨酸蛋白酶，在凝血中发挥关键作用。美国食品药物监管局（FDA）批准的重组因子Ⅶ仅用于治疗患有血友病 A 和 B 的患者。重组因子Ⅶ在原发性产后出血中的作用是有争议的。据报道，重组因子Ⅶ可以显著提高产科出血患者的止血效果，但有 2%～9% 的概率可能导致致命性血栓形成。重组因子Ⅶ不是公认一线治疗药物，只能在大量输血准则之后，以及参考本院会诊和该领域大出血专家共识后使用，以减轻病情。

（4）手术治疗：以上疗法效果不佳时，需要考虑选择手术。①宫腔填塞：可使用宫腔水囊压迫和宫腔纱条填塞术。②背带式子宫缝合法（B-Lynch 缝合）：缝合目的是对子宫血管和肌肉施加连续的垂直压力，达到迅速止血效果。③盆腔血管结扎：3 步血管结扎术法，即双侧子宫动脉上行支结扎，双侧子宫动脉下行支结扎，双侧卵巢子宫血管吻合支结扎。④经导管动脉栓塞术：适应证为经保守治疗无效的各种难治性产后出血（包括宫缩乏力、产道损伤和胎盘因素等），患者生命体征稳定。⑤子宫切除术：适用于各种保守性治疗方法无效者，一般为次全子宫切除术；如前置胎盘或部分胎盘植入宫颈时，则行全子宫切除术。

2. 胎盘因素的处理

（1）胎儿娩出后，尽量等待胎盘自然娩出。

（2）胎盘滞留伴出血：对胎盘未娩出伴活动性出血者，可立即行人工胎盘剥离术,并加用强效宫缩剂;对于阴道分娩者术前可用镇静剂。

(3) 胎盘残留:对胎盘、胎膜残留者,应用手或器械清理,动作要轻柔,避免子宫穿孔。

(4) 胎盘植入:胎盘植入伴活动性出血,若为剖宫产的,可先采用保守治疗方法,如盆腔血管结扎、子宫局部楔形切除、介入治疗等;若为阴道分娩的,应在输液和(或)输血的前提下,进行介入治疗或其他保守性手术治疗。如果保守治疗方法不能有效止血,则应考虑及时行子宫切除术。

(5) 凶险性前置胎盘:即附着于子宫下段剖宫产瘢痕处的前置胎盘,常常合并有胎盘植入,出血量大。

(三) 凝血功能障碍处理

目标是维持凝血酶原时间及活化凝血酶原时间均在 1.5 倍平均值以下,纤维蛋白原水平在 1 g/L 以上。

1. 血小板·产后出血尚未控制时,若血小板计数低于 50×10^9/L 或血小板计数降低并出现不可控制的渗血时,需考虑输注血小板,治疗目标是维持血小板计数在 50×10^9/L 以上。

2. 新鲜冰冻血浆·应用剂量为 $10 \sim 15$ ml/kg。

3. 冷沉淀·输注冷沉淀主要是为了纠正纤维蛋白原的缺乏,如纤维蛋白原水平高于 1.5 g/L,不必输注冷沉淀。冷沉淀常用剂量为 $0.10 \sim 0.15$ U/kg。

4. 纤维蛋白原·输注纤维蛋白原 1 g,可提升血液中纤维蛋白原 0.25 g/L,1 次可输注纤维蛋白原 $4 \sim 6$ g(也可根据患者具体情况决定输入剂量)。

(四) 损伤控制性复苏

强调在大量输注红细胞时,早期、积极的输注血浆及血小板以纠正凝血功能异常(无需等待凝血功能检查结果),同时限制早期输入过多的液体扩容(晶体液不超过 2 000 ml,胶体液不超过 1 500 ml),允许在控制性低血压的条件下进行复苏。过早输入大量的液体容易导致血液中凝血因子及血小板浓度降低而发生稀释性凝血功能障碍,甚至发生 DIC 及难以控制的出血。过量的晶体液往往积聚于第三间隙中,可能造成脑、心脏、肺的水肿及腹腔间隔室综合征等并发症。

建议红细胞:血浆:血小板以 1:1:1 的比例(如 10 U 红细胞悬液＋1 000 ml 新鲜冰冻血浆＋1 U 机采血小板)输注。

　　产后出血极有可能导致孕产妇死亡,医院应急管理系统应考虑涉及以下 4 种关键措施:①时刻准备应对产后出血的患者;②对所有患者做好产后出血的诊断和预防措施;③多学科合作,共同应对产后大量出血;④通过报告和系统学习提高对产后出血的应对能力。

　　产后出血诊治流程见图 13-4-1。

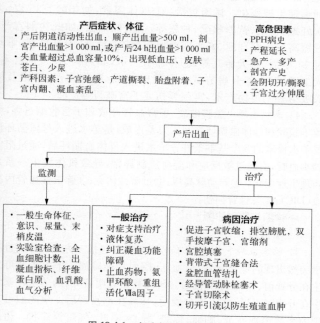

图 13-4-1　产后出血诊治流程图

(陈敏英)

五、羊水栓塞

▶ 概述

1. 定义·羊水栓塞(amniotic fluid embolism, AFE)是妊娠期特有的罕见并发症,起病急骤,可导致母胎死亡等致命性严重后果。

2. 发病机制・AFE 的发病机制主要为高敏感母体对进入母体循环的羊水成分产生炎症介质释放、补体系统激活等类过敏样反应综合征。临床主要表现为低氧、低血压、低凝血功能等,即所谓的"三低"表现。

3. 病因・羊水中的有形物质进入母体血循环而引起一系列病理生理变化。诱因包括:①母体因素,如年龄＞35 岁、多次妊娠、吸烟、营养状况、种族等;②妊娠因素,如既往剖宫产、妊娠高血压综合征、妊娠期糖尿病、前置胎盘、胎盘早剥、羊水过多、孕周、巨大胎儿等;③各种引产术,如药物引产、刮宫术、人工破膜等;④分娩方式及分娩时情况,如剖宫产,产钳及胎头吸引等阴道助产术,宫颈裂伤或子宫破裂等。

4. 病理生理・胎膜破裂、子宫血管开放和子宫收缩过强,导致羊膜腔和母体血循环之间压力差形成,是羊水进入母体循环诱发羊水栓塞的 3 个基本条件。羊水进入母体血循环后,通过阻塞肺小血管,引起过敏反应和凝血机制异常,导致机体发生一系列病理生理变化:①肺动脉高压;②过敏性休克;③弥散性血管内凝血(DIC);④急性肾损伤。

▶ **诊断与鉴别诊断**

(一) 诊断

1. 临床表现・典型的羊水栓塞表现包括三方面:分娩过程中突然出现的低氧血症、低血压、凝血功能障碍。羊水栓塞可发生在分娩前、分娩中、分娩后。研究数据表明,70%的羊水栓塞发生在分娩时,11%在阴道分娩后,19%在剖宫产后。孕产妇可表现为突然出现寒战、胸痛、惊恐、恶心、呕吐、气短等症状。超过83%的病例出现 DIC。

2. 辅助检查

(1) 实验室检查:①血气分析,评估低氧状况、机械通气参数设置是否合适;②出凝血指标检测,早期可能有一过性高凝状态,然后迅速转变为低凝;③全血细胞计数,血红蛋白、血小板进行性降低。

(2) 影像学检查:①床边胸片,评估肺水肿、心影大小;②12 导联心电图,评估心肌缺血、心律失常;③经胸及经食管超声心动图能在一定程度上识别梗阻性休克、右心室衰竭。

(3) 病理学检查:死亡者尸体解剖可发现产妇肺血管中有胎儿鳞状上皮细胞及胎儿残留成分。

（二）鉴别诊断

1. 呼吸窘迫·需与肺栓塞、肺水肿、麻醉并发症、窒息鉴别。

2. 低血压及休克·需与感染性休克、失血性休克、过敏性休克、心肌梗死、心律失常鉴别。

3. 产程出血异常·需与 DIC、胎盘早剥、子宫破裂、宫缩无力鉴别。

4. 神经系统症状（抽搐相关）·需与子痫、癫痫、脑血管意外、低血糖鉴别。

▶ 治疗

发生羊水栓塞时，孕产妇随时会出现心跳、呼吸骤停，应迅速进行心肺复苏等高级生命支持治疗。

1. 监测·①持续心电监护；②血氧饱和度监测；③血压监测：持续有创血压监测；④持续胎心监护；⑤静脉通道：中心静脉通道或肺动脉导管；⑥尽快转入 ICU。

2. 复苏·①气道：早期建立安全的人工气道；②呼吸：低氧血症进展速度快，应尽快进行机械通气，实施保护性肺通气策略；③循环：迅速启动有效的心脏按压，由于膈肌抬高及增大的子宫，胸外按压的部位应适当上移；④如果心肺复苏效果不佳，应在心搏骤停几分钟之内进行剖宫产。

3. 低血压处理·在评估容量基础上给予升压药（如去甲肾上腺素或血管升压素），同时提供足够的氧合及通气。由于右心室过度扩张，应当避免过量的液体加重右心甚至左心的负担。

4. 心力衰竭·羊水栓塞的初始阶段主要是右心室衰竭。经胸或经食管超声心动图可以提供有价值的信息。超声心动图通常显示右心室明显扩张，右心室功能减退（急性肺源性心脏病）与室间隔向左偏移。应尽量避免出现缺氧和高碳酸血症、酸中毒。

右心室输出功能可以通过使用强心药（如多巴酚丁胺和米力农）得到改善。这些药物也会导致肺血管扩张。其他旨在减少肺血管阻力的具体干预措施包括西地那非、前列环素吸入或静脉注射和一氧化氮吸入。

严重心力衰竭肺水肿利尿剂治疗无效时，需要尽早启动血液净化治疗。

5. 弥散性血管内凝血·绝大多数羊水栓塞患者会出现弥散性血管内凝血。弥散性血管内凝血可能立即发生在心肺衰竭后，或较晚阶段。严重出血可能同时需要药物和外科处置。

　　6. 宫缩乏力的处理。宫缩乏力在羊水栓塞患者中常见，应积极治疗，有指征时使用宫缩剂（如催产素、麦角衍生物、前列腺素）。难治性病例可能需要宫腔纱布填塞或子宫球囊填塞。极端情况下可能需要双侧子宫动脉结扎术、B-Lynch 缝合或子宫切除术。

　　羊水栓塞诊治流程见图 13-5-1。

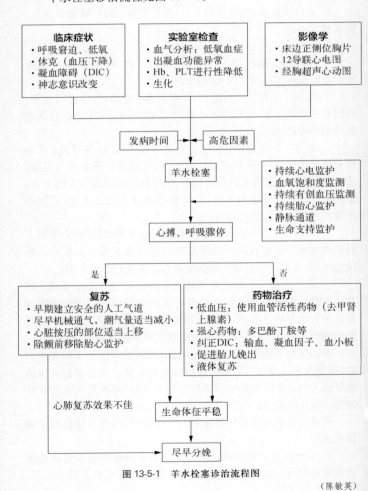

图 13-5-1　羊水栓塞诊治流程图

（陈敏英）

六、围生期心肌病

▶ **概述**

1. 定义 · 围生期心肌病（peripartum cardiomyopathy, PPCM）是发生于妊娠最后 1 个月或产后 5 个月内的，以急性心力衰竭起病或出现扩张型心肌病样改变的一种特发性疾病。

2. 病因与危险因素 · 目前尚不清楚 PPCM 的致病原因和具体的发病机制。可能的危险因素主要包括：初产妇、高龄产妇（>30 岁）、双胎或多胎妊娠、黑种人、肥胖、营养不良、高血压病史、先兆子痫以及子痫等。

▶ **诊断与鉴别诊断**

（一）诊断

1. 临床表现

（1）症状：①乏力和呼吸困难；②动脉栓塞；③心律失常；④器官衰竭，可并发急性肝、肾功能衰竭，败血症，多器官衰竭。

（2）体征：常见的体征包括颈静脉怒张、肺部啰音、肝大、外周性水肿及浆膜腔积液。心脏查体还可有心尖搏动移位、心动过速、奔马律、二尖瓣及三尖瓣反流性杂音，部分患者可有肺动脉高压体征。

2. 诊断标准 · PPCM 为排除性诊断，需排除导致心力衰竭的其他常见病因。目前 PPCM 的诊断标准包括：①产前最后 1 个月或产后 5 个月内发生的心力衰竭；②既往无心脏疾病史；③无确切病因；④超声心动图表现为左心室舒张末内径>2.7 cm/m^2 和左心室短轴缩短率<30% 和（或）左心室射血分数<45%。心电图、超声心动图、磁共振成像、心内膜心肌活检和心脏生物学标志物有助 PPCM 的诊断和治疗。

（二）鉴别诊断

本病需与妊娠高血压综合征、高血压性心脏病、冠状动脉粥样硬化性心脏病心力衰竭、贫血性心脏病、心室肌致密化不全以及其他疾病（如血栓性疾病、脚气性心肌病等）鉴别。

▶ **治疗**

1. **一般治疗**·包括多学科健康管理、低盐饮食、加强营养、补充维生素、限制入液量并维持出入量负平衡,限制钠摄入(2～4 g/d)等。不主张绝对卧床。

2. **心力衰竭药物治疗**·这是 PPCM 治疗的关键,包括利尿剂、血管紧张素转换酶抑制剂、β 受体阻滞剂、血管扩张剂、洋地黄、抗凝药等,以轻心脏负荷、提高心肌收缩力、防止血栓形成。药物选择上要注意药物对妊娠和哺乳的影响。

(1) 利尿剂:可降低前负荷。

(2) 神经激素拮抗剂:虽然血管紧张素转换酶抑制剂(ACEI)和血管紧张素Ⅱ受体拮抗剂(ARB)是治疗心力衰竭的一线药物并可改善存活率,但因上述药物可通过胎盘,有可能造成胎儿畸形或死胎,并可诱发肾功能衰竭,故妊娠时禁用。

(3) 血管扩张剂:肼屈嗪具有较好的安全性。病情严重的患者可静脉滴注硝酸甘油,剂量从 10～20 μg/min 逐渐滴定至 200 μg/min。

(4) 正性肌力药物:如多巴胺、多巴酚丁胺和米力农,仅用于心排血量严重减低的 PPCM 患者,一旦血流动力学稳定应尽早停用此类药物。分娩前应慎用,因上述药物有致子宫收缩的不良反应。

(5) 地高辛:适用于心功能分级Ⅲ、Ⅳ级的患者,是妊娠时可安全使用的正性肌力药物。孕产妇对洋地黄类药物较敏感,易发生中毒,应密切观察毒性反应。

(6) β 受体阻滞剂:适用于心功能Ⅱ、Ⅲ级的患者,目前主张 β 受体阻滞剂仅用于妊娠晚期,因该药可减少脐带血流,引起胎儿生长发育受限。

(7) 钙通道阻滞剂:当存在子宫低灌注时应慎重给予钙通道阻滞剂。此外,临产前孕妇应避免使用钙离子拮抗剂,该药抑制子宫平滑肌收缩,影响产程。

(8) 抗心律失常治疗:心房颤动是最常见的心律失常,围生期时奎尼丁和普鲁卡因胺属于相对安全的药物,曾经是一线抗心律失常药物,目前已被 β 受体阻滞剂和地高辛替代。应用抗心律失常药物或电复律治疗时无特殊禁忌。电复律很少对胎儿心肌造成损伤,也不易诱发子宫收缩。

（9）硫酸镁：妊娠高血压的患者可应用硫酸镁缓解全身小血管痉挛，预防和控制子痫。

（10）抗凝治疗：心力衰竭和妊娠是血栓栓塞的独立危险因素。在妊娠期，凝血因子Ⅱ、Ⅶ、Ⅷ、Ⅹ和血浆纤维蛋白原浓度升高，使血栓并发症风险增加，并持续至产后6周，特别是在左心室射血分数<30%时，PPCM患者易并发血栓形成。妊娠期间低分子肝素是首选，因其不透过胎盘屏障，不良反应小；为了预防出血，分娩前可停止使用。由于肝素和口服抗凝药均不通过乳汁分泌，产后可给予普通肝素或低分子肝素和华法林进行抗凝治疗。华法林可通过胎盘，有致畸可能，故产前应避免使用。

（11）机械性循环支持：常规药物治疗效果不佳的严重PPCM患者可能需要机械性循环支持，甚至心脏移植。

3. 靶向药物治疗·除了传统的 ACEI 和 β 受体阻滞剂治疗外，近年来免疫疗法治疗 PPCM 的报道不断出现。

（1）免疫抑制剂：PPCM患者是否给予免疫抑制剂治疗目前尚存争议。

（2）免疫球蛋白：静脉给予免疫球蛋白治疗具有改善 PPCM患者心功能的作用。有研究结果表明免疫球蛋白可改善左心室射血分数<40%的PPCM患者的心功能。

（3）己酮可可碱：作为免疫调节药物，己酮可可碱可降低PPCM患者血中 TNF-α 水平，改善预后。

（4）溴隐亭：泌乳素抑制剂溴隐亭（用法为 2.5 mg，每天 2次，共使用 6周）联合传统抗心力衰竭疗法可使 PPCM患者的左心室射血功能明显改善，但仍需要进一步的大型研究证实。

4. 产科治疗·PPCM患者应兼顾产科相关指征做相应处理。重症心力衰竭患者应在控制症状后尽早终止妊娠。妊娠后 3 个月内的心力衰竭患者应早期引产。如胎儿死亡或放弃胎儿，可尽早应用 β 受体阻滞剂和血管紧张素转换酶抑制剂。产前 1 个月内发生的心力衰竭，心功能Ⅱ级以上或估计不能胜任产程的应尽早行剖宫产术。术前、术中、术后应禁用前列腺素或麦角新碱类药物。PPCM患者产后心脏扩大者应避免再次怀孕，否则有复发倾向，且患者病死率高。

急性重型围生期心肌病诊治流程见图 13-6-1。

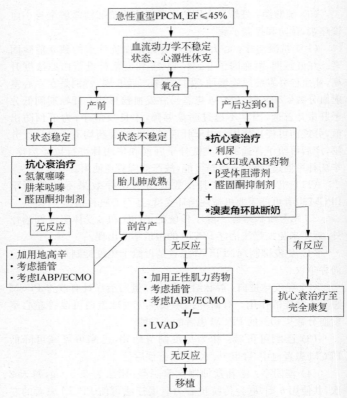

图 13-6-1　急性重型围生期心肌病诊治流程图

注：EF，射血分数；IABP，主动脉球囊反搏；ECMO，体外膜氧合；LVAD，左心室辅助装置；ACEI，血管紧张素转换酶抑制剂；ARB，血管紧张素Ⅱ受体拮抗剂。

（黄　伟）

七、妊娠急性脂肪肝

▶ 概述

1. 定义・妊娠急性脂肪肝（acute fatty liver of pregnancy，

AFLP)是一种妊娠晚期罕见的严重并发症。该病起病急，早期症状不典型，病情进展凶险，以肝细胞脂肪浸润、肝功能衰竭和肝性脑病为主要特征，常伴多器官损害，母胎死亡率高。

2. 危险因素 · AFLP 常发生于妊娠晚期，没有明确的危险因素，但多见于初产妇、男胎、多胎妊娠，可复发。

3. 病理生理 · AFLP 的病理特点是肝细胞内有大量的脂质聚集，肝活检染色示肝小叶中心肝细胞急性脂肪变，在肝细胞内可见大小不等的脂肪滴，肝细胞肿胀拥挤，肝窦隙狭窄，胞浆呈泡状。正常肝脏的脂肪含量约占 5%，而 AFLP 患者肝脏脂肪含量可高达 13%～19%。肝脏内聚集的脂肪可产生大量的氨，引起肝性脑病的继发性低血糖，最终导致肝衰竭的发生。从大体病理上看，典型 AFLP 的肝脏特征为小黄肝，往往由肝细胞溶解和萎缩引起。

▶ **诊断与鉴别诊断**

（一）诊断

1. 临床症状 · AFLP 常发生于妊娠晚期，多在孕 28～40 周，平均为孕 35 周左右。该病多急性迅猛，临床表现变化多样，早期症状非特异性。发病前 1 周左右，可出现如全身不适、疲乏无力等类似上呼吸道感染的前驱症状，而后出现恶心、呕吐（70%）、乏力、厌油、上腹部不适或腹痛（50%～80%）等消化道症状，腹痛主要为右上腹，也有弥漫性腹痛者。消化道症状出现 1～2 周内患者可出现发热、黄疸等 AFLP 的典型症状。

2. 体格检查 · 可发现右、中上腹触痛，肝脏缩小不可触及。

3. 辅助检查

（1）实验室检查：①血常规见外周血白细胞升高（≥15×10^9/L），血小板减少，可见幼稚红细胞和嗜碱性点彩红细胞。②肝功异常，AFLP 患者实验室检查多表现为肝脏合成、分泌、代谢功能降低，肝炎病毒标志物多为阴性。血清转氨酶（ALT 或 AST）多呈轻、中度升高（300～500 U/L），最高可达 1 000 U/L，严重者出现"胆酶分离"现象。③凝血功能异常，凝血酶原、活化部分凝血活酶时间延长，纤维蛋白原水平下降。④血糖异常，肝糖原分解障碍导致低血糖，可出现持续性严重低血糖。⑤肾功能异常，血尿素、肌酐、尿酸水平升高，但尿酸的增高程度与肾功能损害程度不成比例，有时高尿酸血症可在 AFLP 临床发作前即存在。

(2) 影像学检查：①正常肝脏含有 5% 的脂肪，AFLP 晚期时肝脏脂肪含量可增加到 50%；②CT 扫描显示肝脏缩小、肝脏大量脂肪浸润，肝实质密度减弱。

(3) 病理学检查：肝穿刺活检是诊断 AFLP 的金标准，病理结果提示肝细胞胞质内有脂肪小滴，弥漫性微滴性脂肪变性，炎症、坏死不明显，肝小叶完整。

(二) 诊断标准

目前常用的 AFLP 诊断标准为：妊娠晚期突发不明原因的恶心、呕吐、厌食、乏力、上腹痛和进行性黄疸；实验室检查显示纤维蛋白原降低和凝血时间延长、高胆红素血症（总胆红素>17.1 μmol/L）、血清谷丙转氨酶或谷草转氨酶 300~500 U/L；排除病毒性肝炎、药物性肝炎、中毒和妊娠并发其他肝病。

2002 年提出的 Swansea 诊断标准为目前国外常用的 AFLP 诊断标准，具体为：①呕吐；②腹痛；③烦渴或多尿；④脑病；⑤总胆红素>14 μmol/L；⑥血糖<4 mmol/L；⑦尿素氮>340 μmol/L；⑧外周血白细胞计数>11×10^9/L；⑨腹部超声示腹水或"亮肝"；⑩谷丙转氨酶或谷草转氨酶>42 U/L；⑪血氨>47 μmol/L；⑫肾脏损害，血肌酐>150 μmol/L；⑬凝血功能障碍，凝血酶原时间>14 s，活化部分凝血活酶时间>34 s；⑭肝组织活检显示微泡脂肪变性。符合 6 项及以上者可诊断为 AFLP。研究表明，以肝穿刺活检作为诊断金标准，Swansea 诊断标准敏感性为 77%~100%，特异性为 20%~88%。

(三) 鉴别诊断

本病鉴别诊断包括：①HELLP 综合征（图 13-7-1）；②妊娠合并急性重症肝炎；③妊娠肝内胆汁淤积症。

▶ 治疗

由于 AFLP 的发病机制尚不清楚，目前尚无特殊治疗。AFLP 患者发病至分娩在一周内的 100% 能存活，而在 2 周以上者 1/3 疾病晚期，30% 在分娩当天或次日即死亡。故目前认为最有效的治疗手段是迅速终止妊娠，最大限度行综合治疗，保证血容量和正常血糖及电解质平衡，纠正 DIC。

1. 产科处理・AFLP 一旦确诊或高度怀疑时，无论病情轻重、病程早晚，均应尽快终止妊娠。分娩方式选择一般首选剖宫

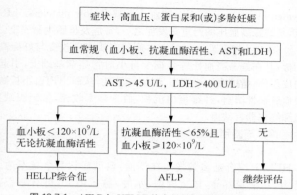

图 13-7-1　AFLP 与 HELLP 综合征早期鉴别诊断流程图

产。手术麻醉最好选择局部麻醉或硬膜外麻醉，慎用全身麻醉，以免加重肝肾负担。

2. 综合治疗·包括：①加强抗感染（使用对肝肾功能损伤小的广谱抗菌药物）及支持治疗；②密切监测凝血功能，及时补充凝血物质；③纠正低血糖和低蛋白血症；④防止水、电解质、酸碱平衡紊乱；⑤改善微循环，提供充足热量，保肝治疗等。

3. 特殊治疗·若经产科积极处理和综合治疗，病情继续发展，合并多脏器功能衰竭，需行专科性极强的特殊治疗。包括肾功能衰竭时行血液透析，肝功能衰竭时行人工肝治疗。

由于 AFLP 为可逆性围生期肝功能衰竭，不应过早考虑肝移植，只有经各种方法治疗无效，造成不可逆肝损害时，才考虑肝移植。

（黄　伟）

八、HELLP 综合征

▶ 概述

1. 定义·HELLP 综合征以溶血（hemolysis，H）、肝酶升高

(elevated liverenzymes，EL)和血小板减少（low platelets，LP）为特点，是妊娠高血压的严重并发症之一，常危及母胎生命安全。

2. 病理生理与发病机制・本病的主要病理改变与妊娠高血压相似，其在妊娠高血压综合征全身小血管痉挛基础上，引起血管内皮损伤，造成血小板聚集、激活与消耗，从而出现血小板减少和微血管病性溶血，纤维蛋白沉积，血管痉挛收缩，使组织缺血、缺氧和终末器官缺血。

▶ **诊断与鉴别诊断**

（一）诊断

HELLP 综合征多数发生在产前，典型症状为全身不适、全身乏力、右上腹疼痛、体重骤增、水肿、脉压增大，可有恶心、呕吐等消化系统表现，但高血压、蛋白尿表现可能不典型。

1. 诊断标准

（1）血管内溶血：外周血涂片见破碎红细胞或见三角形、头盔形、球形红细胞；胆红素≥20.5 μmol/L（即 1.2 mg/dl），以间接胆红素升高为主；血红蛋白下降（60～90 g/L）。

（2）血清肝酶水平升高：AST≥70 U/L，LDH>600 U/L。

（3）血小板计数减少：血小板计数<100×10⁹/L。要注意孕期血小板计数下降趋势，对存在血小板计数下降趋势且血小板计数<150×10⁹/L 的孕妇应进行严密随访。

2. 病情严重程度分级・根据血小板计数对 HELLP 综合征进行分级，有利于评估疾病严重程度，予以分层监管处理。1 级，血小板计数≤50×10⁹/L，孕产妇严重并发症发生率为 40%～60%；2 级，血小板计数为（50～100）×10⁹/L，孕产妇严重并发症发生率为 20%～40%；3 级，血小板计数>100×10⁹/L，孕产妇严重并发症发生率为 20%。

（二）鉴别诊断

本病需与血栓性疾病、血栓性血小板减少性紫癜、溶血性尿毒症综合征、妊娠急性脂肪肝、抗磷脂综合征、系统性红斑狼疮等鉴别。

▶ **治疗**

处理要点为早期诊断，早期治疗，积极终止妊娠，预防及控制并发症。美国密西西比大学提出 12 条最佳原则，包括：①早期诊断；②评估母体状况；③评估胎儿状况；④控制血压；

⑤硫酸镁预防抽搐；⑥保持水、电解质平衡；⑦积极使用肾上腺皮质激素；⑧适时终止妊娠；⑨选择合适的麻醉方式；⑩加强围生儿救治；⑪加强产后处理；⑫警惕多器官功能衰竭。

1. 解痉·一般用硫酸镁预防抽搐，静脉给予 4~6 g 负荷剂量，然后 1~2 g/h 维持。

2. 降压·维持目标血压<160/110 mmHg。应选择不减少肾脏和胎盘血液灌注、对胎儿影响小的药物，可选用肼屈嗪、拉贝洛尔或硝苯地平等。

3. 糖皮质激素·HELLP综合征机制与妊娠期免疫有关，使用糖皮质激素可能抑制自身免疫抗体作用，减少免疫复合物沉积，同时糖皮质激素还能促进胎肺成熟、血小板生成，降低毛细血管通透性，减少出血及渗血，可能取得良好疗效。

4. 血制品应用·HELLP综合征患者血小板<20×10^9/L，无论是否分娩均推荐输注血小板。血小板在($20\sim49)\times10^9$/L，拟剖宫产的患者，推荐输注血小板；经阴道分娩的患者，如果有活动性出血、已知的血小板功能障碍、血小板计数下降迅速或伴有凝血功能障碍的，在分娩前考虑输注血小板。血小板$\geq50\times10^9$/L的患者，只有当有活动性出血、已知的血小板功能障碍、血小板计数下降迅速或伴有凝血功能障碍时，才考虑在剖宫产或经阴道分娩前输注血小板或红细胞。

5. 肝包膜下血肿的诊治。

6. 视网膜剥离的诊治。

7. 血浆置换·严重的 HELLP 综合征，出现危及生命的微血管病变迹象，或 HELLP 综合征的病情持续到产后 72 h 以上者，考虑行血浆置换。

8. 产科处理

（1）终止妊娠的时机：孕周≥34 周应立即终止妊娠；孕龄在 27~34 周，母胎病情稳定，应考虑对症处理，给予糖皮质激素促胎肺成熟 24~48 h 后分娩。

（2）分娩方式：有研究表明 HELLP 综合征孕妇无论经阴道分娩还是剖宫产，母胎结局并无不同，分娩方式依产科因素和各个医院的条件而定。

（3）产后处理：大多数产妇产后血小板计数仍然会持续下降，直到 3 天后才会逐渐增加。

HELLP 综合征诊治流程见图 13-8-1。

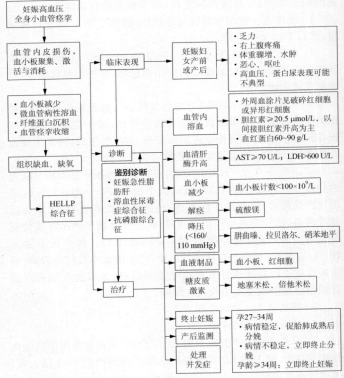

图 13-8-1　HELLP 综合征诊治流程图

(刘艾然)

九、盆腔炎症性疾病和输卵管卵巢脓肿

▶ 概述

1. 定义 · 盆腔炎症性疾病（pelvic inflammatory disease,

PID),简称盆腔炎,是一组由女性上生殖道炎症引起的疾病,包括急性盆腔炎和慢性盆腔炎。前者包括急性子宫体炎、子宫内膜炎、输卵管炎、盆腔腹膜炎、急性附件炎[输卵管卵巢脓肿(tubal ovarian abscess,TOA)];后者表现为输卵管炎性积水、输卵管卵巢囊肿。无论急性或是慢性 PID,输卵管与卵巢的炎症常常合并发生,临床上难以将两者区分。

2. 病因与危险因素·引起 PID 的致病微生物多数是由阴道上行而来的,且多为混合感染,性传播感染(sexually transmitted infection,STI)的病原体(如淋病奈瑟菌、沙眼衣原体)是 PID 主要的致病微生物。一些需氧菌、厌氧菌、病毒和支原体等也参与 PID 的发生。

PID 的危险因素包括:年龄≤25 岁、初次性交年龄≤15 岁、多性伴侣者、使用非屏障避孕法(特别是避孕环或口服避孕药)、有症状的性伙伴、既往 PID 史(阴道炎、宫颈炎、子宫内膜炎、卵巢炎等)或 STI 病史、近期宫内避孕器置入等,阴道冲洗可能也是危险因素。

3. 侵袭途径·病原微生物主要通过以下途径侵入:①腹腔内途径;②淋巴途径;③血行途径;④直接蔓延。

▶ **诊断与鉴别诊断**

(一)诊断

1. 临床表现·PID 患者的症状和体征因炎症的轻重和累及范围不同而不同,从无症状到因 TOA 出现致命的感染性休克均可出现,其中下腹痛的症状最为常见。

(1)症状:可有下腹痛伴发热,若病情严重可有寒战、高热等。若出现腹膜炎,则可有恶心、呕吐、腹胀等症状。若有脓肿形成,可有下腹肿物或局部刺激症状。肿物位于前方可有尿路刺激症状;若位于后方则有腹泻、里急后重及排便困难等直肠刺激症状。

(2)体征

1)全身表现:呈急性病面容,体温升高、心率增快;下腹部可有肌紧张、压痛、反跳痛。

2)妇科检查:①可见宫颈内有大量脓性分泌物,穹窿有明显触痛,后穹窿可能饱满,有波动感提示可能有盆腔脓肿存在;②宫颈充血,举痛明显;③宫体有压痛,活动受限。

（3）辅助检查：①血常规可出现白细胞计数和中性粒细胞比例升高。②C反应蛋白、血沉在急性感染状态下可增高。③阴道清洁度：盆腔炎时多伴有分泌物白细胞大量增加。如果下腹痛的女性患者阴道分泌物清洁度正常，几乎可以排除PID的诊断。④宫颈分泌物检查：宫颈分泌物涂片革兰染色镜检多形核白细胞数≥15个/高倍视野，或油镜下见每视野多形核白细胞>10个，提示有宫颈感染，为诊断黏液脓性宫颈炎的指标之一。⑤淋病奈瑟菌检查：凡在多形核白细胞内见到革兰阴性双球菌者，则为淋病奈瑟菌感染，但涂片阴性不能除外淋病的存在，确诊需行淋病奈瑟菌培养。⑥支原体、衣原体检查：目前临床常用酶联免疫吸附法（ELISA）测定。⑦超声检查：是一种既安全又可靠的非损伤性辅助检查方法，应广泛利用。⑧阴道后穹窿穿刺：并非PID常规检查，多在临床诊断有困难时协助诊断。如能抽出脓液，不仅有助于诊断，又可通过培养直接查清病原体。⑨腹腔镜检查：是集诊断与治疗为一体的先进方法，适用于诊断困难的病例。腹腔镜可以在盆腔炎或可疑盆腔炎以及其他急腹症患者中施行。

2. 诊断依据·根据中华医学会妇产科学分会感染性疾病协作组2014年发布的《盆腔炎症性疾病诊治规范（修订版）》，PID的诊断可分为以下几种。

（1）PID诊断的最低标准：在性活跃期女性及其他存在STI风险者中，如排除其他病因且满足以下条件之一者，应诊断PID并给予PID经验性治疗，①子宫压痛；②附件压痛；③宫颈举痛。下腹痛同时伴有下生殖道感染征象时，诊断PID的可能性增加。

（2）PID诊断的附加标准：①口腔温度≥38.3℃；②子宫颈或阴道脓性分泌物；③阴道分泌物显微镜检查见白细胞增多；④红细胞沉降率升高；⑤C反应蛋白水平升高；⑥实验室检查证实有宫颈淋病奈瑟菌或沙眼衣原体感染。大多数PID患者都有子宫颈脓性分泌物或阴道分泌物镜检白细胞增多。如果宫颈分泌物外观正常，并且阴道分泌物镜检无白细胞，则诊断PID的可能性不大，需要考虑其他可能引起下腹痛的病因。如有条件，应积极寻找致病微生物，尤其是与STI相关的病原微生物。

（3）PID的特异性诊断标准：①子宫内膜活检显示有子宫内膜炎的组织病理学证据；②经阴道超声检查或MRI检查显示输卵管管壁增厚、管腔积液，可伴有盆腔游离液体或输卵管卵巢包块；

③腹腔镜检查见输卵管表面明显充血,输卵管水肿,输卵管伞端或浆膜层有脓性渗出物等。

（二）鉴别诊断

本病应与卵巢子宫内膜异位囊肿、卵巢囊肿扭转、陈旧性宫外孕和阑尾炎或阑尾周围脓肿鉴别。

► 治疗

1. 治疗原则 · 以抗菌药物治疗为主,必要时行手术治疗。根据经验选择广谱抗菌药物以覆盖可能的病原体,包括淋病奈瑟菌、沙眼衣原体、支原体、厌氧菌和需氧菌等。

2. 抗菌药物治疗

（1）单药治疗:第二或第三代头孢菌素类抗菌药物静脉滴注。根据具体药物的半衰期决定给药间隔时间,如头孢替坦 2 g,每 12 h 1 次,静脉滴注;或头孢西丁 2 g,每 6 h 1 次,静脉滴注;或头孢曲松 1 g,每天 1 次,静脉滴注。

（2）联合用药:如所选药物不覆盖厌氧菌,需加用硝基咪唑类药物,如甲硝唑 0.5 g,每 12 h 1 次,静脉滴注。为覆盖非典型病原微生物,可加用多西环素 0.1 g,每 12 h 1 次,口服,共 14 d;或米诺环素 0.1 g,每 12 h 1 次,口服,共 14 d;或阿奇霉素 0.5 g,每日 1 次,静脉滴注或口服,1～2 d 后改为口服 0.25 g,每日 1 次,5～7 d。

3. 手术治疗

（1）手术指征:①药物治疗无效,输卵管、卵巢脓肿或盆腔脓肿经药物治疗 48～72 h,体温持续不降,感染中毒症状未改善或包块增大者,应及时手术;②肿块持续存在,经药物治疗 2 周以上,肿块持续存在或增大者,应及时手术;③脓肿破裂,腹痛突然加剧,寒战、高热、恶心、呕吐、腹胀、腹部拒按或有感染性休克表现,应疑诊脓肿破裂。

（2）手术方式:可根据情况选择经腹手术或腹腔镜手术。手术范围应根据病变范围、患者年龄、一般状况等全面考虑。治疗原则以切除病灶为主。

（黄　伟）

第十四章
其他重症疾病

一、破伤风

► **概述**

1. 定义·破伤风是破伤风梭状芽孢杆菌经由皮肤或黏膜伤口侵入人体,在缺氧环境下生长繁殖,产生毒素而引起阵发性肌痉挛的一种特异性感染。潜伏期短者,预后差,一般来说,病死率在 20%~40%。

2. 病理生理·破伤风毒素主要影响自主活动的横纹肌,比如骨骼肌等,而由于心肌具有自主电活动特性,破伤风毒素往往不会影响其功能。

破伤风毒素首先同外周神经末梢结合,然后通过轴突和神经突触转运到中枢神经系统。在中枢神经系统中,破伤风毒素能快速地通过内吞作用与抑制性运动神经元突触前膜的神经节苷脂结合,进而抑制抑制性神经元递质(甘氨酸和 γ-氨基丁酸)的释放,引起破伤风特异性的肌肉痉挛表现。

► **诊断与鉴别诊断**

(一)诊断

1. 病史·患者外伤或外伤后局部较深的伤口形成局部缺氧环境,有利于芽孢的生长。

2. 临床表现

(1)潜伏期:一般为 7~8 d,短者可 1~2 d,长者半个月至 2个月不等。

(2)前驱期:时间较短,仅 1~2 d,表现有乏力、头晕、头痛、全身不适、咀嚼无力、畏寒低热、烦躁不安、下颌稍感紧张、张口略感困难、反射亢进。

(3)发作期:典型发作症状是肌肉强直性痉挛(图 14-1-1)和阵发性抽搐。肌肉强直性痉挛最初是咀嚼肌,之后依次为面肌、颈项肌、腹背肌、四肢肌群、膈肌和肋间肌。

发作性抽搐是指病情严重者,在肌肉强直性痉挛中又出现全身肌肉阵发性抽搐,呈自发性、阵发性发作。抽搐间歇期患者的肌肉也呈痉挛状,为本病抽搐的特点。亮光、声音、风吹、饮水、触

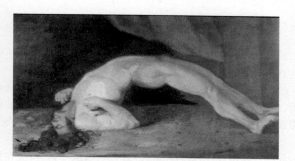

图 14-1-1　角弓反张的破伤风患者
Painting by Sir Charles Bell, 1809

动等都可引起抽搐发作。非典型发作的,仅出现局部的肌肉强直,不延及全身。

（4）病变后期：患者由于长期肌肉强直、痉挛、抽搐及摄入不足,导致体力消耗,面色苍白,营养不良,水、电解质紊乱,酸中毒,可出现肺部感染,或呼吸肌麻痹引起窒息、心肌麻痹引起死亡。

3. 辅助检查 · 发作期血白细胞增高,创口脓液培养有破伤风梭状芽孢杆菌生长。

4. 诊断依据 · 由于没有特异性的血液检验指标并且培养阳性率很低,破伤风的诊断主要依据患者的病史和特异性的临床表现。

"压舌板试验"是诊断破伤风的一个简单方法。使用压舌板刺激患者的咽喉壁,观察患者的反应。患者出现下颌不自主的收缩即咬压舌板的表现为试验阳性,试验阴性即为患者出现咽反射的表现,如恶心、呕吐。

（二）鉴别诊断

破伤风在临床上往往需要与中枢神经系统感染及狂犬病鉴别。

1. 化脓性脑膜炎 · 与破伤风一样会出现颈项强直、角弓反张等表现,但化脓性脑膜炎无阵发性抽搐,还有剧烈头痛、高热、喷射性呕吐、易嗜睡昏迷。脑脊液检查有大量白细胞。

2. 狂犬病 · 有被犬、猫咬伤的病史,狂犬病患者呈兴奋、恐惧状,看见或听到水声,便发生吞咽肌痉挛,称"恐水病"。可因膈肌收缩产生大声呃逆,如犬吠声。

▶ **预防与治疗**

（一）预防

1. 主动免疫·注射破伤风类毒素作为抗原，使人体产生抗体以达到免疫目的。采用类毒素基础免疫通常需注射 3 次。

2. 被动免疫·该方法适用于未接受或未完成全程主动免疫注射、伤口污染、清创不当以及严重的开放性损伤患者。破伤风抗毒素（TAT）是最常用的被动免疫制剂，但有抗原性，可致敏。

（二）治疗

凡能找到伤口，伤口内存留坏死组织、引流不畅者，应在抗毒素治疗后，在良好麻醉、控制痉挛下进行伤口处理、充分引流。对于已经愈合的伤口，应仔细检查痂下有无窦道或死腔。

1. 轻度破伤风·①静脉或肌内注射破伤风免疫球蛋白；②甲硝唑静脉输注；③口服或静脉使用地西泮以控制肌肉痉挛症状。

2. 重度破伤风·①应收入重症医学科治疗。②静脉或肌内注射破伤风免疫球蛋白。③气管插管往往会刺激患者出现肌肉痉挛，重度破伤风患者需要积极气管切开机械通气，以利于气道管理，防止继发肺部感染。④硫酸镁可用于缓解肌肉痉挛，地西泮可持续静脉泵入以控制痉挛，对于痉挛症状严重的患者，在充分镇痛镇静的基础上给予机械通气，并使用肌松剂控制肌肉痉挛的症状。⑤破伤风引起的自主神经效应往往难以控制，如血压骤变和体温变化，可静脉使用拉贝洛尔、硫酸镁、可乐定和硝苯地平控制。⑥抗菌药物可选用大剂量青霉素联合甲硝唑静脉滴注，持续 7～10 天。如伤口有混合感染，依据病情严重程度和培养结果调整。⑦对于重度破伤风患者应保证足够的营养支持和维持水、电解质平衡。

（潘 纯）

二、烧伤

▶ **概述**

1. 定义·烧伤是一种主要由高温引起，或由辐射、放射、电、摩擦或接触化学品而导致的皮肤或其他器官组织的损伤。

2. 病因·引起灼伤的各种外部因素,可大致分为热力因素、化学药品、电及辐射。

3. 病理生理·根据烧伤病理生理特点,一般将烧伤临床发展过程分为四期,各期之间可相互重叠。

▶ 诊断与鉴别诊断

1. 病史·有热力、腐蚀性化学药品、电及辐射接触病史。

2. 体格检查·烧伤患者首先要关注神志、血压、心率及尿量,结合血流动力学指标评价患者的容量状况,警惕早期休克的发生和发展。

3. 临床诊断·烧伤可以按深度、损伤机制、严重程度以及合并伤进行分类,根据损伤的深度分类最常用。

(1) 烧伤面积的估算:有 4 种估算方法,中国九分法、中国新九分法、十分法、手掌法。所谓九分法即按体表面积 9%的倍数来估计体表解剖分区的面积。手掌法是按伤员自身手掌并指面积作为体表面积的 1%来估计。目前多采用中国新九分法和手掌法相结合估计烧伤面积。值得注意的是儿童因头部较大而下肢较小,因此在估算其头颈部和下肢面积时,应在成人估计的基础上加以校正,具体方法见表 14-2-1。

表 14-2-1　中国新九分法估计成人及儿童体表面积

部位	成人各部位面积(%)	小儿各部位面积(%)
头额	9×1=9(发部 3,面部 3,颈部 3)	9+(12-年龄)
双上肢	9×2=18(双手 5,双前臂 6,双上臂 7)	9×2=18
躯干	9×3=27(腹侧 13,背侧 13,会阴 1)	9×3=27
双下肢	9×5+1=46(双臀 5,双大腿 21,双小腿 13,双足 7)	46-(12-年龄)

注:成年女性双臀和双足各占 6%。

(2) 烧伤深度判断:一般采用三度四分法,即将烧伤深度分为 I°、浅 II°、深 II°和III°,一般将 I°及浅 II°称为浅度烧伤,深 II°和III°称为深度烧伤(图 14-2-1)。① I°烧伤,表皮层除基底细胞以外受损,表现为皮肤发红,可有轻度肿胀,疼痛明显,但不起水泡。伤后 2～3 d 红、肿、痛消失，不留瘢痕。②浅Ⅱ°烧伤，包括表皮和真皮乳头层损伤，其特点是表皮与真皮之间有血浆样液体积聚，形成水泡。由于神经末梢裸露，疼痛明显。伤后 14 d 由皮肤附件上皮增殖愈合。③深Ⅱ°烧伤，损伤已达真皮深层，移去分离的表皮后可见基底微湿，较苍白，基底坚韧，感觉较迟钝，有淡红色小点，于伤后 12～24 h 最明显，形成红白相间的基底。伤后 3～4 周由残余的皮肤附件上皮，在肉芽组织创面增殖愈合，留有瘢痕。④Ⅲ°烧伤，皮下组织受累，也可深达肌肉、骨骼，有焦痂形成。皮肤呈革状，为蜡白、焦黄或炭黑色。创底干燥，无水泡。表浅静脉支有静脉栓塞，呈树枝状，局部疼痛消失。

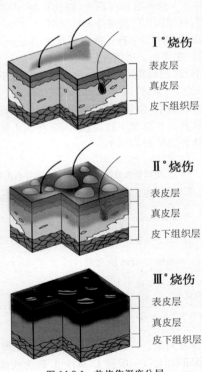

Ⅰ°烧伤
表皮层
真皮层
皮下组织层

Ⅱ°烧伤
表皮层
真皮层
皮下组织层

Ⅲ°烧伤
表皮层
真皮层
皮下组织层

图 14-2-1　热烧伤深度分层

对烧伤深度的估计,目前也有"四度五分法",与三度四分法的区别在于将后者的Ⅲ°烧伤中损伤达深筋膜以下的烧伤,称为Ⅳ°烧伤。

(3) 烧伤严重程度:①轻度烧伤,Ⅱ°烧伤面积 10% 以下;②中度烧伤,Ⅱ°烧伤面积 11%～30%,或有Ⅲ°烧伤但面积不足 10%;③重度烧伤,烧伤总面积 31%～50%,或Ⅲ°烧伤面积 11%～20%,或Ⅱ°、Ⅲ°烧伤面积虽不到上述比例,但患者已发生休克等并发症或存在较重的吸入性损伤、复合伤等;④特重烧伤:烧伤总面积 50% 以上,或Ⅲ°烧伤 20% 以上。

(4) 吸入性损伤:热力不仅会引起患者皮肤黏膜损伤,而且燃烧时烟雾中还含有大量的化学物质,如一氧化碳、氰化物等。吸入性损伤的诊断依据包括:①密闭室内发生的烧伤;②面颈部和前胸部烧伤,特别是口、鼻周围深度烧伤;③鼻毛烧焦,口唇肿胀,口腔、口咽部红肿有水泡或黏膜发白者;④刺激性咳嗽,痰中有炭屑;⑤声音嘶哑、吞咽困难或疼痛;⑥呼吸困难和(或)哮鸣;⑦纤维支气管镜检查发现气道黏膜充血、水肿,黏膜苍白、坏死、剥脱等,是诊断吸入性损伤最直接和准确的方法。

(5) 烧伤休克:烧伤休克主要表现如下,①心率增快、脉搏细弱,听诊心音低弱;②血压改变,早期脉压减小,血压下降;③呼吸浅快;④尿量减少;⑤口渴难忍;⑥烦躁不安;⑦周围静脉充盈不良,肢端凉。

4. 辅助检查

(1) 实验室检查:①血常规,一般白细胞及中性粒细胞会明显升高。②生化检查,患者由于创面渗出,往往存在低蛋白血症,休克及感染的打击会导致肝功能及肾功能的损伤,出现转氨酶、肌酐及尿素氮的升高。③凝血功能,凝血时间、凝血酶原时间、活化部分凝血活酶时间延长,纤维蛋白原降低。④血气分析,由于患者存在休克,血气分析往往提示代谢性酸中毒合并呼吸性碱中毒;如果患者存在严重的组织灌注不足,可出现血乳酸升高及中心静脉血氧饱和度降低。⑤电解质,早期出现急性肾损伤的患者需要警惕高钾血症的发生;后期随着患者尿量的增加,也需要积极纠正低钾血症、低镁血症。⑥处于感染期的患者,需要密切监测创面培养、深静脉导管及血培养的结果。

(2) 影像学检查：定期复查胸片及胸部 CT 明确肺部感染的进展状况。

▶ 监测与治疗

(一) 监测

1. 心率和尿量·维持成人尿量 >0.5 ml/(kg·h)，体重低于 30 kg 的儿童尿量在 0.5~1 ml/(kg·h)以上。若心率>120 次/分或有创动脉压力波形狭窄提示容量不足。

2. 有创动脉监测。

3. 血乳酸·尽管血乳酸升高提示患者预后不良，但血乳酸达标不能作为指导烧伤患者终止液体复苏的指标。

4. 其他实验室监测指标·血常规中白细胞、中性粒细胞、血红蛋白、血细胞压积，生化检查中白蛋白、肝功能及肾功能、电解质，血气分析中酸碱平衡等都需要密切监测。此外，感染相关指标，如降钙素原、C 反应蛋白及创面和血培养等也需要密切监测。

(二) 治疗

1. 休克的防治·补液是防治烧伤休克最重要的措施。一般根据患者的烧伤面积和体重按照如下公式计算补液量。

伤后第一个 24 h 补液量：成人每 1% Ⅱ°及Ⅲ°烧伤面积按每公斤体重补充胶体液 0.5 ml 和电解质液 1 ml，广泛深度烧伤者与小儿烧伤者其比例可改为 1：1；另加生理需要量 2 000 ml。伤后前 8 h 内输注一半，后 16 h 输注另一半。

2. 创面的处理·创面处理的目的是使烧伤创面尽快融合。

(1) 水疗法：患者伤后即用氯己定或温水清洗全身，以清除坏死皮肤并且保留新生的上皮组织。

(2) 局部抗感染药物的使用：创面局部使用磺胺嘧啶银能够防止细菌生长和真菌定植。

(3) 切痂和自体皮肤移植：有皮肤全层烧伤的患者，尽早切痂和自体皮肤移植有助于创面的恢复并改善患者的预后。

3. 吸入性损伤的治疗·烧伤患者合并存在气道吸入性损伤是预后不良的主要因素，治疗措施如下。①液体复苏。②积极开放气道。③评价气道烧伤严重程度：入院 24 h 内的纤维支气管镜检查并不有助于评价吸入性烧伤的严重程度。④机械通气设置。⑤肺部感染的预防：床头抬高 30°，每 2 h 翻身，每 6 h 口腔护理，胃肠道去污染。不建议使用抗菌药物预防肺部感染。⑥体外膜氧合治疗：对于常规治疗不能改善氧合的患者，可实施体外膜氧合治疗。

4. 并发症的预防·主要包括如下方面。①低温。②腹腔高压综合征和骨筋膜室综合征：大量液体复苏往往会导致腹腔高压综合征。全身烧伤面积＞30％的患者应常规检测膀胱内压。维持合适的血容量、体位、积极地镇痛镇静、胃肠减压治疗和烧伤部位切痂术是减轻腹腔压力、改善腹壁顺应性的重要治疗方法。③深静脉血栓形成。④应激性溃疡。⑤肾上腺皮质功能不全。

5. 控制感染·烧伤患者由于长期慢性炎症反应的存在，诊断感染往往不能依靠体温、白细胞、心率和呼吸频率的增快。患者对补液量需求增加、伤后血小板计数降低超过 3 d、意识状况变化、胃肠道功能障碍、呼吸和肾脏功能的恶化往往提示感染的加重。导管相关性血流感染是烧伤患者常见的感染来源。

6. 代谢和营养的调理

(1) 营养治疗：烧伤患者由于基础代谢增加，所以肠内营养治疗应尽早实施。营养支持可经胃管或空肠管。

(2) 控制血糖：血糖控制在 130～150 mg/dl 能够改善烧伤患者预后。

(3) 合成激素的使用：氧甲氢龙有助于患者蛋白质合成、维持正氮平衡、促进骨骼肌生长、减少创面愈合时间。

(4) 维生素 C 的使用：临床研究证实大剂量维生素 C 能够减少烧伤患者复苏的液体量、烧伤组织的水含量和机械通气时间。

液体复苏评估流程见图 14-2-2。

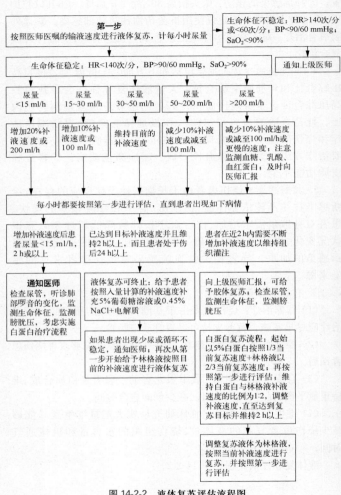

第一步
按照医师医嘱的输液速度进行液体复苏，计每小时尿量

生命体征不稳定：HR>140次/分
或<60次/分；BP<90/60 mmHg；
SaO₂<90%

生命体征稳定：HR<140次/分，BP>90/60 mmHg，SaO₂>90%

通知上级医师

尿量 <15 ml/h	尿量 15~30 ml/h	尿量 30~50 ml/h	尿量 50~200 ml/h	尿量 >200 ml/h
增加20%补液速度或200 ml/h	增加10%补液速度或100 ml/h	维持目前的补液速度	减少10%补液速度或减至100 ml/h	减少10%补液速度或减至100 ml/h或更慢的速度；注意监测血糖、乳酸、血红蛋白；及时向医师汇报

每小时都要按照第一步进行评估，直到患者出现如下病情

增加补液速度后患者尿量<15 ml/h，2 h或以上

通知医师
检查尿管，听诊肺部啰音的变化，监测生命体征，监测膀胱压，考虑实施白蛋白治疗流程

已达到目标补液速度并且维持2 h以上，而且患者处于伤后24 h以上

液体复苏可终止：给予患者按照入量计算的补液速度补充5%葡萄糖溶液或0.45% NaCl+电解质

如果患者出现少尿或循环不稳定，通知医师；再次从第一步开始给予林格液按照目前的补液速度进行液体复苏

患者在近2 h内需要不断增加补液速度以维持组织灌注

向上级医师汇报；可给予胶体复苏；检查尿管，监测生命体征，监测膀胱压

白蛋白复苏流程：起始以5%白蛋白按照1/3当前复苏速度+林格液以2/3当前复苏速度；再按照第一步进行评估；维持白蛋白与林格液补液速度的比例为1:2，调整补液速度，直至达到复苏目标并维持2 h以上

调整复苏液体为林格液，按照当前补液速度进行复苏，并按照第一步进行评估

图 14-2-2　液体复苏评估流程图

（潘　纯）

三、上腔静脉综合征

▶ 概述

1. 定义·上腔静脉综合征（superior vena cave syndrome, SVCS）又称上腔静脉阻塞综合征或纵隔综合征，是上腔静脉或其周围的病变引起上腔静脉完全或不完全性阻塞，导致经上腔静脉回流到右心房的血液部分或全部受阻，从而表现为上肢、颈和颜面部淤血水肿，以及上半身浅表静脉曲张的一组临床综合征。

2. 常见的病因

（1）恶性疾病：肿瘤直接浸润和压迫所致的 SVCS 占 90％以上。

（2）非恶性疾病：①胸骨后甲状腺腺瘤、胸腺瘤及支气管囊肿和结节病等；②慢性纤维性纵隔炎；③血栓性静脉炎；④主动脉瘤压迫。

3. 病理生理变化

（1）上腔静脉周围被较硬的器官组织包绕，有胸腺、主支气管、右支气管、主动脉、头臂动脉、肺门及气管旁淋巴结。这些结构的任何一部分膨隆均可压迫上腔静脉。

（2）上腔静脉是头、颈、上肢、上胸部血液回流的主干。当该血管受压时，可导致这些区域静脉压升高和淤血，继而发生上肢水肿，胸腔和心包渗出，甚至气管水肿、脑水肿，以及心排血量减小，伴有意识改变、视力下降、头痛等症状。

（3）若上腔静脉受压过久，则可导致局部血栓形成以及中枢神经系统损害。

▶ 诊断与鉴别诊断

（一）诊断

1. 临床表现·上腔静脉综合征的临床表现与上腔静脉阻塞的部位、范围、程度、发展速度以及侧支循环建立完整与否有关。主要表现包括：①静脉回流障碍表现；②气管、食管及喉返神经受压表现；③神经功能受损表现。

2. 诊断依据

(1) 病史及临床表现：患者存在 SVCS 的高危因素或相关疾病，伴有 SVCS 典型或不典型的症状和体征。

(2) 辅助检查：①上、下肢静脉压测量，上肢常可达 1.6 kPa（正中静脉为 0.49~1.47 kPa，1 kPa＝7.5 mmHg），而下肢正常。②上腔静脉造影，了解阻塞部位及其分支受累的程度和侧支循环情况等。③胸片、多普勒超声、CT 或 MRI，鉴别上纵隔（右侧占 75%）肿块、纵隔和气管旁淋巴结肿大、胸水（右侧多见）。④放射性核素血管造影。⑤内镜，包括纤维支气管镜、纵隔镜。⑥细胞学或病理学检查，如手术活检（锁骨上淋巴结、剖胸探查）、痰、支气管镜灌洗液、胸水等细胞学检查。

(二) 鉴别诊断

本病应与原发性上腔静脉血栓形成等鉴别。

▶ 治疗

SVCS 往往需及时处理，诊断初步确定后，不必等待组织病理学诊断即可进行治疗，目的是为了防止颅内压增高，改善压迫症状，减少并发症。

1. 病因治疗及综合治疗 · 应根据 SVCS 的病因，合理地、有计划地应用现有治疗手段，不仅要改善 SVCS 的症状，而且力图治愈原发疾病。

2. 对症及支持治疗 · ①半坐卧位或高枕卧位、吸氧；②限制液体及钠盐摄入量，低盐饮食，适当应用利尿剂；③抗凝治疗；④糖皮质激素，应用大剂量，一般 3~7 d，能暂时减轻呼吸困难，且对小细胞肺癌和淋巴瘤有协同治疗作用；⑤镇痛镇静治疗可能减轻胸痛及呼吸困难而致的焦虑与不适。

3. 对原发肿瘤的化疗及放疗 · ①放射治疗：短时间、大剂量，一般开始用大剂量治疗 2~4 次，每次 3~4 GY，后改为 1.5~2 GY/d，总量 30~40 GY。放疗野应包括纵隔、肺门和一切邻近肺实质病变处。②化学治疗：主要针对恶性淋巴瘤、肺小细胞未分化癌和生殖细胞肿瘤。

4. 手术治疗 · ①良性肿瘤或由良性病变引起的 SVCS，内科治疗无效者。②恶性肿瘤引起，估计能将原发病灶与受累的上腔静脉一并切除。③尽可能改善生活质量和延长生存期，力求根治。

上腔静脉综合征诊治流程见图 14-3-1。

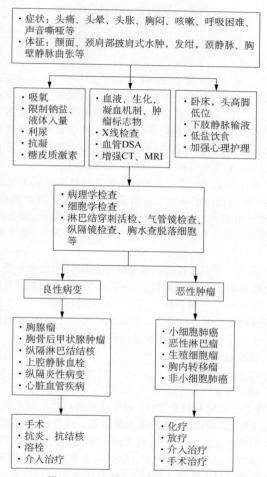

图 14-3-1 上腔静脉综合征诊治流程图

(董 亮)

四、移植物抗宿主病

▶ **概述**

1. 定义 · 移植物抗宿主病（graft-versus-host disease, GVHD）是由移植物中的特异性淋巴细胞识别宿主抗原而发生的一种反应。Billingham 认为移植物抗宿主病发生必须具备下列条件：①移植物中需含有免疫活性细胞成分；②宿主必须具备供者移植物不存在的异体移植抗原；③宿主必须对移植物缺乏有效的免疫反应能力；④效应细胞必须迁移至靶组织。

2. 常见的危险因素 · 主要组织相容性抗原（HLA）差异是引发急性移植物抗宿主病的主要因素，其他相关的因素包括年龄、性别、次要组织相容性抗原、干细胞的来源和数量、预处理的强度、移植物抗宿主病的预防以及移植物处理的方式（如 T 细胞除去）等。

3. 分类 · 根据移植物抗宿主病发生的时间，可分为超急性移植物抗宿主病、急性移植物抗宿主病（aGVHD）和慢性移植物抗宿主病（cGVHD）。一般移植 10 d 以内发生的移植物抗宿主病称为超急性移植物抗宿主病，100 d 以内发生的为急性移植物抗宿主病，100 d 以后发生的为慢性移植物抗宿主病。

▶ **诊断与鉴别诊断**

（一）诊断

1. 临床表现

（1）急性移植物抗宿主病：通常急性移植物抗宿主病发生在移植后 100 d 以内，发生早的提示预后差。急性移植物抗宿主病所累及的靶器官主要为皮肤、肠道和肝脏，有时可侵犯关节。

1）皮肤：最早和最常累及。表现为手掌和脚掌的斑丘疹，是急性移植物抗宿主病发生的标志，伴有搔痒和（或）疼痛，皮疹范围扩大可以累及全身。严重者皮肤显著充血，类似阳光灼伤样改变，皮肤疼痛，甚至表皮坏死、皮肤剥脱和水疱形成，严重者还可发生皮肤广泛大疱性表皮松解坏死。

2）肺：肺作为急性移植物抗宿主病靶器官仍存在一定争议。

3）肝脏：肝脏是另一个最易受损的脏器，主要累及肝胆管系统，常见为胆汁淤积性肝病，伴有或不伴有黄疸，转氨酶的升高是非特异性改变。

4）胃肠道：肠道急性移植物抗宿主病常在皮肤急性移植物抗宿主病出现后一至数周内发生，最常见的表现为腹泻，常为墨绿色水样便，严重者为血水样便，伴腹部痉挛性疼痛、恶心、呕吐、厌食，严重者可累及整个消化道。

5）其他表现：急性移植物抗宿主病眼部受损可出现畏光、结膜出血、伪膜形成和兔眼。

急性移植物抗宿主病临床分期标准见表 14-4-1，临床分级见表 14-4-2。

表 14-4-1　急性移植物抗宿主病的临床分期标准

分期	皮肤	胆红素（mg/dl）	肠道
I	斑丘疹＜25%体表面积	2～3	腹泻，500～1 000 ml/d，或持续恶心
II	斑丘疹占 25%～50%体表面积	3～6	腹泻，1 000～1 500 ml/d
III	全身红皮病	6～15	腹泻，＞1 500 ml/d
IV	脱皮和大疱	＞15	腹痛和（或）肠梗阻

注：部分文献在 I 期前加分 0 期，该期无皮疹，胆红素＜2 mg/dl，腹泻＜500 ml/d。

表 14-4-2　急性移植物抗宿主病的临床分级

分级	皮肤	肝脏	肠道	功能丧失
0（无）	—	—	—	—
I（轻度）	+～++	—	—	—
II（中度）	+～+++	+	+	+
III（重度）	++～+++	++～+++	++～+++	++
IV（威胁生命）	+～++++	++～++++	++～++++	+++

（2）慢性移植物抗宿主病临床表现：见表 14-4-3。

表 14-4-3　慢性移植物抗宿主病的临床表现

器官/部位	诊断性征象	典型征象	其他征象	共有症状
皮肤	皮肤异色病 扁平苔藓样特征 硬化特征 硬斑病样特征 苔藓硬化样特征	褪色	汗腺损伤 鱼鳞癣 毛发角化症 色素减退或沉着	红斑 斑丘疹 皮疹瘙痒症
指甲		异位 纵向隆起、开裂或易脆 甲癣 翼状胬肉 指甲缺失（常为对称性，大部分受累）		
头皮或头发		新出现瘢痕秃头症 丘疹鳞屑样损害	头发稀疏，典型斑秃，粗糙无光泽 早灰白头	
口腔	苔藓样特征 角化过度症 硬化致张口困难	口腔干燥 黏液囊肿 黏膜萎缩 白膜、溃疡		牙龈炎 黏膜炎 红斑 疼痛
眼睛		眼干、沙眼或疼痛 瘢痕性结膜炎 角膜结膜炎/干燥 点状角膜病融合区	畏光 眼周色素沉着 眼睑炎（眼睑浮肿区红斑）	
阴道	扁平苔藓样特征 干燥/狭窄	糜烂 开裂、溃疡		
胃肠道	食管蹼 食管上 1/3 狭窄或变窄		胰腺分泌不足	厌食、恶心、呕吐、腹泻、体重下降、生长缓慢（儿童）

（续表）

器官/部位	诊断性征象	典型征象	其他征象	共有症状
肝脏				胆红素、AKP高于2倍正常值，ALT、AST高于2倍正常值
肺	闭塞性细支气管炎结合活检诊断	闭塞性细支气管炎结合肺功能和放射诊断		闭塞性细支气管炎肺炎
肌肉、韧带、关节	筋膜炎关节僵化或硬化所致挛缩	肌炎或多肌炎	浮肿肌肉抽搐关节痛/关节炎	
造血和免疫系统			血小板减少、红细胞增多、淋巴细胞减少、丙种球蛋白增多或减少、自身抗体（AIHA和ITP）	
其他			心包或胸膜腔积液、腹水、周围神经病、肾病综合征、肌无力、心脏传导异常或心肌病	

注：诊断性征象，可以确诊；典型征象，慢性移植物抗宿主病特有，但尚不足确诊；共有征象，急性移植物抗宿主病和慢性移植物抗宿主病共有。

2. 急性移植物抗宿主病的诊断依据

（1）病史及体格检查。

（2）辅助检查

1）实验室检查：血液中与急性移植物抗宿主病密切相关的因子，如IL-2Rα、TNFR1、IL-8、HGF（肝细胞生长因子）等，单独应用的敏感性和特异性都不好，联合起来构成相应的检测套餐会有利于提高准确性。近来发现单核细胞趋化因子CCL-8与急性移植物抗宿主病的发生明显相关，值得探索。

2）影像学检查：①常规CT检查，对肠道急性移植物抗宿主病没有太大的帮助，仅能观察到局部肠壁的水肿、增厚，近端扩张,都是非特异表现。②PET - CT,诊断移植物抗宿主病的敏感性为82%,特异性为100%,PET - CT的结果与病变范围有很好的相关性。

3) 病理学检查:可采取在病变组织留取组织活检,但观察到的严重程度与临床表现往往并不一致。

3. 慢性移植物抗宿主病的诊断·据NIH建议,慢性移植物抗宿主病诊断至少要有1个慢性移植物抗宿主病诊断性征象,或者1个特有表现(即典型征象),并具有组织活检、实验室检查和影像学依据等。

(二) 急性移植物抗宿主病鉴别诊断

1. 皮疹·要排除药物性皮疹和病毒感染。

2. 腹痛、腹泻、恶心·药物毒副作用、病毒感染和移植物抗宿主病都可以引起,需行消化道内窥镜检查以及病毒检查以鉴别。

3. 肝脏的急性移植物抗宿主病·需要与下列疾病鉴别:肝静脉阻塞病(VOD)、感染以及药物毒性。

▶ 治疗

1. 急性移植物抗宿主病的治疗·Ⅱ级急性移植物抗宿主病是开始治疗的指征之一,应结合患者发生移植物抗宿主病的高危因素及白血病复发的危险因素综合决定。

(1) 免疫抑制治疗

1) 一线治疗:甲泼尼龙是急性移植物抗宿主病治疗的首选药物,剂量为$2 \text{ mg}/(\text{kg} \cdot \text{d})$,联合环孢素A(CsA),治疗2周,有效后逐渐减量。一线治疗失败包括:①3 d后疾病进展;②治疗7 d病情无改善;③治疗14 d无完全反应。

2) 二线治疗:一线治疗无效的患者应接受二线治疗。糖皮质激素无效的难治性急性移植物抗宿主病可以接受不同的拯救性方案,包括:①联合他克莫司(FK506),替换CsA、霉酚酸酯(MMF);②高剂量的甲泼尼龙、单克隆抗体(如OKT3)、抗IL - 2受体、抗TNF - α、ATG等。

(2) 细胞治疗:细胞治疗关注最多的是间充质干细胞(MSCs)。

(3) 其他治疗:如腺苷脱氨酶抑制剂、MMF+CsA或FK506、体外光免疫疗法(ECP)等可能有效,但还需要进一步评价。

(4) 对症支持治疗:支持治疗至关重要,包括营养支持,维持水、电解质及内环境稳定,有效镇痛,预防感染及脏器功能保护等治疗。

2. 慢性移植物抗宿主病的治疗·亚临床型和局限型慢性移植物抗宿主病通常不需要治疗，或仅需给予局部对症治疗措施。广泛型慢性移植物抗宿主病无自发改善的可能，需要系统性治疗，治疗方案可参照急性移植物抗宿主病。

移植物抗宿主病诊治流程见图 14-4-1。

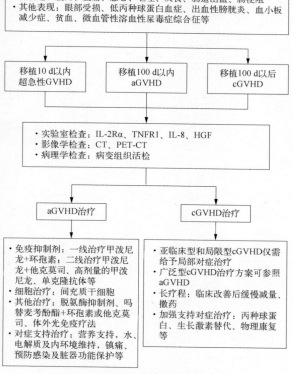

图 14-4-1　移植物抗宿主病诊治流程图

（董　亮）

第十五章
复苏

一、心肺复苏

▶ **概述**

1. 定义·心肺复苏(CPR)是针对呼吸、心跳停止的急症危重患者所采取的抢救关键措施,即胸外按压形成暂时的人工循环并恢复自主搏动,采用人工呼吸代替自主呼吸,快速电除颤转复心室颤动,以及尽早使用血管活性药物来重新恢复自主循环的急救技术。

2. 发病原因·心搏骤停和呼吸骤停均可由各自不同的原因而首先发生,由于呼吸系统和循环系统在维持生命中的关系非常密切,任一系统的衰竭均可迅速导致另一系统的衰竭。引起心搏骤停的原因可分为心脏原发性因素和继发性因素。

(1) 心搏骤停原发性因素:①心脏电活动紊乱;②心泵机械衰竭。

(2) 心搏骤停继发性因素:①呼吸衰竭;②缺氧;③休克;④药物中毒;⑤水、电解质失衡;⑥酸碱失衡。

(3) 心搏骤停时心电图表现的常见原因:①心室颤动;②心室静止;③心电机械分离。

(4) 呼吸骤停原发性因素:①气道梗阻,如舌后坠阻塞气道,分泌物、呕吐物、血液或异物阻塞气道,气道本身炎症、痉挛、水肿、肿瘤及创伤;②呼吸中枢抑制;③呼吸肌衰竭。

(5) 呼吸骤停继发性因素:循环系统衰竭。

3. 病理生理学

(1) 心脏停搏:①血氧浓度均显著降低;②动脉血氧分压急剧下降;③全身组织器官均处于缺血、缺氧状态;④葡萄糖无氧酵解增加;⑤酸性代谢产物积聚,二氧化碳潴留和呼吸性酸中毒,各组织器官处于酸性环境中,细胞内线粒体功能障碍和多种酶功能失活。

(2) 自主循环恢复产生缺血再灌注损伤:①大量自由基产生;②多种炎症介质释放;③钙离子超负荷;④脂质过氧化;⑤功能细胞凋亡。

（3）缺血缺氧时间长，损伤就会不可逆。一般认为常温下各脏器耐受缺血缺氧时间分别为：①大脑，4～6 min；②小脑，0～15 min；③延髓，20～30 min；④脊髓，45 min；⑤交感神经节，60 min；⑥心脏和肾脏，30 min；⑦肝脏，2 h；⑧肺时间更长些。

▶ **临床表现**

1. 心搏骤停将依次出现的表现 · ①心音消失、脉搏扪不到、血压测不出；②意识突然丧失或全身短阵抽搐；③叹息样呼吸、间断呼吸；④随后呼吸停止，同时出现进行性发绀，瞳孔散大固定。

2. 呼吸停止或严重缺氧将依次出现的表现 · ①进行性发绀；②意识丧失；③心率逐渐减慢；④随后心跳停止。

▶ **治疗**

一旦确认患者出现心搏呼吸骤停，应立即实施心肺复苏术。完整的心肺复苏应包括基本生命支持、高级生命支持和复苏后生命支持。

（一）基本生命支持

1. 突发心搏骤停的识别 · ①突然意识丧失；②大动脉搏动消失。

2. 紧急反应系统的启动

（1）早期心肺复苏（CPR）：按 C - A - B 顺序进行。

1）胸外按压（circulation）：①按压速度 100～120 次/分；②成人按压深度介于 5～6 cm；③避免倚靠在患者胸上；④尽可能减少胸外按压次数；⑤按压-通气比为 30：2，对于婴儿和儿童，双人 CPR 时可采用 15：2 的比例。

2）开放气道（airway）：仰头抬颏法、推举下颌法。

3）人工呼吸（breath）：持续吹气 1 s 以上，保证有足够量的气体进入并使胸廓起伏；在建立了高级气道后，每 6～8 s 进行 1 次通气。

（2）AED 除颤。

（二）高级生命支持

1. 继续进行 CPR。

2. 心电监护。

3. 识别和治疗心律失常。

4. 建立有效的通气 · ①气道控制，包括气管内插管、环甲膜穿刺和气管切开。②呼吸支持。

5. 建立有效的静脉通路。

6. 使用药物和电学方法等治疗和保持心肺功能

(1) 除颤：一旦确立心室颤动或室性心动过速，应在最短时间内给予首次除颤。

(2) 肾上腺素：对因不可电击的心律引发心脏骤停，应尽早给予肾上腺素。

(3) 利多卡因：心室颤动或无脉性室性心动过速者，恢复自主循环后，考虑尽早使用利多卡因。

(4) β受体阻滞剂：心室颤动或无脉性室性心动过速者，考虑尽早使用β受体阻滞剂。

7. 治疗原发性疾病。

8. 复苏有效指标

(1) 自主呼吸及心跳恢复：可听到心音，触及大动脉搏动，心电图示窦性、房性(心房颤动、心房扑动)及交界性心律。

(2) 瞳孔变化：散大的瞳孔回缩变小，对光反射恢复。

(3) 按压时可扪及大动脉搏动(颈动脉、股动脉)。

(4) 收缩压达 60 mmHg 左右。

(5) 发绀的面色、口唇、指甲转为红润。

(6) 脑功能好转：肌张力增高，存在自主呼吸、吞咽动作，昏迷变浅及开始挣扎。

9. 复苏终止指标

(1) 复苏成功：自主呼吸及心跳已恢复良好，转入下一阶段治疗。

(2) 复苏失败：自主呼吸及心跳未恢复，脑干反射全部消失，心肺复苏 30 min 以上，心电图成直线，医生判断已临床死亡。

(三) 复苏后生命支持

1. 重症监护项目 · ①临床体征，包括意识水平、血压、脉搏、体温、有无脑外伤和胸外伤、有无抽搐等。②持续监测心电、氧饱和度、动脉血气分析(包括血氧分压和二氧化碳分压、pH、剩余碱)。③电解质，血、尿渗透压。④呼吸频率、潮气量、气道压力监测。⑤呼出气二氧化碳监测。⑥有条件者可行颅内压监测和颅脑氧饱和度监测。

2. 维持内环境和生命体征稳定 · ①保证收缩压≥90 mmHg，或平均动脉压≥65 mmHg；②血糖控制在 8～10 mmol/L。

3. 亚低温治疗 · ①目标体温设定在 32～36℃,维持 24 h 以上;②亚低温治疗后注意预防发热。

4. 多脏器功能不全的处理 · 复苏后全身所有的组织、器官均经历了一次缺血再灌注的损伤过程,多个脏器可同时或相继出现功能障碍,需要多器官功能支持治疗,主要包括:①急性肾功能不全;②急性心功能不全;③急性呼吸功能不全;④急性胃肠功能不全。

(张丽娜)

二、自主循环恢复后的综合治疗

▶ **概述**

1. 定义

(1) 自主循环恢复:指经心肺复苏后,心搏骤停的患者建立自主循环并维持 20 min 以上。

(2) 心搏骤停后综合征:指自主循环恢复后,因缺血缺氧、再灌注损伤、代谢产物蓄积、凝血功能障碍等因素造成的组织细胞损伤,常发生多器官功能不全或衰竭。

(3) 缺血再灌注损伤:指在缺血的基础上,恢复血液灌注后,缺血的组织器官损伤进一步加重的现象。

(4) 心肌顿抑:指短暂缺血的心肌在恢复正常的血流后,其机械功能需数小时至数天才能完全恢复的现象。

2. 病理生理

(1) 自主循环恢复后的脑损伤:主要与以下因素有关。①脑组织低灌注,当平均动脉压低于 60 mmHg 时,脑血流量就会显著减少;②脑组织微循环障碍;③再灌注损伤;④脑水肿。

(2) 自主循环恢复后的循环功能障碍:自主循环恢复后,患者的血流动力学常处于不稳定状态,表现为低血压和心律失常。其发生机制包括:①心脏收缩和舒张功能障碍;②低血容量与血管扩张;③心律失常。

(3) 自主循环恢复后的多器官功能障碍:心搏骤停后全身组

织的严重缺血、自主循环恢复后的休克和微循环障碍,导致肝、肾、胃肠道等器官、组织的持续低灌注以及再灌注损伤,是造成多器官功能障碍的主要原因。

▶ **诊断与鉴别诊断**

(一) 诊断

1. **病史** · ①明确的心搏呼吸骤停;②接受过胸外按压、电除颤、人工呼吸等措施。

2. **体格检查** · ①意识不清,重者昏迷,瞳孔对光反射迟钝或消失;②自主呼吸消失或存在,呼吸减慢,呼吸节律不规则;③低血压,心音低,心率过快或过慢,心律不齐。

3. **辅助检查**

(1) 常规检查:可见血白细胞、血红蛋白、肝酶、肌酐、尿素氮、肌钙蛋白、神经元特异性烯醇化酶、淀粉酶升高,尿常规异常。

(2) 血气分析:呼吸衰竭、呼吸性酸中毒、代谢性酸中毒、血乳酸增高。

(3) 心电图:ST 段抬高或压低、各种类型心律失常、$S_I Q_{III} T_{III}$ 征。

(二) 鉴别诊断

1. **未发生心搏呼吸骤停的各类心血管疾病** · 急性心肌梗死、肺栓塞。

2. **未发生心搏呼吸骤停的代谢性脑病** · 尿毒症、肝性脑病、肺性脑病。

3. **未发生心搏呼吸骤停的内环境紊乱** · 重度低钠血症、内分泌危象。

▶ **监测与治疗**

(一) 监测

1. **呼吸功能监测** · 自主呼吸频率和节律、指脉氧饱和度、中心静脉血氧饱和度、动脉血气分析、床旁胸片,有条件的可监测二氧化碳波形图。

2. **循环功能监测** · 心电图、血压、中心静脉压、肺动脉楔压、外周和肺动脉血管阻力、心脏指数,测定心肌损伤标志物和 BNP 或 NT - proBNP,有条件的可行床旁超声心动图。

3. **脑功能监测** · 神志、瞳孔、眼底、脑干反射和肢体运动,测定血或脑脊液神经元特异性烯醇化酶和 S100B 蛋白,必要时测脑干诱发电位,有条件的监测视频脑电。

4. 其他监测·体温、每小时尿量、出入量、血常规、血乳酸、血糖、肝肾功能、电解质。

(二)治疗

1. 病因治疗

(1)积极寻找和处理可逆的心搏骤停原因。

(2)急性心肌梗死相关的心搏骤停:对于所有 ST 段抬高的患者以及无 ST 段抬高但血流动力学和心电不稳定疑似心血管病变的患者,紧急行冠状动脉造影,有指征者行冠状动脉支架植入。对急性 ST 段抬高型心肌梗死患者,如果无 PCI 条件并排除溶栓绝对禁忌证时,可选择溶栓治疗。

(3)肺血栓栓塞相关的心搏骤停:对于已知或高度疑似肺血栓栓塞的患者进行溶栓治疗(重组组织型纤溶酶原激活剂 50～100 mg 或尿激酶 2 万 U/kg 持续静脉泵入,维持 2 h),对溶栓治疗失败或有溶栓绝对禁忌的患者,可考虑行导管碎栓术、抽吸术或外科取栓术。

2. 循环功能支持·自主循环恢复后常常出现血流动力学的不稳定,如心律失常、低血压、低心排血量。

(1)心律失常的治疗:包括充分镇静、供氧、维持电解质水平、电复律、临时起搏和药物治疗(胺碘酮、利多卡因、阿托品、异丙肾上腺素、硫酸镁等)。对心肌梗死后顽固性室性心动过速或心室颤动的患者可试用艾司洛尔[负荷量 0.5 mg/kg,1 min 内静脉注射,之后 0.05～0.2 mg/(kg·min)持续静脉泵入维持]。

(2)低血压和低心排血量的治疗:应根据血流动力学监测的结果,采取补液扩容、强心(多巴酚丁胺、米力农、左西孟旦)和血管活性药(肾上腺素、去甲肾上腺素、多巴胺、血管升压素或垂体后叶素)治疗。在药物治疗无法维持合适血压和氧供的情况下,酌情使用体外膜、左心室辅助装置或主动脉内球囊反搏。治疗目标在于维持平均动脉压≥65 mmHg 或收缩压≥90 mmHg。

3. 呼吸功能支持·对昏迷患者进行气管插管呼吸机辅助通气,调整呼吸机相关参数,维持动脉血二氧化碳分压在 40～45 mmHg 或 $ETCO_2$ 35～40 mmHg。通过胸部 X 线检查确定气管内导管的位置,发现心搏骤停的原因和胸外按压的并发症,明确肺部炎症浸润或水肿的情况。

4. 脑保护・昏迷患者应持续监测脑电图,发现抽搐或痫性放电时,使用地西泮、咪达唑仑、丙戊酸钠、丙泊酚等药物控制。对昏迷患者实施目标温度管理。

5. 维持内环境的稳定・①纠正代谢性酸中毒;②调控血糖,将血糖控制在 8～10 mmol/L;③调控血钾和血镁,将血钾和血镁维持在正常水平,对于心源性猝死的患者,建议维持血钾水平在 4.0 mmol/L。

心肺复苏自主循环恢复后的综合治疗流程见图 15-2-1。

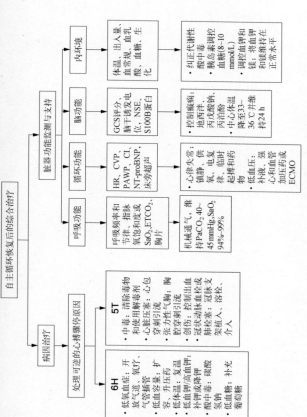

图 15-2-1 心肺复苏自主循环恢复后的综合治疗流程图

（徐昌盛 胡宗风）

第十六章
重症监测与治疗技术

一、氧疗

▶ **概述**

氧气是机体组织细胞能量代谢所必需的物质。氧疗的主要目的包括：①纠正低氧血症；②降低呼吸功；③减少心肌做功。

▶ **适应证**

氧疗适用于所有存在组织缺氧和低氧血症的患者，以及高危患者。主要适应证包括：①低氧血症；②呼吸窘迫；③低血压或组织低灌注状态；④低心排血量和代谢性酸中毒；⑤一氧化碳中毒；⑥心搏呼吸骤停。

需要注意的是，对于无明显组织缺氧、无低氧血症表现的高危患者，也应考虑氧疗。

▶ **操作过程**

1. **氧疗装置**·根据氧疗系统提供的气体是否能满足患者吸气的需要，一般将氧疗装置分为高流量系统和低流量系统。值得注意的是，高流量与低流量并不等同于高浓度和低浓度吸氧。

(1) 高流量系统：具有较高的气体流速或足够大的贮气囊，气体量能够完全满足患者吸气所需，患者不需要额外吸入空气。主要优点：①提供较准确的、不同吸入氧比例的气体，且吸入氧比例不受患者呼吸模式的影响；②气流完全由系统提供，可根据患者需要调整气体的温度和湿度。

(2) 低流量系统：提供的气流不能完全满足吸气的需要，患者需额外吸入部分空气，吸入氧比例不准确（一般低于60%），但患者更为舒适，应用方便。与高流量系统比较，低流量系统具有以下优点：①耐受性较好，较舒适；②实施方便。但低流量系统的缺点也很明显：①吸入氧比例不稳定；②吸入氧比例受患者呼吸模式的影响较大。常用的低流量系统包括鼻塞、鼻导管、普通面罩、带有贮气囊的面罩等。

2. **低流量或高流量氧疗系统的应用指征**·当患者有指征接受氧疗时，应确定采用何种氧疗系统。对于病情稳定、呼吸平稳、且对吸入氧比例的准确性要求不高的患者，宜采用低流量氧疗系统。高流量氧疗系统适用于严重通气或氧合功能障碍的患者。

一般认为,采用低流量氧疗系统的患者应具备以下指征:①潮气量 300~700 ml;②呼吸频率低于 25~30 次/分;③呼吸规则而稳定。不符合上述条件的患者,应采用高流量系统。

经过积极的氧疗措施而病情不能改善时,应考虑机械通气,必要时气管插管。

3. 低流量氧疗系统·包括鼻导管、鼻塞、面罩及气道内供氧等氧疗方法。

(1) 鼻导管或鼻塞:适用于轻症及呼吸衰竭恢复期的患者。主要包括:①鼻咽导管法,常用氧流量为 2~3 L/min,吸入氧比例在 30% 以下;②鼻前庭导管法,氧流量可达 6~8 L/min,吸入氧比例可达 35%~50%,又能发挥鼻腔的湿化作用;③鼻塞给氧,鼻塞长度约 1 cm,塞于单侧或双侧鼻孔。

应注意,潮气量越大或呼吸频率越快,吸入氧比例越低;反之,潮气量越小或呼吸频率越慢,吸入氧比例越高。

应用鼻导管或鼻塞时,氧流量不应超过 6 L/min。此时要提高吸入氧比例,须加用贮气囊。

(2) 普通面罩:包括开放式和密闭式两种。开放式为低流量系统,密闭式为高流量系统。应用开放式面罩时,氧气导管与面罩相连,面罩置于患者口鼻部,根据需要选择氧流量。此方法适用于不能耐受导管的患者。

(3) 附储袋面罩:未行气管切开或气管插管的患者,需吸入高浓度氧气(吸入氧比例>60%)维持氧饱和度时,可加装一体积 600~1 000 ml 的储气袋,即附储袋面罩,可以较低氧流量提供较高的吸入氧比例。要求氧流量须在 5 L/min 以上,以确保储气袋适当充盈和将 CO_2 冲洗出。面罩和储气袋之间无单向活瓣的面罩称为部分重复呼吸面罩,有单向活瓣的面罩则为无重复呼吸面罩。

(4) 无重复呼吸和部分重复呼吸面罩:根据呼出气体是否存在重复吸入,可将面罩分为无重复呼吸和部分重复呼吸面罩。

部分重复呼吸面罩允许患者重复呼吸部分呼出气,以减少氧气消耗。氧气从面罩的颈部流入,在吸气相直接进入面罩,而在呼气相则进入储气袋。在密封较好的部分重复呼吸面罩,氧流量为 6~10 L/min 时,吸入氧比例可达 35%~60%。

无重复呼吸面罩则是在储气袋与面罩间加装一单向活瓣,确保呼气相氧气直接进入储气袋,吸气相氧气流向面罩。活瓣可阻止呼出气回流到储气袋,而患者不再吸入呼出气。

(5)气管内给氧法:适合于脱离呼吸机,但仍需保留气管插管或气管切开管的患者。可直接将供氧管插入人工气道内,也可采用气管切开喉罩。本法简单易行,但应避免供氧管插入过深,损伤气道。当氧流量过高时,可能导致气道湿化不足。

4. 高流量氧疗方法

(1)Venturi 面罩法:利用氧射流产生的负压从面罩侧孔带入一定量的空气,稀释氧气,达到目标吸入氧比例。吸入氧比例可按需调节并能保持稳定。适用于严重的呼吸衰竭患者。

(2)密闭面罩加压给氧法:应用密闭面罩加压给氧,可用简易呼吸器、麻醉机或呼吸机实施。适用于严重低氧血症、肺水肿、昏迷、自主呼吸微弱的危重患者,也常用于气管插管前预充氧。实施过程中,应注意防止胃肠充气、反流和误吸,同时应注意采取恰当的体位,并保持上呼吸道通畅。

(3)高压氧疗法:需特制的高压氧舱,将患者置于 2~3 个大气压下的氧舱内给予氧疗。适用于缺氧不伴二氧化碳潴留的患者。

(4)经鼻高流量氧疗:指通过无需密封的鼻塞导管直接将一定吸入氧比例的空氧混合高流量气体输送给患者的一种氧疗方式。其内部具有涡轮及流量感受器,将空氧混合气体按照设定进行输出,吸入氧比例可控,并且不随患者呼吸状态的改变而变化,提供温度为 37℃、相对湿度为 100% 的气体,可有效保护黏液纤毛转运系统的功能。同时可在患者气道内产生一定的呼气末正压,促进塌陷肺泡复张,有利于改善患者的氧合。适用于低氧血症、急性呼吸衰竭、高碳酸血症者。由于 HFNC 较普通氧疗具有高效、舒适、几乎无禁忌证等特点,在临床有较为广泛的应用。

▶ **注意事项**

1. 选用合适的氧疗方式・COPD 引起的呼吸衰竭应使用控制性低流量和持续性氧疗,避免高浓度氧疗引起的呼吸中枢抑制。

2. 注意湿化和加温。

3. 定时更换和清洗消毒・防止污染、导管堵塞以及交叉感染。

4. 氧疗效果评价·关注血压、脉搏和组织灌注状态,以及潮气量、呼吸频率和呼吸功等指标,必要时行动脉血气监测。

► **并发症**

1. 去氮性肺不张·吸入氧比例高于50%可引起去氮性肺不张,导致解剖样分流增加。

预防方法:①吸入氧比例不宜超过50%;②进行机械通气时,加用合适水平PEEP;③鼓励患者排痰,减少气道堵塞;④注意吸入气体的加湿和加温。

2. 氧中毒·高浓度氧(一般指吸入氧比例高于60%)吸入后,可产生较多的氧自由基,可损伤组织细胞,使其丧失呼吸功能,造成氧中毒。

3. 晶状体后纤维组织形成·多见于新生儿,长时间、高浓度吸氧可导致晶状体后纤维组织形成及患儿失明。

(黄英姿)

二、环甲膜穿刺术

► **概述**

环甲膜穿刺术是通过环甲膜穿刺紧急开放气道,或通过气道注射治疗药物的一项诊疗措施。

► **适应证和禁忌证**

1. 适应证·①主要适用于上呼吸道梗阻,尤其是声门区阻塞导致的严重呼吸困难甚至窒息,需立即开放气道但又无法立即建立常规人工气道者。②注射表面麻醉药,为喉、气管内的其他操作(如纤维支气管镜检查)做准备。③气管内注射治疗药物。④留置支气管给药导管。

2. 禁忌证·紧急开放气道无绝对禁忌证,有明显出血倾向和穿刺部位局部感染为相对禁忌证。若环甲膜穿刺的目的是气管内注射治疗药物,则明显出血倾向和穿刺部位局部感染为禁忌证。

▶ **操作准备**

1. 患者准备 · 明确适应证,了解患者的凝血功能。对于清醒者,应取得患者配合,消除不必要的顾虑。

2. 器械准备 · 根据适应证,准备 7～9 号注射针头或用作通气用的粗针头、无菌注射器、局部麻醉药物、2% 利多卡因、1% 丁卡因(地卡因)溶液及其他所需的治疗药物、支气管留置给药管等。

▶ **操作步骤**

(1) 患者取仰卧位,肩部垫一小枕头,头部后仰。皮肤常规消毒和铺无菌巾,局部浸润麻醉,紧急情况下可不麻醉。

(2) 在环状软骨与甲状软骨之间正中处可触到一凹陷,即环甲膜,此处即为穿刺位置。

(3) 以示、中指固定环甲膜两侧,右手持注射器从环甲膜垂直刺入,当针头刺入环甲膜进入气道后,即可感到阻力突然消失,并能抽出空气(图 16-2-1),患者可出现咳嗽反射。

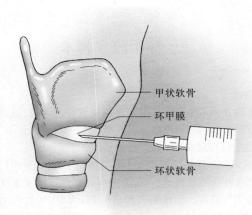

甲状软骨

环甲膜

环状软骨

图 16-2-1　环甲膜穿刺

(4) 固定注射器于垂直位置,注入 2% 利多卡因或 1% 丁卡因溶液 1 ml 行黏膜表面麻醉,减少呛咳,然后迅速拔出注射器。

(5) 根据穿刺目的进行其他操作。如为紧急开放气道,换用通气用粗针头穿刺，以解除气道阻塞，也可用粗针头直接穿刺，梗阻缓解后，评估是否需要尽快行气管插管或气管切开术。

（6）若需经针头导入留置支气管给药管，则在针头退出后，用纱布包裹并固定。

（7）操作完成后，消毒穿刺点并压迫止血。

▶ **注意事项**

（1）穿刺时进针不要过深，避免损伤喉后壁黏膜。

（2）必须回抽有空气，确定针尖在气道内才能注射药物。

（3）注射药物时嘱患者勿吞咽及咳嗽，注射速度要快，注射完毕后迅速拔出注射器及针头。针头拔出前应防止喉部上下运动，否则容易损伤喉部的黏膜。

（4）注入药物应以等渗盐水配制，pH要适宜，以减少对气道黏膜的刺激。

（5）如穿刺点皮肤出血，穿刺点压迫的时间应适当延长。

（6）术后患者咳出血性分泌物的，一般在1～2 d内即消失。

（刘松桥）

三、气管插管

▶ **概述**

人工气道是将导管直接插入气管或经上呼吸道插入气管所建立的气体通道，为气道的通畅、有效引流及机械通气提供条件。目前最常用的建立人工气道的方法是气管插管和气管切开。气管插管分经口与经鼻两种方式。经鼻气管插管比经口气管插管易耐受、便于固定和口腔护理，导管保留时间较长。但经鼻插管对鼻腔创伤较大，易出血，采用的导管内径多偏小，而且导管弯度较大，使吸痰管插入困难，导管也易堵塞，临床上不推荐该方法。下面主要介绍经口气管插管。

▶ **适应证**

主要包括：①上呼吸道梗阻；②气道保护性机制受损；③气道分泌物潴留；④实施机械通气。

▶ **操作准备**

1. 患者准备·患者仰卧,肩下垫一小枕,头略后仰。用吸引器吸净口腔、鼻腔中分泌物。适当镇痛、镇静,必要时给予肌松剂。密切监测呼吸频率、呼吸幅度、指脉氧饱和度、心率和血压等生命体征的变化。

2. 器械准备

(1) 喉镜:直接喉镜分为直喉镜和弯喉镜。直喉镜插入会厌下,向上挑,即可暴露声门;弯喉镜插入会厌和舌根之间,向前上方挑,会厌间接被牵拉起来,从而暴露声门。

(2) 选择气管导管:①根据年龄、性别准备气管导管。②检查导管气囊是否漏气。③润滑气管导管,气管导管远端 1/3 表面涂石蜡油,有助于插入声门,减少创伤。④使用导丝;如使用导丝,则将导丝插入导管中,利用导丝将导管塑形,一般将导管弯成 J 形;注意导丝不能超过导管远端,以免损伤组织。

▶ **操作步骤**

1. 插管前准备·在准备气管插管的同时,应利用面罩和简易呼吸囊或麻醉机予辅助呼吸,避免低氧和二氧化碳潴留。尽可能在指脉氧饱和度在 94% 以上时再开始气管插管。如插管不顺利,或指脉氧饱和度低于 90%(尤其是低于 85%)时应立即停止操作,重新辅助呼吸,直到氧饱和度恢复后再重新开始插管。插管前、插管过程中及插管后均应该密切监测患者的心电图、血压和指脉氧饱和度。

2. 插入喉镜,观察和清洁上呼吸道·操作者站在患者头端,用左手握喉镜,从患者口腔右侧插入,将舌头推向左侧(图 16-3-1)。

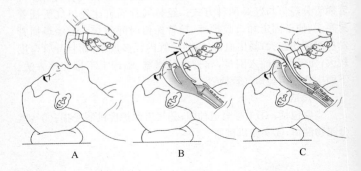

A   B   C

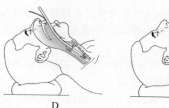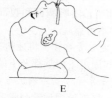

图 16-3-1　经口气管插管过程

A. 插入喉镜;B. 喉镜镜片沿镜柄的长轴提起;C. 导管过
声门,插入气道;D. 调整导管深度,气囊充气;E. 插入牙
垫、固定气管导管

喉镜应处于口腔正中,观察口咽部。如有分泌物,则需充分抽吸。
注意,插入喉镜时,应以持续温和的力将喉镜镜片沿镜柄的长轴
提起,不可以牙齿或下颌等做支点。

3. 观察声门的解剖标志物·将喉镜插入会厌与舌根之间或
插入会厌下方,向前上方挑,就可将会厌挑起,显示声门,但并非
一定要看到声带,只要看到杓状软骨,甚至看到杓状软骨下方(后
方)的食管,即可进行插管。

4. 插入气管导管和调节导管深度·一般情况下,男性患者插
入深度为距离门齿 22~24 cm,而女性为 20~22 cm。立即给气囊
充气,实施机械通气。使用导丝引导的,在气管导管插入声门后,
一边送导管,一边将导丝拔除。

5. 确认导管进入气管·主要有以下几种确认方式。

(1) 监测患者呼气末二氧化碳浓度是确定导管进入气管的金
标准。

(2) 将气管导管接呼吸机,气囊充气,在流速时间曲线上看到
典型的主波方向向下的呼气波形(图 16-3-2)。

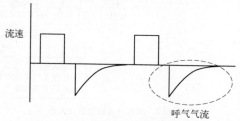

图 16-3-2　流速-时间波形中的呼气流速

（3）纤维支气管镜插入气管导管检查导管是否进入气管。

（4）用听诊器听胸部和腹部的呼吸音，胸部呼吸音较腹部强（此方法并不可靠）。

6. 固定气管导管·将牙垫插入口腔，用蝶形胶布将气管导管和牙垫一起固定于面颊部及下颌部。

7. 气管导管位置的确认与调整·拍摄 X 线胸片，进一步调整导管位置。气管导管远端与隆突的距离应当为 3～4 cm。

困难气道的处理流程见图 16-3-3。

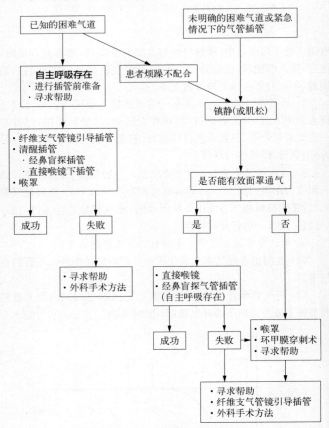

图 16-3-3 困难气道的处理流程图

▶ **并发症**

1. 置管并发症

（1）缺氧：一般情况下每次操作时间不超过 30～40 s，密切监测血氧饱和度，一旦低于 90％，应立即停止插管，保证氧供。

（2）损伤：如果插管有阻力，切不可用暴力猛插，否则会损伤声门或喉头，造成水肿、出血，严重时甚至会将导管插入黏膜下组织。

（3）误吸：条件允许时在插管前应放置胃管，避免误吸。

（4）插管位置不当：导管插入过深或位置不当，应立即调整气管插管位置。

2. 留管并发症

（1）气道梗阻：常见原因如下。①导管扭曲；②气囊疝出而嵌顿导管远端开口；③痰栓或异物阻塞管道；④管道坍陷；⑤管道远端开口嵌顿于气管隆突、气管侧壁或支气管。

处理措施如下：①调整人工气道位置；②抽出气囊气体；③试验性插入吸痰管吸痰；④纤维支气管镜明确气道梗阻的原因。如梗阻仍不缓解，则立即拔除气管插管，重新建立人工气道。

（2）气道出血：可能威胁患者生命，需要紧急处理。

（3）气囊漏气：一旦气囊出现漏气，应及时更换。

（黄英姿　邱海波）

四、气管切开术

▶ **概述**

气管切开术（tracheostomy）是切开颈段气管前壁，置入气管切开导管，使患者可以通过新建立的通道进行呼吸的一种手术，是建立人工气道的一种常用方法，可为气道的通畅、有效引流及机械通气提供条件。

气管切开术不仅可以解除喉阻塞，而且可以降低呼吸阻力，便于气道管理，减少 70％ 上呼吸道死腔，减少死腔气体的重复吸入。气管切开术按病情危急的程度和切开方法不同，可分为常规手术气管切开术、紧急气管切开术、环甲膜切开术、麻醉插管下气管切开术及经皮穿刺气切导管置入术几种。其中常规手术气管切开术是基础,以下以此术为例叙述。

▶ **解剖学基础**

气管由 14～17 个半环状的气管软骨环及其间的环状韧带组成,上端于第 6 颈椎下缘水平接环状软骨,下端在胸骨角水平分为左、右主支气管。气管全程以胸骨颈静脉切迹平面分为颈、胸两段。颈段气管一般有 6～8 个环,其长度即环状软骨下缘至胸骨上端的距离,因年龄、头部位置及颈部长度而有不同。成人为 7～8 cm,8～10 岁为 5～6 cm,3～5 岁为 4～5 cm。该段位置较浅,当头后仰时,更加突向皮肤表面。

气管颈段的前面,由浅入深依次为皮肤、浅筋膜、颈筋膜浅层、胸骨上间隙、舌骨下肌群及气管前筋膜。在第 2～4 气管软骨环的前方为甲状腺峡部,被气管前筋膜包绕,手术时应将甲状腺峡部向上推开或切断后再切开气管。

▶ **适应证和禁忌证**

1. 适应证

(1) 预期或需要较长时间机械通气治疗,需建立人工气道,提供与呼吸机连接的通道。

(2) 上呼吸道梗阻导致气管插管困难者,如口、鼻、咽及喉部软组织损伤,异物或分泌物潴留,双侧声带麻痹,有颈部手术史或颈部放疗史致上呼吸道梗阻,无法气管插管者。

(3) 气道保护性机制受损者。

(4) 减少通气死腔,利于机械通气支持。

(5) 口腔、颌面、咽、喉、头颈部大手术或严重创伤的患者,为了便于麻醉和维持手术前后呼吸道通畅,可预防性气管切开。

(6) 高位颈椎损伤。

(7) 破伤风患者易发生喉痉挛,反复抽搐时需要使用镇静药物甚至肌松剂,应预防性气管切开,以防发生窒息,必要时行机械通气。

2. 禁忌证·气管切开无绝对禁忌证,若行经皮穿刺气切导管置入术,则以下情况为相对禁忌证:①儿童;②颈部粗短肥胖、颈部肿块或解剖畸形;③气管切开局部软组织感染或恶性肿瘤浸润;④难以纠正的凝血障碍。

▶ **操作准备**

1. 患者准备

（1）术前备皮、剃须。

（2）仰卧位，肩下垫枕，头后仰，使气管接近皮肤，充分暴露，固定头部，使头颈保持中线位，以利于手术。

（3）用吸引器吸净口腔、鼻腔中分泌物。

（4）根据患者情况适当镇静，如呼吸困难明显的应术前先行气管插管，待呼吸困难缓解后，再作气管切开，更为安全。

（5）密切监测呼吸频率、幅度、指脉氧饱和度、心率和血压等生命体征。

（6）颈段气管因受肿瘤等压迫发生移位者，术前应行颈部正侧位 X 线片或 CT 检查，以确定气管的位置，使术中容易找到气管。

2. 器械准备

（1）照明灯、吸引器、氧气、药品等。

（2）手术器械：10 ml、5 ml 注射器及针头各 1 个，切皮刀 1 把，止血钳 6～8 把，爱立斯钳、巾钳 4 把，卵圆钳 1 把，拉钩 2 个，有齿及无齿解剖镊各 1 把，直及弯解剖剪各 1 把，手术刀 2 把，持针器 1 把，大小合适的气管套管及缝合针、线、纱布、治疗巾等。必要时可备用电凝刀止血。

（3）气切套管：常用的有金属和塑料两种气切套管。

▶ **操作步骤**

1. 体位和消毒·采用前述患者准备的体位，用 3% 碘酊及 70% 乙醇或活力碘消毒颈正中及周围皮肤，铺无菌巾。

2. 麻醉·一般采用局部麻醉。自甲状软骨下缘至胸骨上窝，注射已加 0.1 ml 肾上腺素的利多卡因（2%），浸润麻醉皮肤及深部组织，并注意注射前先回抽，以免麻醉剂进入血管。当气管暴露，但尚未切开前，如系成年患者，用注射针刺入气管腔，注入 2% 利多卡因 2 ml 或 1% 丁卡因 1～2 ml 麻醉气管黏膜，使切开气管及插入气管套管时，不致发生剧烈咳嗽。儿童禁用丁卡因，以免发生中毒。

3. 切口·局部麻醉后便开始手术，有纵、横两种切口，纵切口操作方便，但颈前正中纵切口可能遗留瘢痕。横切口术后瘢痕不明显。操作前应确定体表标志（图 16-4-1）。

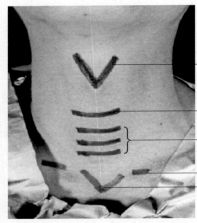

甲状软骨

环状软骨

第1、2、3气管环

锁骨上缘
胸骨上窝

图 16-4-1　气管体表标志

(1) 纵切口：在颈前正中,自环状软骨下缘至胸骨以上 2 横指处,纵行切开皮肤、皮下组织并进行分离、止血,用钝拉钩向两侧牵拉,暴露颈前正中的颈白线。

(2) 横切口：在颈前环状软骨下约 3 cm 处,沿颈前皮肤横纹作 4~5 cm 切口,切开皮肤、皮下组织及颈阔肌后,向上下分离,暴露颈前带状肌及颈白线。

4. 分离气管前组织·用止血钳或剪,沿白线上下作钝性或锐性分离,向深部分离两侧颈前肌,用拉钩将胸骨舌骨肌、胸骨甲状肌牵向两侧,以显露气管前壁、甲状腺峡部及甲状腺下静脉丛。可将甲状腺峡部向上牵拉,即可暴露气管。若甲状腺峡部较宽,妨碍手术进行,可用两把止血钳将峡部钳夹切断,断端贯穿缝合结扎。在分离过程中,切口两侧拉钩的力量应均匀,并经常用手指触摸环状软骨和气管环,以便手术始终沿气管前中线进行,不可偏向一侧,以免进入肌肉内,引起出血或偏离气管。分离甲状腺后,可透过气管前筋膜看到灰白色的气管环,用手指可触摸到带有弹性的软骨环。可用空针穿刺,如有气体抽出即可定为气管。

5. 切开气管·气管前壁充分显露后,不宜向气管两侧分离,以免发生气肿。确定第3、4气管软骨环准确部位。用弯刀在预计切开的气管软骨环下方,刀刃向下刺入气管,然后将刀柄立起,刀刃转向上,用刀尖挑开第2、3或第3、4气管软骨环,刀尖切勿插入过深,以免刺伤气管后壁和食管前壁。切口一般多在第3、4气管软骨环之间,称为中位气管切开术。若切口位置过高,易伤及环状软骨,易导致喉狭窄。如喉部施行手术,亦可行低位气管切开,切开第5、6气管软骨环。

6. 插入气管套管·切开气管后,用气管撑开器或弯止血钳伸入并撑开气管切口,插入大小合适、带有管芯的气管套管外管,立即取出管芯,放入内管。如有分泌物咯出,可用吸引器吸除分泌物。气管套管放入后,在尚未系带之前,必须一直用手固定,否则患者用力咳嗽,套管有可能被咳出。

7. 伤口处理·用一根凡士林纱条或碘仿纱条,填塞于气管套管上下的伤口内,术后12~24 h抽出,可压迫伤口止血及防止皮下气肿。伤口一般不需缝合,根据切口大小,也可在切口上端缝合1~2针,用一块剪开一半的纱布垫入伤口和套管之间,每日更换1次,并注意局部清洁消毒。线带打死结固定,松紧以可容纳1指为宜。

8. 紧急气管切开术·适用于病情危急,须立即解除呼吸道阻塞而又不能按正规气管切开术操作时。病情危急时,一般可不考虑麻醉问题。只用一把刀或其他小型锋利尖片即可完成手术。患者仰卧,肩下垫高,头后仰,头颈部保持中线位。常规消毒后术者用左手拇指和中指固定甲状软骨,并向下按压两侧软组织,使气管明显前突。示指按于颈中央,触及气管前壁。右手持刀,从环状软骨下缘垂直向下切开皮肤、皮下组织及肌层。左手示指顺切口摸入创口深部,推开软组织或甲状腺峡部,使能触及气管前壁之软骨环。切开时,左手示指伸入切口,摸查气管位置,引导右手继续向下切入,直到切开第1、2气管环。注意避免刀尖切入过深而伤及气管后壁。切开后,立即用刀柄或止血钳插入并撑开切口,迅速放入气管套管,清除分泌物。

▶ **注意事项**

(1) 气管切开术应准确选择适应证,如患者烦躁不安、呼吸困难严重者应先插管,防止缺氧发生。

(2) 术中出血时,应尽快找到气管,并切开,迅速止血。

（3）术中找不到气管，易发生在幼儿和儿童，因其气管较细，软骨环软，不易辨认。因此术中保持头、颈、躯干于正中位置非常重要。

（4）误伤环状软骨：常因切口过高、动作粗野所致，如环状软骨损伤或切断，易发生喉狭窄。

（5）误伤食管：切开气管时如刀尖插入过深，尤其是在因手术导致咳嗽时，易将气管后壁连同食管前壁穿通形成气管食管瘘。食物可以通过瘘口进入下呼吸道导致吸入性肺炎，亦可经瘘口渗入颈部筋膜间隙形成颈部感染、颈部脓肿。发现食管壁损伤应及时将食管、气管的切口分层缝合，并严格禁食，经鼻管饲，待伤口完全愈合。

（6）呼吸骤停：可能由于气管切开后二氧化碳分压突然降低，化学感受器反射，呼吸中枢骤然由兴奋转入抑制所致。如发生在手术过程中，应尽快加速手术进程，立即进行辅助呼吸。

（7）切勿过多分离气管旁组织，防止损伤喉返神经及周围组织。气管切口过长及皮肤切口缝合过紧可致皮下气肿。

▶ 术后处理

气管切开术后处理是否得当，与患者的治疗效果甚至预后都有极大的关系。若因经验不足或注意不够而处理不当，将造成严重后果。

（1）气管套管要固定牢靠。

（2）手术5～7 d后切口窦道形成，方可更换套管。

（3）气管切开后，上呼吸道丧失对吸入空气的过滤、加温和湿化等生理作用，故应积极气道湿化，防止分泌物干结堵管。

（4）严格无菌操作，预防呼吸道感染。室内经常用紫外线照射消毒，保持良好的通风，减少不必要的探视。

（5）若患者呼吸道分泌物不多、咳嗽反射良好、原发病已稳定，可考虑拔管。拔管前先尝试堵管1～3 d，如无呼吸困难、肺部感染加重即可拔管。拔管后，用蝶形胶布拉紧切口两侧皮肤，使其封闭，切口内可不填塞引流物。每日或隔日换药1次，1周左右即可痊愈。拔管后床边仍需备气管切开包，以便病情反复时急救。

▶ 术后并发症

1. 皮下气肿·是术后最常见的并发症。造成皮下气肿的主要原因是：①暴露气管周围软组织时分离过多；②气管切口过长，使空气易由切口两端渗入软组织；③气管套管过短，使套管容易脱出气管切口，空气易渗入软组织；④切开气管或插入套管后，发生剧咳，使气体渗入软组织；⑤皮肤切口缝合时过于紧密。

2. 气胸·暴露气管时过于向下分离，损伤胸膜后引起气胸。右侧胸膜顶位置较高，遇胸膜向上膨出时，应保护之。气胸明显，伴呼吸困难者，应行胸腔穿刺抽除积气，必要时作胸腔闭式引流。

3. 出血·可分为原发性出血及继发性出血两种。原发性出血较常见，多为术中止血不完善，或术后患者剧烈咳嗽、静脉压升高，使已封闭的小血管再度扩张出血。

4. 感染·手术时消毒不严格或术后分泌物污染，可引起伤口感染。伤口感染应加强护理和空气消毒，注意伤口换药，必要时及时给予适量抗菌药物。个别患者感染可向颈深部蔓延，甚至引起纵隔炎症危及生命。环状软骨感染坏死，可引起喉狭窄。炎症向下扩散，可引起支气管肺炎。

5. 气道狭窄·气管切开位置过高，损伤环状软骨可致喉狭窄。手术时气管环损伤过多或气囊压迫气管壁引起溃疡瘢痕形成，也可发生气管狭窄。

6. 气管食管瘘·多由于手术操作损伤引起，或气囊压迫气管壁发生溃疡感染破溃造成，如瘘口不大，可改用鼻饲，可自行愈合；若瘘口较大，则需手术修补或放置带膜支架封堵瘘口。

7. 气管套管意外脱出·气管切开早期 48 h 内气管套管意外脱出，窦道尚未形成，切口很快闭合，可导致呼吸道梗阻。呼吸功能不全的患者气管套管意外脱出，可导致呼吸支持中断。因此气管套管意外脱出需要紧急处理。

（1）应准备气管切开包、气管插管等急救设备。

（2）气管套管一旦意外脱出或需紧急更换，应立即使用面罩和简易呼吸囊进行辅助通气，并给予纯氧，保证患者氧供和通气。

（3）保证患者氧供的同时，可考虑紧急气管插管或再次切开，直视下插入气管套管。一般不要尝试盲视下直接插入气管套管，此时误入假道的概率非常高；窦口肉芽组织尚未形成，盲目重新插入气管套管往往会引起出血。

（4）气管套管重新插入前，认真检查气囊，以免插入后气囊漏气而更换。

（5）重新插入套管后,必须认真固定管道。意外拔管时,气囊上潴留的分泌物常引起误吸,可导致或加重肺部感染,必须彻底吸出气道内的分泌物。

（6）整个操作期间,注意心电监护、指脉氧饱和度和血压等生命体征的监测。

8. 拔管困难 · 如果发生拔管困难,应先检查原因,然后针对性处理。拔管困难可能原因如下。

（1）患者呼吸功能尚未恢复,气道自洁能力差,或喉部原发病变未彻底根除。凡堵管试验不成功者,要进一步查明原因,待病因消除后再拔管。

（2）气管切口位置过高,伤及环状软骨及第1气管环时,可产生喉狭窄。气管切口太小,由于气管套管的长期压迫,可致气管坏死,使气管前壁塌陷,造成气管狭窄。由于气管切口周围及气管腔内肉芽组织增生,使呼吸道部分堵塞,亦可造成拔管困难,去除肉芽组织即可缓解。对于喉或气管狭窄,必要时需整复手术,同时将气管套管向下移,待呼吸道通畅后,再考虑拔管问题。

（3）因精神紧张、恐惧及习惯的因素,造成拔管困难,多见于长期带管者或小儿。应进行用口、鼻呼吸练习。绝不可操之过急,防止发生意外。拔管困难者可带管出院或延期拔管。

（刘松桥）

五、机械通气

▶ **概述**

1. 机械通气的生理目标 · ①改善或维持动脉氧合;②支持肺泡通气;③维持或增加肺容积;④减少呼吸功。

2. 临床目标 · 主要包括:①纠正低氧血症;②纠正急性呼吸性酸中毒;③缓解呼吸窘迫;④防止或改善肺不张;⑤防止或改善呼吸肌疲劳;⑥保证镇静和肌松剂使用的安全性;⑦减少全身和心肌氧耗;⑧降低颅内压;⑨促进胸壁的稳定。

► 适应证和禁忌证

1. 适应证

(1) 通气异常:常见于以下情况。①呼吸肌功能不全或衰竭:如呼吸肌疲劳,胸壁稳定性、结构异常及格林-巴利综合征,重症肌无力,进行性肌营养不良等神经肌肉疾病。②通气驱动降低:如苯二氮䓬类药物中毒、肺性脑病等。③气道阻力增加和(或)阻塞:如哮喘、慢性阻塞性肺疾病等。

(2) 氧合异常:常见以下情况。①顽固性低氧血症、急性呼吸窘迫综合征。②呼吸功明显增加。

(3) 需要使用镇静剂和(或)肌松剂。

(4) 需要降低全身或心肌氧耗。

(5) 需要适当过度通气降低颅内压。

(6) 需要肺复张,防止肺不张。

2. 禁忌证·一般认为,机械通气没有绝对禁忌证,但对于某些特殊情况,可归结为机械通气的相对禁忌证,以提醒临床医师采取适当的处理手段。这类疾病主要包括:①张力性气胸或气胸;②大咯血或严重误吸引起的窒息性呼吸衰竭;③伴肺大疱的呼吸衰竭;④严重心力衰竭。

► 机械通气模式

1. 容量辅助/控制通气·容量辅助/控制通气时机械通气波形见图 16-5-1,其中图 16-5-1A 为控制通气,图 16-5-1B 为患者自主触发呼吸机按预置参数进行辅助通气。

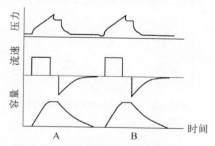

图 16-5-1　容量辅助/控制通气波形图

A. 控制通气;B. 辅助通气

(1) 优点：既具有控制通气安全性的特点，又使呼吸机与患者呼吸同步，支持患者的每一次呼吸。

(2) 缺点：①需要额外做功；②需用镇静剂使患者与呼吸机协调同步；③常发生过度通气和呼吸性碱中毒；④慢性阻塞性肺病患者应用该模式不当时，可能使肺内气体闭陷加重；⑤当同时有压力限制时，潮气量就难以保证。

2. 同步间歇指令通气·同步间歇指令通气(SIMV)是呼吸机强制指令通气与患者自主呼吸相结合的通气模式，大多数呼吸机均具有该通气模式。根据 SIMV 中指令通气的特征，可分为容量型(图 16-5-2)和压力型(图 16-5-3)两种。

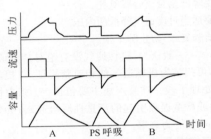

图 16-5-2　容量型 SIMV+ PSV 波形图

A. 控制通气；B. 辅助通气

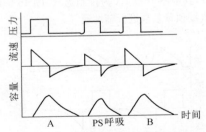

图 16-5-3　压力型 SIMV+ PSV 波形图

A. 控制通气；B. 辅助通气

(1) 优点：①既保证指令通气，又使患者不同程度地通过自主呼吸做功；②通过调节 SIMV 指令通气频率既可减少患者做功，也可增加患者做功。

（2）缺点：①可引起过度通气和呼吸性碱中毒；②患者需要额外做功，使呼吸功明显增加；③慢性阻塞性肺病（COPD）患者应用 SIMV 时，可能使肺内气体闭陷加重。

3. 压力控制通气·压力控制通气（PCV）模式是一种预设压力、时间切换的控制通气模式。

（1）优点：①具有控制通气安全性的特点；②气流模式为减速气流（图 16-5-4），吸气早期流速较高，有助于使塌陷的肺泡复张。

（2）缺点：①潮气量不稳定；②需要适当镇静；③易发生过度通气和呼吸性碱中毒。

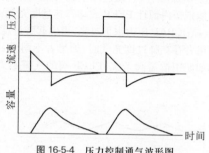

图 16-5-4　压力控制通气波形图

4. 压力支持通气·压力支持通气（PSV）是一种预设压力、流速切换的辅助通气模式，对患者的每一次呼吸均给予支持。大多数呼吸机是在吸入流速降低到峰值流速的 20%～25% 时切换到呼气。PSV 的波形见图 16-5-5。

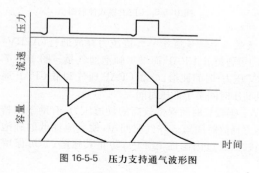

图 16-5-5　压力支持通气波形图

（1）优点：①呼吸由患者自己控制，较为舒适；②可根据患者的潮气量和呼吸频率来选择 PSV 的支持水平；③有利于呼吸肌的锻炼；④PSV 有助于撤机困难的患者尽早撤机。

（2）缺点：潮气量不固定，影响因素多。对于呼吸功能不稳定的患者，应持续监测潮气量。为保证患者的安全，应设置后备通气（back-up）。

5. 持续气道内正压 · 持续气道内正压（CPAP）指通过按需阀或持续气流，在气道内形成持续正压，以增加肺容积、改善氧合。CPAP 完全靠患者自主呼吸（图 16-5-6），因此，应用 CPAP 的患者必须具有正常的呼吸驱动功能。

（1）优点：增加肺容积、促进塌陷的肺泡复张、减少呼吸功、改善氧合，也能抵消内源性 PEEP 或动态肺过度充气。

（2）缺点：①CPAP 压力水平过高，可引起肺过度充气和呼气功增加；②当患者存在肺过度充气时，如患者不耐受，则可明显增加吸气功；③如使用按需阀系统，PEEP 阀的气流阻力高，则增加呼气做功。

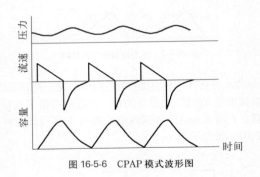

图 16-5-6　CPAP 模式波形图

6. 气道压力释放通气 · 气道压力释放通气（APRV）是通过周期性的短暂终止 CPAP 而增加肺泡通气量。图 16-5-7 显示的是 APRV 压力-时间波形，分高 CPAP 通气和低 CPAP 通气两个时相，且高压时间多于低压时间。

优点：①较长时间保持较高的气道压力，有助于保持肺泡开放；②压力释放时间短或呼气时间短，使顺应性低的肺泡易于保持充张状态（通过内源性 PEEP），防止其塌陷；③可保留自主呼吸,减少对镇静和肌松剂的需要;④气道压力接近平均气道压力,变化幅度小,有助于减少气压伤;⑤保留了自主呼吸,APRV 压力水平可降低,减少对肺循环的影响。

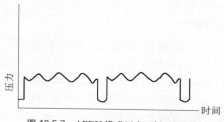

图 16-5-7　APRV 模式压力-时间波形图

7. 气道双相正压通气。气道双相正压通气(BIPAP)是对气道压力释放通气(APRV)改进而形成的,可保留自主呼吸的压力控制通气模式,是一种定时改变持续气道内正压(CPAP)水平的 CPAP 系统。BIPAP 波形见图 16-5-8。

优点:①平均气道压力低,可防止气压伤发生;②通过保持不同水平的 CPAP,能更有效地促进塌陷肺泡复张,改善氧合;③由于双向压力和吸呼比可随意调整,具有更大的使用范围;④对循环干扰较小,并能减少肌松剂和镇静剂使用。

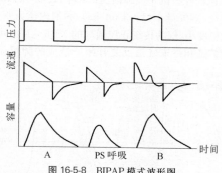

图 16-5-8　BIPAP 模式波形图

A. 控制通气;B. 辅助通气

(刘　玲)

六、高频振荡通气

▶ **概述**

1. **定义** · 高频振荡通气（high frequency oscillatory ventilation，HFOV）是指在相对恒定的平均气道压（mPaw）上给予振荡压力,其频率至少为常规机械通气频率的 4 倍,而潮气量接近于或小于解剖死腔,达到维持肺泡开放,改善氧合的目的。HFOV 设置频率一般在 3～15 Hz/min,潮气量为 30～240 ml。高频振荡通气目前常用电驱动隔膜振动产生振荡波,使气体在气道内不断振动。

2. **机制** · HFOV 气体交换的基本原理为：①不对称的流速分布；②增强的分子弥散；③Taylor 传播；④直接的肺泡通气；⑤时间常数不同的肺泡间气体交换。高频振荡通气的气体交换的总效率是多种机制共同作用的结果。

3. **特点** · 与常规机械通气相比,HFOV 有下列特点。①更有效改善氧合：HFOV 的基础气流在气道内产生较高的 mPaw,维持较高肺容积,使肺内气体分布更为均一,有利于改善氧合（图16-6-1）。②减轻呼吸机相关肺损伤：尽管 HFOV 的 mPaw 高,但由于其频率高,潮气量小（1～4 ml/kg）,肺泡内压力明显较低,而且压力变化幅度小,仅为传统正压通气的 1/15～1/5,可明显减少局部肺过度扩张和终末气道反复开闭所造成的肺损伤。③活塞

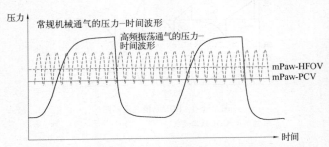

图 16-6-1　高频振荡通气和常规机械通气的压力-时间波形图

泵推动隔膜产生往复运动,吸气和呼气均为主动过程,更有效地改善气体交换。

4. HFOV 治疗 ARDS 的流程 · 见图 16-6-2。

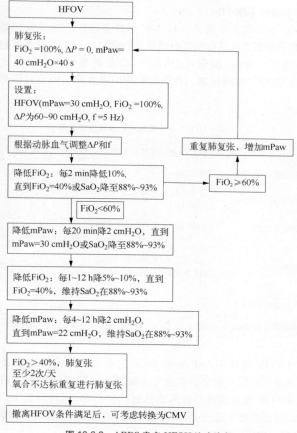

图 16-6-2 ARDS 患者 HFOV 治疗流程

注:ΔP,振荡压力;mPaw,平均气通压。

HFOV 目前作为 ARDS 患者低氧血症的一种抢救治疗措施,用于常规机械通气失败的重症 ARDS 患者。HFOV 应用指证为:

①FiO_2>70%且 PEEP>14 cmH_2O，氧合仍不能维持，SpO_2 仍<88%；②每千克预计体重潮气量<6 ml 且气道平台压>30 cmH_2O 条件下，pH 仍<7.25。

大气道狭窄和气道阻塞、严重的颅内压增高、严重的肺出血患者不适宜采用 HFOV 治疗。

5. 参数设置与调节 · HFOV 与患者连接前应设置初始参数，其后根据患者反应和监测结果进行调整。初始设置参数包括基础气流、mPaw、振荡压力（ΔP）、振荡频率（f）、吸入氧比例（FiO_2）和吸气时间比例。各参数的初始设置和可调节范围见表 16-6-1。

表 16-6-1　HFOV 呼吸机的初始参数设置和调节

参数	初始设置参考值	可调范围
基础气流（base flow）	40 L/min	20～60 L/min
平均气道压（mPaw）	常规机械通气时平均气道压＋5 cmH_2O	20～40 cmH_2O
振荡压力（ΔP）	60 cmH_2O（适宜的胸壁振荡）	50～90 cmH_2O
振荡频率（f）	pH<7.1, f=4 Hz pH 为 7.1～7.19, f=5 Hz pH 为 7.2～7.35, f=6 Hz pH>7.35, f=7 Hz	3～15 Hz
吸入氧浓度（FiO_2）	100%	40%～100%
吸气时间比例（I%）	33%	33%～50%

HFOV 过程中，mPaw 和 FiO_2 是影响氧合的主要参数，f、ΔP 和吸气时间比例是影响通气量和二氧化碳排出的主要参数。

HFOV 患者需密切监测动脉血气分析等，同时调整 HFOV 参数，包括基础气流、mPaw、振荡压力、振荡频率、吸入氧比例和吸气时间比例。

6. HFOV 转为常规机械通气的判断 · HFOV 患者病情改善，如患者原发疾病及肺部病变基本稳定，血气分析结果良好，mPaw≤22 cmH_2O，FiO_2≤40%超过 12 h，可考虑转为常规机械通气。

HFOV 转为常规机械通气后,需立即判断常规机械通气是否合适,如:①SaO$_2$<88％超过 10 min;②动脉血 pH<7.3;③动脉血 pH 比 HFOV 时下降 0.1 以上,此时应考虑常规机械通气失败,考虑重新转为 HFOV 或加用其他辅助方法,如肺复张、俯卧位通气等(图 16-6-3)。

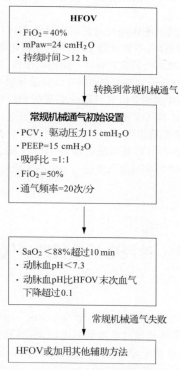

图 16-6-3　HFOV 转换为常规机械通气的流程图

经 HFOV 治疗 24 h,FiO$_2$ 不能降低 10％或氧合不能改善(SaO$_2$ 在 88％～93％以上)或通气不能维持(PaCO$_2$<80 mmHg 或 pH>7.25),则 HFOV 治疗无效;应联合运用其他辅助治疗方法,如俯卧位通气、ECMO 等。

7. 注意事项·清醒患者难以耐受 HFOV,而且自主呼吸会影响 HFOV 的通气效果,治疗过程中需持续给予镇静药物或肌松剂,维持较深的镇静,甚至肌松状态。镇静过程中要进行镇静评估,并实施每日唤醒,调整镇静药物和肌松剂的剂量。尽管 HFOV 时 mPaw 较高,但肺泡内压并不高于常规机械通气,对血流动力学影响较小。实施肺复张时,可能对血流动力学有一定的干扰。另外,HFOV 的振荡音会干扰听诊,进行心脏和腹部听诊时,应停止振荡。

近期 2 个大规模临床随机对照研究显示 HFOV 作为一种重度 ARDS 的治疗策略,不能改善 ARDS 患者病死率,甚至有潜在的危险性。但是这两个研究均存在一定的局限性,如 HFOV 的最佳设置,过高的 mPaw 对循环的影响,以及最佳适应人群的选择均未能确定。因此这两个研究可能证实现在 HFOV 临床应用方法不合适,而非对 HFOV 的完全否定。因此,在进行 HFOV 治疗时需要谨慎,需要明确患者是否具有可复张性,是否对 HFOV 治疗有反应(氧合改善),需要匹配合适的 HFOV 设置。HFOV 对 ARDS 患者预后的影响可能需要进一步的临床研究证实。

(刘松桥)

七、神经电活动辅助通气

▶ 原理

神经电活动辅助通气(neural adjusted ventilatory assist, NAVA)的工作原理是通过监测膈肌电活动,感知患者的实际通气需要,并根据膈肌电活动的强度实时提供一定比例的通气支持。

NAVA 的工作流程可以描述为对膈肌电活动信号的感知、传输和反馈的过程。在实施 NAVA 之前,需经食管放置膈肌电极导管监测膈肌电活动信号(EAdi),并通过传感器将信号传送至安装有 NAVA 相应软件的呼吸机。呼吸机在感知这些信号以后,根据预设的触发范围和 NAVA 支持水平(NAVA level),实时给予相应的通气支持。在 NAVA 模式下,患者获得的通气支持大小是由 NAVA level 和 EAdi 信号强度共同决定的。吸气过程中任意时间点患者获得的通气支持水平(cmH_2O)＝设置的 NAVA level$(cmH_2O)/\mu V\times$（该时间点 EAdi－Edi 基础值）。与压力支持不同，NAVA 在吸气过程中提供的支持压力并非固定不变，而是与瞬时 EAdi 强度呈正比。当 EAdi 逐步下降至最高值的 70% 时，呼吸机转为呼气，气道压力降低到预设 PEEP 水平。

NAVA 通气时，整个机械通气周期的启动是直接基于患者的呼吸中枢驱动（膈肌电活动反应患者的呼吸中枢驱动），而不是传统意义上的气道流速或压力的改变。理论上，NAVA 的触发及吸呼气转换直接受到膈肌电活动的驱动，可以最大限度地提高时间层面上的人机同步，同时 NAVA 根据呼吸中枢驱动的强度大小实时提供气道压力，可以实现在通气支持力度层面上的人机同步。

▶ **监测及设置**

1. 膈肌电活动监测·正确放置膈肌电极导管并监测 EAdi 是实现 NAVA 的前提。带膈肌电极的导管与普通胃管一起经鼻置入胃内，正常身高成人（>140 cm）选择 16F 125 cm 的导管。计算从患者鼻梁（N），经过耳垂（E）直到剑突（X）的距离（NEX），以此来估计导管放置的深度（Y）。16F 导管经口置入的深度(cm)＝NEX$(cm)\times 0.8+18$，经鼻置入的深度(cm)＝NEX$(cm)\times 0.9+18$。临床上还需根据膈肌电信号来调整导管置入深度。在 EAdi 导管放置过程中，监测 EAdi 导管放置界面上显示的四道心电图信号，判断导管位置是否准确。正常情况下，四道心电图波形从上到下的波形中，P 波振幅依次减小，第一道波形中的 P 波最为明显，到第四道波形时 P 波消失，蓝色标记的信号出现在第二、第三道波形中，提示导管放置位置正确。当蓝色标记的信号出现在第一道心电图波形中时，说明导管放置过深，当蓝色标记的信号出现在第三、第四道信号时，说明导管放置过浅。

2. NAVA 通气参数设置·NAVA 模式需要设置的参数包括 NAVA level、EAdi 触发水平、流速/压力触发水平、PEEP 和吸入氧比例。NAVA 模式时 EAdi 触发和流速/压力触发遵循优先的原则，如果 EAdi 的变化先达到触发灵敏度则触发呼吸机送气，如果流速/压力触发先于 EAdi 达到触发灵敏度，同样可以触发呼吸机送气，不论哪种触发方式触发呼吸机，均实时按照 EAdi 强度与

NAVA level 的乘积输送气道压力。NAVA 预设水平等参数设置完毕后,不要立即将通气模式转为 NAVA 模式,还需设置后备通气模式,以预防 NAVA 可能出现的窒息,如膈肌电活动微弱或电极位置不当导致 EAdi 触发水平不能有效触发呼吸机送气。

可通过滴定法及 NAVA 预览的方法进行 NAVA level 的初始设置,并在机械通气过程中根据通气的目标及患者的临床情况调整。

滴定法是逐步小幅提高 NAVA level(如从 NAVA level 0 开始,每 20 s 提高 0.2 $cmH_2O/\mu V$),观察 Paw 变化情况,Paw 开始随着 NAVA level 的升高逐渐升高而 EAdi 逐渐降低;而当 NAVA level 升高至一定范围时,随着 NAVA level 的升高 Paw 的升高并不明显;如果继续进一步升高 NAVA level,Paw 再次呈现升高趋势。在 NAVA level 逐渐升高的过程中,Paw 的变化呈现出一段平台期(图 16-7-1),平台期初始时对应的 NAVA level 即可设为初始的 NAVA level。通过滴定法设置的初始 NAVA level 能保证患者安全有效通气,但设置方法繁琐、耗时长,常用于临床研究时的 NAVA level 设置。

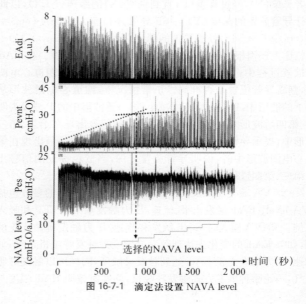

图 16-7-1 滴定法设置 NAVA level

NAVA 预览的方法是在 PSV 模式下开启呼吸机上的 NAVA 预览,此时在压力时间波形上会出现模拟 NAVA 的灰色压力时间波形,逐步调整 NAVA level 水平,使模拟的 NAVA 压力波形与实际的 PSV 通气波形相近,此时的 NAVA level 可提供与 PSV 通气相当的通气支持(图 16-7-2)。NAVA 预览是临床上简便易行的 NAVA level 初始设置方法。

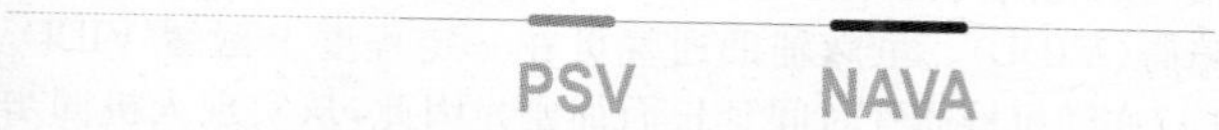

图 16-7-2 NAVA 预览法设置 NAVA Level

► **特点**

NAVA 颠覆了传统的触发和通气方式,采用 EAdi 触发并利用患者自身的生理反馈系统来调节通气,基本实现了神经冲动和机械通气的直接偶联。与传统机械通气不同,NAVA 通气具有以下特点。

(1) 避免通气支持过度或不足。

(2) NAVA 能有效地实现人机同步。

(3) NAVA 不影响患者的呼吸形式。

(4) NAVA 与 PSV 通气的转换:NAVA 通气在下述情况下会自动转换为 PSV 通气,呼吸机上显示为 NAVA(ps)。①通过 EAdi 计算的呼吸频率与流速/压力计算的呼吸频率相差 25% 以上且持续至少超过 5 s;②根据 EAdi 计算的吸气时间占呼吸时间超过 50%;③EAdi 导管断开;④不能有效滤过心电图波形,影响 EAdi 的监测。

当上述情况好转,呼吸机自动从 NAVA(ps)模式转换为 NAVA 模式。达到如下条件时,NAVA(ps)模式自动转换为 NAVA 模式:①通过 EAdi 计算的呼吸频率与流速/压力呼吸频率相差 20% 以下;②70% 的呼吸与 EAdi 信号同步。如果在设定的窒息通气时间内既无 EAdi 触发又无流速/压力触发,呼吸机将转换至窒息通气模式,以确保患者通气安全。

(5) EAdi 信号可能受到镇静的影响:对呼吸中枢有抑制作用的镇静药物可能会影响 EAdi 信号的强度。

► **适应证**

NAVA 不仅仅是一种通气模式,更是床旁监测膈肌电活动的有效手段。临床上可以通过 NAVA 实现床旁 EAdi 的监测,对呼吸中枢、膈肌功能及人机不同步等进行有效的评估。无论采用何种模式通气,床边 EAdi 监测均可能使患者获益。

NAVA 可用于任何有自主呼吸的机械通气患者。控制通气在很短的时间内就可能导致膈肌萎缩,出现呼吸机相关的膈肌功能障碍(VIDD)。虽然辅助通气可在一定程度上延缓 VIDD,但 VIDD 亦随机械通气时间延长而加剧。因此,从实现人机同步及尽量缩短机械通气时间的角度出发,推荐在下列患者中优先考虑应用 NAVA:①存在人机不同步的患者;②可能需要较长时间机械通气的患者;③自主呼吸实验失败的患者。

(刘 玲)

八、呼吸力学监测

► **呼吸力学病理生理**

1. 定义·呼吸力学是以物理力学的观点和方法对呼吸运动进行研究的一门学科。

2. 呼吸系统力学特征

(1) 呼吸压力:呼吸肌收缩和舒张产生呼吸运动,导致肺通气,从物理学角度,乃是一系列压力变化的结果。①胸内压:指胸膜腔内的压力。平静呼吸时胸内压始终低于大气压,有利于周围静脉血向心脏回流。临床上常以食管内压力估计胸内压。②肺泡压:指肺泡内的压力。吸气时胸内负压增加,超过肺组织的弹力,使肺泡压成为负压,空气进入肺泡;呼气时胸内负压逐渐减少,当低于肺组织弹力时,肺泡压转为正压,高于大气压,肺内气体排出体外。③气道内压:指气道内的压力。吸气时,肺泡压为负压,气道内压由呼吸道开口向肺泡递减,呼气时则相反。在平静呼气末,气道内压与大气压相等。④跨肺压:肺泡压与胸内压之差,是使肺扩张和收缩的力量。⑤跨胸壁压:胸内压与大气压之差,是扩张和压缩胸壁的力量。⑥跨胸廓压:肺泡压与大气压之差,是扩张和压缩胸壁与肺的总压力。

(2) 呼吸阻力:呼吸运动要克服的阻力。按物理特性阻力可分为黏性阻力、弹性阻力和惯性阻力。按阻力存在部位可分为气道阻力、肺组织阻力和胸廓阻力。①黏性阻力:来自气道和肺组织,绝大部分来自气道,即通常所说的气道阻力。②弹性阻力:主要分布于肺组织和可扩张的细支气管,它是顺应性的倒数。肺弹性阻力越大,顺应性就越小。③惯性阻力:主要分布于大气道和胸廓。

临床上阻力的测定主要是为了反映气道阻力。气道阻力的定义为单位流量所需要的压力差,即:气道阻力=(气道通口压-肺泡压)/流量。正常值为每秒 $1 \sim 3 \ cmH_2O/L$($1 \ cmH_2O = 0.099 \ 8 \ kPa$),呼气时阻力为每秒 $2 \sim 5 \ cmH_2O/L$。

(3) 顺应性:由胸廓和肺组织弹性形成,是表示胸廓和肺扩张程度的一个指标。顺应性指单位压力改变时所引起的容积改变,即:顺应性=容积的改变(ΔV)/压力的改变(ΔP),单位是 L/kPa 或 L/cmH_2O。呼吸系统的顺应性包括肺顺应性、胸壁顺应性和总顺应性。肺顺应性和胸壁顺应性可用以下的公式表示。

肺顺应性(C_L) = 肺容积的改变(ΔV)/跨肺压;

胸壁顺应性(C_{CW}) = 肺容积的改变(ΔV)/跨胸壁压;

总顺应性(Crs) = 肺容积的改变(ΔV)/跨胸廓压;

三者关系如下:1/总顺应性 = 1/肺顺应性+1/胸壁顺应性。

顺应性又分为静态和动态顺应性。静态顺应性指呼吸周期中吸气末气流被暂时阻断所测得的顺应性,与呼吸系统的弹性有关,正常值为 $0.17 \sim 0.25 \ L/cmH_2O$。动态顺应性指呼吸周期中吸气末气流未阻断所测得的顺应性,与呼吸系统的弹性、气道阻力及呼吸频率有关,其正常值略低于静态顺应性。

(4) 时间常数:时间常数是气体在肺泡内充盈与排空的时间,为呼吸阻力与顺应性的乘积,正常值为 $0.4 \ s$。在一个时间常数内,肺泡可充气至最大容积的 63%,2 倍时间常数可充盈 95%,3 倍可充盈约 100%。它反映了肺泡充满气体和排空所需要的时间,是重要的肺力学参数。

▶ **常用呼吸力学监测**

目前一些监测功能较强的呼吸机,能及时反映许多重要的呼吸力学参数变化,不仅可以帮助临床医师随时了解患者呼吸功能的变化,而且可以指导机械通气,避免通气引起的肺损伤。

1. 气道压力监测

(1) 气道峰压:呼吸机送气过程中的最高压力,用于克服肺和胸廓的弹性阻力和黏性阻力,与吸气流速、潮气量、气道阻力、胸肺顺应性和呼气末压力有关。机械通气时应保持气道峰压 < 40 cmH₂O,过高会增加气压伤的风险。

(2) 平台压:吸气末屏气(吸气阀和呼气阀均关闭,气流为零)时的气道压力,用于克服肺和胸廓的弹性阻力。与潮气量、胸肺顺应性和呼气末压力有关。若吸入气体在体内有足够的平衡时间,可代表肺泡压。机械通气时,若平台压 > 30 cmH₂O,气压伤的可能性增加。同时,过高的平台压会使循环受到影响。

(3) 平均气道压:为单个呼吸周期中气道压的平均值。与影响气道峰压的因素及吸气时间长短有关,能预测平均肺泡压力的变化。

(4) 呼气末压力:呼气即将结束时的压力,等于大气压或呼气末正压(PEEP)。

(5) 内源性呼气末正压(PEEPi):指呼气末气体陷闭在肺泡内而产生的正压。主要与呼气阻力增加、呼吸系统顺应性增高、呼气时间不足、呼气气流受限和通气参数设置不当等因素有关。内源性呼气末正压可使呼气末肺容积增加引起气压伤、增加呼吸功,使患者发生人机对抗,影响血流动力学并可能导致顺应性计算的误差。

控制通气时的流速-时间波形也有助于监测 PEEPi。正常情况下,呼气末流速接近零,当呼气时有持续的气流存在,呼气末气流不能降至零时,提示存在 PEEPi(图 16-8-1)。

2. 肺容量监测 · 对动态观察病情,指导机械通气治疗有重要意义。主要包括潮气量、肺活量、分钟通气量和功能残气量的监测。

(1) 潮气量:指平静呼吸时,每次吸入或呼出的气量,正常人为 10 ml/kg,气管插管和气管切开后可减少约 150 ml。急性呼吸窘综合征(ARDS)、肺水肿、肥胖和腹水患者因呼吸浅快,潮气量

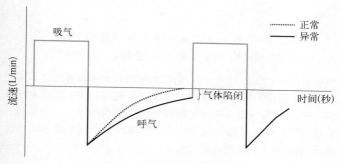

图 16-8-1　内源性呼气末正压

减少;药物引起呼吸中枢抑制、肺实质病变、重症肌无力和阻塞性肺疾病导致通气不足时,潮气量显著减少;代谢性酸中毒、高通气综合征时,潮气量增加。

(2) 肺活量:指最大吸气后能呼出的最大气量,正常人为 $65 \sim 75$ ml/kg。当低于 $10 \sim 15$ ml/kg 时,患者大多不能维持自主呼吸,需进行机械通气。

(3) 分钟通气量:潮气量与呼吸频率的乘积,正常人为 $6 \sim 10$ L/min。分钟通气量>10 L/min 提示通气过度;<4 L/min 提示通气不足,可造成低氧血症和二氧化碳潴留。

(4) 功能残气量:平静呼吸后肺内存留的气量,正常人约 40 ml/kg。急性呼吸衰竭时,功能残气量减少。机械通气时可使用 PEEP 或 CPAP 增加功能残气量。

3. 气道阻力监测·机械通气时的气道阻力为患者的气道阻力和气管导管、呼吸机管道的阻力之和。监测气道阻力可以直接了解患者气道阻塞的情况。临床上可以通过呼吸波形监测气道阻力的变化。如容量控制通气吸气时,气道峰压与平台压之间的压力差用于克服肺弹性阻力,利用压力-时间波形可以测定气道阻力,即:气道阻力 = (气道峰压 - 平台压)/ 流速。测定气道阻力时需采用恒定流速。

4. 顺应性监测·机械通气时,监测顺应性对于急性呼吸衰竭的病因和指导机械通气有重要意义。如容量控制通气时利用呼吸机的吸气屏气功能,在屏气时气道内没有气体流动,不产生阻力,平台压完全用于克服肺的弹性阻力,可用以下公式计算顺应性。

$$总静态顺应性 = 潮气量 /（平台压 - 总 PEEP）；$$
$$总动态顺应性 = 潮气量 /（气道峰压 - 总 PEEP）；$$

当患者存在 PEEPi 的情况下，患者实际的总 PEEP 值可能不同于呼吸机上设定的外源性 PEEP。总 PEEP 的测定需在无自主呼吸情况下，呼气屏气 3 s，测定实际呼气末气道内的压力。另外，P - V 曲线的斜率也可监测顺应性，P - V 曲线斜率减小提示顺应性降低，斜率增大提示顺应性增加。

（刘　玲）

九、动脉穿刺置管

▶ 概述

对于循环不稳定，需要反复测量血压的患者以及反复留取动脉血标本的患者，可以放置动脉导管。

▶ 适应证和禁忌证

1. 适应证・①各种原因导致的休克；②应用血管活性药物；③血压不易控制的高血压；④低温麻醉和控制性降压；⑤嗜铬细胞瘤手术；⑥心脏大血管手术；⑦无法用无创方法测量血压；⑧反复抽取动脉血标本。

2. 禁忌证・①穿刺动脉为某肢体或部位唯一血供来源时不得穿刺置管；②桡动脉穿刺时 Allen 试验阳性；③穿刺局部感染；④严重凝血功能障碍。

▶ 穿刺过程

动脉穿刺置管过程如下（图 16-9-1）。

（1）穿刺部位：最常用的穿刺部位为桡动脉，亦可选择股动脉、肱动脉及颞动脉、足背动脉。

（2）固定穿刺部位，消毒、铺巾、戴手套。

（3）2% 利多卡因局部浸润麻醉。

（4）以带套管的动脉穿刺针在动脉搏动最强点穿刺，穿刺针

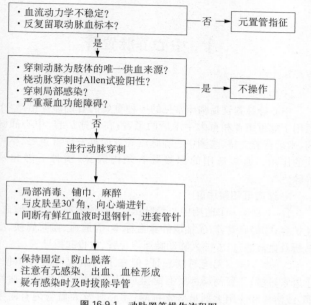

图 16-9-1　动脉置管操作流程图

与皮肤呈 30°角。

（5）缓慢进针，见到鲜红血液证明导管已进入血管内。

（6）退出金属穿刺针，同时将套管针往前推进。

（7）局部固定。

▶ **注意事项**

（1）桡动脉穿刺必须行 Allen 试验。

（2）操作时注意局部无菌操作，防止感染。

（3）留置过程中防止导管脱落。

（4）留置过程中注意有无局部血肿、出血，局部或全身感染，血栓形成等并发症。

（5）怀疑引起局部或全身感染时，及时拔除导管。

（谢剑锋）

十、中心静脉置管

▶ **概述**

中心静脉置管是临床常见的一种重要的有创诊疗措施,主要适用于危重患者和重大手术后的患者,在快速扩容、中心静脉给药、术后营养支持、监测中心静脉压等方面都发挥着重要、不可替代的作用。通常选用的深静脉有颈内静脉、锁骨下静脉及股静脉。

▶ **适应证和禁忌证**

1. 适应证 · ①监测中心静脉压;②静脉输液、给药、输血、快速扩容;③静脉营养;④抽取静脉血标本;⑤放血、血浆置换、血液透析及血液滤过;⑥插入肺动脉漂浮导管、放置起搏导管。

2. 禁忌证 · 无绝对禁忌证,但在下列情况时应谨慎使用:①肝素过敏;②穿刺局部疑有感染或已有感染;③严重出血性疾病,或溶栓和应用大剂量肝素抗凝;④心脏及大血管内有附壁血栓;⑤上腔静脉综合征。

▶ **操作准备**

1. 患者的准备 · 置管前应明确适应证,检查患者的出凝血功能。对于清醒的患者,应取得其配合,并予适当镇静。准备好除颤仪及相关的急救药品。

2. 置管器具 · 置管所需器具包括穿刺针、导丝、扩张器、导管、局麻药物、一次性注射器、无菌手套及消毒用品。可根据患者病情选用单腔、双腔或三腔导管。

中心静脉导管一般采用医用级聚氨酯制造,具有极好的生物相容性。导管在 X 光下清晰可见,并配以特制的柔性软头,可最大限度避免血管损伤。

3. 置管途径的选择 · 可用于中心静脉测压的常用的置管途径有经颈内静脉和经锁骨下静脉两种途径,各有其优缺点(表 16-10-1)。应根据术者的经验和习惯、患者的解剖特点及特殊临床情况综合考虑选择穿刺部位。

表 16-10-1　常用深静脉置管途径的优缺点比较

置管途径	优点	缺点
经颈内静脉置管	出血时易于压迫 穿破胸膜机会较锁骨下静脉少 直接进入上腔静脉,放置肺动脉漂浮导管时更易到位	容易误穿颈内动脉(前路＞中路＞后路) 可能引起气胸(中路＞前路＞后路) 可能误伤迷走神经、臂丛神经、胸导管(左侧穿刺时) 气管切开时容易引起感染 可能引起空气栓塞 肥胖和水肿患者解剖标志不清楚
经锁骨下静脉置管	解剖标志清楚,肥胖和水肿对解剖无影响 不会引起颈部结构的损伤 便于固定和覆盖敷料 对患者颈部和上肢的限制少,患者感觉较舒适	出血和误穿动脉时不能直接压迫止血 易造成气胸和血胸 可能引起空气栓塞 导管可能异位至颈内静脉

(1) 经颈内静脉置管：患者去枕仰卧,最好头低 15°~30°,头转向对侧。根据穿刺点与胸锁乳突肌的关系,将颈内静脉穿刺路径分为前位径路、中央径路和后侧径路。①前位径路穿刺点位于胸锁乳突肌前缘中点,颈动脉搏动的外侧 0.5~1 cm 处,穿刺方向为同侧乳头和肩部,穿刺深度一般为 3~4 cm。②中央径路定位于胸锁乳突肌胸骨头、锁骨头及锁骨形成的三角顶点,穿刺方向为同侧乳头,如能摸清颈动脉搏动,则按颈动脉平行方向穿刺。③后侧径路定位于胸锁乳突肌锁骨头后缘锁骨上 5 cm 或颈外浅静脉与胸锁乳突肌交点的上方,穿刺方向为胸骨上切迹,紧贴胸锁乳突肌腹面,深度不超过 5~7 cm。三种路径的穿刺方法见表 16-10-2。

表 16-10-2　颈内静脉的三种穿刺路径

径路	穿刺点	方向	深度 (cm)
前位径路	胸锁乳突肌前缘中点颈动脉搏动外侧 0.5~1 cm	同侧乳头	4
中央径路	胸锁乳突肌胸骨头、锁骨头及锁骨形成三角之顶点	同侧乳头	3.5~4.5
后侧径路	胸锁乳突肌锁骨头后缘锁骨上 5 cm 或颈外静脉与胸锁乳突肌交点上方	胸骨上切迹	5~7

（2）经锁骨下静脉置管：体位同颈内静脉穿刺。可选择锁骨上和锁骨下两种路径。①锁骨上径路穿刺点于胸锁乳突肌锁骨头后缘与锁骨夹角平分线,针头朝向对侧乳头。②锁骨下径路穿刺点于锁骨中点或稍偏内、锁骨下 1 cm 处,针头朝向胸骨上切迹。

▶ **操作步骤**

1. 准备·常规消毒和铺无菌巾,局部浸润麻醉。

2. 试穿·用局麻针试穿刺,确定穿刺方向及深度。

3. 置管·用 Seldinger 法穿刺置管。

（1）静脉穿刺：将18G 或 20G 穿刺针接注射器,在选定的穿刺点,沿试穿方向穿刺,进针过程中注射器略带负压,通畅地抽得暗红色静脉血后,将穿刺针固定,防止针尖移动。

（2）置入导丝：将导丝从注射器尾部送入血管内,深度为25～30 cm,退出穿刺针及注射器。

（3）旋入扩张子：置入扩张子时应撑紧穿刺部位皮肤,沿导丝将扩张子单方向旋转进入皮肤及皮下组织,避免使扩张子进入静脉。用尖刀切皮时刀应背向导丝,避免将其切断。退出穿刺针及扩张子时应确保导丝固定不动,检查导丝深度,确定其在血管内。当导丝前端已通过针尖时,勿单独将导丝抽回,以免将其割断或损坏。

（4）置入导管：将导管沿导丝置入深静脉,置入导管时导丝必须伸出导管末端,并同时将其拉出。

（5）冲洗导管：从导管内抽回血,证实导管在静脉内,立即用含肝素的生理盐水（一般采用含肝素 3～6 U/ml 的生理盐水）冲洗各管腔,防止血栓形成,调节导管深度。

4. 固定·将导管固定,覆盖敷料。

▶ **注意事项**

穿刺时应注意判断穿刺针进入的是动脉还是静脉,可用以下方法判断：①静脉血颜色暗红,动脉血鲜红,但颜色并不是穿刺到静脉的可靠指征；②将钝头传感探头通过穿刺针阀门或将针筒脱开针头,有搏动血流常是穿入动脉的指征；③接换能器观察压力和波形来判断是静脉还是动脉。

▶ **并发症**

1. 置管并发症

（1）心律失常：在颈内静脉和锁骨下静脉置管过程中易发生

心律失常。室性期前收缩和一过性室性心动过速最为常见,主要由导丝或导管顶端置入心脏而刺激心室壁所致。

(2) 出血、血肿。

(3) 损伤神经及淋巴管:穿刺时可能损伤重要神经及淋巴管,如臂丛神经、膈神经、胸导管等。

(4) 气胸、血气胸:保证氧合,紧急床边胸片检查,必要时放置胸腔闭式引流管。

(5) 其他:空气栓塞、肺动脉破裂、导管打结、瓣膜损伤、心脏穿孔、心脏压塞等。

2. 留管并发症

(1) 感染:导管相关性血流感染(catheter-related bloodstream infection, CRBSI)占医院获得性菌血症的20%~30%。导管留置期间,穿刺局部出现红、肿、痛或皮温升高,或出现发热、寒战、体温39.5~41℃,且原发病无法解释时,应考虑导管相关性感染。及时拔出导管并取穿刺局部分泌物、导管血和外周静脉血以及导管远端送培养,并做抗菌药物敏感试验。必要时给予抗感染治疗。导管相关性血流感染更重要的是预防。

预防感染的措施包括:①严格遵循无菌原则;②插管局部每天常规消毒,更换敷料,此外敷料被浸湿或污染时应及时更换;③尽量减少测定中心静脉压及从深静脉抽取静脉血的次数;④尽量缩短导管留置时间;⑤需要常规监测穿刺点周围皮肤感染情况,及时消毒、定期更换敷料。

(2) 血栓形成及栓塞:预防措施包括,①使用2%肝素水持续冲洗导管或选用肝素包被的导管;②置入导管后,常规行X线胸片检查,确定导管位置。

(3) 管腔堵塞:对于使用中心静脉导管输液,尤其是进行肠外营养、输血制品或蛋白时,应严格遵守封管制度。

(4) 血小板减少:必要时拔除导管,输注血小板。

(5) 导管打结:较少发生,常见原因是导管置入过深。

(6) 空气栓塞:在静脉导管破损、连接不良时,空气有可能通过导管进入循环系统,形成静脉空气栓塞。

(徐晓婷)

十一、有创血流动力学监测

▶ 概述

血流动力学监测是危重病患者循环功能监测的重要组成部分,研究的是血液在心血管系统中流动的一系列物理学问题,即流量、阻力、压力之间关系。

血流动力学监测是危重患者监测的重要内容之一,可分为无创性监测和有创伤性监测两大类。无创血流动力学监测(noninvasive hemodynamic monitoring)是应用对机体组织没有机械损伤的方法,经皮肤或黏膜等途径间接取得有关心血管功能的各项参数,其特点是安全,很少发生并发症,但可靠性相对差。有创血流动力学监测(invasive hemodynamic monitoring)通常是指经体表插入各种导管或监测探头到心腔或血管腔内,利用各种监测仪或监测装置直接测定各项生理学参数。以下重点讨论有创血流动力学监测。

常规血流动力学监测包括:①体循环的监测参数,如心率、血压、中心静脉压(CVP)、心排血量(CO)和体循环阻力(SVR)等;②肺循环监测参数,如肺动脉压(PAP)、肺动脉楔压(PAWP)和肺循环阻力(PVR)等;③氧动力学与代谢监测参数,如氧输送(DO_2)、氧消耗(VO_2)等;④氧代谢监测参数,如血乳酸、动脉血氧饱和度、混合静脉血氧饱和度(SvO_2)或中心静脉血氧饱和度($ScvO_2$)的监测等。

随着脉搏指示持续心排血量监测(PiCCO)技术在临床上的广泛应用,已可应用PiCCO仪监测胸腔内血容量(ITBV)、血管外肺水含量(EVLW)及每搏输出量变异度(SVV)等容量指标来反映机体容量状态,以指导临床容量管理。大量研究证实,ITBV、SVV、EVLW可以较准确地反映心脏前负荷及肺水肿状态,明显优于PAWP和CVP等压力指标。

▶ 有创动脉血压监测

动脉血压监测可分为有创和无创监测两种。无创动脉血压监测是指通过传统的袖带听诊、振荡控制描记器来进行血压监测,简单易行,临床多采用此法,但对于危重患者不够准确。有创动脉血压监测是指通过动脉置管直接监测动脉血压。对急诊危重或休克患者,推荐采用动脉置管直接测压,可以准确及时地反映动脉血压。

1. 正常动脉压力波形·正常动脉压力波分为升支、降支和重搏波(图 16-11-1)。升支表示心室快速射血进入主动脉,至顶峰为收缩压,正常值为 100～140 mmHg;降支表示血液经大动脉流向外周,当心室内压力低于主动脉时,主动脉瓣关闭与大动脉弹性回缩同时形成重搏波。之后动脉内压力继续下降至最低点,为舒张压,正常值 60～90 mmHg。从主动脉到周围动脉,随着动脉管径和血管弹性的降低,动脉压力波形也随之变化,表现为升支逐渐陡峭,波幅逐渐增加,因此股动脉收缩压要比主动脉高,下肢动脉收缩压比上肢动脉高,舒张压所受的影响较小,不同部位的平均动脉压比较接近。测量位置距离主动脉越远,压力会逐渐增加 20 mmHg 以上。同时,测量位置距离主动脉越远,波形中重搏波切迹越不明显。

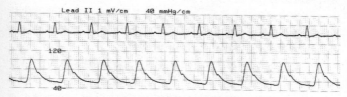

图 16-11-1　正常动脉压波形

2. 有创动脉血压监测的途径·周围动脉置管位置选择总的原则是:局部侧支循环丰富,即使发生局部动脉阻塞亦不会引起远端组织缺血性损伤。一般可选择桡动脉、肱动脉、股动脉和足背动脉等。由于桡动脉与尺动脉之间有动脉环,故临床上多选择桡动脉。

常采用左侧进行置管(如左手功能占优势者采用右手)。腕部桡侧腕屈肌腱的外侧可清楚摸到桡动脉搏动。由于其位置表浅且相对固定,穿刺置管较易成功。它与尺动脉在掌部组成掌深动脉弓、掌浅动脉弓(侧支循环丰富),即使桡动脉发生阻塞或栓塞也不会影响手部的血供。

桡动脉穿刺前必须测试尺动脉血流是否通畅,可用改良 Allen 试验测试,具体方法如下:①测试者以手指压迫患者桡动脉以阻断桡动脉血流,让患者将手举过头顶并连续做握拳动作数次,然后紧紧握拳;②测试者继续压迫桡动脉,让患者将手下垂,并自然伸开手掌;③观察手掌颜色由白转红的时间,若尺动脉畅通、掌弓循环良好,转红的时间多在 3 s 左右。在 6 s 内转红,提示 Allen 试验阴性;若在 7~15 s 转红,说明尺动脉血供延迟,称为 Allen 试验可疑;如果 15 s 以上仍不转红说明尺动脉血供有障碍,即 Allen 试验阳性,则不宜采用桡动脉置管。

▶ 中心静脉压监测

中心静脉压是通过中心静脉置管测得的胸腔内大血管或右心房内的压力,是反映有效循环血容量的指标。当患者无三尖瓣病变时,中心静脉压可以反映右心室舒张末压力,间接评价心脏前负荷和右心室功能。

1962 年 Wilson 首先开展床旁中心静脉压(CVP)监测,是床旁有创血流动力学监测的开端。

1. 中心静脉穿刺置管途径 · 目前多采用经皮穿刺的方法放置导管至中心静脉。常用的穿刺部位有颈内静脉、锁骨下静脉或股静脉,在某些特殊情况下也可用贵要静脉。

2. 容量判断及中心静脉压的原则 · 中心静脉压(CVP)是反映患者血容量状况的指标之一。正常值为 5~10 cmH_2O。CVP <5 cmH_2O 提示血容量不足;CVP>15 cmH_2O 提示输液过多或心功能不全。

连续、动态监测 CVP 变化具有重要临床意义。通过容量负荷试验,观察 CVP 的改变,可判断患者的容量情况,对治疗具有重要价值。容量负荷试验的具体步骤包括:①测定并记录 CVP 基础水平;②根据患者情况,10 min 内快速静脉滴注生理盐水 50~200 ml;③观察患者症状、体征的改变;④观察 CVP 改变的幅度(2~5 cmH_2O 原则;表 16-11-1)。

表 16-11-1　中心静脉压(CVP)容量负荷试验

CVP 改变幅度	意义
<2 cmH$_2$O	可重复补液实验或有指征大量补液
>5 cmH$_2$O	不能继续补液
2~5 cmH$_2$O	等待 10 min,再次测定 CVP,再与基础值比较 增加幅度<2 cmH$_2$O,可重复液体负荷实验 增加幅度 2~5 cmH$_2$O,可输液,但应减慢输液速度

▶ Swan-Ganz 肺动脉漂浮导管的临床应用

应用 Swan-Ganz 肺动脉漂浮导管进行血流动力学监测是临床上常用的有创血流动力学监测手段之一。

1. **适应证**·肺动脉漂浮导管适用于对血流动力学指标、肺和机体组织氧合功能的监测。所以,任何原因引起的血流动力学不稳定及氧合功能改变,或存在可能引起这些改变的危险因素,均为血流动力学监测的适应证。概括起来主要有两个方面(表 16-11-2):①明确诊断;②指导治疗、判断疗效。

表 16-11-2　肺动脉漂浮导管监测的临床应用

诊断应用	指导治疗
肺水肿的鉴别诊断	指导液体量的管理
休克的鉴别诊断	调节肺水肿时的液体平衡
肺动脉高压	降低充血性心力衰竭患者的前负荷
心脏压塞	维持少尿型肾衰竭患者液体平衡
急性二尖瓣关闭不全	指导休克治疗
右心室梗死	指导血容量的调整和液体复苏 调节正性肌力药和血管扩张剂的剂量 增加组织的氧输送 机械通气时调节容量和正性肌力药

2. **禁忌证**·血流动力学监测无绝对禁忌证,对于下列情况应谨慎使用:①肝素过敏;②穿刺局部疑有感染或已有感染;③严重出血性疾病,或溶栓和应用大剂量肝素抗凝;④完全性左束支传导阻滞,因置入肺动脉漂浮导管的过程中可能伤及右束支,引起完全性房室传导阻滞,心跳骤停;⑤心脏及大血管内有附壁血栓。

3. **Swan-Ganz 导管放置**·接受血流动力学监测的患者大多

数病情危重,不宜搬动。放置 Swan-Ganz 肺动脉漂浮导管必须在床边进行,因此,根据压力波形指导 Swan-Ganz 导管的放置是最常用的方法。

右侧颈内静脉常作为肺动脉漂浮导管首选置管途径。应用 Seldinger 法穿刺置管,将导管的自然曲度朝向右心室流出道,便于导管顺利进入右心室和肺动脉。

(1) 导管入右心房:导管顶端进入右房后,显示典型的心房压力波形,表现为 a、c、v 波,压力波动的幅度很小(图 16-11-2)。此时气囊应充气 1~1.5 ml,锁住三通,继续向前送入导管。

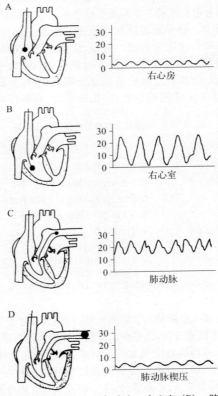

图 16-11-2　导管在右心房 (A)、右心室 (B)、肺动脉 (C) 及肺动脉楔压 (D) 波形

（2）**导管入右心室**：一旦导管顶端通过三尖瓣，压力波形突然改变，收缩压明显升高至 25 mmHg 左右，舒张压不变或略有下降，脉压明显增大，压力曲线的上升支带有顿挫。这种波形提示导管尖端进入右心室（图 16-11-2）。

导管在右心室内，尤其是进入右心室流出道时，可刺激心室壁，引起室性期前收缩，甚至心室颤动。确保气囊充盈、减少右心室停留时间，可减少心律失常的发生。操作过程中将患者头抬高5°，右侧倾斜卧位，可减少导管对心脏的刺激。

（3）**导管入肺动脉**：导管尖端进入右心室后，应迅速而轻柔地送入导管，当收缩压基本保持不变，舒张压明显升高，平均压升高，压力曲线的下降支出现重搏波切迹时，表明导管已进入肺动脉。

（4）**肺动脉嵌顿**：继续送入导管，导管气囊嵌顿时，收缩压、舒张压下降，脉压差明显减小，平均压力低于肺动脉平均压。如无波形干扰，可分辨出 a、c、v 波。这时，应停止移动导管，立即排空气囊，可见压力波形马上转为肺动脉压力波形。再次充盈和排空气囊，压力波形重复出现肺动脉楔压波形和肺动脉压力波形，说明导管位置良好（图 16-11-2）。

导管顶端从右心室到嵌顿位置的深度一般为 10～15 cm。右颈内静脉到嵌顿部位的距离为 40～50 cm。若导管入右心室再继续前行的距离超过 15 cm 仍不能嵌顿，应排空气囊，把导管退回至右心房后再重新插入，因为导管在心腔内过长易打结。

若气囊充气量＜1.0 ml 时即出现嵌顿波，说明导管置入过深，应退出。每次充盈时都应注意嵌顿所需最小气囊容量。导管向远端移位、气囊过分充盈、气囊偏心及导管嵌顿时冲洗导管易引起肺动脉破裂。

通过 Swan-Ganz 导管进行血流动力学监测，部分指标可通过直接测量得到，部分则根据公式计算而来（表 16-11-3）。

表 16-11-3　**血流动力学监测指标及正常值参考范围**

指标	编写	计算方法	参考正常值
右房压	RAP	直接测量	6～12 mmHg
平均肺动脉压	MPAP	直接测量	11～16 mmHg

(续表)

指标	缩写	计算方法	参考正常值
肺动脉楔压	PAWP	直接测量	$5\sim15$ mmHg
心排血量	CO	直接测量	$4\sim6$ L/min
心脏指数	CI	CO/BSA	$2.5\sim4.2$ L/(min·m^2)
每搏输出量	SV	$1\,000\times$CO/HR	$60\sim90$ ml
每搏指数	SVI	SV/BSA	$30\sim50$ ml/m^2
体循环阻力	SVR	$80\times$(MAP−CVP)/CO	$900\sim1\,500$ dyn·s·cm^{-5}
体循环阻力指数	SVRI	$80\times$(MAP−CVP)/CI	$1\,760\sim2\,600$ dyn·s·m^2·cm^{-5}
肺循环阻力	PVR	$80\times$(PAP−PAWP)/CO	$20\sim130$ dyn·s·cm^5
肺循环阻力指数	PVRI	$80\times$(PAP−PAWP)/CI	$45\sim225$ dyn·s·m^2·cm^{-5}
左心室每搏功指数	LVSWI	SVI×(MAP−PAWP)×0.013 6	$45\sim60$ g·m·m^2
右心室每搏功指数	RVSWI	SVI×(PAP−CVP)×0.013 6	$5\sim10$ g·m·m^2

4. Swan-Ganz 肺动脉漂浮导管准确压力监测的注意事项。压力监测系统包括：①导管和测压连接管；②压力传感器；③冲洗装置；④压力监测仪。

(1) 压力传感器的连接：压力传感器一端与压力监测仪连接，另一端直接或经测压连接管连于肺动脉漂浮导管的顶端开口，以保证在插管过程中持续监测导管顶端的压力，根据压力波形及数值的变化确定导管位置。另一个压力传感器连接于肺动脉漂浮导管的近端开口，监测右房压。

(2) 监护仪的设置：监护仪应置于操作者可见处。压力尺度根据患者的具体情况设定，一般患者设为 $0\sim50$ mmHg。

(3) 参照点的选择及调零：所有测量的压力都是相对于大气压的，换能器的气液面应以右心房水平作为参照点调零。临床通常将腋中线第 4 前肋间水平作为确定仰卧位患者参照点的标志。将压力传感器置于参照点水平,通向大气调零。在压力监测过程中,若改变压力传感器放置水平将使所测压力值高于或低于实际压力。

(4)测压系统的阻尼检测:导管插入前应先行快速冲洗试验,以证实整个测压系统阻尼正常。挤压换能器的冲洗器快速冲洗 1 s,然后松开。阻尼正常时,压力迅速上升呈一方波,然后陡直下降超过基线,称为过射(overshoot),然后又迅速回复至基线水平。阻尼过大时压力下降缓慢,逐渐回至基线水平,而无过射现象。阻尼不足时有过射波出现,但过射的压力波不能迅速回复至基线水平。阻尼过大多与测压系统内存在气泡有关,气泡的顺应性远大于液体的顺应性,可造成很强的压力返折。阻尼不足主要由连接处松开或连接管不正确引起。插管后阻尼过大的原因还包括管腔内有回血、导管顶端有血块、导管顶端贴壁及三通未完全打开。

(5)导管尖端位置的确认:20 世纪 60 年代 West 根据人体站立位时肺泡内压力和肺血管压力的关系,将肺组织分为 3 区(图 16-11-3)。正常人 I 区肺泡内压高于肺动脉、肺静脉压,肺毛细血管通常处于关闭状态,肺血管内几乎无血流。Ⅱ区肺泡内压力于

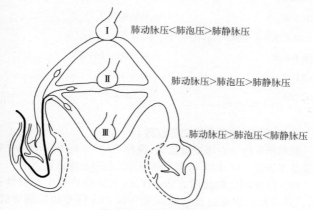

肺动脉压<肺泡压>肺静脉压

肺动脉压>肺泡压>肺静脉压

肺动脉压>肺泡压<肺静脉压

图 16-11-3　West 肺区模型

吸气相低于肺动脉压和肺静脉压,呼气相高于肺静脉压但低于肺动脉压,血流取决于肺动脉和肺泡间的平衡,一旦导管气囊充盈阻断血流,即可由Ⅱ区变为Ⅰ区。Ⅲ区肺泡内压始终低于肺血管内压力,肺毛细血管始终保持开放,形成肺动脉与左心房之间的自由通道。因Ⅰ区、Ⅱ区肺血管内持续或间断无血流,所测定的肺动脉楔压只能反映肺泡内压力,并不反映左房压。因此,只有Ⅲ区肺血管内有持续血流,测定的 PAWP 可反映左房压及左心室舒张末压。

确定导管顶端位于Ⅲ区,有以下几项指标:①具有典型肺动脉压和肺动脉楔压波形;②肺动脉舒张压大于肺动脉楔压;③PEEP 试验,突然撤离 PEEP,肺动脉楔压的改变小于 PEEP 改变的一半。

5. 放置 Swan-Ganz 肺动脉漂浮导管的可能并发症·血流动力学监测的并发症与插管过程及导管留置有关(表 16-11-4),但致命的严重并发症发生率并不高。遵循操作常规,严守无菌原则,可最大限度避免并发症的发生。

表 16-11-4　肺动脉漂浮导管相关并发症

插管并发症	留管并发症
气胸/血胸	导管或穿刺局部感染
血肿形成	肺栓塞/梗死
一过性心律失常/心脏传导阻滞	心律失常
肺动脉破裂	瓣膜损伤/心内膜炎
导管打结	肺动脉破裂
瓣膜损伤	血小板减少

▶ 脉搏指示持续心排血量监测

脉搏指示持续心排血量监测,简称 PiCCO,同 Swan-Ganz 肺动脉漂浮导管一样,PiCCO 应用热稀释法监测心排血量。

PiCCO 监测仪的使用方法:首先,它需要放置中心静脉置管,另外需要在患者的股动脉放置一根 PiCCO 专用监测导管。测量开始,从中心静脉注入一定量的冰生理盐水(2～15℃),经过上腔静脉→右心房→右心室→肺动脉→血管外肺水→肺静脉

→左心房→左心室→升主动脉→腹主动脉→股动脉→PiCCO 导管接收端。计算机可以将整个热稀释过程画出热稀释曲线,并自动对该曲线波形进行分析,得出基本参数;然后结合 PiCCO 导管测得的股动脉压力波形,得出一系列具有特殊意义的重要临床参数

1. **适应证**·适合需要血流动力学监测、任何原因引起的血管外肺水增加或存在可能引起血管外肺水增加危险因素的患者。

2. **禁忌证**·无绝对禁忌证,对于下列情况应谨慎使用:①肝素过敏;②穿刺局部疑有感染或已有感染;③严重出血性疾病;④溶栓和应用大剂量肝素抗凝。

3. **操作步骤**

(1) 操作物品准备:一次性缝合包、消毒碘伏、无菌手套、局麻药物(2%利多卡因 1 支)、5 ml 注射器、肝素生理盐水(生理盐水 250 ml 加 1/4 支肝素)、肝素乳酸钠冲洗液(乳酸钠林格液 500 ml 加 1/4 支肝素)、100 ml 冰生理盐水、中心静脉导管、PiCCO 导管包及配套的温度探头、PiCCO 导管配套的压力换能器等。

(2) 具体操作步骤:①在颈内静脉或锁骨下静脉以 Seldinger 法置入中心静脉导管。②将温度探头连接于中心静脉导管腔。③连接心排血量监测仪电源线并打开电源。④将"连接电缆"和"水温探头电缆"与心排血量监测仪连接,并将"水温探头固定仓"与温度探头连接。⑤用"动脉压电缆"连接压力换能器和心排血量监测仪,调零。⑥在大动脉内用 Seldinger 法置入 PiCCO 热稀释导管(如 4F,PV2014L16)。⑦将"动脉压电缆"连接到热稀释导管上,换能器参照点置于腋中线第 4 肋间心房水平。⑧输入患者的参数(如中心静脉压、身高、体重等)。⑨准备好合适的注射溶液,在测量界面基线稳定状态下尽可能快速而平稳地从中心静脉导管注射溶液弹丸(<7 s)。⑩重复进行 3 次热稀释测量以初次定标,平均后记录 CO、ITBV、EVLW 等参数。⑪切换到脉搏轮廓测量法的显示页,可连续监测 CO、SV、SVV%等参数。⑫停止监测时关闭电源,拔除相关导管,局部按压并注意出血情况。消毒连接线,收好备用。

不同体重和血管外肺水指数(EVLWI)时注射液容积选择见表 16-11-5。PiCCO 监测仪常用参数正常值见表 16-11-6。

表 16-11-5 不同体重和 EVLWI 时注射液体容积的选择

体重(kg)	EVLWI<10 ml/kg		EVLWI>10 ml/kg
	冰水 (ml)	室温水 (ml)	冰水 (ml)
<3	2	3	2
<10	2	3	3
<25	3	5	5
<50	5	10	10
<100	10	15	15
≥100	15	20	20

表 16-11-6 PiCCO 监测仪常用参数正常值范围

参数	正常范围	单位
热稀释法测量指标		
心脏指数(CI)	3.5~5.0	L/(min · m²)
胸腔内血容量指数(ITBI)	850~1 000	ml/m²
全心舒张容积指数(GEDI)	680~800	ml/m²
全心射血分数(GEF)	25~35	%
血管外肺水指数(EVLWI)	3.0~7.0	ml/kg
肺血管通透性指数(PVPI)	1.0~3.0	
脉搏轮廓法持续监测指标		
脉搏指示心脏指数(PCCI)	3.5~5.0	L/(min · m²)
每搏输出量指数(SVI)	40~60	ml/m²
每搏输出量变异度(SVV)	≤10	%
脉压变异率(PPV)	≤10	%
动脉收缩压(Apsys)	90~130	mmHg
动脉舒张压(Apdia)	60~90	mmHg
平均动脉压(MAP)	70~90	mmHg
最大压力增加速度(dPmax)	1 200~2 000	mmHg/s
外周血管阻力(SVRI)	1 200~2 000	dyn · s · cm^{-5} · m²

4. 临床意义 · ①判断休克类型和了解心脏泵功能。②直接反映肺水肿的严重程度,指导脱机。③肺水肿类型的鉴别,协助急性呼吸窘迫综合征(ARDS)的诊断。④更好地指导容量状态的评价和管理。⑤可反映危重病患者的预后。

(杨从山)

十二、主动脉内球囊反搏

▶ 概述

主动脉内球囊反搏(intra-aortic balloon counterpulsation therapy, IABP)是一种机械辅助循环的方法,在降主动脉内置入球囊,于左心室舒张期充气,收缩期放气,从而提高主动脉内舒张压,增加冠状动脉供血和改善心脏功能,通过对血流动力学的影响而对心功能不全起辅助性治疗作用。

▶ 基本原理

将一个带有球囊的导管通过股动脉穿刺置入患者主动脉内(图 16-12-1A),导管尖端位于左锁骨下动脉开口远端,球囊位于降主动脉的近心端。根据患者自主心率或动脉压力,触发 IABP 的驱动装置。心室收缩开始前球囊快速排空(图 16-12-1B),使主动脉内的压力骤然下降,左心室的射血阻力明显降低,导致心肌做功降低,耗氧量明显减少。球囊在心室舒张期充盈(图 16-12-1C),把主动脉内的部分血液推向主动脉根部,从而使冠状动脉的灌注压明显升高,脑的舒张期灌注压也明显升高。同时,球囊把一部分血液推向主动脉远端,增加了内脏器官的舒张期血流灌注,尤其是肾脏灌注。

▶ 适应证和禁忌证

1. 适应证 · ①继发于急性心肌梗死的心源性休克;②难治性急性心肌梗死后心绞痛,待血管造影或血管重建时;③急性二尖瓣反流或室间隔缺损,合并急性心肌梗死,等待手术者;④复发性、难治性室性心律失常合并血流动力学不稳定者;⑤心脏手术

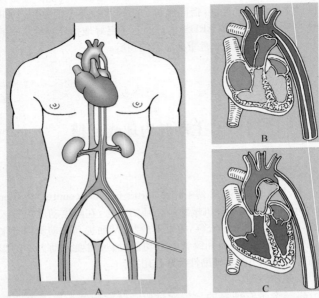

图 16-12-1 主动脉内球囊反搏导管置入人体的解剖位置工作基本原理

A. 主动脉内球囊反搏导管置入人体的解剖位置；B. 在心室收缩前球囊排空；
C. 在心室舒张期球囊充盈

后难以脱离体外循环者；⑥心导管操作期间或操作后的循环支持；⑦心脏手术前血流动力学不稳定者；⑧术后发生心源性休克或心功能衰竭者；⑨心脏移植术前后；⑩其他类型的休克合并心功能不全者；⑪严重心脏病行非心脏手术；⑫特殊情况下暂时辅助增加脑血流。

2. 禁忌证

（1）绝对禁忌证：①严重主动脉瓣关闭不全；②胸、腹主动脉瘤；③影响导管插入的外周动脉疾病，如严重钙化的主动脉-髂动脉疾病或周围血管病。

（2）相对禁忌证：①终末期心脏病；②不可逆转的脑损害；③主动脉、髂动脉严重病变或感染；④出血性疾病；⑤转移性恶性肿瘤。

▶ **操作前准备**

1. **患者准备**·充分镇痛、镇静,确保患者配合。完善术前检查,如血常规、凝血功能、肝肾功能以及心电图等。密切监测心电变化,警惕出现心律失常等情况。

2. **器械准备**

(1) 操作器械准备:选择合适的 IABP 导管。对于成人,充盈的球囊应占主动脉直径的 75%～90%。气囊容积应大于每搏输出量的 50%。一般需要根据身高选择导管,见表 16-12-1。还需要准备的物品包括穿刺针、导丝、扩张器、局麻药物、一次性注射器、无菌手套及消毒用品等。

表 16-12-1 IABP 球囊的型号

球囊的容积(ml)	球囊的尺寸(mm)		患者的身高(cm)
	长度	直径	
25	174	14.7	<152
34	219	14.7	152～162
40	263	15	162～183
50	269	16.3	≥183

(2) 急救物品:急救药品、除颤仪等。

▶ **操作步骤**

1. **导管置入**·有穿刺法和切开法两种。目前常采用穿刺法,又称 Seldinger 法。

(1) Seldinger 法置入导丝:①按常规消毒、铺巾,利多卡因局部麻醉。②通常选择腹股沟韧带下方 1～2 cm,股动脉搏动最强点进行穿刺,穿刺针与皮肤成小于 45°角进针(图 16-12-2),见鲜红色血液搏动性喷出。③经穿刺针芯将 J 头导引钢丝置入至胸主动脉(图 16-12-3)。固定导丝,退出穿刺针,用湿纱布擦掉导丝上的血液。④在穿刺点沿导丝将局部皮肤切开 2～5 mm(图 16-12-4),便于插入扩张子,注意不要切断导丝。⑤沿导丝插入扩张子扩张皮肤和动脉管壁(图 16-12-5)。保留导丝在原位,拿掉扩张子,在伤口上加压以减少出血。

(2) 插入导引鞘管：将导引扩张子通过止血阀插入导引鞘管内，将导引扩张子与止血阀的接口卡紧，防止漏血；沿导引钢丝边旋转边将导引扩张子和导引鞘管插入股动脉，直到鞘管在体外剩余 2.5 cm。

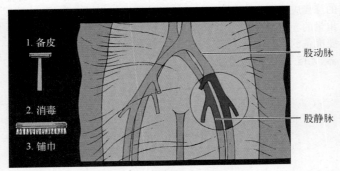

图 16-12-2　穿刺部位选择

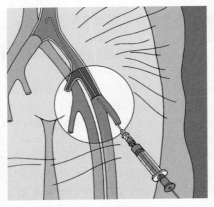

图 16-12-3　置入导丝

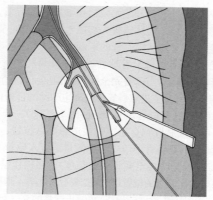

图 16-12-4　切开皮肤

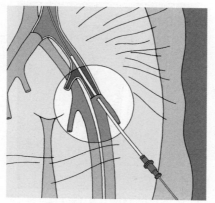

图 16-12-5　置入扩张子

（3）IABP 球囊导管准备：①从无菌包装内取出球囊托盘。②从球囊托盘取出 IABP 球囊导管体外部分的管道，但不要拉扯单向阀。③紧紧连接单向阀到 IABP 球囊导管体外部分的管道近端接口。④连接 60 ml 注射器在单向阀上。⑤应用注射器慢慢回抽 30 ml，去掉注射器，保留单向阀在导管上。⑥拿住导管的 Y 形接头，将导管从托盘取出。⑦取出球囊导管，注意不要弯曲导管。⑧不能切割导引管改变长度。

(4) 插入球囊导管：①在无菌盐水湿润球囊导管。②从球囊导管中取出保护钢线。③从球囊头端插入导丝到中心管，并沿导丝前送球囊导管直到导丝从中心管的末端出头。④注意，插入球囊过程中，由于受压，会有血液沿着球囊皱褶从球囊和鞘管的接口处流出，这不是异常的泄漏，当球囊完全插入，出血会自行消失。

(5) 判断导管位置：进球囊导管到降主动脉的合适位置，使球囊头端在左锁骨下动脉开口远端 2 cm 处(图 16-12-6)。若在床旁 X 线指导下操作，可直接放置到合适位置或造影确认位置。如果未在 X 线下插入球囊导管，则置管前应先初步测量需置入导管的深度(一般测量股动脉穿刺点至脐再至胸骨角的长度)。在操作结束后立即 X 线检查，确保球囊在恰当的位置(导管尖端不超过第 4 胸椎水平)。调整球囊导管位置时应注意无菌操作，并停止球囊的充气和放气。

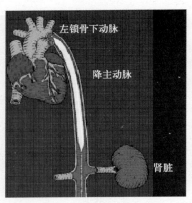

左锁骨下动脉

降主动脉

肾脏

图 16-12-6　IABP 球囊导管尖端位置

(6) 连接、冲洗管路：当调整好球囊位置后，拔出导丝，接上短管，冲洗中心管。经中心管回抽 3 ml 后连接标准的动脉压力监测装置。注意不能将空气打入中心管腔。同时通过松开连在导管外部管道口上的单向阀，连接氦气管。将保护套与鞘连接。缝合固定穿刺鞘，缝合固定氦气管 Y 型端。

2. 切开法・适用于穿刺困难者，如股动脉硬化、股动脉触摸困难者或体外循环术中。手术分离出股动脉，直视下插入导管，目前此法较少使用，仅穿刺法失败后才使用。

▶ **临床应用**

反搏泵操作和调节

（1）监测心电图：一般采用心电图触发，选择 R 波高尖、T 波低平的导联。

（2）监测主动脉压及压力波形（图 16-12-7）。

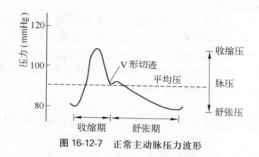

图 16-12-7　正常主动脉压力波形

（3）选择反搏触发方式：一般采用心电图 R 波触发，获得大而可靠的 R 波是关键；亦可选择压力触发，但不常用。

（4）正常反搏时相：球囊充气应在主动脉瓣关闭时，因动脉波形传播存在一定程度的延迟，故触发应在主动脉重搏波切迹前 40～50 ms。球囊充气时间正确的典型波形应该是主动脉收缩压的下降支与反搏波的上升支形成巨大的"V"波。

球囊排气应在主动脉瓣即将开放前，以减少左心后负荷（图 16-12-8）。心电图上，球囊充气常于 T 波降支，放气常于 R 波或 R 波稍前。

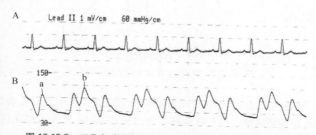

图 16-12-8　正常主动脉压和 IABP 反搏波形示意图（1：2 反搏）

A. 心电图监测波形；B. 主动脉反搏压力波形

注：a 示正常主动脉压力波；b 示 IABP 反搏波。

（5）选择反搏频率：根据患者心率和所需辅助强度进行选择。开始治疗时，若心率＜100 次/分，反搏频率选择 1∶1；心率＞100 次/分，反搏频率选择 1∶2 甚至 1∶3。停用过程中，逐渐降低反搏频率。

（6）调节反搏强度：最低不能低于最大反搏的 50%。

► **注意事项**

1. 确定导管位置 · 球囊头端位于左锁骨下动脉开口远端 2 cm 处。X 线下可见导管尖端不超过第 4 胸椎水平。

2. 调节充放气时相 · 球囊反搏必须获得满意的舒张期增压。舒张压波形较收缩压波形高，舒张末压较无反搏时下降 10～15 mmHg。应注意避免以下情况。

（1）充气过早：IABP 球囊充气早于主动脉关闭。表现为舒张期增压波紧跟收缩波出现或舒张期增压波介入收缩波，难以鉴别（图 16-12-9）。充气过早，正值心脏的射血期，射血阻力明显增加，导致心脏后负荷明显增加，心肌氧耗增加。同时导致主动脉瓣提前关闭，增加了左室舒张末压和肺动脉楔压，导致舒张期左心室室壁张力升高，冠状动脉灌注减少。

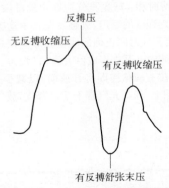

图 16-12-9　IABP 球囊充气过早波形示意图

（2）充气过迟：IABP 球囊充气于主动脉瓣关闭之后。表现为舒张期增压波出现在重搏波切迹之后，尖锐的 V 波不存在（图 16-12-10）。球囊充气过晚，主动脉内压力和血流量均下降，球囊充气所致血液回流明显降低，不能最大限度地提高冠状动脉灌

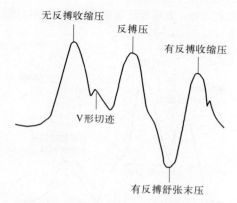

图 16-12-10 IABP 球囊充气过迟波形示意图

注压。

（3）排气过早：球囊排空应在主动脉瓣开放之前的瞬间迅速完成。若球囊排空过早，表现为舒张期增压直线下降，增压不理想（图 16-12-11），造成主动脉内血流回流时间过短，舒张期增压降低，冠状动脉灌注改善程度较小，后负荷减少不理想，相对增加心肌氧耗。

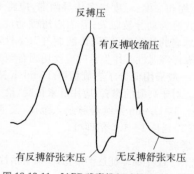

图 16-12-11 IABP 球囊排气过早波形示意图

（4）排气延迟：球囊排空过晚，心脏射血开始后球囊仍然阻塞在主动脉内，将延长等容收缩时间，导致左心室射血阻力明显增加,心肌氧耗增加。表现为舒张期增压时间过长,波形明显增宽(图 16-12-12)。

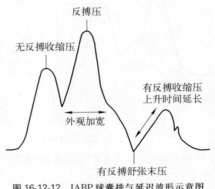

图 16-12-12 IABP 球囊排气延迟波形示意图

3. 判断反搏有效的标准·反搏有效时,收缩压>60 mmHg,脉压差>15 mmHg;可获得满意的舒张期增压波,辅助时舒张压升高,可大于 100 mmHg,高于收缩压,收缩压及舒张末压下降;心肌缺血改善,心排血量增加。

4. 心律失常时触发方式和反搏时相的调节·若频繁出现房性、室性期前收缩和二度、三度房室传导阻滞,应将 IABP 球囊的充放气触发方式改为动脉波触发;若为心房颤动,由于心室收缩无规律,IABP 球囊的放气应选择"R 波放气";室性心动过速、心室颤动和心搏骤停等恶性心律失常时应使用固有频率反搏。

5. 抗凝·一般采用低分子右旋糖酐 10 ml/h 持续静脉滴注防止血栓形成。对于高凝的患者,应用肝素抗凝,给予 25～50 mg 静脉注射,以 5～15 U/min 持续静脉泵入维持,使活化部分凝血活酶时间(APTT)延长 1～1.5 倍即可。

▶ **IABP 撤离**

1. 撤离指标·①生命体征逐渐平稳;②血管活性药用量减少,多巴胺<5 μg/(kg·min);③CI>2.5 L/(m² · min),心肌缺血改善;④平均动脉压>80 mmHg,尿量>1 ml/(kg·h),末梢循环良好;⑤撤离呼吸机后血气分析指标正常;⑥减少反搏频率或强度,或停止反搏 30～60 min,上述指标稳定。

2. 撤离方法

(1) 先减少反搏频率,由 1 : 1 逐渐降低到 1 : 3,此法较为常用。

(2) 反搏频率不变,逐渐减少球囊充气量。但充气量不得低于 50%,此法不常用。

(3) 终止搏动后 30~60 min,必须拔出球囊导管,避免在球囊表面形成血栓;否则应继续反搏。拔除球囊导管后,先压迫穿刺部位远端,让血液冲出数秒,排除局部血管内的小血栓,然后手指移向穿刺孔压迫 30 min,直至出血完全停止。按压过程中需监测此下肢的皮温、颜色,避免出现下肢缺血,必要时可通过超声探测远端动脉血流情况。

3. 拔除 IABP 球囊导管的注意事项

(1) 在拔管前将肝素逐渐减量或停用。

(2) 将 IABP 导管从反搏机拔下,让空气自由进入球囊导管,动脉的压力会自行压扁球囊。

(3) 球囊沿着鞘管后退,直到球囊接触到鞘管时,停止后退球囊,将球囊和鞘管一起拔出。如果在拉出 IABP 球囊鞘管时遇到阻力,应马上停止牵拉,这可能是球囊泄漏导致球囊内血栓形成引起嵌顿所致,可考虑采用动脉切开的方式取出导管。

(4) 球囊拔出后先压迫动脉穿刺点的远端,让血液流出几秒钟,再压迫穿刺点的近端,让血液反流出几秒钟后再压迫穿刺点止血。压迫时间大约需要 30 min。

(5) 在拔出球囊导管后,如果患者还需要反搏辅助循环,取对侧股动脉做穿刺通路,不能使用原来的穿刺部位。

▶ **并发症**

IABP 的并发症并不少见,其中最为多见的是血管损伤、感染及出血。

1. 插管并发症 · 穿刺过程中可能导致出血、血肿、动脉夹层等。

2. 留置并发症 · 下肢缺血、感染、局部出血、血栓、球囊破裂等。

3. 其他 · 如血小板减少等。

(郭兰骐)

十三、体外生命支持系统

▶ ECMO 概述

体外生命支持系统是体外膜氧合（extracorporeal membrane oxygenation，ECMO）等机械循环呼吸支持的统称。ECMO 是源于体外循环（cardiopulmonary bypass，CPB）的抢救重症患者生命的持续体外生命支持的手段，将血液从体内引流到体外，经人工膜肺氧合，氧合后的血液重新通过静脉（或动脉）灌注入体内，以维持机体各器官的灌注和氧合。ECMO 可对严重的可逆呼吸/循环衰竭患者进行临时心肺支持，使心肺得以充分休息，为抢救治疗和心肺功能的恢复赢得宝贵的时间。

▶ ECMO 的病理生理变化

ECMO 最核心的部分是膜肺和血泵，分别起人工肺和人工心的作用。ECMO 将血液从静脉引出，通过膜肺吸收氧，排出二氧化碳。经过气体交换的血液，在泵的推动下可回到静脉（V-V 模式），也可回到动脉（V-A 模式）。前者主要用于体外呼吸支持，后者因血泵可以代替心脏的泵血功能，既可用于体外呼吸支持，又可用于心脏支持。当患者的肺功能严重受损，常规治疗无效时，ECMO 可以承担气体交换的任务，使肺处于休息状态，为患者的康复获得宝贵时间。同样，患者的心功能严重受损时，血泵可以代替心脏泵血，维持血液循环。

ECMO 治疗期间，心脏和肺得到充分的休息，而全身氧供和血流动力学处在相对稳定的状态。此时膜肺可进行有效的二氧化碳排除和氧的摄取，人工泵使血液周而复始地在机体内流动。这种呼吸和心脏的替代支持优越性表现在：①有效地进行气体交换；②支持性灌注为心肺功能恢复赢得时间；③避免长期高浓度氧吸入所致的氧中毒；④避免了机械通气所致的肺损伤；⑤有效的循环支持；⑥ECMO 治疗中可联合使用持续肾脏替代治疗，对机体内环境（如电解质）进行可控性调节。

▶ ECMO 的基本结构

ECMO 包括血管内导管、连接管、动力泵（人工心脏）、氧合器

（人工肺）、供氧装置、恒温水箱、监测系统。临床上常将可抛弃部分（如连接管道、氧合器、离心泵头和血管内导管）组成套包或独立包装；不可抛弃部分（如离心泵、供氧装置、恒温水箱）绑定存放，并设计为可移动的装置便于转运，提高应急能力。

1. **血管内导管**·ECMO 常用的血管内导管分为静脉导管和动脉导管，静脉导管一般都具有端开孔和侧孔，当其中的一个孔堵塞时，另一个孔还可以继续引流，这种设计主要基于静脉导管引流静脉血时，容易出现导管贴壁。动脉导管内的血流方向由驱动泵通过压力驱动，不容易贴壁。目前已有双腔血管内导管运用于临床，这种类型插管具有 2 个独立的腔，分别起引流、灌注功能，可减少 V－V 模式的操作和血管通路的并发症。临床需要根据患者体重和支持方式选用不同内径的导管。

2. **氧合器（人工肺）**·通过氧合器可完成气体交换，将非氧合血氧合成氧合血，清除二氧化碳。目前常用中空纤维膜肺，特点是预冲快速，安装简便。

3. **连接管路**·为连接血管内导管和氧合器、离心泵之间的管道。现多为肝素涂层管路，以减少抗凝剂的使用，减少并发症。

4. **动力泵（人工心脏）**·动力泵的作用是形成动力，驱使血液向管道的一方流动。ECMO 首选离心泵作为动力泵，其优势是安装、移动均方便，管理便捷，血液破坏小，在合理的负压范围内有抽吸作用。

5. **供氧管路**·包括空氧混合器及气源、连接管，可以根据需要调节吸入氧比例和气体流量。

6. **恒温水箱**·ECMO 时引流出体外的血液可能丢失大量的热量，恒温水箱主要用于维持引流出体外的血液的温度，避免出现低体温。

► **ECMO 的适应证**

ECMO 主要适用于可逆性呼吸循环衰竭，包括重症肺炎、人感染禽流感等导致的通过机械通气不能维持呼吸的 ARDS 患者，以及重症心肌炎、急性大面积心肌梗死甚至心搏骤停等严重心功能不全的患者。严重不可逆神经功能障碍、不可逆器官功能衰竭以及严重凝血功能障碍患者不宜实施 ECMO。ECMO 主要适应证见表 16-13-1。

表 16-13-1　ECMO 主要适应证

V－A ECMO 主要适应证	V－V ECMO 主要适应证
重症爆发性心肌炎	重度 ARDS
急性心肌梗死合并心源性休克	严重哮喘持续状态
心搏呼吸骤停	肺栓塞
心脏术后心源性休克	严重支气管胸膜瘘
中毒等导致可逆性难治性循环障碍	弥漫性肺泡内出血
器官移植供受体支持	肺移植前后的支持治疗
	其他严重急性呼吸衰竭

目前认为急性呼吸衰竭患者 ECMO 支持的适应证是：①可逆性肺损伤导致的严重低氧血症[高水平 PEEP($15\sim20$ cmH_2O)支持下 $PaO_2/FiO_2<80$ mmHg]至少 6 h；②高条件机械通气支持下难以纠正的呼吸性酸中毒(pH<7.15)；③优化机械通气模式下的高气道平台压(根据患者理想体重调整潮气量后 Pplt 高于 $35\sim45$ cmH_2O)。相对禁忌证包括：①高条件机械通气超过 7 d；②需要高 FiO_2 支持($FiO_2>80\%$)超过 7 d；③不能建立血管通路；④其他难以从 ECMO 获益的器官功能损害和临床情况，如不可逆的神经系统损害或难以治疗的转移性恶性肿瘤。绝对禁忌证为无法进行抗凝治疗。

急性循环障碍的患者可考虑应用 V－A ECMO，如：①急性心肌梗死导致循环功能恶化，IABP 等常规治疗无效；②心脏手术后不能脱离体外循环；③暴发性心肌炎；④恶性心律失常；⑤急性肺动脉高压；⑥心脏移植前支持治疗等。存在严重主动脉瓣反流和主动脉夹层的患者不适合进行 V－A ECMO 治疗。

ECMO 可以同时进行心肺支持，尤其是在急性心力衰竭时可快速纠正血流动力学紊乱，维持重要器官灌注和氧供，防治器官功能衰竭，给病变的心脏恢复提供时机或为心脏移植创造机会。ECMO 还可以避免大量血管活性药物造成的不良反应，如心律失常、多器官功能衰竭等，有望挽救患者生命。

ECMO 可用于心脏手术前心功能的维持，心脏手术后低心排血量患者的心功能支持。研究显示，心脏手术后出现低心排血量的患者,如在合适的前负荷、大量血管活性药物和 IABP 支持下心指数仍低于 2 L/min,行 ECMO 支持的生存率可达 40% 以上。虽然尚缺乏随机对照临床研究,但对于心脏手术后严重低心排血量的患者,ECMO 是短期心功能支持的重要手段。

应根据患者的心肺功能选择合适的支持模式,如患者满足 ECMO 的支持条件,循环支持首选 V-A 模式,呼吸支持首选 V-V 模式。

▶ ECMO 的初始设置和监测

1. ECMO 的初始设置 · ①V-A 模式 ECMO 的初始设定血流速为 $50\sim80$ ml/(kg·min),FiO_2 设置为 $50\%\sim100\%$,气体流速根据血流速设定,气体流速与血流速比设为 1:1。②V-V 模式 ECMO 的初始设定血流速一般为 $2.0\sim4.0$ L/min,FiO_2 设置为 $60\%\sim100\%$,气体流速与血流速比设定为 $1:1\sim2:1$。

初始设定后根据患者病情调节血流速、气体流速和吸入氧比例,维持 MAP > 65 mmHg,SaO_2 在 88% 以上,$PaCO_2$ 在 $30\sim40$ mmHg,以维持组织灌注。

2. ECMO 的监测 · ECMO 是心肺功能的临时替代支持治疗,临床需要密切监测患者的呼吸循环功能及脑、肝、肾等各个器官功能状态,减少出血等相关并发症,保证 ECMO 顺利进行(表 16-13-2)。上机前和 ECMO 过程中需要全面了解患者凝血功能、电解质、肝肾功能、呼吸功能等,完善血常规,纤溶功能,肝肾功能,电解质,动脉、混合或中心静脉血气分析。ECMO 建立后,摄片或 B 超确认并调整导管位置,测量血管内导管外露钢丝管长度,记录并每日测量。肝素抗凝患者上机后每 $3\sim4$ h 监测 ACT 或 APTT,随监测结果调整肝素用量。输注血小板、血浆或大量白蛋白后会导致凝血功能改变,输注后 30 min 再次测定 ACT。如血小板下降或 APTT 明显延长,将 ACT 下调维持在 160 s 左右。定时监测 ECMO 血流量、管路搏动,患者血压、体温、镇静深度、肢端缺血等情况。建立 ECMO 医疗护理常规表格并定时记录。

表 16-13-2 ECMO 的监测

循环功能监测	ECMO 相关监测
· 循环功能监测 心功能监测:床旁超声 血流动力学监测:有创动静脉压 组织灌注:血乳酸等	· ECMO 相关监测 离心泵:泵转速、血流速 氧合器:血栓形成、渗漏、功能障碍 管路:扭曲、打折、血栓形成 导管:导管位置

（续表）

• 呼吸功能监测 呼吸力学监测：顺应性、气道阻力 气体交换监测：氧合和 $PaCO_2$	• 并发症的监测 患者并发症 机器并发症
• 器官功能监测 脑功能、凝血功能、肾功能、肝功能、 消化功能	• 血源性感染的监测 • 出血和溶血的监测

► **ECMO 常见并发症**

ECMO 支持过程中，患者可能出现各种并发症，尤其以出血和感染并发症发生率为高，可达 20% 左右，而且一旦出现中枢神经系统出血等严重并发症，患者预后极其不佳，需要临床警惕（表16-13-3）。

表 16-13-3　ECMO 常见并发症

机械并发症	患者相关并发症
氧合器功能障碍	出血
通气-血流比例失调	肾功能不全
血栓形成	血栓形成及栓塞
血浆渗漏	感染
插管置管并发症	循环系统并发症
导管置入困难	神经系统并发症
出血、局部血肿	脑出血
导管位置异常导致引流不畅	脑栓塞
压力过大所致动脉插管崩脱、血液破坏	溶血
插管及管路松脱	高胆红素血症
设备故障	肢体末端缺血
离心泵故障	

► **ECMO 的撤离**

ECMO 是患者心肺功能衰竭时的临时支持措施，其终极目标是自身心肺功能恢复后尽快撤除;通过其他长期支持治疗措施的实施,在患者病情改善时,应尽快撤除 ECMO。判断患者病情是否适合进入撤除 ECMO 的程序,需要对患者病情进行判断,也就是需要进行 ECMO 撤离的筛查。

1. V-A ECMO 的撤离 · V-A ECMO 患者每日进行筛查,如原发病好转、循环改善,到达撤离 ECMO 的筛查标准,即可进行 ECMO 撤离试验。撤离的筛查标准为:①原发疾病改善或得到控制;②多巴酚丁胺 $\leqslant 10$ $\mu g/(kg \cdot min)$,肾上腺素 $\leqslant 0.02$ $\mu g/(kg \cdot min)$;③MAP$>$60 mmHg;④自身肺功能良好,ECMO 气流速 21% 时,$PaO_2/FiO_2 > 100$ mmHg;⑤没有肺动脉高压和急性肺源性心脏病证据;⑥Lac$<$2 mmol/L,无组织灌注不足表现。

患者病情好转,符合撤离 ECMO 的筛查标准,即可通过自主循环试验(spontaneous circulation trial, SCT)进行心脏功能评估。具体方法如下:将血流速降为基础流速的 33%,或最低 1 L/min,观察数小时,血气显示 $PaO_2/FiO_2 > 200$ mmHg,$PaCO_2 < 50$ mmHg,pH$>$7.3,超声显示 LVEF 高于 20%~25%,VDI$>$12 cm,没有急性肺源性心脏病表现,呼吸循环各项指标变化低于 20%,没有左心室衰竭表现,无明显组织灌注不足表现,可考虑撤离 V-A ECMO。

2. V-V ECMO 的撤离 · V-V ECMO 患者也需每日进行撤离的筛查,如病情好转,达到撤离 ECMO 的筛查标准,即可进行 ECMO 自主氧合试验(spontaneous oxygenation trial, SOT)进行呼吸功能评估,判断是否可以撤离 ECMO。V-V ECMO 撤离的筛查标准为:①原发疾病改善或得到控制;②没有肺动脉高压和急性肺源性心脏病表现;③肺部 X 线浸润影较前明显消退;④Lac$<$2 mmol/L,无组织灌注不足表现。

患者通过筛查,按照如下方法进行 SOT:将呼吸机设置为 $FiO_2 \leqslant 60\%$,PEEP$\leqslant$12 cmH$_2$O,Pplate$\leqslant$25 cmH$_2$O;ECMO 血流速不变,关闭进气口气体和出气口,此时无气流通过膜肺,膜肺气体交换停止,如 $PaO_2 > 70$ mmHg 或 $PaO_2/FiO_2 > 200$ mmHg,$PaCO_2 < 50$ mmHg,pH$>$7.3,继续观察 6~24 h,心率、血压、氧合波动小于 20%,血气分析没有恶化,组织灌注良好,结合临床考虑撤离 V-V ECMO。

► **体外二氧化碳清除**

无泵的动静脉体外肺辅助系统（pump-less arteriovenous extracorporeal lung assist system，pECLA）或低流速泵驱动经静脉二氧化碳清除系统是一种呼吸支持治疗手段,适合于病因可逆的呼吸衰竭患者。研究显示 pECLA 相关的并发症发生率（12%～25%）显著低于传统的 ECMO（约 50%）。因 pECLA 改善氧合能力有限,对于严重的低氧血症者应进行有泵驱动的体外肺辅助技术治疗。

急性呼吸衰竭患者经积极的传统治疗后氧合和（或）通气状况仍未能改善即可考虑 pECLA：在 PEEP≥10 cmH$_2$O 的条件下,氧合指数（PaO$_2$/FiO$_2$）波动于 70～200 mmHg 之间和（或）pH<7.2。另外,若患者存在以下的临床情况应禁止使用 pECLA：①严重的心功能不全患者,心排血量<2.7 L/(min·m^2)；②循环不稳定,平均动脉压<70 mmHg,需要大剂量的血管活性药物[如去甲肾上腺素剂量>0.4 μg/(kg·min)]；③严重的外周血管疾病（如血栓等）和凝血功能紊乱患者（如 HIT）等。可考虑行低流速泵驱动静脉二氧化碳清除系统或 ECMO 治疗。

（刘松桥）

十四、颅内压监测

► **概述**

颅内压主要由 3 种成分决定：脑组织（80%）、脑血流（10%）和脑脊液（10%）。当这 3 种成分的某一成分压力增加时,机体会通过调节机制下调其他两种成分的压力来维持颅内压的平衡。随着颅内压力的增高,脑组织灌注逐渐减少、脑组织缺氧逐渐加重。

颅内压持续超过 15 mmHg 时诊断为颅内压增高（ICH）,可导致脑组织缺血。许多局灶病变、全身疾病和代谢性疾病可导致颅内压（ICP）升高、脑灌注压（CPP）下降。颅脑损伤、脑血管病变也会导致 ICP 升高（表 16-14-1）。

表 16-14-1　引起颅内压增高的常见原因

颅脑创伤(TBI)	颅内肿瘤
脑积水	癫痫
肝性脑病	中枢神经系统静脉出血
蛛网膜下腔出血	颅内感染
良性 ICH(假性脑瘤)	休克(CVA)
心肺复苏后脑组织缺氧	代谢性疾病

▶ **适应证**

颅内压监测的适应证为：存在 ICH 的临床表现，如颅内出血、脑挫裂伤、脑水肿等情况；GCS 评分≤8 分的 TBI 患者。目标 ICP＜20 mmHg，目标 CPP 为 60～75 mmHg。

▶ **监测方法**

1. 有创 ICP 监测手段·①经脑室压力监测(金标准)：易感染、出血；②脑实质压力监测：难以重新校准，感染和出血的风险低；③蛛网膜下腔压力监测：感染、出血风险低，但准确度不高；④硬膜外压力监测：主要适用于存在凝血功能障碍的患者。

2. 无创 ICP 监测手段·主要为颈静脉血氧饱和度监测、经颅多普勒、眼底视网膜检查及超声对视神经鞘直径的评估等。

▶ **护理要点**

(1) 冰毯、输注降温液体和退热药物控制体温。

(2) 充分镇痛、镇静，避免患者躁动。

(3) 充分暴露颈部，避免其受压。

(4) 以耳缘水平为零点检测 MAP、ICP。

(5) 每日 3 次消毒 ICP 监测装置，并保持其干燥。

(李　卿)

十五、脑电图监测

▶ **概述**

脑电图(electroencephalography，EEG)是利用精密仪器将自

头皮上记录的脑细胞群自发性、节律性电活动加以放大记录而获得的图形,可以直接、敏感地反映脑功能状态,是 ICU 常用的脑功能电生理监测手段之一。

▶ **监测原理**

正常情况下,脑神经细胞可产生节律性电活动,目前认为 EEG 所记录的信号来自大脑皮层的锥体细胞以及丘脑、边缘系统和脑干上行网状激活系统。这些部位的异常均可通过 EEG 反应。EEG 的波形很不规则,正常人频率变化范围在 1～30 Hz,通常人为地将此频率范围分为 4 个波段,从高到低依次为 β 波、α 波、θ 波和 δ 波,一般将低于 7 Hz 的称为慢波,高于 14 Hz 的称为快波。

1. α 波·频率为 8～13 Hz,振幅为 20～100 μV。α 波是正常成人脑电波的基本节律,其频率相当恒定。在头部任何部位皆可记录到,但以在枕区及顶区后部记录到的最为明显。

2. β 波·频率为 14～30 Hz,振幅 5～20 μV。安静闭目时只在额区出现 β 波。如果睁眼视物、突然受到声音刺激或进行思考时,在皮层其他区也会出现 β 波。所以 β 波的出现一般表示大脑皮层处于兴奋状态。

3. θ 波·频率为 4～7 Hz,振幅为 100～150 μV。清醒的正常成人一般记录不到 θ 波,在困倦时可记录出 θ 波。θ 波的出现是中枢神经系统抑制状态的一种表现。如在清醒成人的脑电图中出现 θ 波常表示异常。

4. δ 波·频率为 0.5～3.5 Hz,振幅为 20～200 μV。在清醒的正常成人,一般是记录不到 δ 波的。只有在深睡眠的情况下才可记录到 δ 波。一般在颞区与枕区引出的 δ 波比较明显。

大脑皮层的不同生理状态,能使脑电图的波形发生不同的变化。当大脑皮层中许多神经细胞的生物电活动呈现步调一致时,脑电图上就会出现低频率高振幅的波形,此种现象称作同步化。α 波就是一种同步化波。而当大脑皮层中许多神经细胞的生物电活动步调不一致时,在脑电图上就会出现高频率低振幅的波形,此种现象称为去同步化。如 α 波阻断而出现 β 波即为一种去同步化。通常认为,当脑电图中高振幅的慢波消失而代之以低振幅的快波时,表明大脑皮层兴奋过程的增强;而当低振幅的快波消失而代之以高振幅的慢波,则表明抑制过程的增强。

▶ **监测指征**

EEG 在 ICU 中使用广泛,主要指征如下。①监测痫性发作

(seizure),痫性发作包括惊厥性痫性发作(convulsive seizure, CS)、惊厥性持续状态(convulsive status epilepticus, CSE)、非惊厥性发作(nonconvulsive seizures, NCS)和非惊厥性癫痫持续状态(nonconvulsive status epilepticus, NCSE)。特别是 NCS 和 NCSE,只能依赖 EEG 诊断,而 NCS 的延迟诊断和 NCSE 持续时间增加均是导致死亡率增加的独立危险因素。因此,监测痫性发作是进行 EEG 监测的首要目的。②评估昏迷(coma)患者预后。③监测镇静深度和对治疗反应性。④脑死亡的辅助诊断。

ICU 中需要 EEG 监测的常见疾病包括:重度颅脑外伤、心肺复苏后昏迷、重症脑血管病(如大面积脑梗死、脑出血、蛛网膜下腔出血)、重症脑炎、重症感染所致脑功能障碍等。

▶ **监测流程**

脑电图监测流程如下(图 16-15-1)。

(1) 环境条件:使用独立电源,良好接地(对地电阻<4 MΩ)。

(2) 剪短头发并清洗头皮污垢。

(3) 准备物品:棉签、纱布、宽胶布、磨砂膏、导电膏、尼龙网套。

(4) 持续 EEG 一般使用盘状电极,常规 EEG 可使用盘状电极也可使用针状电极,使用针状电极时注意无菌操作。

(5) 开机、录入患者资料。

(6) 安放电极前准备:盘状电极安放前应用磨砂膏打磨,然后涂抹少许导电膏,降低电阻;针状电极插入前,应先用碘伏消毒皮肤。

(7) 安放电极:记录电极按照国际 10/20 系统安放盘状电极或针电极(图 16-15-2),参考电极安放在双侧耳垂或乳突部。接地电极安放在额极中线附近。

(8) 常规采用 16 导联,弥漫性脑损伤者最少不能低于 8 个导联。

(9) 心脏电极的安放:记录电极分别放在左侧肋弓下缘和胸骨右缘第 4 肋间。

(10) 连接电极后检测头皮间电阻,一般要求阻抗<10 kΩ,并使两侧电阻基本匹配。

(11) 参数设置:国际通用敏感性为 7 μv/mm 或 10 μv/mm,脑死亡判定时 2 μv/mm;时间常数为 0.3 s;记录速度为 30 mm/s。

(12) EEG 单次记录时间不应少于 30 min,持续 EEG 监测根据病情调整监测时间。

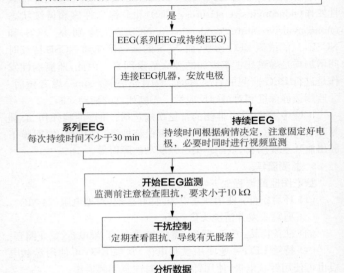

图 16-15-1 脑电图监测流程图

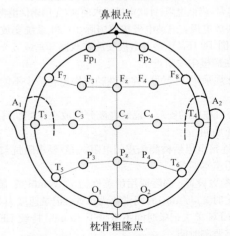

图 16-15-2 国际 10/20 系统电极安放图示

▶ **监测时机和监测持续时间选择**

根据监测时间的长短,EEG 监测分为常规 EEG 监测和持续 EEG 监测。常规 EEG 监测由于监测时间短,容易遗漏重要的脑功能变化,贻误治疗时机。随着计算机技术的发展,目前持续 EEG(continuous EEG, cEEG)监测已经成为 ICU 主流监测手段。强烈推荐 cEEG 用于监测痫性发作。

昏迷患者预后评估的时机需要根据不同的病因而选择,目前缺乏统一标准,心搏骤停导致缺血缺氧性脑病可在复苏后 24 h 到 7 d,卒中后昏迷推荐发病后 4~7 d,颅脑外伤后昏迷的评估时间一般选择外伤后 3~7 d,连续多次监测优于单次监测,持续 EEG 监测在昏迷预后评估价值方面缺乏证据,但持续 EEG 反映的日间变异性及变化趋势可能对昏迷预后评估更有价值。

▶ **结果解读**

1. 痫性发作的识别 · 由于 ICU 环境复杂,干扰因素太多,正确识别痫性发作比较困难,但以下 3 种情况高度提示痫性发作。①广泛性或局灶性的大于 2.5 Hz 的尖波、多尖波、棘波、多棘波、棘慢波、多棘慢波、尖慢波、多尖慢波。②抗癫痫药物治疗后临床症状改善,虽频率低于 2.5 Hz 也要考虑痫性发作。③虽发作频率低于 2.5 Hz,但临床上有局灶性发作表现(如面肌抽搐、凝视、眼球震颤及肢体痉挛)。

2. 昏迷预后的评估 · 昏迷预后的评估目前多采用分级评估方法,最常用分级标准为 Synek 标准和 Young 分级标准,以上 2 种标准对缺血缺氧性脑病和重症颅脑外伤效果较好,但对评估大面积脑梗死的预后效果不佳。国内目前多采用宣武医院宿英英修订的分级标准评估大面积脑梗死的预后。

3. 监测镇静深度和对治疗反应性 · 脑电双频指数(bispectral index, BIS)是经过处理后的持续 EEG 参数。BIS 指数用于监测镇静深度,可指导镇静药物的使用。对难治性颅内压增高患者,临床上常使用巴比妥盐降颅压,但过量使用容易造成继发性脑损伤,当 EEG 出现爆发-抑制模式时提示药物剂量适宜,再增加剂量并无益处,因此调整巴比妥盐的使用剂量是 EEG 监测的重要指征之一。另外 EEG 可敏感反映某些药物的治疗效果,如静脉滴注甘露醇后 EEG 会有显著改善。推荐持续 EEG 用于监测镇静药物是否合适和对治疗的反应性。

▶ **干扰控制**

包括两方面：①医护人员做各种护理操作或治疗时应注意预防电极失连接或脱落，并准确记录时间，电生理医生应时常检查电极与头皮之间的阻抗；②视频监测可用来回放以发现伪差的来源。

（袁宝玉）

十六、血液滤过

▶ **概述**

临床上将利用净化装置通过体外循环方式清除体内代谢产物、异常血浆成分以及蓄积在体内的药物或毒物，以纠正机体内环境紊乱的一组治疗技术，统称为血液净化或持续肾脏替代治疗（continuous renal replacement therapy, CRRT）。

血液滤过指通过建立血管通路将血液引入滤器，体内的部分水分、电解质、中小分子物质通过滤过膜被清除，然后补充相似体积的与细胞外液成分接近的电解质溶液（称置换液），从而达到清除溶质和水分的目的。

▶ **基本原理**

溶质的清除方式包括弥散、对流和吸附。

1. **弥散原理**·溶质从浓度高的一侧转运至浓度低的一侧，主要驱动力是半透膜两侧浓度差（图 16-16-1）。这种方式的清除率

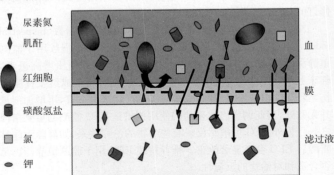

图 16-16-1　弥散原理示意图

与分子大小、膜孔通透性及通透膜两侧的离子浓度差有关。因此,这种方式对血液中的小分子溶质(如尿素氮、肌酐及尿酸等)清除效果好,而对大分子溶质清除效果差。

2. 对流原理·对流是血液滤过最主要的溶质清除方式。在跨膜压(TMP)的作用下,液体从压力高的一侧通过半透膜向压力低的一侧移动,液体内的溶质也随之通过半透膜,这种方法称之为对流(图 16-16-2)。对流的驱动力是半透膜两侧的压力差。

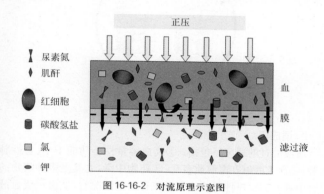

图 16-16-2　对流原理示意图

3. 吸附原理·是将溶质吸附到滤器膜的表面进行清除溶质的方式。吸附与溶质和膜的化学亲和力及膜的吸附面积有关,而与溶质的浓度关系不大。吸附过程主要在滤器膜的小孔中进行。滤器膜对补体成分的吸附清除可避免补体激活,改善膜组织的相容性,同时对炎症介质及细胞因子的吸附清除可改善机体的过度炎症反应(图 16-16-3)。

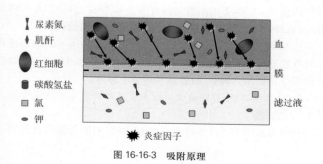

图 16-16-3　吸附原理

4. 超滤·血液滤过液体的清除方式主要是超滤。超滤是血液滤过最主要清除水的方式。超滤是在跨膜压(TMP)的作用下,液体从压力高的一侧通过半透膜向压力低的一侧移动,这种清除水的方法称之为超滤(图 16-16-4)。

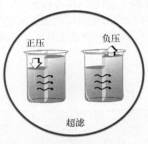

图 16-16-4　超滤示意图

▶ **适应证**

血液滤过的适应证包括:①高血容量性心功能不全、急性肺水肿;②严重酸碱及电解质紊乱;③药物中毒,尤其是多种药物的复合中毒;④急、慢性肾功能衰竭伴有以下情况时,低血压或血液透析时循环不稳定、血流动力学不稳定、需要实施全静脉营养、伴有多器官功能衰竭;⑤尿毒症性心包炎、皮肤瘙痒、周围神经病变等,病变与中分子毒素有关,可采用血液滤过清除中分子毒素;⑥肝性脑病、肝肾综合征;⑦感染性休克;⑧急性呼吸窘迫综合征;⑨多器官功能衰竭。

▶ **血管通路建立**

血管通路是指将血液从体内引出,进入体外循环装置再回到体内的途径。CRRT 的血管通路有 V‐V(静脉‐静脉)、A‐V(动脉‐静脉)两种径路,目前常用的是静脉‐静脉血液滤过。

1. 连续性静脉‐静脉血液滤过血管通路的建立·目前多使用单针双腔静脉导管作为 CRRT 的血管通路(图 16-16-5)。置管选择的部位包括颈内静脉、股静脉和锁骨下静脉。

2. 连续性动脉‐静脉血液滤过血管通路的建立·临床少用。

▶ **血滤器**

目前多采用空心纤维型血液滤器,滤膜的滤过能力接近肾小

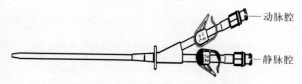

图 16-16-5 双腔静脉血滤导管示意图

球基底膜,滤膜的一般要求是:①具有较好的生物相容性,无毒;②截流分子量明确,中、小分子量物质能顺利通过,而蛋白等大分子量的物质不能通过;③具有高通透性、高滤过率及抗高压性的物理性能。血滤器内容积较小,一般血滤器的容积为 40~60 ml。常用的滤过膜有聚酰胺膜,聚甲基丙烯酸甲酯膜和聚砜膜等。

根据滤器对溶剂(水)的清除能力,将滤器分为高通量滤器和低通量滤器。单位时间内在单位压力下水的清除大于 20 ml[>20 ml/(mmHg·h)],称为高通量膜。

根据滤器对溶质的清除能力,将滤器分为高通透滤器和低通透滤器。目前以对 β_2 微球蛋白的清除率来表示,每分钟清除溶解 β_2 微球蛋白的溶液大于 20 ml(>20 ml/min),称为高通透性滤器。

▶ 置换液的配置

血液滤过滤液中溶质的浓度几乎与血浆相等,需补充与细胞外液相似的液体,称"置换液"。置换液有商品化的制剂,也可根据需要自行配置。原则上置换液电解质的成分应接近于血浆成分,并应根据患者的个体病情调节置换液成分。推荐用的配方置换液见表 16-16-1。

表 16-16-1 置换液的简易配方

离子浓度 (mmol/L)	配方 1 复方林格液 2 000 ml + 蒸馏水 1 000 ml + 5% 碳酸氢钠 250 ml + 25% 硫酸镁 1 ml	配方 2 复方林格液 2 000 ml + 蒸馏水 500 ml + 5% 碳酸氢钠 125 ml + 25% 硫酸镁 1 ml	配方 3 生理盐水 2 000 ml + 蒸馏水 500 ml + 5% 碳酸氢钠 125 ml + 25% 硫酸镁 1 ml
Na^+	135	138	146
Cl^-	95	118	117
HCO_3^-	46	28	28

（续表）

离子浓度 (mmol/L)	配方 1 复方林格液 2 000 ml + 蒸馏水 1 000 ml + 5% 碳酸氢钠 250 ml + 25% 硫酸镁 1 ml	配方 2 复方林格液 2 000 ml + 蒸馏水 500 ml + 5% 碳酸氢钠 125 ml + 25% 硫酸镁 1 ml	配方 3 生理盐水 2 000 ml + 蒸馏水 500 ml + 5% 碳酸氢钠 125 ml + 25% 硫酸镁 1 ml
K^+	2.5	3	
Ca^{2+}	3.6	3.6	
总渗透压	282	292	293

注：碳酸氢钠应在使用前加入或单独输入，以避免与钙、镁形成沉淀。

▶ **置换液的补充**

在行血液滤过过程中根据置换液的补充途径不同可分为前稀释、后稀释和前稀释＋后稀释。将置换液在滤器前的管道中输入，即前稀释法（图 16-16-6A），其优点是可以降低血液黏滞度，从而使滤器内不易发生凝血，肝素的使用量相对减少，可控制静脉端的胶体渗透压不致过高，但该法要求置换液的使用量较大，滤出液中的溶质浓度低于血浆，前稀释影响 CRRT 滤过效果。另外一种方法是在滤器后的管道中输入置换液，即后稀释法（图 16-16-6B），此方法可节省置换液用量，滤过液中溶质的浓度几乎与血浆

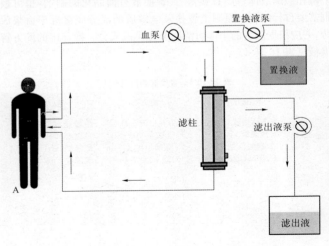

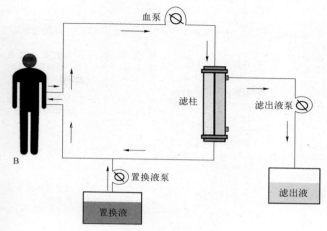

图 16-16-6　血液滤过

A. 前稀释持续静脉-静脉血液滤过；B. 后稀释持续静脉-静脉血液滤过

相同，治疗效率高；但容易发生凝血，所以在后稀释血液滤过时必须计算滤过分数（FF），FF＞30％时滤器内凝血的发生率显著增加。

▶ 抗凝策略的选择与监测

恰当的抗凝策略是保证血液滤过顺利进行的先决条件。在应用过程中必须密切监测患者凝血功能，根据患者病情选择恰当的个体化抗凝策略。

1. 抗凝策略的选择·在血液滤过过程中，抗凝策略的选择应当根据患者的疾病特征和监测的难易程度来决定。临床常用的抗凝剂有普通肝素、低分子肝素、枸橼酸等（表 16-16-2）。

表 16-16-2　血液滤过的抗凝策略选择及抗凝药物用法

抗凝剂	作用机制	剂量	抗凝监测
肝素	通过抗凝血酶Ⅲ，抑制凝血酶Ⅸa、Ⅹa、Ⅺa、Ⅻa 活性	负荷量：2 000 U 维持量：每小时5～15 U/kg	APTT
低分子肝素	抑制Ⅹa 活性	维持量：每小时<2.5 U/kg	抗Ⅹa 活性

(续表)

抗凝剂	作用机制	剂量	抗凝监测
前列环素 (PGI$_2$)	抑制血小板聚集	每分钟 4～10 ng/kg	ADP 刺激性血小板聚集试验
PGI$_2$ 类似物	抑制血小板聚集(相当于 PGI$_2$ 活性的 20%)	每分钟 5～35 ng/kg	ADP 刺激性血小板聚集试验
蛋白酶抑制剂	抑制凝血酶 Ⅹa、Ⅻa 的活性,并抑制血小板聚集功能	每小时 0.1 mg/kg	APTT
枸橼酸钠	钙离子结合剂	4%枸橼酸钠 170 ml/h	滤器及体内离子钙浓度

2. 常用的抗凝方法·分为全身抗凝、局部抗凝和无抗凝。

(1) 全身抗凝: 又可分为肝素抗凝法和低分子肝素法。①肝素抗凝法: 肝素抗凝仍是血液滤过中最常用的抗凝方法。常用剂量: 首次剂量 20～50 U/kg, 维持量为每小时 5～15 U/kg, 每 4 h 监测 1 次部分凝血活酶时间(APTT), APTT 延长达到正常值的 1.5～2.5 倍时可获得效果。②低分子肝素法: 低分子肝素是一类新型抗凝药物, 抗 Ⅹa 因子的作用强于抗Ⅱa。有较强的抗血栓作用, 而抗凝血作用较弱, 具有出血危险性小、生物利用度高及使用方便等优点, 是一种理想的抗凝剂。低分子肝素首剂静脉推注(抗 Ⅹa 活性)15～20 U/kg, 维持量每小时 7.5～10 U/kg。持续静脉滴注应依据抗 Ⅹa 因子水平调整剂量, 而监测 APTT 对调整低分子肝素剂量无帮助。低分子肝素的缺点是用鱼精蛋白不能充分中和, 监测手段较复杂。

(2) 局部抗凝: 局部枸橼酸盐抗凝法是目前最常用的局部抗凝方法。从动脉端输入枸橼酸钠, 从静脉端补充氯化钙或葡萄糖酸钙, 保持流经滤器的血中钙离子浓度比较低(0.2～0.4 mmol/L), 从而不容易发生滤器内凝血, 延长滤器寿命。枸橼酸在肝脏代谢, 产生碳酸氢根和钠, 配置置换液时需要考虑碳酸氢盐和钠的浓度。该技术的优点是滤器使用时间较长, 缺点是代谢性碱中毒发生率高, 需密切监测游离钙、血总钙、血气分析等,严重肝功能障碍患者不能使用。

（3）无抗凝：高危出血及出凝血机制障碍的患者可采用无抗凝法行 CRRT。首先用含肝素 5 000 U/L 的生理盐水预充滤器和体外循环通路，浸泡 10～15 min，CRRT 前用生理盐水冲洗滤器及通路；血流量保持在 200～300 ml/min，每 15～30 min 用 100～200 ml 生理盐水冲洗滤器，应用前稀释补充置换液。对于高危出血及出凝血机制障碍的患者，使用无肝素抗凝技术不失为一种安全的选择。缺点是易出现容量超负荷及滤器凝血。

3. 滤器凝血征象的判断·①滤液尿素/血尿素值＜0.7（正常为 1.0），表示滤液与血液溶质不完全平衡，提示滤器内凝血；②最大超滤＜100 ml/h，表示凝血，应更换滤器；③跨膜压迅速升高；④滤器前压力报警显示压力过高，引起管道搏动。

▶ **液体平衡的管理**

1. 液体平衡的计算·血液滤过时，患者的液体平衡应将所有的入量和所有的出量考虑在内。一般来说，每小时入量包括同期输注的置换液量、静脉输液量等（病情较轻的患者应包括口服的液体量）；每小时出量包括同期超滤液量和其他途径所有液体的丢失量（尿量、引流量、皮肤蒸发和呼吸等）。

每小时的液体平衡 = 同期入量 - 同期出量，若结果为正值，为正平衡，即入量超过出量；如结果为负值，则为负平衡，即入量少于出量。

血液滤过等 CRRT 治疗期间，一般每小时计算 1 次液体平衡，以免患者血容量出现异常波动。

2. 液体平衡的估计·准确评估患者的容量状态，确定液体平衡的方向和程度，即液体应是正平衡还是负平衡，可帮助最终达到容量治疗目的，避免容量明显波动导致病情变化。

▶ **影响血液滤过超滤的因素**

影响超滤率的关键是滤过压（跨膜压），其次为血流量。在 CRRT 中影响跨膜压的因素有如下几点。

1. 滤液侧负压·是产生超滤的主要因素之一，负压的大小取决于滤器与滤液收集袋之间的垂直距离，负压 = 垂直距离（cm）×0.74 mmHg/cm。滤液收集袋的位置通常低于滤器 20～40 cm，以在滤液侧产生一定负压。若在滤液侧加一负压吸引器，也可以提高超滤率。但应注意负压不可太高,以防滤膜破裂。

2. **静水压** · 滤器内的静水压与血流速度有关,血流速度越高,滤器内的静水压越高;而静水压越高,超滤量越大。连续性动脉-静脉血液滤过(CAVH)时,静水压主要与平均动脉压有关。

3. **胶体渗透压** · 血浆胶体渗透压是跨膜压的反作用力,胶体渗透压越高,跨膜压便越低。当胶体渗透压等于滤液侧负压和静水压时,超滤便停止进行。胶体渗透压受血浆蛋白浓度的影响。

4. **血液黏度** · 血液黏度决定于血浆蛋白浓度及血细胞比容,当血细胞比容>45%时,超滤率可降低。

此外,还有一些其他因素,如血液通道的长度、静脉侧的阻力、滤器等,均可以影响超滤的速度。

▶ **血液滤过的并发症**

1. **导管相关的并发症** · 穿刺部位出血、血肿,穿刺引起气胸、血气胸等,导管相关感染,导管异位。

2. **血液滤过器及管道相关的并发症** · ①滤器内漏血:与滤器中空纤维中压力过高有关;②滤器和管道内血栓栓塞:与管路扭曲、导管贴壁或未应用肝素抗凝有关;③泵管破裂:与泵管使用时间过长有关。

3. **与抗凝相关的并发症** · 肝素用量过大引起全身多个部位出血、滤器内凝血、血小板降低。

4. **全身并发症** · ①超滤液过多,置换液补充不足,导致血容量不足和低血压;②补液不当引起酸碱平衡失调及电解质紊乱;③长期血液滤过的患者还应注意激素丢失引起的内分泌系统紊乱。

▶ **临床操作流程**

见图 16-16-7。

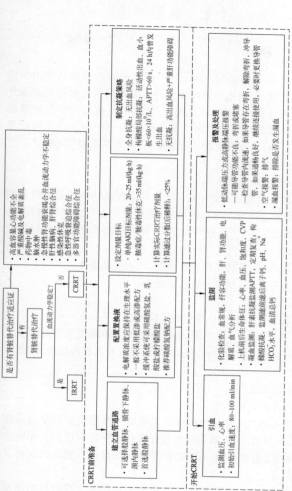

图 16-16-7 CRRT 临床操作流程图

（黄英姿）

十七、血液灌流

▶ **概述**

血液灌流(hemoperfusion，HP)是将患者的血液从体内引出进行体外循环，利用体外循环灌流器中吸附剂的吸附作用清除外源性和内源性毒物、药物以及代谢产物等，从而达到净化血液的目的。血液灌流是目前临床上非常有效的一种血液净化治疗手段，尤其在治疗药物和毒物中毒方面，占有非常重要的地位。

▶ **适应证和禁忌证**

1. 血液灌流的适应证

(1) 急性药物或毒物中毒：①血药浓度已达到或超过致死剂量；②药物和毒物有继续吸收可能；③严重中毒导致呼吸衰竭、心力衰竭、低血压等；④伴有严重肝脏、肾脏功能不全导致药物排泄功能降低者。

(2) 尿毒症，尤其是顽固性瘙痒、难治性高血压。

(3) 重症肝炎，暴发性肝功能衰竭。

(4) 严重感染。

(5) 银屑病或其他自身免疫性疾病。

(6) 其他，如百草枯中毒、精神分裂症、甲状腺危象、肿瘤化疗。

2. 血液灌流的禁忌证 · ①对灌流器及相关材料过敏者；②严重出血。

▶ **术前准备**

1. 签署知情同意书。

2. 建立和确认合适的血液净化通路 · 按照重症医学科诊疗风险操作分级管理，血滤管应由具有重症医学科资质的高年资住院医师及以上者操作，具有重症医学科主治及以上资质的医师开立医嘱单。

3. 确认灌流器 · 根据内装吸附剂的不同分为吸附树脂灌流器和活性炭灌流器(炭肾)。

(1) 吸附树脂：高分子合成，比表面积 $500\sim700\ \mathrm{m^2/g}$，孔径分布窄，吸收谱窄，制成特异性吸附有优势。

（2）活性炭：表面光滑，比表面积大，达 1 000～1 500 m²/g，吸附性强，孔径分布广，吸收谱广。临床观察发现活性炭对血小板和凝血因子影响大。

4. 选择机器·单泵，Aquarius，Prismaflex 或者其他型号。

5. 滤器预冲。

▶ 操作过程

（1）穿刺置管，建立循环通路。

（2）一般采用全身肝素化方法抗凝，必要时可不抗凝，但可能导致凝血、灌流时间缩短、血小板消耗等情况。

（3）血流速由 100 ml/min 逐渐增加，最高血流速 250 ml/min。

（4）灌流结束后采用全程生理盐水回血方法，同《血液净化标准操作规程（2010 年版）》中血液透析回血操作。严禁采用空气回血，避免空气栓塞。

▶ 血液灌流的时机和时间

一般认为，药物或毒物中毒 3 h 内行血液灌流治疗，疗效最佳，此时中毒药物或毒物浓度一般已达高峰，12 h 后再行治疗效果较差。血液灌流每次 2～3 h 为宜，超过此时间，吸附剂已达到饱和，若需要继续行血液灌流治疗应更换灌流器，以达到最佳治疗效果。早期治疗频率可 2～3 次/天。

1. 血浆中毒物浓度变化的决定因素·①毒物的自身清除；②血液净化清除；③毒物从机体的深部组织或细胞内向细胞外间隙或血液的移动。

2. 停止血液净化的参考依据·①临床症状改善，如患者苏醒、呼吸循环稳定。②根据药物的半衰期（$t_{1/2} = 0.693 \times$ 分布容积/药物清除率），一般超过 5 个半衰期，体内毒物残留仅剩 3%；但需注意的是大剂量服用或器官功能不全时半衰期延长。③血药浓度监测：血中药或毒物浓度降低或消失。

▶ 注意事项

（1）合并严重电解质紊乱和氮质血症时应合用其他血液净化方式。

（2）脂溶性高的药物或毒物需多次血液灌流避免出现反跳现象。脂溶性高的药物或毒物进入人体后主要分布在脂肪组织，血液灌流后血中浓度下降，患者病情好转。但在灌流进行几小时或一天后，由于脂肪组织中的药物或毒物不断释放入血，血中浓度又重新升高，导致病情再次加重。因此，对于脂溶性高的药物或毒物中毒,应在灌流后严密观察病情变化,必要时可连续灌流 2～3 次或联用其他血液净化方式。

(3) 急性药物和毒物中毒时,血液灌流不可以代替其他治疗措施。急性药物和毒物中毒时,一般急救措施不得因行血液灌流治疗而放松。彻底洗胃、输液、利尿和使用特异性拮抗药物可以提高抢救成功率,减少反跳及再吸收、缩短疗程、降低费用。综合治疗与血液灌流同时进行是提高存活率的关键措施。

► **血液灌流的并发症**

主要包括:①血压下降;②出血;③空气栓塞(自动化设备已很少发生);④生物不相容性(寒战、发热);⑤低体温;⑥感染;⑦其他。

血液灌流诊疗流程见图 16-17-1。血液灌流治疗记录单见图 16-17-2。

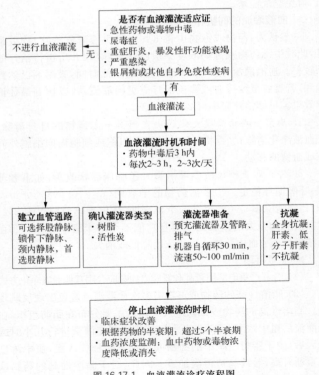

图 16-17-1　血液灌流诊疗流程图

<table>
<tr><td rowspan="5">＊＊＊医院 ICU
血液灌流治疗记录单</td><td>姓　名</td></tr>
<tr><td>性　别</td></tr>
<tr><td>年　龄</td></tr>
<tr><td>体　重</td></tr>
<tr><td>住院号</td></tr>
</table>

日期	上机时间　　年　月　日　时　分 停止时间　　年　月　日　时　分
	（血液灌流时间一般为 2～4 h）

① 适应证和 禁忌证	适应证
	□急性药物或毒物中毒　□尿毒症,尤其是顽固性瘙痒、难治性高血压 □重症肝炎,暴发性肝功能衰竭　□严重感染 □银屑病或其他自身免疫性疾病　□其他:_____
	禁忌证
	□对灌流器及相关材料过敏者　□严重出血

② 术前准备	□签署知情同意书 □建立和确认合适的血液净化通路 □确认灌流器类型　□活性炭　□树脂 选择机器:　　□单泵　□Aquarius　□其他型号

③ 管路预冲	① 预充灌流器及管路、排气　0.9%氯化钠液　ml＋普通肝素　U (肝素 15 mg/500 ml)
	② 机器自循环 30 min,流速 50～100 ml/min
	③ 预冲液进入患者体内:□是　□否

④ 血流速	引血时　ml/min　　目标血流速　ml/min
	建议初始血流速为 100 ml/min,血液灌流期间最高血流速 250 ml/min

⑤ 抗凝	□抗凝	□普通肝素负荷量　U　维持量　U/min(结合出血倾向调整剂量)
		基础 APTT　sec　时复测 APTT　sec 肝素剂量调整　U/min
		□低分子肝素　　肝素负荷量　U　维持量　U/min
	□不抗凝	

| ⑥
并发症 | □无　□空气栓塞　□感染
□血压下降　□生物不相容性(寒战、发热)
□出血　□低体温　□其他：_____ |

医生签名：_____ 执行护士签名：_____

图 16-17-2　血液灌流治疗记录单

(杨从山)

十八、血浆置换

▶ 概述

血浆置换可以通过分离出全部或部分病理血浆，连同致病因子一并弃去，将细胞成分输回体内，并补充等量的新鲜冰冻血浆或人血白蛋白等置换液。该治疗可以及时、迅速、有效地清除疾病相关因子，如毒素、抗体、免疫复合物、同种异体抗原。同时，其具有非特异性治疗作用，可降低血浆中炎性介质(如补体产物、纤维蛋白原)的浓度，改善相关症状。其他作用包括增加吞噬细胞的吞噬功能和网状内皮系统清除功能，从置换液中补充机体所需物质等。

▶ 适应证和禁忌证

1. 适应证·血浆置换治疗疾病的主要机制是排除体内致病因子，其适应证包括：①急进性肾小球肾炎；②IgA 肾病；③重症肌无力及其危象；④狼疮性肾炎；⑤硬皮病；⑥类风湿关节炎；⑦溶血性尿毒症；⑧肝昏迷；⑨药物中毒；⑩甲状腺功能亢进危象；⑪血栓性血小板减少性紫癜；⑫高黏滞综合征；⑬妊娠时产生 Rh 溶血；⑭恶性黑色素瘤；⑮结肠癌；⑯肺出血肾炎综合征；⑰系统性红斑狼疮；⑱急性多发性神经根炎；⑲风湿病；⑳自身免疫性溶血性贫血；㉑冷巨球蛋白血症；㉒雷诺综合征；㉓肾移植后急性排异;㉔天疱疮;㉕抗基底膜肾炎等。

2. **禁忌证**·①对血浆、人血白蛋白、肝素等有严重过敏史;②药物难以纠正的全身循环衰竭;③非稳定期的心肌梗死、脑梗死;④颅内出血或重度脑水肿伴有脑疝。

▶ **操作前准备**

1. 签署知情同意书。

2. 建立和确认合适的血液净化通路。

3. 选择机器·Prisma/Prismaflex,单泵,Aquarius,其他。

4. 置换液种类准备

(1)白蛋白溶液

1)优点:①输入体内反应少;②传播肝炎机会少。

2)缺点:①不含免疫球蛋白;②不含补体及凝血因子。

(2)新鲜冰冻血浆:含有所有的血浆蛋白质,包括凝血因子。缺点:①增加肝炎、病毒感染机会;②大量输入可导致枸橼酸中毒和低血钙。

(3)人工胶体:低分子右旋糖酐、凝胶、羟乙基淀粉等,占总置换液20%以下。

▶ **血浆容量的估算**

行血浆置换前需要估算血浆容量(plasma volume, PV),以便确定每次需要置换的血浆量,一般可以选择以下几种方法。

(1)公式1:$PV = (1 - Hct) \times (b + C \times W)$

其中:PV,血浆容量(ml);Hct,血细胞比容;W,体重(kg);b,常数(男性为1 530,女性为864);C,常数(男性为41,女性为47.2)。

(2)公式2:$PV = 0.065 \times W \times (1 - Hct)$

其中:PV,血浆容量(L);W,体重(kg);Hct,血细胞比容。

(3)简化公式:Hct正常时,$PV = 40\ ml \times W$[W,体重(kg)]。

致病因子的分布容积及半衰期、致病介质在血管内外的分布情况决定了单次PE治疗对其清除的效率。PE时血浆置换量与物质清除的关系见表16-18-1。

表16-18-1　PE时血浆置换量与物质清除的关系

置换的PV数(L)	置换后血管中物质的清除率(%)
0.5	35
1.0	55

(续表)

置换的 PV 数(L)	置换后血管中物质的清除率（%）
65	
2.0	70~85

血浆置换的频率方面，一般认为频率密集、小容量的置换优于频率不密集、大容量的置换。推荐每次间隔 1~2 d，每次置换 1~1.5 个 PV，5~7 次为 1 个疗程。

▶ **血浆分离方法**

血浆置换法包含了分离和置换两种含义，血浆分离是血浆置换法的基础。血浆分离有离心法和膜式分离两种。而根据血浆中病因物质的精细分离程度又可分为选择性和非选择性两种。

1. 离心式血浆分离法 · 20 世纪 60 年代后开始应用密闭式血浆分离装置，用血浆分离机将血液引入钟状离心杯内，利用离心作用将比重轻的血浆留在杯的上方，比重重的细胞成分停留在杯的下方，从而使血浆分离出来。这种方法不仅分离血浆，也可以根据血液中各种成分比重差异调整不同的离心速度，分离出不同的血液成分。

2. 膜式血浆分离 · 1978 年膜式血浆分离器开始应用于临床，现代膜式血浆分离器是由通透性高、生物相容性好的高分子材料膜制成。血液通过中空纤维滤器，利用不同膜孔径的滤过器可将不同分子量的物质分离出。孔径为 0.1 μm，可清除 500~5 000 Da 的物质；0.2 μm 可清除 60 000 Da 的物质；0.4 μm 可清除 300 万 Da 的物质，0.6 μm 可清除 600 万 Da 的物质。因此既可进行非选择性血浆分离，又可进行选择性血浆分离。

▶ **操作步骤**

1. 准备用物 · 单泵(或其他设备)、血浆分离器、管路、生理盐水、穿刺针等。

2. 建立血管通路 · 外周动静脉直接穿刺或中心静脉插管；连接管路(泵速不超过 100 ml/min)，冲洗、排气；肝素盐水再次预冲，自循环 30 min，最大限度排出滤器内空气，发挥其最大有效滤过面积。

3. 连接患者 · 置换液输注后缓慢引血；建议初始血流速为 100 ml/min；置换期间最大血流速 150 ml/min；调节滴速，置换液输入速度与血浆分离速度大致平衡；视病情抗凝及补钙。

4. 观察生命体征变化及滤出液量、色(单泵每 15 分钟评估滤出液)

5. 达预计置换血浆量后撤机·一般治疗时间 2~4 h。

6. 治疗后记录·血浆置换结束后,准确记录废弃的血浆量;详细记录治疗过程中的生命体征、并发症;尚未完全输入的置换液(血浆、白蛋白等)继续缓慢输入患者体内。

► **并发症**

血浆置换的严重并发症不多,病死率 1/5 000~3/10 000。常见的并发症如下。

1. 与血管通路相关的并发症·穿刺外周血管时造成局部的血肿、疼痛,留置导管时造成的血肿、气胸、腹膜后出血。

2. 与抗凝剂相关的并发症·出血、低钙综合征、低血压、心律失常等。

3. 与血浆置换技术相关的并发症·感染、出血、空气栓塞、低血压、心力衰竭、心律失常等。

血浆置换流程见图 16-18-1。血浆置换治疗记录单见图 16-18-2。

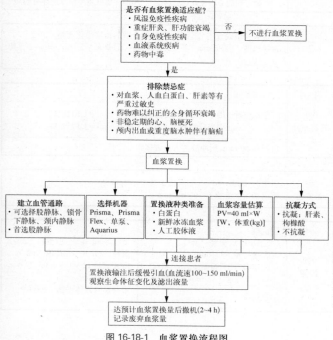

图 16-18-1 血浆置换流程图

＊＊＊＊医院 ICU 血浆置换治疗记录单	姓名
	性别
	年龄
	体重
	住院号

日期	上机时间　　年　月　日　时　分 停止时间　　年　月　日　时　分		

① 适应证 和 禁忌证	适应证 □风湿免疫性疾病　□重症肝炎,肝功能衰竭　□自身免疫性疾病 □血液系统疾病　□药物中毒　□其他＿＿＿＿ 相对禁忌证 □对血浆、人血白蛋白、肝素等有严重过敏史　□药物难以纠正的全身循环衰竭 □非稳定期的心肌梗死、脑梗死　□颅内出血或重度脑水肿伴有脑疝		

②	□签署知情同意书　□建立和确认合适的血液净化通路 选择机器　□Prisma　□PrismaFlex　□单泵　□Aquarius　□其他＿＿＿＿		

③ 管路预冲	□自动预冲		
	□手动预冲：中空纤维内 0.9%氯化钠液　ml＋UFH　U 　　　　　　中空纤维外 0.9%氯化钠液　ml＋UFH　U		
	自循环 30 min,预冲液进入患者体内　□是　□否		

④ 血流速	引血时　ml/min　　目标血流速　ml/min 建议初始血流速为 100 ml/min		

⑤ 抗凝	□抗凝 　□UFH 负荷量　U 　　维持量　U/min 　□LMWH 负荷量 　U　维持量　U/min □不抗凝	⑥ 治疗 输液	万汶　ml/h　　白蛋白　ml/h 血浆　ml/h　　其他　ml/h 血浆容量 (PV) = 0.065×W×(1 − Hct) =　ml 第一小时液体平衡　ml/h

⑦ 血浆置换记录								
时间	入量				出量			平衡	签名
	代血浆	血浆	白蛋白	其他	尿量	废液	其他		
1 h									
2 h									
3 h									
4 h									

医生签名：_____ 执行护士签名：_____

图 16-18-2 血浆置换治疗记录单

（杨从山）

十九、动脉血气分析

▶ **概述**

血气分析指用血气分析仪测定血液中 pH、氧和二氧化碳分压，血氧饱和度及血红蛋白含量、血电解质、乳酸、尿素氮以及血液酸碱平衡的指标，在急危重患者的快速诊治和监测评估中发挥了重要的作用。

▶ **血气分析的意义**

血气分析主要用于评估机体氧合情况及判断酸碱失衡。其中动脉血气用于评价肺泡与肺循环之间的气体交换，诊断呼吸衰竭；中心静脉血气用于评价微循环与组织之间交换，监测组织氧合。

▶ **主要指标**

1. 反映机体氧合的指标

（1）PaO_2：即动脉血物理溶解氧所产生的分压。正常值：$80\sim100$ mmHg（吸空气）。临床意义如下。①呼吸衰竭诊断，常用呼吸衰竭诊断标准为海平面、1 个标准大气压、吸室内空气情况下 $PaO_2 < 60$ mmHg 伴或不伴有 $PaCO_2 \geqslant 50$ mmHg；吸氧条件下以 $PaO_2 / FiO_2 < 300$ mmHg 作为呼吸衰竭的判断标准。②低

氧血症程度评估(轻度,PaO_2 为 60~79 mmHg,中度,PaO_2 为 40~59 mmHg,重度,$PaO_2 < 40$ mmHg),心脏能耐受的 PaO_2 低限为 28~30 mmHg。

(2) SO_2:指血红蛋白与氧结合的百分数。两者的关系可用氧合血红蛋白解离曲线表示。$SO_2 =$ (血氧含量－溶解氧量)/血氧容量×100%。PCO_2 升高、pH 下降、2,3 - DPG 增高和体温升高会导致氧离曲线右移。临床上为减少反复穿刺抽血,常用指脉氧饱和度(SpO_2)来代替或者连续监测,但其两者的相关性受循环不稳定、血管闭塞、肤色、注射颜料等因素影响。

(3) 氧输送(DO_2):指单位时间内动脉系统向全身输送的氧的总量。计算公式:$DO_2I = CaO_2 \times CI \times 10 = (1.34 \times Hb \times SaO_2 + PaO_2 \times 0.003\,1) \times CI \times 10$,其中 Hb 单位为 g/dl。正常值:520~720 ml/(min·m²)。如需提高氧输送,主要需从心排血量、血红蛋白和动脉血氧饱和度考虑。

2. 反映酸碱平衡紊乱的常用指标

(1) pH:正常动脉血 pH 为 7.35~7.45,低于 7.35 称为酸血症,高于 7.45 称为碱血症。pH 本身不能区分酸碱平衡紊乱的性质。

(2) 动脉血二氧化碳分压($PaCO_2$):是指动脉血中呈物理状态溶解在血浆中的二氧化碳分子所产生的张力。$PaCO_2$ 正常值为 35~45 mmHg。$PaCO_2$ 增高表示肺泡通气不足,见于呼吸性酸中毒或代偿后的代谢性碱中毒;$PaCO_2$ 降低表示肺泡通气过度,见于呼吸性碱中毒或代偿后的代谢性酸中毒。

(3) 标准碳酸氢盐和实际碳酸氢盐:标准碳酸氢盐(SB)是指在标准条件下(38℃,血氧饱和度为 100%,$PaCO_2$ 为 40 mmHg)所测得的血浆 HCO_3^- 含量,正常值为 22~26 mmol/L,平均 24 mmol/L。实际碳酸氢盐(AB)是隔绝空气的标本在实际体温、$PaCO_2$ 和血氧饱和度条件下测得的血浆 HCO_3^- 含量。AB 受呼吸和代谢两方面的影响。AB>SB 表明有二氧化碳潴留,见于呼吸性酸中毒或代偿后的代谢性碱中毒;AB<SB 表明过度通气,见于呼吸性碱中毒或代偿后的代谢性酸中毒。

(4) 碱剩余:碱剩余(BE)是指在标准条件下,将 1 L 全血或血浆的 pH 滴定到 7.40 时所需要的酸或碱的量,BE 正常值为 0±3 mmol/L。

（5）阴离子间隙：阴离子间隙（AG）是指血浆中未测定的阴离子与未测定的阳离子的差值。正常值为 10～14 mmol/L。AG 实质上是反映血浆中固定酸含量的指标，AG ≥ 20 mmol/L，可诊断高 AG 代谢性酸中毒。

▶ **血气监测的指征**

主要包括：①休克；②呼吸衰竭；③意识障碍；④糖尿病酮症酸中毒/非酮症高渗性昏迷；⑤恶性心律失常；⑥严重的呕吐或腹泻；⑦先兆子痫应用硫酸镁治疗时；⑧其他可能存在酸碱紊乱时。

▶ **血气标本留取的步骤及影响血气检测的因素**

1. **血气标本留取的步骤**

（1）采血部位：选择次序为桡动脉、肱动脉、股动脉、足背动脉。选择桡动脉时注意进行 Allen 试验，以判断尺动脉的通畅性。

（2）物品准备：静脉穿刺盘、消毒用品、手套、垫子、2 ml 注射器、橡皮塞、肝素溶液（1 000 U/ml）或专用血气针。

（3）操作步骤：①穿刺针肝素液浸润，抽取稀释后肝素溶液 0.5 ml，来回推动针芯，使整个注射器内充分湿润后排除多余的肝素和空气；②向患者解释，取得配合；③取合适体位，桡动脉采血患者手心向上，手腕伸直，股动脉采血患者平卧，下肢伸直，轻度外展外旋；④消毒穿刺，消毒穿刺部位和操作者示指和中指，操作者示指和中指固定待穿动脉，右手持注射器在动脉搏动最强处 30～45°角进针，采血 1～2 ml；⑤棉签局部压迫止血（10 min 左右）；⑥排尽空气后立即接橡皮塞，轻轻摇动注射器数次；⑦核对血气申请单（体温、吸入氧比例）后送检。

2. **影响血气检测的因素**

（1）采血不当：采血不当指采血时患者情绪不稳定、吸氧、在患者循环不良部位采血或在患者输液侧采血等。患者情绪不稳定时，$PaCO_2$ 会降低，pH 会升高；患者吸氧时，PaO_2 会升高；在患者循环不良部位采血，$PaCO_2$ 会升高，pH、PaO_2 会降低；在患者输液侧采血，受患者所输液体酸碱度的影响。

（2）气泡的影响：在采集标本和分析标本的过程中如果混入气泡，应立即排除。否则 $PaCO_2$ 会降低，pH、PaO_2 会升高。

（3）肝素的影响：随着肝素对血液比例的加大，血气分析结果中 pH、PaO_2 随之增加，$PaCO_2$ 随之下降。肝素与血液 1∶20 时，既能很好的抗凝，又不影响血气分析结果。

（4）标本溶血、凝血的影响：凝血的标本会堵塞仪器的管道系统，切忌分析。血液如果溶解，$PaCO_2$、PaO_2 升高，pH 降低。

（5）标本没有摇匀：在抽血后即刻、检测前均需要摇匀，否则 pH 会降低（如空注射器前端死腔有肝素，肝素 pH 为 6.56，易导致稀释），$PaCO_2$、PaO_2 变化不大，Hct 可能升高或降低，血钾下降。

（6）标本放置时间的影响：标本久置后 pH、PaO_2 降低，$PaCO_2$、Lac 升高。在环境温度下，标本应在 20 min 内完成测定，在冰箱冷藏室存放标本最好不要超过 2 h。

▶ **酸碱平衡紊乱的病理生理**

机体的组织细胞必须处于具有适宜酸碱度的体液环境中，才能进行正常的生命活动，细胞外液适宜的酸碱度用 pH 表示，正常值 7.35～7.45。

尽管机体对酸碱负荷具有强大的缓冲能力和有效的调节功能，但有许多原因可以引起酸碱负荷过量或调节机制障碍，导致体液酸碱度稳定性破坏，形成酸碱平衡紊乱。

1. 酸中毒导致的病理生理变化

（1）心血管系统：轻度的酸中毒导致交感神经兴奋而发生心动过速。严重酸中毒对心血管系统的直接作用是导致心动过缓。代谢性酸中毒降低心室纤颤阈值。

（2）神经肌肉：呼吸性酸中毒能够明显增加大脑的血流，$PaCO_2$ 迅速上升超过 60 mmHg 时，会发生头痛。

（3）电解质：部分可导致血清钾升高。

2. 碱中毒导致的病理生理变化

（1）心血管系统：碱血症时，至少要在 pH 达 7.7 时才表现出心肌收缩力增加。

（2）神经肌肉：急性呼吸性碱中毒降低脑部血流。

（3）电解质：代谢性碱中毒导致钾离子下降和磷酸盐轻度下降。

（4）肺：碱中毒导致呼吸衰竭患者的肺部分流增加，PaO_2 降低。

（5）氧输送：临床上碱中毒对氧输送的影响较小，但对存在组织缺氧的患者来说血红蛋白与氧的亲和力增加是有害的。

▶ **酸碱平衡紊乱类型**

1. 单纯酸碱平衡紊乱 · 单纯性酸碱平衡紊乱常见的类型

如下。

（1）**代谢性酸中毒**：是指细胞外液 H^+ 增加或 HCO_3^- 丢失而引起的以原发性碳酸氢盐浓度降低为特征的酸碱平衡紊乱。代谢性酸中毒在病因学上分为 AG 增加型和 AG 正常型。

（2）**代谢性碱中毒**：是指细胞外液碱增多或 H^+ 丢失而引起的以原发性 HCO_3^- 浓度升高为特征的酸碱平衡紊乱。

（3）**呼吸性酸中毒**：是 CO_2 排出障碍或 CO_2 吸入过多引起的以原发性动脉血 $PaCO_2$ 增加为特征的酸碱平衡紊乱。

（4）**呼吸性碱中毒**：是肺过度通气引起的以原发性 $PaCO_2$ 降低为特征的酸碱平衡紊乱。

2. **混合型酸碱紊乱**·混合型酸碱紊乱是指同一患者有 2 种或 2 种以上的单纯型酸碱平衡紊乱同时存在（表 16-19-1）。

表 16-19-1　混合型酸碱平衡紊乱类型

相加性	相消性	三重性
○+△	○+～	○+△+～
□+～	□+△	□+△+～
	△+～	

注：○=呼吸性酸中毒　□=呼吸性碱中毒　△=代谢性酸中毒　～～=代谢性碱中毒。

▶ 酸碱平衡紊乱的判别步骤

酸碱平衡紊乱的诊断分析是非常复杂的。许多重症患者存在多重紊乱，分析时主要从以下几个方面依次进行。

1. Henderseon-Hasselbach 公式评估血气数值的内在一致性·$[H^+]=24\times(PaCO_2)/[HCO_3^-]$，依据血气测出的 $PaCO_2$ 和 HCO_3^- 计算出 H^+，然后查表。如果 H^+ 和 pH 不一致，该血气检测系统可能有误。

2. 明确目前是酸血症还是碱血症·即 pH 是低于 7.35 还是高于 7.45。混合型紊乱时也许 pH 在正常范围，但碳酸氢盐、$PaCO_2$、阴离子间隙的改变都标志着酸碱平衡紊乱。

3. 明确主要紊乱是由呼吸因素还是代谢因素引起的·对于酸血症，$PaCO_2>45$ mmHg 说明为呼吸性酸中毒，碳酸氢盐水平＜22 mmol/L 意味着代谢性酸中毒。对于碱血症,PaCO₂＜35 mmHg,提示呼吸性碱中毒,碳酸氢盐浓度＞26 mmol/L 说明为代谢性碱中毒。

4. 明确对于主要的紊乱而言是否发生了适当的代偿・代谢性紊乱伴有可以估计的与之相适应的呼吸代偿;呼吸性紊乱时碳酸氢盐浓度的变化则分为两部分,急性变化是因为组织缓冲作用,慢性变化是由于肾脏的代偿性变化。呼吸性和代谢性紊乱的代偿预计值可用公式计算(表 16-19-2)。如果不在代偿预计值范围内,则可能有多重酸碱紊乱。

表 16-19-2 单纯酸碱紊乱的代偿公式

酸碱紊乱类型	代偿公式	代偿限值
代谢性酸中毒	$PaCO_2 = [(1.5 \times HCO_3^-) + 8] \pm 2$	10 mmHg
代谢性碱中毒	$PaCO_2 = [(0.7 \times HCO_3^-) + 21] \pm 1.5^*$	55 mmHg
急性呼吸性酸中毒	$HCO_3^- = [(PaCO_2 - 40)/10] + 24$	30 mmol/L
慢性呼吸性酸中毒	$HCO_3^- = [(PaCO_2 - 40)/3] + 24$	45 mmol/L
急性呼吸性碱中毒	$HCO_3^- = [(40 - PaCO_2)/5] + 24$	18 mmol/L
慢性呼吸性碱中毒	$HCO_3^- = [(40 - PaCO_2)/2] + 24$	12～15 mmol/L

注：* 当 $HCO_3^- > 40$ mmol/L 时,用公式 $PaCO_2 = [(0.75 \times HCO_3^-) + 19] \pm 7.5$。

5. 计算阴离子间隙・阴离子间隙是指未测定的阴离子和未测定的阳离子之间的差值,用来判断代谢性酸中毒。未检测的阴离子一般多数指血浆蛋白,主要是白蛋白,其余为磷酸盐、硫酸盐等其他有机阴离子。阴离子间隙增高并不总意味着代谢性酸中毒。碱血症时阴离子间隙也会增加,因为这时血浆蛋白携带的净负电荷浓度增加。利尿也会增加阴离子间隙,因为蛋白质浓度增加。但是,当阴离子间隙增高超过 20 mmol/L 时,应考虑有代谢性酸中毒存在。

6. 评价阴离子间隙升高与 HCO_3^- 降低的关系・阴离子间隙升高值 ΔAG＝实际测定的 $AG - 12$。估算 HCO_3^-(ΔAG＋测定的 HCO_3^-)＜22 mmol/L 可能并存代谢性酸中毒(非 AG 增高型);＞

26 mmol/L 可能并存代谢性碱中毒。

动脉血气分析流程见图 16-19-1。血气酸碱紊乱分析六步法见图 16-19-2。

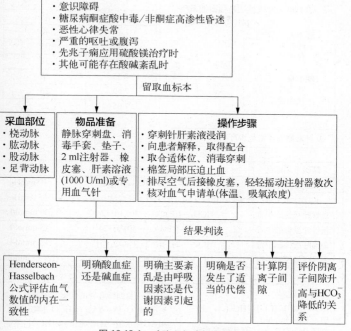

图 16-19-1 动脉血气分析流程图

（杨从山）

pH	$[H^+]$ (mmol/L)
7.00	100
7.05	89
7.10	79
7.15	71
7.20	63
7.25	56
7.30	50
7.35	45
7.40	40
7.45	35
7.50	32
7.55	28
7.60	25
7.65	22

① 判断血气检测设备和标本的可靠性，根据血气中$PaCO_2$、HCO_3^-计算出H^+浓度

② 判断是否存在酸血症/碱血症，pH > 7.45碱血症，pH < 7.35酸血症

③ 判断是呼吸性还是代谢性紊乱

	pH	$PaCO_2$
酸中毒		
呼吸性	↓	↑
代谢性	↓	↓
碱中毒		
呼吸性	↑	↓
代谢性	↑	↑

④ 针对原发异常是否产生适当代偿

酸碱平衡紊乱	代偿公式	代偿极限
代谢性酸中毒	$PaCO_2 = [(1.5 \times HCO_3^-) + 8] \pm 2$	10 mmHg
代谢性碱中毒	$PaCO_2 = [(0.7 \times HCO_3^-) + 21] \pm 1.5$(注意结合病史判断)	55 mmHg
急性呼吸性酸中毒	$HCO_3^- = [(PaCO_2 - 40)/10] + 24$	30 mmol/L
慢性呼吸性酸中毒	$HCO_3^- = [(PaCO_2 - 40)/3] + 24$	45 mmol/L
急性呼吸性碱中毒	$HCO_3^- = 24 - [(40 - PaCO_2)/5]$	18 mmol/L
慢性呼吸性碱中毒	$HCO_3^- = 24 - [(PaCO_2 - 40)/2]$	12~15 mmol/L

⑤ 计算AG值
$AG = [Na^+] - [Cl^-] - [HCO_3^-]$；正常值 = 12±2 mmol/L
判断是否存在高AG代谢性酸中毒：AG>20 mmol/L 则为高AG代谢性酸中毒

⑥ 进一步判断合并的酸碱代谢紊乱
估算HCO_3^-值 = ΔAG + [HCO_3^-]测定值 =(AG测定值–AG正常值) + [HCO_3^-]测定值
结果>26 mmol/L提示原发代谢性碱中毒
结果< 22 mmol/L提示非高AG代谢性酸中毒

图 16-19-2　血气酸碱紊乱分析——六步法

注：注意结合病史判断。

二十、微循环监测

▶ **概述**

休克复苏的目标是纠正组织缺氧,微循环是输送氧到局部组织并调节氧输送满足需氧需求的重要器官,它直接参与组织的物质能量和信息传递,对保障细胞生命活动的正常进行起重要作用。微循环障碍可致局部组织缺氧,监测微循环血流及分布,并进行微循环导向的液体复苏成为目前休克治疗的新方向。旁流暗视野成像技术(sidestream dark field, SDF)(图 16-20-1)可在床边实时动态监测患者微循环变化,其探头发出的绿色光源可被红细胞吸收而显影,由此录制毛细血管内红细胞流动状态可连续直观地反映毛细血管血流和分布,并通过特定软件测量分析总血管密度(total vascular density, TVD)、灌注小血管密度(perfusion small vessel density, PVD)、灌注血管比例(proportion of perfused vessels, PPV)、微循环流量指数(microvascular flow index, MFI)和计算异质性指数(heterogeneity index, HI),评估微循环的变化。

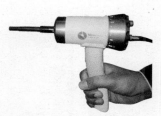

图 16-20-1 旁流暗视野成像仪

▶ **适应证**

任何原因引起的微循环改变均为微循环监测的适应证,主要包括:①组织低灌注和缺氧的早期筛查;②组织灌注不足和缺氧严重程度的评价;③微循环导向的休克复苏。

▶ **禁忌证**

口腔毁损或出血、张口极度困难患者。

▶ **监测流程**

舌下微循环监测流程见图 16-20-2。舌下微循环正常图像见图 16-20-3，舌下微循环障碍图像见图 16-20-4。

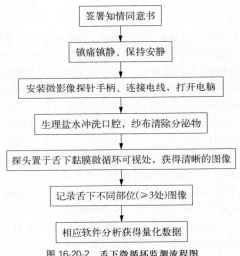

```
┌─────────────────────┐
│   签署知情同意书        │
└─────────────────────┘
          ↓
┌─────────────────────┐
│  镇痛镇静、保持安静      │
└─────────────────────┘
          ↓
┌──────────────────────────────┐
│ 安装微影像探针手柄、连接电线，打开电脑  │
└──────────────────────────────┘
          ↓
┌──────────────────────────────┐
│  生理盐水冲洗口腔，纱布清除分泌物        │
└──────────────────────────────┘
          ↓
┌──────────────────────────────────┐
│ 探头置于舌下黏膜微循环可视处，获得清晰的图像 │
└──────────────────────────────────┘
          ↓
┌──────────────────────────────┐
│  记录舌下不同部位(≥3处)图像           │
└──────────────────────────────┘
          ↓
┌──────────────────────────────┐
│  相应软件分析获得量化数据              │
└──────────────────────────────┘
```

图 16-20-2　舌下微循环监测流程图

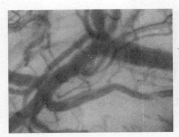

图 16-20-3　舌下微循环正常图像

注：可见多条毛细血管，毛细血管内血流速度较快。

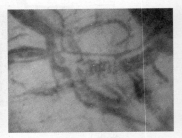

图 16-20-4　舌下微循环障碍图像

注：毛细血管数量较少，血管内血流呈串珠样。

（徐静媛）

二十一、组织氧监测

▶ **概述**

利用红外线光谱持续无创监测组织经皮氧分压和经皮二氧化碳分压,可反映患者组织灌注情况。经皮氧/二氧化碳传感器是一个克拉克电极,在局部加热到44℃,引起皮肤毛细血管的充血,增加皮肤的血流量、气体透过皮肤角质层的扩散速度,促进气体弥散,经过角质层从而测定从皮肤的毛细血管到皮肤表面的氧、二氧化碳弥散值(图16-21-1和图16-21-2)。

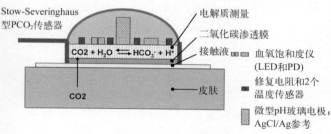

图 16-21-1 监测原理图

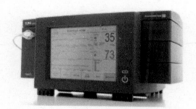

图 16-21-2 经皮氧/二氧化碳分压监测仪

▶ **适应证和禁忌证**

1. 适应证 · 任何原因引起的组织低氧和低灌注都是监测组织氧分压的适应证,主要包括:①组织低灌注和缺氧的早期筛查;②组织灌注不足和缺氧严重程度的评价。

2. 禁忌证 · 皮肤破损或感染无法放置电极。

▶ **监测流程**

见图 16-21-3。

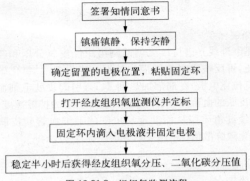

图 16-21-3　组织氧监测流程

（徐静媛）